精神疾患と認知機能

編／精神疾患と認知機能研究会
編集統括／山内俊雄

株式会社 新興医学出版社

はじめに

　「精神疾患と認知機能研究会」が発足したのは、平成3年（2001年）のことである。当時、いくつかの新しい向精神薬が開発され、臨床の現場で用いられるようになったが、それらの多くが認知機能の改善効果を謳っていた。そのようなことも契機となり、精神疾患における認知機能に関心が集まった。そこで、「各種精神疾患における認知機能とその障害について研究し、病態の解明とともに診断・治療に結びつけることを目的」として、研究会が発足したのである。

　さいわい、この研究会には、さまざまな視点から認知機能を論じた研究発表が寄せられ、参加者も多く、活発な討論が交わされてきた。その中には、きちんとした論文として残すべきものも少なくなかったので、幹事の評価に基づき、論文とすることを推奨する研究発表を選び、雑誌に投稿することを促してきた。

　このように、「精神疾患と認知機能研究会」は順調にその役割を果たし、成果を積み重ねてきたが、7回を数えたときに、これまでの研究成果を土台として、本を作ろうという発案が幹事会に出され、全員の賛同が得られた。

　ひるがえって考えてみると、この研究会は認知機能を中心としたものであり、頻繁に認知機能という言葉が使われるが、研究者によって、発表の中で用いる認知機能の意味内容が微妙に異なっていることがないわけではない。そこで、一度、認知機能とはなにか、ということを考えてみる必要があったし、また、さまざまな精神疾患で得られた認知機能障害が、その疾患や症状とどのような関連があるのか、あるいはまた、治療が認知機能のどのような側面を改善するのかといったことを、包括的な立場でまとめてみることが必要な時期に来ていると判断したことも、出版を考えた背景のひとつである。そしてまた、これまで、精神疾患と認知機能に関するモノグラフがないことも本を作るひとつの動機でもあった。

　そこで、「これまでの報告ならびに得られた知見に基づき、精神医学領域における認知機能に関する概念を整理し、さらに最新の知識を新たに付け加えて、精神疾患と認知機能に関する最初のまとまったモノグラフを発刊し、今後のこの領域の発展の礎とすることを目指す」との編集方針で本書を編んだ。

　とはいえ、精神疾患における認知機能研究は今やっとその緒についたばかりである。これからも新たな知見が積み重ねられ、精神疾患に関する理解が増すことが期待される。そして、それらの研究成果を盛り込んで、新たな改訂版を出す日が、遠からず訪れることを期待している。

　平成21年8月

　　　　　　　　　　　　　　　　　　　　　　　編集統括　山内俊雄
　　　　　　　　　　　　　　　　　　　　　　　編集担当　小澤寛樹　鹿島晴雄　倉知正佳
　　　　　　　　　　　　　　　　　　　　　　　　　　　　小島卓也　小山　司　武田雅俊
　　　　　　　　　　　　　　　　　　　　　　　　　　　　丹羽真一　林　拓二　前田久雄
　　　　　　　　　　　　　　　　　　　　　　　　　　　　松岡洋夫　（五十音順）

■執筆者一覧

□編集統括

山内　俊雄　埼玉医科大学・学長

□編集担当（五十音順）

小澤　寛樹　長崎大学大学院医歯薬学総合研究科医療科学専攻展開医療科学講座精神神経科学・教授

鹿島　晴雄　慶應義塾大学医学部精神神経科学教室・教授

倉知　正佳　富山大学・副学長

小島　卓也　医療法人社団輔仁会　大宮厚生病院・副院長

小山　司　北海道大学大学院医学研究科神経病態学講座精神医学分野・教授

武田　雅俊　大阪大学大学院医学系研究科内科系臨床医学専攻情報統合医学講座精神医学教室・教授

丹羽　真一　福島県立医科大学神経精神医学講座・教授

林　拓二　京都精神保健福祉協会・理事長/豊郷病院・顧問

前田　久雄　久留米大学・名誉教授/医療法人慈光会若久病院・院長

松岡　洋夫　東北大学大学院医学系研究科精神神経学分野・教授

□分担執筆者（執筆順）

山内　俊雄　埼玉医科大学・学長

川村　光毅　慶應義塾大学・名誉教授
理化学研究所脳科学総合研究センター・客員研究員

村越　隆之　東京大学大学院総合文化研究科・准教授

前田　久雄　久留米大学・名誉教授
医療法人慈光会若久病院・院長

吉野　文浩　東京歯科大学市川総合病院精神科・准教授

大川原　浩　東京歯科大学市川総合病院精神科・講師

鹿島　晴雄　慶應義塾大学医学部精神神経科学教室・教授

篠崎　和弘　和歌山県立医科大学医学部神経精神医学教室・教授

辻　富基美　和歌山県立医科大学医学部神経精神医学教室・講師

坂村　雄　東京電力病院神経科・科長

加藤元一郎　慶應義塾大学医学部精神神経科学教室・准教授

浦野　雅世　横浜市立脳血管医療センターリハビリテーション部言語室

三村　將　昭和大学医学部精神医学教室・准教授

太田　敏男　埼玉医科大学病院神経精神科・心療内科教授・診療副科長

田渕　肇　慶應義塾大学医学部精神神経科学教室・助教

村井　俊哉　京都大学大学院医学研究科・脳病態生理学講座（精神医学）教授

切原　賢治　東京大学医学部附属病院精神神経科・助教

荒木　剛　東京大学医学部附属病院精神神経科・講師

笠井　清登　東京大学医学部附属病院精神神経科・教授

松井　三枝　富山大学大学院医学薬学研究部（医学）・准教授

太田　克也　恩田第二病院・診療部長

鈴木　正泰　日本大学医学部精神医学系・助手

高橋　栄　日本大学医学部精神医学系・准教授

川﨑　康宏　富山大学大学院医学薬学研究部神経精神医学・講師

鈴木　道雄　富山大学大学院医学薬学研究部神経精神医学・教授

森田喜一郎　久留米大学高次脳疾患研究所・教授

小路　純央　久留米大学医学部神経精神医学講座・講師

松田　哲也　玉川大学脳科学研究所・助教

山本　愛実　東京大学大学院総合文化研究科・特任研究員

伊藤　岳人　日本医科大学大学院医学研究科神経情報科学・ポスト・ドクター

植木　美乃　名古屋市立大学神経内科・臨床研究医
京都大学大学院医学研究科附属高次脳機能総合研究センター・非常勤講師

美馬　達哉　京都大学大学院医学研究科附属高次脳機能総合研究センター・准教授

福山　秀直　京都大学大学院医学研究科附属高次脳機能総合研究センター・教授

松島　英介　東京医科歯科大学大学院心療・緩和医療学分野・准教授

兼田　康宏　医療法人岩城クリニック心療内科・医長

松岡　洋夫　東北大学大学院医学系研究科精神神経学分野・教授

松本　和紀　東北大学病院精神科・講師

倉知　正佳　富山大学・副学長

前田　貴記　慶應義塾大学医学部精神神経科学教室・助教

樋口　輝彦　国立精神・神経センター・総長

執筆者一覧

豊巻 敦人	北海道大学大学院医学研究科神経病態学講座精神医学分野・学術研究員
久住 一郎	北海道大学大学院医学研究科神経病態学講座精神医学分野・准教授
小山 司	北海道大学大学院医学研究科神経病態学講座精神医学分野・教授
武田 雅俊	大阪大学大学院医学系研究科内科系臨床医学専攻情報統合医学講座精神医学教室・教授
福永 知子	大阪大学大学院医学系研究科内科系臨床医学専攻情報統合医学講座精神医学教室
数井 裕光	大阪大学大学院医学系研究科内科系臨床医学専攻情報統合医学講座精神医学教室・講師
中尾 智博	九州大学大学院医学研究院精神病態医学・講師
岡田 俊	京都大学医学部精神医学教室・院内講師
宮島 美穂	東京医科歯科大学大学院医歯学総合研究科心療・緩和医療学分野・博士課程／国立精神・神経センター病院精神科・医療研究生、原クリニック非常勤医師
原 恵子	東京医科歯科大学大学院保健衛生学研究科生命機能情報解析学分野・助教／原クリニック非常勤医師、国立精神・神経センター病院精神科・医療研究生
村松 玲美	国立精神・神経センター病院精神科てんかん専門外来心理士
松浦 雅人	東京医科歯科大学大学院保健衛生学研究科生命機能情報解析学分野・教授
大石 直也	京都大学大学院医学研究科附属高次脳機能総合研究センター・研究院
久保田 競	国際医学技術専門学校・副校長
長田 泉美	鳥取大学医学部脳神経医科学講座精神行動医学分野・助教
中込 和幸	鳥取大学医学部脳神経医科学講座精神行動医学分野・教授
橋本 謙二	千葉大学社会精神保健教育研究センター・教授
岩佐 博人	青森県立精神保健福祉センター・所長／弘前大学大学院医学研究科神経精神医学講座・臨床教授
兼子 直	弘前大学大学院医学研究科神経精神医学講座・教授
宇田川 至	聖マリアンナ医科大学神経精神科学教室・講師
山口 登	聖マリアンナ医科大学神経精神科学教室・教授
橋本 直樹	北海道大学大学院医学研究科神経病態学講座精神医学分野・大学院生
根本 隆洋	Department of Psychiatry and Biobehavioral Science, David Geffen School of Medicine at UCLA／慶應義塾大学医学部精神神経科学教室
水野 雅文	東邦大学医学部精神神経医学講座・教授
橋本 学	独立行政法人国立病院機構肥前精神医療センター・精神科医長
黒木 俊秀	独立行政法人国立病院機構肥前精神医療センター・臨床研究部長
池淵 恵美	帝京大学医学部精神神経科学教室・教授

目　次

第1章　認知機能について ……………………………………………（山内俊雄）1

1. 認知機能とは ……………………………………………………………… 1
2. 認知機能研究の流れ ……………………………………………………… 2
3. 認知神経（脳）科学への発展 …………………………………………… 2
4. 脳から見た認知機能 ……………………………………………………… 3
5. 臨床的立場からみた認知機能 …………………………………………… 6

第2章　認知機能の基礎 …………………………………………………… 9

A．脳と認知機能 ……………………………………………………………… 9

Ⅰ．認知機能の脳内基盤について ………………………………（川村光毅）9

1. 大脳皮質における視覚と聴覚に関する領域区分と認知/情報処理の流れ …… 9
2. 視覚関連皮質における情報処理 ………………………………………… 11
3. 聴覚皮質における情報処理 ……………………………………………… 12
4. 皮質下レベルの視覚機能と聴覚機能 …………………………………… 12
5. 大脳皮質→（脳幹→）小脳→視床→大脳皮質 ………………………… 14
6. 大脳皮質→大脳基底核→視床→大脳皮質 ……………………………… 17
7. 扁桃体と情動的認知 ……………………………………………………… 22

Ⅱ．脳機能と認知機能 ……………………………………………（村越隆之）35

1. スパイク発火パターンと神経回路オシレーション …………………… 35
2. 脳の液性調節（humoral modulation）と視床-皮質回路の睡眠時神経活動 …… 36
3. 神経回路オシレーションと認知機能 …………………………………… 37
4. 記憶の情動依存的固定と扁桃体の遅いオシレーション ……………… 39

B．認知機能に関連する因子 ……………………………………………… 42

Ⅰ．情動と認知機能 ………………………………………………（前田久雄）42

1. 情動とは …………………………………………………………………… 42
2. 理論的枠組み ……………………………………………………………… 42
3. 情動の中枢機序 …………………………………………………………… 43
4. 認知機能との関連 ………………………………………………………… 46

Ⅱ．記憶と認知機能 …………………………（吉野文浩・大川原浩・鹿島晴雄）48

1. 意味記憶とそのモデル …………………………………………………… 48

2．意味記憶障害 …………………………………………………………… 48
　　3．Semantic dementia（意味認知症）……………………………………… 49
　　4．Semantic dementia の意味記憶 ………………………………………… 50

Ⅲ．注意と認知機能 ……………………………………（篠崎和弘・辻富基美）55
　　1．注意の分類と要素 ………………………………………………………… 55
　　2．全般性注意 ………………………………………………………………… 56
　　3．ボトムアップ的注意 ……………………………………………………… 59
　　4．右側（非優位側）頭頂葉 ………………………………………………… 59
　　5．注意を担う神経基盤 ……………………………………………………… 59

Ⅳ．知覚と認知（視覚失認について）………………（坂村　雄・加藤元一郎）62
　　1．視覚失認——統覚型と連合型 …………………………………………… 62
　　2．統合型視覚失認（Integrative Visual Agnosia）………………………… 63
　　3．同時失認（Simultanagnosia）……………………………………………… 65

Ⅴ．言語と認知機能 ……………………………………（浦野雅世・三村　將）67
　　1．全般的精神機能低下による言語症状と失語症者との相違 …………… 67
　　2．右半球損傷によるコミュニケーション障害 …………………………… 68
　　3．認知症変性疾患に伴う失語症 …………………………………………… 68

Ⅵ．覚醒水準と認知機能 ………………………………………………（太田敏男）72
　　1．覚醒水準とは ……………………………………………………………… 72
　　2．覚醒水準と認知機能 ……………………………………………………… 75
　　3．まとめに代えて：精神科臨床からみた認知心理学と覚醒水準 ……… 76

Ⅶ．遂行機能と認知機能 ………………………………（田渕　肇・加藤元一郎）79
　　1．遂行機能とは ……………………………………………………………… 79
　　2．臨床場面における遂行機能障害 ………………………………………… 80
　　3．遂行機能障害と前頭葉機能 ……………………………………………… 81

Ⅷ．社会認知と認知機能 ………………………………………………（村井俊哉）85
　　1．社会認知とは？ …………………………………………………………… 85
　　2．社会脳 ……………………………………………………………………… 85
　　3．社会認知の多様性 ………………………………………………………… 85
　　4．表情からの他者の感情の認知 …………………………………………… 85
　　5．偏見 ………………………………………………………………………… 86
　　6．心の理論 …………………………………………………………………… 87
　　7．共感・道徳判断 …………………………………………………………… 87
　　8．「社会認知」と「認知機能」の関係 …………………………………… 87

第3章　認知機能をどう捉え、評価するのか……89

A．検査法……89

Ⅰ．精神生理学的方法（電気生理学的方法）……（切原賢治・荒木　剛・笠井清登）89
1．脳波……89
2．事象関連電位（ERP）……89
3．事象関連振動（ERO）……92
4．精神疾患の認知機能研究における脳波の意義と展望……93

Ⅱ．神経心理学的方法……（松井三枝）96
1．統合失調症の神経心理学的研究……96
2．生涯発達と神経心理学的機能……100

Ⅲ．作業課題……（太田克也）103
1．CPT……103
2．n-バック課題……104
3．プライミング課題……105

Ⅳ．眼球運動……（鈴木正泰・高橋　栄）109
1．閉瞼時眼球運動……109
2．アンチサッケード……109
3．追跡眼球運動（滑動性追跡眼球運動）……111
4．探索眼球運動……111
5．眼球運動の臨床における応用……113
6．眼球運動の分子遺伝学への利用……114

Ⅴ．画像……（川﨑康弘・鈴木道雄）116
1．機能的磁気共鳴画像（fMRI）……116
2．構造的磁気共鳴画像（sMRI）……120

B．認知機能の評価……123

Ⅰ．統合失調症者の精神生理学的情動の評価：多面的検討……（森田喜一郎・小路純央）123
1．研究1：閉眼反応時間を用いた研究……123
2．研究2：探索眼球運動の研究……124
3．研究3：事象関連電位（P300成分）の研究……125
4．研究4：多チャンネルNIRSによる研究……126
5．研究5：脳機能画像（fMRI）の研究……127
6．まとめ：統合失調症者の情動特性……129

Ⅱ．記憶の評価……（大川原浩・吉野文浩）130
1．記憶の検査および評価……130

Ⅲ．注意の評価 ……………………………………………（松田哲也・山本愛実・伊藤岳人）138
1．注意機能の障害 …………………………………………………………………… 138
2．注意機能と脳機能 ………………………………………………………………… 138
3．注意の機能とその検査法 ………………………………………………………… 138
4．総合的に評価できる注意機能検査法 …………………………………………… 139

Ⅳ．運動機能の評価 ………………………………………（植木美乃・美馬達哉・福山秀直）143
1．神経学的機能評価 ………………………………………………………………… 143
2．脳波・誘発電位による評価 ……………………………………………………… 143
3．経頭蓋的磁気刺激法による評価 ………………………………………………… 144
4．脳機能イメージング法による評価 ……………………………………………… 145
5．「意志」と「随意運動」に関するリベット実験と最近の話題 ………………… 147
6．rTMS を用いた「意志」と「随意運動」の当研究室の研究 ………………… 148

Ⅴ．知覚の評価（視覚認知に関する検査） ……………………………（坂村　雄・加藤元一郎）152
1．従来の視覚失認に対する検査 …………………………………………………… 152
2．統合型視覚失認に関する検査 …………………………………………………… 152
3．視点依存的認知過程（viewpoint-dependent recognition process）の検査 … 153
4．標準高次視知覚検査（VPTA） ………………………………………………… 154

Ⅵ．意識の評価 ……………………………………………………………………（松島英介）157
1．閉瞼時眼球運動（Closed-eye eye movements：CEEM） …………………… 157
2．意識水準の変化に伴う脳波と閉瞼時眼球運動 ………………………………… 158
3．意識変容に伴う脳波と閉瞼時眼球運動 ………………………………………… 161

Ⅶ．広認知機能と QOL・社会機能評価 …………………………………………（兼田康宏）163
1．認知機能の評価 …………………………………………………………………… 163
2．QOL の評価 ……………………………………………………………………… 164
3．社会機能の評価 …………………………………………………………………… 165

C．認知機能の評価にあたって留意すべきこと ……………………（田渕　肇・鹿島晴雄）168
1．認知機能評価にあたって ………………………………………………………… 168
2．診察場面において ………………………………………………………………… 169
3．神経心理検査について …………………………………………………………… 170

第4章　精神・神経疾患と認知機能 ………………………………………………… 173

A．精神疾患における認知機能 ……………………………………（松岡洋夫・松本和紀）173
1．認知障害の定義 …………………………………………………………………… 173
2．認知障害の病態論における位置付け …………………………………………… 174

3．認知障害概念の広がり：神経認知、社会認知、情動認知 …………………………… 175
　　4．認知障害に関するいくつかの臨床的問題点 …………………………………………… 176

B．統合失調症と認知機能 ………………………………………………………………………… 180

Ⅰ．総論（導入）………………………………………………………………（倉知正佳）180
　　1．統合失調症の脳の形態学的変化 ………………………………………………………… 180
　　2．統合失調症の認知機能障害 ……………………………………………………………… 182
　　3．統合失調症の認知機能障害が生じる時期について …………………………………… 183
　　4．統合失調症の認知機能障害と脳の形態との関連 ……………………………………… 183

Ⅱ．統合失調症の認知機能障害研究――陽性症状の形成機構――
　　　……………………………………………………（前田貴記・加藤元一郎・鹿島晴雄）187
　　1．認知機能障害研究の目的 ………………………………………………………………… 187
　　2．主観的体験をいかに評価するか ………………………………………………………… 188
　　3．統合失調症における自我障害について ………………………………………………… 189
　　4．統合失調症の sense of agency 研究 …………………………………………………… 190
　　5．統合失調症の症状形成機構 ……………………………………………………………… 192

C．気分障害と認知機能 …………………………………………………………………………… 195

Ⅰ．気分障害の認知機能障害 ……………………………………………………（樋口輝彦）195
　　1．認知機能障害のテストバッテリーの概要 ……………………………………………… 195
　　2．うつ病の認知機能障害 …………………………………………………………………… 196
　　3．双極性障害の認知機能障害 ……………………………………………………………… 198

Ⅱ．気分障害と認知機能研究とその所見 ……………………（豊巻敦人・久住一郎・小山　司）202
　　1．大うつ病性障害の知見 …………………………………………………………………… 202
　　2．双極性障害の知見 ………………………………………………………………………… 203
　　3．大うつ病と双極性うつ病とを比較した知見 …………………………………………… 203
　　4．今後の方向性 ……………………………………………………………………………… 203

D．認知症と認知機能 ……………………………………………………………………………… 206

Ⅰ．認知機能の加齢変化 ………………………………………（武田雅俊・福永知子・数井裕光）206
　　1．知能とは …………………………………………………………………………………… 206
　　2．認知機能とは ……………………………………………………………………………… 208
　　3．加齢と知能・認知機能 …………………………………………………………………… 208

Ⅱ．各論 ……………………………………………………………………（数井裕光・武田雅俊）214
　　1．アルツハイマー病（Alzheimer's disease：AD）……………………………………… 214
　　2．レビー小体病（Dementia with Lewy bodies：DLB）………………………………… 215
　　3．前頭側頭葉変性症（Frontotemporal lobar degeneration：FTLD）………………… 215

4．特発性正常圧水頭症（idiopathic Normal Pressure Hydrocephalus） ………………216

E．強迫性障害と認知機能……………………………………………………（中尾智博）218

　　1．OCDの認知機能に関するこれまでの知見………………………………………218
　　2．機能的脳画像を用いた認知機能の評価……………………………………………220
　　3．OCDの認知機能と臨床症状・脳機能との関連…………………………………222

F．広汎性発達障害と認知機能…………………………………………………（岡田　俊）226

　　1．広汎性発達障害の概念と認知機能障害……………………………………………226
　　2．広汎性発達障害における神経心理学的所見………………………………………226
　　3．広汎性発達障害における対人認知…………………………………………………228

G．てんかんと認知機能……………………（宮島美穂・原　恵子・村松玲美・松浦雅人）233

　　1．進行性の認知機能障害をきたすてんかん症候群…………………………………233
　　2．発作に関連した一過性の認知機能障害……………………………………………234
　　3．治療に関連した可逆性の認知機能障害……………………………………………235
　　4．認知機能障害の評価…………………………………………………………………236
　　5．認知機能障害と行動異常に対する治療的介入……………………………………237

H．神経変性疾患と認知機能……………………………………………（大石直也・福山秀直）238

　　1．アルツハイマー病……………………………………………………………………238
　　2．前頭側頭葉変性症……………………………………………………………………239
　　3．レビー小体型認知症…………………………………………………………………239
　　4．パーキンソン病………………………………………………………………………239
　　5．多系統萎縮症…………………………………………………………………………240
　　6．進行性核上性麻痺……………………………………………………………………240
　　7．大脳皮質基底核変性症………………………………………………………………240
　　8．ハンチントン病………………………………………………………………………241
　　9．脊髄小脳変性症………………………………………………………………………241
　　10．筋萎縮性側索硬化症…………………………………………………………………241

I．高次脳機能障害と認知機能…………………………………………………（久保田競）244

　　1．「高次脳（機能）」とは、「高次脳機能障害」とは、「認知」とは？ ……………244
　　2．感覚入力から行動発現まで―Neuroimagingの研究からの推論……………………245
　　3．最後に…………………………………………………………………………………250

第5章　認知機能とその改善 ……………………………………………………………251

A．抗精神病薬 …………………………………………………………………………251

Ⅰ．主として抗DA薬、抗5-HT薬 ………………………………（長田泉美・中込和幸）251
1．第1世代抗精神病薬 …………………………………………………………251
2．第2世代抗精神病薬 …………………………………………………………251

Ⅱ．抗DA薬、抗5-HT薬以外の抗精神病薬 ………………………………（橋本謙二）255
1．代謝型グルタミン酸受容体アゴニスト ……………………………………255
2．グリシントランスポーター阻害薬 …………………………………………255
3．α7ニコチン受容体アゴニスト ………………………………………………256

B．抗てんかん薬と気分安定薬 …………………………………（岩佐博人・兼子　直）259
1．AEDと認知機能 ………………………………………………………………259
2．AEDと認知機能障害 …………………………………………………………259
3．従来のAED ……………………………………………………………………260
4．新規AEDの認知機能への影響 ………………………………………………262
5．気分安定薬と認知機能障害 …………………………………………………264

C．抗うつ薬 ……………………………………………（久住一郎・豊巻敦人・小山　司）267
1．健常者における検討 …………………………………………………………267
2．うつ病における検討 …………………………………………………………267
3．器質性精神障害における検討 ………………………………………………268
4．その他の疾患における検討 …………………………………………………269

D．その他の薬物 ………………………………………………………………………272

Ⅰ．抗認知症薬 ……………………………………………………（宇田川至・山口　登）272
1．神経伝達機能改善薬 …………………………………………………………272
2．神経保護剤 ……………………………………………………………………274
3．アミロイド・カスケード仮説関連薬 ………………………………………275

Ⅱ．その他の向精神薬（抗不安薬・睡眠薬など）…………（橋本直樹・久住一郎・小山　司）277

E．社会的認知を標的とした新たな認知機能リハビリテーション …………（根本隆洋・水野雅文）284
1．統合失調症における社会的認知の障害 ……………………………………285
2．社会的認知の障害の可塑性 …………………………………………………286
3．短期的な実験的研究 …………………………………………………………286
4．社会的認知を含む包括的な治療研究 ………………………………………286

5．社会的認知を標的とした治療研究 …………………………………………………… 287
　　6．社会的認知介入研究の展望 …………………………………………………………… 287

F．認知療法と認知機能 ………………………………………………（橋本　学・黒木俊秀）292

　　1．認知療法 …………………………………………………………………………………… 292
　　2．認知障害 …………………………………………………………………………………… 292
　　3．気分障害と認知障害 ……………………………………………………………………… 293
　　4．いわゆる「認知」の変化と認知機能の変化について ……………………………… 293
　　5．神経心理ピラミッド―認知機能の階層― …………………………………………… 296
　　6．気分障害の神経基盤と治療による反応 ……………………………………………… 297
　　7．認知療法と認知機能に関する今後の展開 …………………………………………… 297

G．統合失調症の社会生活をめざしたリハビリテーション ………………………（池淵恵美）300

　　1．認知機能障害は社会生活にどのような影響を与えるか …………………………… 300
　　2．統合失調症の「障害（disability）」の特徴とその治療戦略 ……………………… 301

おわりに ……………………………………………………………………………………………… 310

索　　引 ……………………………………………………………………………………………… 311

精神疾患と認知機能研究会　業績集 ……………………………………………………………… 321

第1章　認知機能について

はじめに

近年、新規抗精神病薬が導入される際に、当該薬が認知機能を改善する、あるいは少なくとも障害することが少ないということが特徴のひとつにあげられることが多く、このことを契機として精神科領域に認知機能、あるいは認知機能障害という言葉が急速に導入され、広がった。そのこととあいまって、統合失調症をはじめとする精神疾患の病態が、認知機能という側面からとらえられるようになるなど、認知機能という言葉が精神科領域に浸透してきている。

しかし、認知機能という言葉はきわめて広範な概念を含んでいるので[30]、そこで問題にされている認知機能が何を指しているのか、今ひとつはっきりしないことも少なくない。そもそも、認知機能とは何であるのか、それが精神疾患とどのように関連するのかについての十分な検証もないまま、お互いに何となく「認知機能」という言葉を用いていることも多く、言葉だけが一人歩きしている状況がなしとはいえない。

われわれは、臨床の現場においても、そこで問題としている認知機能とは何を指しているのか、精神症状と認知機能との間に、どのような関連があるのか、治療によって認知機能のどのような側面が改善するのかなどなど、数々の疑問に答えるべく、研究・診療にあたる必要がある。

そこで、ここでは認知機能とは何かを考えてみたい。

1．認知機能とは

認知機能、あるいは認知（機能）障害という言葉を日常的に用いているにもかかわらず、あらためて認知機能とは何かと問われると、その定義が意外に難しいことに気がつく。それは、認知機能という言葉が広範にわたる脳機能に関連した言葉であることに起因しているためと思われる。

表1

認知機能
・感覚、知覚に関する機能
・運動、動作に関する機能
・言語に関する機能
・感情、情動に関する機能
・注意・集中・意識に関する機能
・記憶、想起に関する機能
・学習に関する機能
・意味を理解し、思考し、推論する機能
・意志、動機付けに関する機能
・パターン認識に関する機能
・表象、概念を形成する機能
・創造や想像する機能
・自意識に関する機能

認知機能は、ここに示すようにかなり広範な機能を包含している。図1（7ページ）にみるように情報の知覚から、脳内における照合、処理、判断などの過程を経て、表出系にいたるまでを含むといえよう。

認知機能を正面から取り扱った単行本"The Cognitive Neurosciences"[9] によると、感覚系（Sensory Systems）、方略とプランニング—運動系（Strategies and Planning：Motor Systems）、注意（Attention）、記憶（Memory）、言語（Language）、思考と心像（Thought and Imagery）、情動（Emotion）、意識（Consciousness）とともに、覚醒度（Vigilance, Arousal）、集中（Concentration）、知性（Intelligence）、遂行（Performance, Motor Performance）などを、認知機能としてあげている。なお、情動を認知機能の中に含めるかどうかについては意見の分かれるところで、研究者によっては、情動を認知機能に含めない場合もある。しかし、情動に密接な関係を持つ大脳辺縁系は、記憶や学習などの認知機能とも深い関係を有することから、情動を認知機能に含めることが妥当であろう[15]。

いずれにせよ、認知機能として、感覚、運動といった、比較的脳の局在性の高い機能と、記憶、思考、注意、言語などの複雑な機能、自意識や創造、意志、動機、感情などといったより複雑な、脳の連合機能

に関連したものなど、極めて広い領域の機能が認知機能という言葉に包含されているということができよう（表1）。

なお、cognition は本来的な意味では「認識」と呼ぶべきであり、「認知」は perception の語を当てるのが正しいと思われるが、これまでの慣習に従って、cognition を認知として用いることにする。

2．認知機能研究の流れ

以上述べたように多様な機能を包含する認知機能であるが、このような機能を研究する学問は、認知科学（cognitive science）という言葉で呼ばれ、主として心理学や言語学を中心に発展してきたが、近年、脳科学の進歩にともない、知覚、学習、記憶、言語、情動、注意、意識などの現象を脳の高次機能として研究する、いわゆる認知脳科学あるいは認知神経科学（cognitive neuroscience）へと発展してきた。

研究の流れを歴史的にみると、1950年代後半に、人の知的活動を情報処理の視点から解明しようとする研究が現れ、やがて人工知能研究に結びついていった。この辺の事情についてスタンフォード哲学事典[26]では、次のように述べている。「認知科学とは心と知能の学際研究であり、哲学・心理学・人工知能・神経科学・言語学・人類学といった分野を含む。その知的起源は、1950年代半ばまで遡ることができ、さまざまな分野の研究者が複雑な表象と計算に基づいた心の諸理論を発展させ始めたのがきっかけだ。その組織的起源は1970年半ばにあり、その頃アメリカで認知科学学会が作られ、学術雑誌である認知科学誌の発行が始まった。そして今や、北アメリカとヨーロッパで60以上の大学が認知科学のコースを開設している」。

このように、認知機能に関する学問は、"情報処理""人工頭脳""コンピュータ"といった研究の流れと、"認知心理学"という言葉が示すように、心理学的観点や言語学的立場からの研究、ならびに神経生理学的な立場からの脳科学的アプローチなどによって行われてきた。

3．認知神経（脳）科学への発展

認知機能の研究は、視点を変えると、心をどのように捉えることができるか、というテーマであり、さらには脳と心の関係をどのように理解するかという学問といいかえることができよう。

脳と心を統合しようとする試みの歴史について Posner MI と Raichle ME は、次のように述べている[22]。

脳と心の関係について、17世紀のフランスの哲学者ルネ・デカルト（René Descartes, 1596-1650）は物理過程は測定可能で自然界の法則に従うのに対し、主観的過程は非物質的で測定不能である。つまり物質界と精神界は本質的に別物であり、脳の一部でほんのわずかに相互作用するにすぎないと考えた。これが、万物を精神と物質に明確に二分する、いわゆるデカルト式二元論である。

その後、多くの科学者が、その基礎にある意識的思考や感情が生物学的過程からどのように生じるかを検討することにより、デカルト式二元論からの離脱を試みた。その代表的な例として、セチェノフ（Setschenow JM 1829-1905）の「脳の反射」にみるような、すべての知覚入力は自動的に運動を刺激すると想定し、人間の思考はすべて外的刺激に対する反射の結果であるとする"古典理論"があげられる。

セチェノフ以後の数10年の間に脳の構造の理解が進み、脳は神経細胞（ニューロン）という独立の単位で構成されていることが明らかになり、これらが複雑に絡み合って、心的状態が作り出せると考えたのが、イギリスの生理学者シェリントン（Sir Charles Scott Sherrington, 1857-1952）である。シェリントンは著書「神経系の統合作用」（The Integrative Action of The Nervous System）[24]の中で、生理学と心理学はたがいの分野の研究を非難するよりはどちらの側もこれまで以上に緊密に、たがいの領域の研究成果に注意を払う方が有益である、と述べている。

1949年に、カナダの心理学者ヘッブ（Donald Olding Hebb, 1904-1985）が「行動の機構：神経心理学理論」（Organization of Behavior：A Neuro-Psychological Theory）[11]を出版し、「注意」や「記憶」のような心的過程が神経回路によってどう創出されるかについて、実証可能な理論を初めて提供し、心理

学と生理学の統合という挑戦に立ち向かった。彼は統合されたひとつの知覚像が生じるためには、複数の細胞群からの情報を協調させなければならないと考え、細胞群の間に階層構造、すなわちニューラルネットワークを仮定した。

このような仮定を視覚の神経生理学の中で明らかにしたのがポーランドの生理学者コノルスキー（Jerzy Konorski, 1903-1973）である。コノルスキーは、その著書「脳の統合的活動」（Integrative Activity of the Brain：An Interdisciplinary Approach）[17]の中で、「おのおのの求心系（分析器）は階層的に構築されている。上位の階層は、下位の階層に機能的に重ねられており、感覚の受容面に始まるメッセージを下位の層から受けとる、求心系の各段階は、下位のレベルまたは受容野から特定のメッセージを受け取るニューロンを単位として構成されている」と述べている。

以上のような歴史的流れを概観したうえで、Posner MIとRaichle ME[22]はその著書の中で次のように語っている。

「こころと脳を統合する方法を生み出そうというコノルスキーの努力以来、神経科学は、神経系の構築の基盤となる原理の理解を目的とした、以前はまったく別々に分かれていた多くの研究分野を結びつける領域として花開いた」。

一方、このような神経科学の進歩発展と呼応して、ヒトの認知・認識の問題を研究する認知科学という学問が生まれ、それを通して、心的事象の詳細な分析が行われるようになってきた。その結果、神経科学と認知科学という2つの分野が結びつき、ヒトに見られる特有の知性や感情、内的心的現象に、ヒトの神経系がどのように関与しているかについての研究が始まった。

このようにして、認知科学と神経科学の協調・融合が進んだ結果、認知神経（脳）科学（Cognitive Neuroscience）が誕生したのである。

このような流れについて中沢一俊[19]も、「認知科学（Cognitive science）とは、本来ヒトなどにおける認識の諸現象を"情報科学"の方法論で理解しようとする学問で、神経生理学よりはむしろ心理学や言語学を中心に発展してきた。しかし最近の神経科学諸分野のめざましい発展から、知覚、認識、学習、記憶、情動、注視、意識といった脳の高次機能をヒトや動物実験で検証できる時代となり、認知脳科学（Cognitive neuroscience）として注目を集めている」、「認知脳科学研究は今までの臨床心理学、動物行動薬理学、計算論的研究から機能形態学、*in vivo*電気生理学、シナプス生理学、分子生理生化学、分子遺伝学、計算機科学、機械工学までを動員して今や"総合科学"となった」と展望している。

このようにして生まれた認知神経（脳）科学であるが、脳の科学が発展するに従い、脳の機能、特に神経回路網の機能が明らかとなり、興奮、抑制、脱抑制、反射、脳の局在、神経回路網の機能などの理解が進んだ。さらにまた、思考、推測、抽象、独創といった、人間に特徴的といわれる精神活動と脳の関係も、いわゆる中枢画像の導入により理解が深まってきた。

このような背景をもとに、脳科学と認知科学が結びつく必然性が生じた、と考えることができよう[13]。

4．脳から見た認知機能

これまで述べたように、「認知神経（脳）科学は、認知に関する現象を脳の機能、すなわち神経回路による処理過程として理解しようとする学問」ということができよう。それでは、認知機能を脳科学の立場からみて認知に関わる脳の機能がどの程度わかってきたかをみることにする。

a．脳の局在機能
1）感覚入力と脳の局在

身体の外部あるいは身体内からの刺激、すなわち光や音、温度、圧などの物理的刺激は、感覚受容器を通して電気的興奮を引き起こし、そこで生じたインパルスが感覚神経を経て脊髄を上行し、視床核を経由して、脳の特定部位に投射されるが、大脳皮質の投射部位は感覚刺激の種類によって異なる。

このような、脳の局在、あるいは機能地図の原点をFranz Joseph Gall（1758-1828）の骨相学に求めることができるとされているが、今日的な意味での局在論の基礎を築いたのは、Paul Emil Flechsig（1847-1929）の髄鞘発生地図（1896）[5]とKorbinian Brodmann（1868-1918）の細胞構築地図（1909）[3]による形態的な業績を基盤にしているとされてい

る[12]。

一方、脳の局在を機能の面から明らかにしたのは、Otfrid Forester（1873-1941）による皮質地図（1936）[6]や Wilder Penfield（1891-1976）らによる大脳皮質の刺激実験による運動や感覚に関する体部位局在の地図の作成（1937）[21]、Edgar Douglas Adrian（1889-1977）や Woolsey CN（1933-1974）らによる誘発電位を用いた体制感覚野の部位的局在地図（1945）であり、これにより、主として運動や感覚に関する脳の局在が明らかにされた。

ところで、このような局在が明らかにされるに伴い、たとえば感覚系の入力がどのようにして、大脳皮質の当該領域に達し、情報として認識されるかについての研究も盛んになった。一般には、感覚入力は、まず第一次感覚野に投射され、ついで第二次感覚野を経て連合野に至ると考えられてきた。

しかし、最近の研究によれば、同じ体性感覚野でも、細胞構築は一様ではなく、部位によって細胞構築が異なり、表在感覚や深部感覚などの感覚入力に対応した感覚皮質とそれに関連した他の領域との密な連絡により、情報の解釈や統合を行っていることがわかっている。このようなことから、同じ体性感覚野の中でも、単純な情報処理から複雑なものへの階層構造が存在するという[14]。このような階層構造は視覚、聴覚などの感覚、運動系についても同様に考えられている。

2）運動機能

John Hughlings Jackson（1835-1911）が妻のてんかん性発作症状が身体の一部から始まり、他の部へと波及していくのを観察して、運動に関係する局在が、一定の配列を持って存在することを示唆し、その説が正しいことを Fritsch GT と Hitzig E（1870）が刺激実験で明らかにした[7][8]。すなわち運動野が中心前回に局在しており、身体各部位にしたがって、一定の配列で存在することが明らかとなったのである。

その後、運動野に関する解剖学的、生理学的研究が進展した結果、運動野とその他の部位との線維連絡やシナプス接続とその活動、あるいは個々の神経細胞が運動とどのような関係を有しているかなどの詳細が明らかとなってきた。それによると大脳皮質中心前回、特に Brodmann の 4 野に相当する部分が最も運動と関係するが、その前方の運動前野も運動と関係し、さらにまた、中心後回もある程度、運動と関連していることがわかってきた[27]。また、これらの領野から出た神経線維は、皮質下の内包を下行し、大脳脚、ついで延髄錐体を経て脊髄へと線維を送る錐体路を形成する。また、大脳基底核や視床、赤核、脳幹網様体、オリーブ核などと連絡を持つ錐体外路をも形成している。

ところで、これらの運動を調節する重要な情報入力として最も大きいのは、体性感覚からのものであり、皮膚、関節、筋などからの感覚情報を主として1次および2次感覚野や運動前野などから受け取っている。また、小脳からの入力は視床外腹側核（VL核）を経て送られてくる。さらにまた、大脳基底核からの入力もある。ところで、視床の非特殊核、主として正中外側核（CL核）からの入力は意識水準に関係した興奮性入力を運動野に送っているものと考えられている。

これらの事実が示していることは、運動野がそれ自体独立して機能しているのではなく、小脳、大脳基底核、視床、脳幹など、多くの神経構造と連関して運動の調節が行われていることである。

さらにまた、随意運動を行うにあたっては、その運動をどのように企図し、始動するか、といった企画、動機、実行機能など、多種類の機能が関わっており、運動そのものも階層構造によって単純なものから複雑なものへと精緻化されるなど、脳の広範な部位が関係して、ひとつの運動がとり行われるのである。この点については、連合機能との関連で述べることにする。

3）意識の保持、注意機能

感覚入力が上行性に大脳皮質に投射される際に、その多くが視床を経由することについてはすでに述べたが、一部は脳幹網様体を賦活し、意識や注意、慣れに関係する機能に影響を与えることが知られている。意識の覚醒度（alert, vigilance, arousal）は、脳幹網様体からの上行性賦活系の信号によって保たれていると考えられている。注意の集中が起こるメカニズムは必ずしも明らかではないが、視床の一部である網様核からの抑制性の神経細胞が大脳皮質への信号に抑制的な働きを与え、その結果、一部の興奮性活動があたかもサーチライトのように皮質の活

動を照らし出すとの考え方がある[4]。

また、前頭前連合野に注意の中枢があり、ここから注意を集中すべき感覚野に興奮性の活動が伝達され、注意集中が行われるとの考えもある[23]。

4）大脳辺縁系

大脳辺縁系は、間脳を環状にとりまく古い皮質で、大脳の新皮質から間脳へいたる階層構造の中間の位置にある構造物であり、皮質領域と皮質下の核群からなっている。皮質領域は、海馬、歯状回、海馬傍回、帯状回、梨状葉皮質、内嗅野、嗅球、眼窩回皮質、島、側頭葉の一部よりなる。一方、皮質下核群には、扁桃体、中隔、側坐核、視床前核などが含まれる。

これらの神経構造物はお互いに線維連絡を持ち、海馬傍回→海馬→脳弓→乳頭体→視床前核→帯状回→帯状束→海馬傍回と巡る、いわゆるPapez回路を形成し、視床下部との連絡や新皮質との相互の連絡も密である。とくに、側頭皮質は、視覚、聴覚、嗅覚、体性感覚など、外界からのいろいろな感覚が集まる場所であり、種々の感覚情報のつきあわせが行われ、統合され、側頭皮質から海馬や扁桃体に送り込まれる[16]。

辺縁系は、すべての動物に共通な食欲や性欲などの本能、情動、原始的な感覚や記憶、自律、内分泌機能に関係するとされるが、中でも快、不快、悲しみ、恐れ、怒りなどの情動とそれに引き起こされる情動行動には、Papez回路が関与しているとされている。また、報酬系、嫌悪系と呼ばれる快、不快、嫌悪などの神経機構や記憶に関係した機能も大脳辺縁系との関連で重要である[20]。

5）記憶

脳の研究の中で、記憶に関する研究は比較的遅れていたが、記憶のメカニズムに関する研究の重要性が認識され、一時、タンパク分子に記憶が蓄えられるという記憶物質の研究が活発になったこともあったが、その後は、シナプスにおける変化が記憶に関係するという考えが台頭してきた[11]。なかでも海馬皮質で見いだされた長期増強現象 long-lasting potentiation が記憶に関係するとの考えが提出され[2]、持続的なシナプス伝達の変化をきたす、いわゆる可塑性シナプスが重要視されるようになった。

その結果、このような可塑性シナプスが神経回路網に取り込まれ、その結果、神経回路網の自己組織化が起こるとの理論に発展した[18]。

ところで、記憶には見たり、聞いたり、読んだものを記憶するように、学んで覚える記憶のほかに、自転車乗りや運動を体で覚えるといった形の記憶もある。また、逆向性健忘、順向性健忘といった出来事との時間的要素から分けられる健忘もあるが、逆向性健忘はほとんどないのに順向性健忘のみが著しい症例の報告もあるなど、両者が別の神経機構に関連していると考えられている。すなわち、順向性健忘は側頭葉の内側部か間脳の正中部のいずれかの障害で起こるとされ、これら2つの神経機構はおそらく共通した神経回路の一部であろうと考えられている。

いずれにせよ、同じく記憶という言葉で語られても、このように順向性か逆向性か、記憶の形成か、固定・保持か、といった観点からみると、そのメカニズムに違いがある[25]。

また、出来事やエピソード、物の名前や道順、ヒトの顔などを覚えて保持する能力が障害される健忘症では、あらゆる種類の学習や記憶が侵されるのではなく、熟練運動は学習できるし、鏡映文字の学習も可能であったり、ある種のパズルの学習もできることからも、記憶には異なる種類があることが示唆される。すなわち、"knowing that"（事柄の知識あるいは陳述的記憶）ならびに"knowing how"（やり方の知識あるいは手続き的学習）に分けることができるという[25]。

このように記憶の持つ多彩な側面を考えると、記憶機能の評価にあたって、何を評価しようとするのか、どのようなテストバッテリーで評価するかが重要となるのは当然である。

また、大脳半球の左右の機能をみるときには言語的記憶と非言語的記憶の検査をすることになる。短い言葉、一対の語、顔写真、図形の記憶など、明らかにしようとする目的に応じた検査法とその組み合わせが必要となる。

同じように、遠隔記憶、うつ病の記憶症状、機能的健忘と器質的健忘の鑑別など、目的に応じた検査をすることになる[25]。

b．脳の連合機能

大脳皮質の機能の局在地図が描かれたとき、多くの空白の部位、すなわち、大脳皮質の刺激実験などによってもどのような機能に関連した部位かが明らかでない空白の部位が少なからず存在し、特にサルなどの霊長類とくらべて、ヒトでは空白部位が目立っていた。そのような部位 silent area は、その後、失語、失認などの臨床知見の積み重ねや、動物における破壊実験とあいまって、いわゆる連合野と呼ばれる、連合線維や投射線維に富む領域に関する研究が1970年代から盛んになってきた。その結果、それまで明らかとなっていた運動野や感覚野の周辺に、それらの機能に関係した領域があり、単純な機能から複雑な働きへと階層的に情報が処理されることがわかった。

たとえば、どのようにして随意運動が開始されるのか、運動開始の準備状態はどこで行われるのか、運動の企図、プログラム、意志の発動はどのように行われるのか、といったことを明らかにしようとした研究によって、次のようなことがわかってきた[28]。

大脳皮質の中心前回にある運動野は、運動の出力指令に関係したところであり、その部の活動は四肢の筋活動と密接な関連を持っており、大脳からの運動指令の発信場所である。この運動野に強い入力を送るのは大脳皮質のうちの補足運動野と運動前野である。この2つの部位は大脳皮質連合野から入力を受けており、外界や体内の状況に関する情報を受け取り、また、大脳基底核と小脳からも情報を得て運動の組み立て、構成を行っている。

そのために運動に際し、視覚情報や聴覚情報のほかに、情動や動機付けに関する情報、ならびに身体内部の情報は帯状回や前頭連合野から補足運動野を経て入力される。また、前頭前野の主要な機能のひとつとして、感覚連合野（頭頂葉、側頭葉）で統合された情報をとりまとめ、いったん短期記憶情報として保持しており、補足運動野で予期的行動の際にその情報が使われると考えられるという。

また、内的欲求や自己の内部から発する動機付けは、大脳辺縁系が深く関与しており、視床下部や扁桃核、中隔核、海馬、帯状回などが関わっていると推定している[28]。

このように、連合野は、情報の統合、調整を中心とする情報処理システムを持ち、他の部位との連携の下に脳全体として機能していると考えられる。その意味では、連合野は特化した機能を有する各領域を結び、脳全体としての統合的な働きを行う役割を持つといえよう。

しかし、脳の機能が明確になったあかつきでも、自意識とか人格、性格、内的欲求、情緒あるいは内観といった精神現象を、どこまで脳の機能との関連で論じることができるのか、また、脳の全体機能との関連で、最終的に"こころ"を客観的に把握することができるのかは、今後の課題であろう。いずれにしても現在は、このような高次機能を明らかにするために、さまざまな脳画像や、電気現象を用いた解析や精神現象の定量化など、新しい研究手段・方法によってさらに研究が進められており、新たな知見が得られることが期待される。

5．臨床的立場からみた認知機能

a．臨床症状と認知機能

これまで見てきたように、脳の働きは複雑であり、比較的単純と考えられる運動系や感覚系であっても、運動や感覚機能には単純なレベルから、複雑なものへの階層があり、また、運動の開始や遂行、知覚やその認識には意識や過去の記憶、感情などが影響を与えることが脳の働きのうえからも容易に推測される。このような脳の機能基盤に立つ認知機能は、広範な機能的側面から成り立っているということができよう。

本書では、それぞれの疾患の認知機能やその障害についてその詳細が述べられるが、その際に、多面的な機能を持つ認知機能のうちのどのような要素が障害されたのか、また、障害の結果がどのように臨床症状と結びついているのか、あるいは臨床症状の背景にある病態にどのように認知機能の障害が関与しているのか、という問いかけのもとに、認知機能を理解することが大切である。

たとえば統合失調症についても、近年盛んに認知機能との関係でその病態が論じられている[10]。その背景には、統合失調症でみられる幻覚、妄想などの陽性症状や自発性の欠如、感情鈍麻、人格の解体などの症状が、注意や記憶、言語、感情、実行機能など、認知の障害によってもたらされているという考

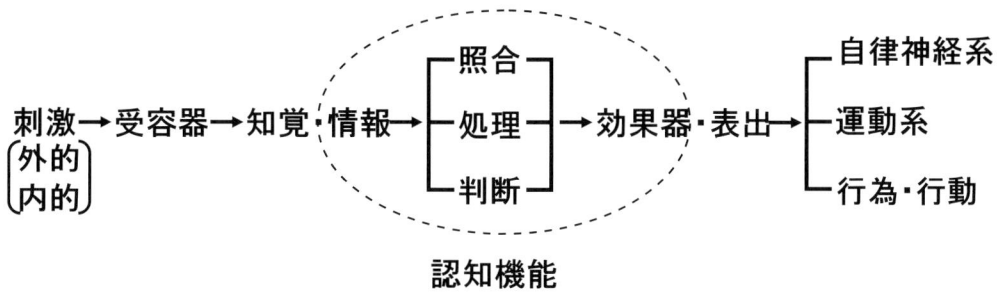

図1 認知機能に関与する因子

外的あるいは内的刺激を感覚受容器を通して知覚し、それを情報として取り込んだのち、脳内において、照合・処理し・判断し、その結果を効果器を通して、種々の形で表出する。情報を取り込んで照合・処理・判断し、表出する過程が認知機能と呼ばれ、その際表1（1ページ）に掲げたような機能が関与する。したがって、認知機能の検査・評価にあたって、どのような機能や過程を調べているかを明確にすることが大切である。

えがある[1]。

しかし、得られた所見の意味や病態を、認知機能の立場からただちに明らかにすることは容易ではない。とくに、これまでみてきたように、認知機能の背景にある脳機能のメカニズムが必ずしも明確にされていない現状では、さまざまな臨床所見を認知機能の障害と安易に結びつけずに、認知機能と呼ばれるもののうちのどのような機能と臨床症状が関連するか、そのつど丁寧につきあわせ、データを積み重ねることによって、得られた所見の意味を明らかにする努力が必要であろう。そのことは、認知機能の評価法との関係でもいえることである。

b．認知機能の評価にあたって

認知機能の評価は一般に、与えられた刺激と表出された運動や行為との関係から、脳内でどのような出来事が起こったかを推測するという形で行われているわけであり、そこには情報入力の受容器や運動機能に関わる効果器の機能をも含んでいることに注意する必要がある[29)30)]（図1）。

したがって、認知機能を調べるとき、用いた検査法・評価法が認知のどのような側面をみているのかを明らかにすることと、情報入力の受容（receptor）機能や末梢神経や筋肉などの運動系の表出（effector）機能が評価結果に影響を与えていないかどうかの検証が必要である。また、服用中の薬物や意識状態、課題の難易度、被験者の動機の高さなど、評価に影響を与える個体側の問題を考慮する必要がある。

c．認知機能の評価法

認知機能を研究するにあたって、さまざまな現象を脳の働きとの関連において把握するための評価手段として、いくつかのものがある。たとえば、脳における神経系の活動を電気現象としてとらえようとする、いわゆる電気生理学的研究、これには脳波のような集合電位を用いた研究、刺激応答や行動との関係をみる、たとえば事象関連電位などの研究がある。また、神経心理学的方法により脳の機能やその障害をみる方法や、さまざまな脳画像により機能や障害部位を明らかにする方法、脳損傷などの症例について行動を観察し、脳機能を明らかにしようとする研究、人工知能の概念を援用した計算モデルや、認知モデルに基づいて行動を神経回路モデルや認知モデルとして理解しようとするもの、神経心理学的検査などがある。これらについては、本書の各章で詳述される。

おわりに

認知機能を主として脳の働きとの関係で見たが、認知科学の発展の過程、脳の機能との関係をみても、"認知機能は脳の働きである"といっても過言でない。したがって、認知機能という言葉は、広い領域の機能を包含する概念である。そしてまた、認知機能とその障害を明らかにするために、さまざまな方法を駆使して、広範な研究が行われているのが現状である。このような研究が進むにしたがって、認知機能という脳機能を通して、それぞれの疾患における病態が明らかとなり、それによって症状の意味が

語られ，治療に結びつくことが期待される。

文　　献

1) Andreasen NC：A unitary model of schizophrenia；Bleuler's "fragmented phrene" as schizencephaly. Arch. Gen. Psychiatry, 56：781-787, 1999.
2) Bliss TVP and LΦmo T：Long-lasting potentiation of synaptic transmission in the dentate area of the anesthetized-rabbit following stimulation of the perforant path. J Physiol 232, 331-356, 1973.
3) Brodmann K：Vergleichende Lokalisations-lehre der Grosshirnrinde, Barth, Leibzig, 1909.
4) Crick F：Function of the thalamic reticular complex：The searchlight hypothesis. Proceedings of National Academy of Sciences USA. 81, 4586-4950, 1984.
5) Flechsig PE：Etudes sur le cerveau, Vigot Frères, Paris, 1896.
6) Foerster O：Motorische Felder und Bahnen, In Bumuke H. Foerster O (eds). Handbuch der Neurologie Ⅳ. pp49-56. Springer-Verlag, Berlin, 1936.
7) Fritsch G and Hitzig E：Über die elektrische Erregbarkeit des Grosshirns. Archiv f. Anat., Physiol. und wiss. Med., 37；300-332, Jg, 1870.
8) Fritsch G and Hitzig E：The Cerebral Cortex. von Bonin (ed) Springfield, Thomas, 73, 1870.
9) Gazzaniga MS (editor-in-chief)：The Cognitive Neurosciences. A Bradford Book. The MIT Press, Technology, Cambridge, Massachusetts. London, England, 1995.
10) Harvey PD and Sharma T：Understanding and Treating Cognition in Schizophrenia, A Clinician's Handbook：Martin Dunitz Ltd. UK. 2002. 丹羽真一，福田正人（監訳）（2004）統合失調症の認知機能ハンドブック─生活機能の改善のために─南江堂.
11) Hebb DO：The Organization of Behavior. John Wiley and Sons. New York. 1949. 白井　常訳（1957）行動の機構．岩波書店.
12) Hecaen H and Lanteri-Laura G：Evolution des connaissances et des doctrines sur les localisations cerebrales. Desclèe De Brouwer, 1977. 浜中淑彦，大東祥孝訳（1983）大脳局在論の成立と展開．医学書院.
13) 伊藤正男，佐伯　胖編：「認識し行動する脳　脳科学と認知科学」東京大学出版会，1988.
14) 岩村吉晃：体性感覚野の階層構造．「脳科学の新しい展開」（伊藤正男，酒田英夫編），岩波書店，pp8-14, 1986.
15) 川村光毅：認知機能の脳内基盤について，視覚と聴覚．精神医学，44：827-837, 2002.
16) 小池上春芳：大脳辺縁系，中外医学社，1965.
17) Konorski J：Integrative Activity of the Brain：An interdisciplinary approach. University of Chicago Press, Chicago, 1967.
18) McCulloch WS and Pitts WH：A logical calculus of the ideas immanent in nervous activity. Bull Math Biophys. 5：115-133, 1943.
19) 中沢一俊："総合科学"としての認知脳科学研究．細胞工学：21（9）982-985, 2002.
20) 小野武年，西野仁雄，福田正治：大脳辺縁系の機能地図．「脳科学の新しい展開」（伊藤正男，酒田英夫編），岩波書店，pp122-130, 1986.
21) Penfield W and Boldrey E：Somatic motor and sensory representation in the cerebral cortex of man as studied by electrical stimulation. Brain 60：389-443, 1937.
22) Posner MI and Raichle ME：Images of Mind. Scientific American Library, 1994. 養老孟司，加藤雅子，笠井清登訳（1997）「脳を観る　認知神経科学が明かす心の謎」日経サイエンス社.
23) Roland PE：Somatotopical tuning of postcentral gyrus during focal attention in man：A regional cerebral blood flow study. J. Neurophysiology. 46, 744-754, 1981.
24) Sherrington CS：The Integrative Action of the Nervous System. New Haven, Yale University Press, 1906.
25) Squire LR and Shimamura AP：記憶の神経心理学．「脳科学の新しい展開」（伊藤正男，酒田英夫編），岩波書店，pp273-281, 1986.
26) Stanford Encyclopedia of Philosophy：Cognitive Science. by internet, 2007.
27) 丹治　順：運動前野の働き．「脳科学の新しい展開」（伊藤正男，酒田英夫編），岩波書店，pp53-55, 1986.
28) 丹治順：運動意志の発現「認識し行動する脳　脳科学と認知科学」（伊藤正男，佐伯　胖編）東京大学出版会．pp91-111, 1988.
29) 山内俊雄：てんかん患者にみられる認知機能の障害．てんかん学の進歩（2）（秋元波留夫，山内俊雄編），岩崎学術出版，pp239-234, 1991.
30) 山内俊雄：認知機能とは何か．精神医学，44：818-820, 2002.

〔山内　俊雄〕

第2章　認知機能の基礎

A．脳と認知機能

I．認知機能の脳内基盤について

はじめに

動物は視覚、聴覚、体性感覚、味覚、嗅覚などの刺激を受容し、情報を分析するが、それらの認知処理機構の内で、視覚系と聴覚系はヒトにおいてよく発達している。本論では視覚と聴覚の認知機能に絞ることにする。今日まで、多くの研究者によって、視聴覚認知の問題は深く掘り下げられてはいるが、情動や記憶や運動の諸機能との関わりを重視することよりも、むしろ独立した事象として考察されてきた。例えば、視覚について言えば、HubelとWiesel（1962年以降）の研究成果の発展として、探索眼球運動などを例外として、運動、情動、意識などの側面をひとまず脇に置いて進められてきた感がある。現在、これらを関連づけて考察できる段階に入っている。本稿では「脳はダイナミックに多様性をもって、情動と運動を常に伴いながら、並列的に認知機能処理を行っている」という動的視点に立って論を進めてみたい[注1]。将来の研究のための何らかの手がかりになれば幸いである。

1．大脳皮質における視覚と聴覚に関する領域区分と認知/情報処理の流れ（図1）[注2]

感覚器官から末梢神経を経由して脳内に入り、ニューロンをかえて上行し、視床・皮質路を通って大脳皮質の第一知覚野にいたる。ここで感覚情報は皮質内を背腹の二手に分かれる。

元来、後連合野内の情報の流れについて言われていた背腹神経路の概念を前頭葉への流れにまで拡張して考察する。

「背側経路」は、頭頂葉の5野から背側運動前野（6野）へ、PG野（7a proper野）から46野へ、また、頭頂間溝壁（IPS）内のAIPから腹側運動前野へ投射する繊維群を含み、知覚の空間情報を前頭葉に伝えている（MatelliとLuppino, 2000）。また、眼球運動やワーキングメモリーの空間的課題の遂行にも関与している（"where/how" way）。頭頂葉と運動前野のニューロン活動を同時に調べてみると、類似した応答特性をもったニューロンが両域に認められ、視空間、音空間から運動空間への写像変換がなされると考えられる（GoodaleとMilner, 1992）。ヒ

注1：体性感覚（触覚、痛覚など）も考察すべきであるが、紙数が限られているので割愛する。読者は酒田ら（頭頂葉を広く論究した書、2006）、定藤（視覚障害者の点字習得過程における視覚皮質の応答、Sadatoら、2005、およびその関連論文）を参照されたい。また、①生後1日のフェレット視神経を内側膝状体（MGB）につなぎ変えたとき聴覚皮質に出現するニューロン群の視覚領類似変化（Melchnerら、2000；Sharmaら、2000）について。②聴覚刺激を与えられた視覚障害者の視覚皮質に（Weeksら、2000）、視覚刺激を与えられた聴覚障害者の聴覚皮質に（Finneyら、2001）、fMRIを用いて認められる脳機能イメージングでの活性化/反応など、異なる感覚皮質領域間の再構成を示す研究や、発達期に受けた異種感覚皮質野との間に認められる、形態・機能的な可変・代償的性質などの脳における感覚受容、認知・認識の柔軟性・可塑性についての研究がなされている。これらの高次神経活動に対する客観的な考察や、傷害された脳機能の回復（再建）の過程に関する研究は、Pavlov（1927a）の歴史的な講義録「大脳半球の働きについて」の第19-21講（視覚、聴覚、触覚について）に生き生きと書かれている。

注2：PG、TG、TE、OF、などの略号は、BoninとBailey（1941）による大脳皮質領域区分の呼称で、夫々、Brodmann（1909）区分領域のほぼ、7、22、20/21、11野と重なる。T：Temporal、P：Parietal、O：Orbital、F：Frontalを意味する頭文字。両者の区分域の比較については、川村（2006）図14を参照されたい。

第2章 認知機能の基礎

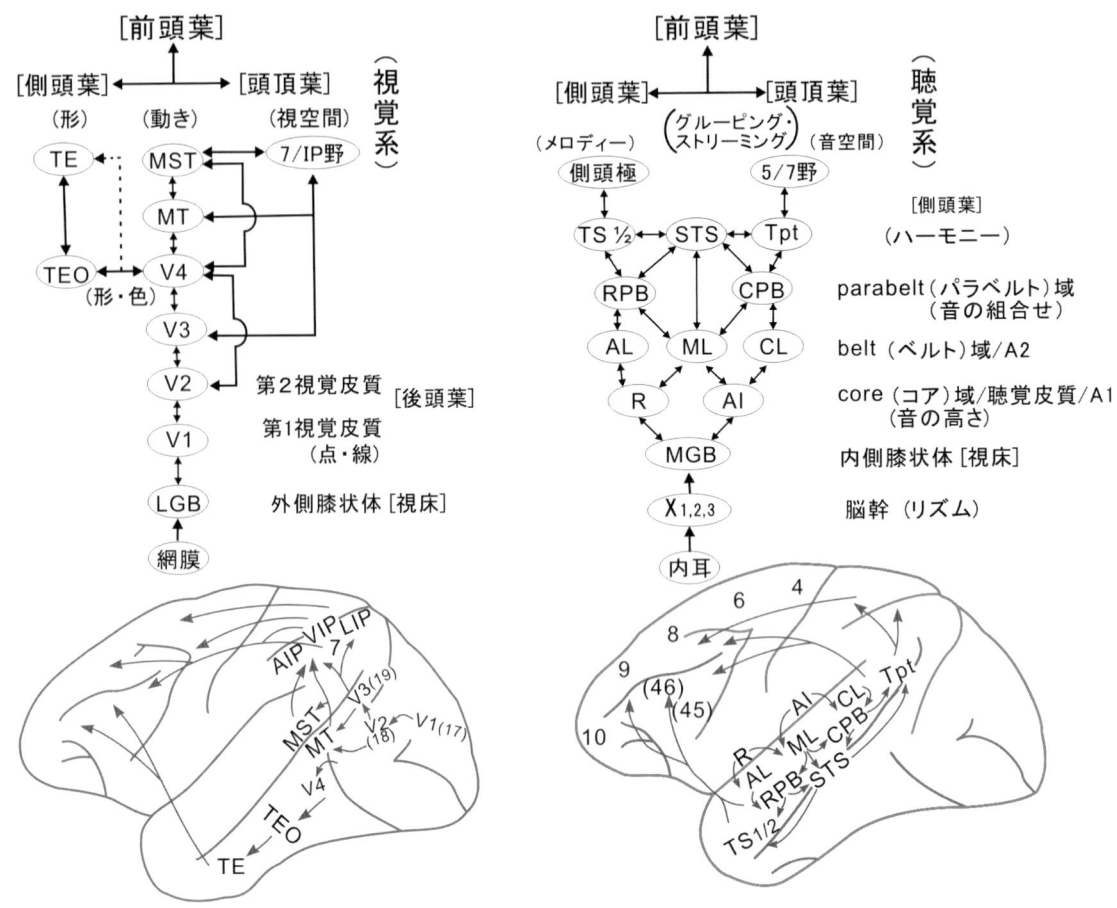

図1 視覚系および聴覚系の情報の流れ（ブロック図とネットワーク）
左側：視覚系．サル大脳皮質視覚領の機能区分の構成と視覚皮質関連領野の情報伝達を示す．
右側：聴覚系．サル大脳皮質聴覚野の区分域と聴覚皮質関連領野の情報伝達を示す．
電気シグナルが「もの」の要素に分解され、別々の場所で（異なるニューロン集団によって）それらの情報が分析され、並列的に処理されて、その結果、ゲシュタルトとして統合された「もの」の特徴が認識される。情報の流れは、感覚器（網膜、内耳）から前頭葉へ（上半部の積木式図式では下位から上位へ）向かっているがフィードバックがあるので両方向の矢印で表した。例えば、V1野（2、3層）からの主要な投射はV2野（4層と3層下部、細かいので図示は省略）であるが、V4野とMT野へも僅かに投射がみられる。逆のV1野への投射は、主に5-6層から起こり1層と6層に終わり、ここに階層構造が仮定できる。視覚系において、形態（パターン）情報の分析と統合は腹側経路（V4 → TEO → TE）で、空間・運動情報の分析と統合は背側経路（MT → MST → 7/IP）で進行する。一括して、V2・V3・V4の領域はこれら両つの経路に分かれる岐点に位置しており、情報を適正に分離し分配するスイッチボードのような役割を果たしている。聴覚系においても、同様な情報伝達の分離形式が認められるが、その分離・分配に関与する領野はベルト域（AL、ML、CL）およびパラベルト域（RPB、CPB）に相当する。このスイッチボード的機序は言語野を持つにいたった人脳の場合、視床からのデジタル情報が聴覚関連皮質内でアナログ情報に移行する際に、どこで、どのように「音楽的要素」と「言語的要素」とに機構上仕分けられるのであろうか（須藤と杵鞭、2005、参照）。川村、2008より改変。

トでPET（positron emission tomography、陽電子放射断層撮影装置）を用いた研究でも検証されている（Busharaら、1999；Weeksら、1999）。背側経路の伝える空間情報はその皮質内結合様式から推察されるように、比較的"ダイレクト"に運動のプログラミングに利用されている（Wiseら、1997）。

「腹側経路」は、側頭連合野に属する TG 野（22野の最前部）や TE 前方域皮質から前頭葉眼窩面皮質（OF 野）や前頭前野の腹側域（12 野）へと投射する繊維群（鉤状束）を含み、形・物の同定や表情の認知や情動に関与している（"what" way）(Goodale と Milner, 1992)。この経路で運ばれる情報は、背側経路で運ばれる空間情報とくらべると運動との関係はより間接的に思われる。前頭前野（10 野）のニューロンを発火させて、視・聴覚の認知情報を周囲の状況に応じて処理してから、それを運動系に伝達させている。すなわち、感覚野→後連合野→前連合野→高次運動野→第一次運動野という図式になる。高次運動野には、運動前野、補足運動野（内側面6野）などが含まれる（丹治, 1999）。腹側路に属するこれらの皮質（TG、TE、OF）はともに扁桃核と密接な相互結合をもっている（Kawamura と Norita, 1980）。前頭前野を介して認知活動の情報が（高次）運動系に伝達されるということは、それらが能動的発現に変換される過程で、状況/文脈に応じた"組みかえ"を受けることを意味する。

2．視覚関連皮質における情報処理

第一視覚皮質野（V1）に送られた視覚情報は対象認知および空間認知という二つの機能に分かれて処理される（Felleman と Van Essen, 1991）。前者は側頭連合野へ向かう流れで、後者は頭頂連合野へ向かう流れである。このように視皮質中枢では間脳から皮質に到達した情報の内容を選別・整理して処理している。空間認知系と対象認知系の分離の源は網膜の P 細胞（ネコの X 細胞）および M 細胞（ネコの Y 細胞）からの信号にある。すなわち、視皮質内では、①P 細胞（網膜）→小細胞（外側膝状体）→V4 野→IT 野の系列：空間分解能が高く、形態知覚に関係し、色に対する選択性を持つものが多い。②M 細胞（網膜）→大細胞（外側膝状体）→MT 野→7a 野の系列：時間的分解能が高く、視覚・運動の知覚、すなわち対象の動きの情報を伝えるものが多い。

a．V1 野（17 野）
1）方位選択性（orientation selectivity）

視床皮質繊維が終わる第4層の深部である 4C 層以外の層にある細胞の多くは、丸いスポット光にはほとんど反応せず、ある特定の方向に傾いたスリット光に選択的に反応する。①単純型細胞、②複雑型細胞、③超複雑型細胞/端点停止型細胞の特徴をもった細胞が知られている。単純型細胞は、刺激開始時に反応する ON-（受容野）領域と刺激停止時に反応する OFF-（受容野）領域が分離している。複雑型細胞は、受容野内の刺激に対して ON と OFF の両方の反応を引き起こす。超複雑型細胞は、スリット光を長くすると反応が抑制され、受容野よりもずっと短いスリット刺激に強く反応する。

2）眼優位性コラム（ocular dominance column）

皮質内に見られる約 500 μm の皮質表面に垂直方向に柱状に配列した細胞集団。

3）方位（傾き）選択性コラム（orientation column）

方位選択性細胞のうち、似た方向に応じる細胞が、皮質表面から深部に垂直方向に並ぶ柱状の細胞集団。

b．V2 野（18 野）

V1 から入力を受ける。チトクローム酸化酵素の分布で、縞構造（thick and thin stripes）が認められる。この縞構造は網膜の神経節細胞（Pα と Pβ）→外側膝状体の大および小細胞層→大および小細胞経路（M & P streams）と結びついている（Hubel と Livingstone, 1987）。M 経路は MT を経て頭頂葉に向かう背側経路になり、P 経路は V4 を経て下側頭葉へ向かう腹側経路となる。

c．MT（V5）野

MT 細胞は、90％以上が、その最適刺激の運動方向と向きに従ってコラム構造をとっている（運動方向性コラム、運動方向選択性細胞）。MT 野の細胞の 2/3 が両眼視差に選択性を示す。

d．MST 野

MT 野から入力を受け、両眼視差選択性細胞に加えて奥行きの変化に選択性のある大きな受容野をもつ細胞がみられる。視覚情報を利用して行う眼球や手指の運動の形成に関わっている。

e．7a 野、LIP 野、VIP 野

体性知覚と視覚とが結合した機能、すなわち立体

的認知に関係する。ここで、網膜部位再現座標から、自分自身の頭や体を基準とした空間座標への変換が行われる。この障害で視覚性運動失行が起きる。また、色、動き、物体表面の粗・緻の感覚（texture）、明るさ、点、縁、隅などに反応する視覚性特徴抽出ニューロンも存在する。

f．V4野

色選択性の細胞が高頻度に存在する色の情報処理に関与する領域である（Zeki, 1983）が、形や図形パタンに選択性を持つニューロンも含まれる。

g．IT（後半部の TEO/PIT 野と、前半部の TE/AIT 野に分かれる）野

TEO 野には線分やスポット（点）にも反応する細胞が中等度に複雑な図形に反応する細胞に混じっているが、TE 野の細胞の多くは複雑な図形特徴を抽出して反応している。

3．聴覚皮質における情報処理

聴覚系は視覚系に比べて研究が遅れているが、聴覚系においても認知・識別における時間や空間の情報の統合処理機構が存在するという研究が発表された（Romanski ら、1999；Kaas と Hackett, 1999）。すなわち、サルの聴覚皮質も、①core 域（AI、R）、②belt 域（CL、ML、AL）、③parabelt 域（STGc、CPB、RPB、STGr）に区別される。聴覚系認知においても純音と複合音、和音、テンポ、音色、ピッチが形成、変化、再構成されて、さらに時間的流れとして表現されるメロディーに関わるニューロン群の集団が存在すると思われる。また、ニューロンレベルでの機能的検証の結果、①→②→③と聴覚情報処理がなされ、背側と腹側の二つに分かれて進行することが一層明らかにされるであろう。そうであれば、点や線分の認知、色の識別、運動方向選択性応答、形象の弁別と進行する視覚情報処理系（Desimone ら、1985；Baizer ら、1991）が備えている"階層性"との類似性も論じられよう。

最近は、人で脳内局所血流量の測定や PET 画像解析などで調べることによってメロディーの知覚やピッチの認知記憶などの研究がなされるようになり、メロディーは右上側頭皮質に、ピッチは右側の前頭前野・側頭皮質に、活動の高まりが認められ、これらの領域の関与が指摘されている（Zatorre ら、1994）。

4．皮質下レベルの視覚機能と聴覚機能

感覚刺激が大脳皮質に到達するまでの道筋についても概観しておく。蝸牛殻内基底膜上の感覚細胞は、音の振動を受容し、聴神経を経由して蝸牛神経核、上オリーブ核、外側毛帯核、下丘中心核へと周波数同調を先鋭化させながら興奮を内側膝状体に伝える。対して、網膜内の感覚細胞は、光量子をとらえて、双極細胞、神経節細胞へ、さらに視神経を通して外側膝状体に伝える。この際、網膜内で水平細胞とアマクリン細胞により、シナプス伝達の修飾（抑制性）が行われる。このように、聴覚系が脳幹内の段階で精度を順次高めて処理を行いながら、その情報を内側膝状体に送っているのと比較して、視覚系では網膜内である程度まで情報処理を高めて後、それを外側膝状体に送っている点で特徴的である。

a．視覚系の興奮伝達経路
1）網膜の神経節細胞

①オン中心—オフ周辺型：受容野の中心部を光照射すると興奮（脱分極応答を示す）し、その周辺部に光をあてると抑制する領域がドーナッツ状に配列されている。

②オフ中心—オン周辺型：受容野の中心部を光照射すると抑制（過分極応答を示す）され、その周辺部に光をあてると興奮する。

これら神経節細胞は、ネコでは小型の X 細胞と大型の Y 細胞に大別される。それぞれ、サルで発見された M（midget、ミジェット）細胞と P（parasol、パラソル）細胞に対応する。X 細胞は静止像を高いコントラストで捉え、Y 細胞は標的の動きを受容する。軸索は、前者は外側膝状体へ、後者は上丘へと向かう。他に、軸索が上丘と外側膝状体へ向かう W 細胞がある。

2）外側膝状体について

深層から大細胞層（1—2層）と小細胞層（3—6層）

から成る．大細胞層は網膜のY細胞からの入力を受け，小細胞はX細胞からの入力を受ける．また，1，4，6層は反対側の網膜鼻側から，2，3，5層は同側の網膜耳側からの入力を受ける．外側膝状体内での軸索終止像は網膜上での位置関係を保持している（網膜部位再現的構造）．小細胞層の細胞の性質は，受容野が小で色など，詳細な情報処理ができるが，長い時間を要する．他方，大細胞層の細胞の受容野は大で広帯域型で，情報処理時間は速いが，詳細な処理は難しい．

網膜からの出力は外側膝状体を経て第一視覚皮質野（V1）にいたる膝状体系の他に，上丘，更に視覚関連視床核（後外側核，枕核，膝上核など）を経て主にV1以外の視覚皮質（V2，V4，V3，MTなど）にいたる膝状体外系も存在する．これらには，上丘（眼球運動に関わる），視蓋前域（視運動性眼振や対光瞳孔反射に関わる），視交叉上核（サーカディアンリズムに関わる）に向かうもの，さらにはシナプスを替えて脳幹部にいたるものがあり，それらは視覚を含めて広く感覚・運動情報の処理，統合に関与する[注3]．

b．聴覚系の興奮伝達経路
1）蝸牛神経背側核
内耳の感覚細胞からの興奮を受ける脳内の聴覚系伝導路の最初の中継核である．シナプスを代えて興奮は上述の上位中枢へと伝達される．ここにも大型の大細胞と小型の顆粒細胞が認められる．上に視覚系で認めた網膜に始まる大小二つの細胞の流れ（M & P streams）同様に，聴覚皮質系の背腹路にまで結びついていると推察される．因みに，この背側核の大小の神経細胞は，小脳皮質のプルキンエ細胞と顆粒細胞と発生学的に起源を同じくする（Ivanovaと Yuasa, 1998）．他に，蝸牛神経腹側核（音源の認知に関係する）や上オリーブ核・台形体核・外側毛帯核（脳幹内の聴覚伝導の中継核）を含めての聴覚系の構成や機能に関する詳しい説明は省かざるを得なかった．教科書，たとえばBrodal（1981）を参照されたい．

2）下丘の神経細胞
下丘より下位の聴覚伝導路の諸核においては明らかな周波数局在が認められ，下丘中心核ニューロンでは狭い周波数をもった音の範囲に応答する．周波数分析は下丘においてほぼ完成している．GABAニューロンも含まれており，側方抑制機構がはたらいて応答野の狭小化に役立っている．

3）内側膝状体について
明瞭な層構造を示さず，中等大の細胞から成る主部と，大型細胞がある背内側部から成る．下丘中心核から入力があり，内側膝状体では音の始まりにのみ発射するON反応や，終わりにのみ発射するOFF反応や，両方で発射するON-OFF反応をしめすニューロンがみられるようになる．内側膝状体ニューロンの示す応答野は単峰性のもの，多峰性のものなどがみられ，完成度の高い音の周波数分析をするニューロンのほかに，情報要素を統合することに関係するニューロンも存在する．

注3：上丘には大脳皮質全領域からの直接投射があり（Kawamura & Konno, 1979），深層ニューロンには，視・聴覚性の方向定位行動を含めた運動調節に関わる情報（visuomotor and audiomotor impuses）が，大脳からも，小脳からも入力される（Hiraiら, 1982；Kawamuraら, 1990）．これらのニューロンは前頭葉内の眼球運動皮質域からの入力に加えて，さらに黒質からの繊維をも受ける．ここで統合された情報は，脳幹，脊髄の運動中枢（およびその関連領域）に下行路として運ばれる．因みに，この黒質—線条体系は，アセチルコリン系の脚橋被蓋核—黒質路と共に，知覚・運動協調機能に関わっている点留意しておきたい．また，上丘は小脳からのメトリックな知覚（認知）・運動に関する情報を受けとって，それを→視床→大脳皮質に送り込む位置にある．すなわち小脳・視床・大脳路の直接路と小脳・中脳・視床・大脳路の間接路と上丘を介するか否かで2系統がある．同じく，知覚・運動・情動の情報を含む大脳・基底核・視床・大脳路という重要な神経路がこの小脳を起点とする経路とともに視床・大脳皮質路を上行する（後述）．前者はcortico-striatal-thalamic circuit、後者はcerebello-tecto-thalamic circuitで，各々，filtration of information（CarlssonとCarlsson, 1990；Liddleら, 2000）およびmetric information（cf. "cognitive dysmetria" of Andreasen, 1999）と称されるべく，その障害は統合失調症患者にしばしば見られる，幻覚・妄想などの「陽性症状」の発現に関わるものと思われる．

5．大脳皮質→（脳幹→）小脳→視床→大脳皮質

上述の大脳認知機能を支える皮質下の二つの大きな構造物に、小脳と大脳基底核（線条体でしばしば代表させる）[注4]がある。両者共に視床核を介する神経回路を形成している。すなわち、①大脳皮質→線条体→視床核→大脳皮質と　②大脳皮質→脳幹→小脳→視床核→大脳皮質との閉回路を作っており、接点と思われる視床核内の細胞レベルでは相互の干渉がないとされてきた（後述）。

この問題、すなわち、認知機能/情報処理の統合についての脳内基盤の問題に立ち入る前に、関係する脳内神経回路のイメージを得るべく、そのスケッチの全体像をここに示すことにする（図2）。

a．小脳入・出力系[注5, 注6]

小脳には求心性繊維として、運動性の他にあらゆる感覚様態の情報が入力されている。これには、中小脳脚（橋腕）および下小脳脚（索状体）を経由する苔状繊維系と登上繊維系の2系列がある（Kawamura と Hashikawa, 1979, 1981）。

小脳からの遠心性繊維は、上小脳脚（結合腕）および下小脳脚を通って、小脳の外に出て脳幹に入る。上小脳脚内の繊維群は上行枝（赤核、上丘、視床核、視蓋前域へ投射）と下行枝（一部が延髄まで下行する）に分かれる。小脳外側核および中位核から出た軸索繊維は上小脳脚を通り、中脳後部で交叉した後、その大部分は反対側の赤核（外側核からは赤核の小細胞部へ、中位核からは大細胞部へ）および視床の運動核（ネコの VL 核、VA 核；サルの VPLo 核、VLc 核）に終わる。内側核から出る繊維の主たる標的は、前庭神経核外側核および延髄の巨大細胞網様体核と尾部橋網様体核である。下小脳脚の一部には前庭神経核、橋・延髄網様体、上部頸髄へ投射する繊維を含んでいる。小脳の解剖・生理学的一般的な記述は他書に譲る（Brodal と Kawamura, 1980；Brodal, 1981；川村, 1986）。

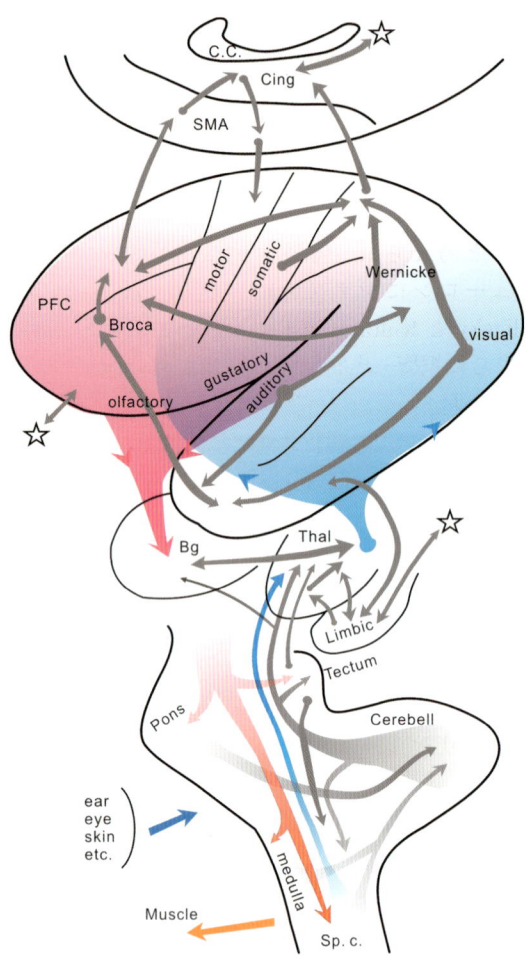

図2　認知機能を支える中枢神経系の幹線回路を示す全体像
この論文で考察する「認知機能の脳内基盤」という広範な話題について、その俯瞰図とも言うべきものである。大脳レベルから脊髄レベルまでの幹線経路をここに示す。順次取り上げられる個々の神経回路については、ここでは深入りせず、全体のイメージを掴むに留める。

b．小脳、線条体を含む多様な並列的神経回路のもつダイナミズム

ヴァイオリンやサーフィンを習うタイプのいわゆる「体で覚える技術的性質をもった」記憶の習得は小脳・脳幹を中心になされており、その学習の習熟

注4：正しく定義すると、大脳基底核（basal ganglia）または大脳核（nuclei cerebri）には、線条体、前障、扁桃体、黒質、視床下核（後二者は広義）が含まれる。線条体は大脳核の最大の構成成分で新線条体（尾状核、被殻）と古線条体（淡蒼球）の異なる部分からなる。

のプロセスは視床運動核（VA、VL）を介して順次大脳皮質の運動関連皮質に伝えられるものである。複雑なことに VA/VL 核には小脳から小脳核を介して興奮性入力が、また大脳基底核から淡蒼球（内節）を介して抑制性入力が情報として集まって来る。しかし、この2つの入力系は互いに独立に処理されていると考えられ、両系の入力繊維が単一の視床ニューロンにシナプス結合することは稀である（Ilinsky と Kultas-Ilinsky, 1984）。

さらに視床—皮質投射にもこの独立性は凡そ維持されており、主として、大脳基底核からの信号は VA/VL を介して補足運動野に、小脳からの信号は VPLo を介して運動野に、また VLm を介して運動前野に送られるとされてきた（Schell と Strick, 1984）。

このように、小脳系と線条体（または大脳基底核）系とは独立性が強いと考えられてきたが、これらはシナプスを超えて直接的につながっていることが、最近のラット（Ichinohe ら、2000）およびサル（Hoshi ら、2005）を用いた研究で明らかにされた。とくに、Hoshi ら（2005）はサルの大脳基底核（被殻と淡蒼球）に狂犬病ウイルスを微量注入して、超シナプス性逆行性に標識される神経細胞を歯状核を主とするすべての小脳核に認めることにより、小脳—基底核路が存在することを証明した。この発見の意義は大きく、「能動性」高次機能の新しい展開の基礎となる画期的な仕事として注目される。

c．「メトリカル」なリズムと「ノンメトリカル」なリズムの認知

小脳が備えている認知機能に関係する、リズムないし時間情報について考察する。坂井らはヒトに7つの音を異なる時間間隔で聞かせ、12秒後にそのリズムをボタン押しによって再生させた。このようにしてリズムを短期に記憶し、保持しているときの脳内の活動状態を fMRI (functional Magnetic Resonance Imaging、機能的核磁気共鳴映像装置) を用いて研究した（Sakai ら、1999）。リズムにはその構成のインターバル比率に依存して、大きく2通りのパタンがあることが観察された。すなわち、①左側の運動前野、頭頂葉と右側の小脳前葉外側部は1：2：4 および 1：2：3 のリズムに反応し、②右側の前頭前野、運動前野、頭頂葉および両側の小脳後葉半球部は 1：2.5：3.5 のリズムに反応する。このようなニューロン群を持っている。①はわれわれの生活（環境）に自然な馴染みのある「整数倍」のリズムであり、長期記憶として小脳前葉とそれに関連する領域（左側大脳皮質運動前野など）に蓄えられているのであろう。これに対して、②は日常にはない一瞬戸惑いを感じさせる「非整数倍」のリズム、すなわち、言い換えれば、「新奇」なリズムは小脳後葉半球部でキャッチされ、この際に活動する大脳皮質領域は右側前頭・頭頂葉である。また、そのリズムが馴染んで自動化されると小脳内の活動は後葉から前葉に移行する。

上のデータを小脳に認知・運動に関わる座標系ないしループが存在すると考えると、一方は①課題に慣れて習熟した段階に関わる、いわば運動実行系の、右側小脳前葉外側部—左側補足運動野などの運動関連皮質—大脳基底核中央（および後）部の運動座標系、他方は②運動のタイミングの調節などの新しい課題を獲得しようとする段階に関わる、両側小脳後

注5：小脳皮質マイクロゾーン（微小帯域）—小脳核／前庭核を包括する機能単位（小脳チップ）モデル—をこれから作ろうとする雛形となる元の系と並列的につないで、かつその元の系と小脳チップモデルとの間の出力の差を誤差信号として小脳チップに与えるように組み込む。誤差信号を与え続けると小脳チップの動特性が次第に元の系の動特性に近づいて古典的な制御系を適応制御系に変えることができる。この原理で筋肉骨格系のモデルを小脳内に作り上げ、これに大脳皮質が働いて、小脳を通る内部フィードバックによって、外部フィードバックを置き換えてしまう。これができてしまうと、外部ループなしに小脳の内部モデルの働きだけで筋肉骨格系の動特性を忠実に再現させることができるようになる（「ダイナミクスモデル運動制御系」、forward model）(Ito, 1970)。その後、Kawato と Gomi (1992a, 1992b) によって、小脳の中に筋肉骨格系の動特性の逆数を現わす「逆ダイナミクスモデル運動制御系」(inverse model) というもう一つのモデル制御の方式が提案された。

注6：視覚系と聴覚系は中枢神経系内の種々の領域で重複ないし隣接している。ネコ、サルの大脳皮質の視覚領や聴覚領を電気刺激したとき小脳虫部の中央部（虫部葉ⅦA と虫部隆起ⅦB）から反応が誘導される（Snider, Stowell, Eldred, 1944, 1951）。これらの反応は小脳の室頂核の尾部でシナプスを替えて中脳（上丘の深部中間部と下丘の外核と周辺核）に伝えられる。これは小脳が関与するいわゆる視覚性運動、聴覚性運動の反応で、動く視点や動く音源の同定に関係するシステムである。視聴覚系が動く視点や音源の同定に協同して作働している可能性がある（川村、1984）。

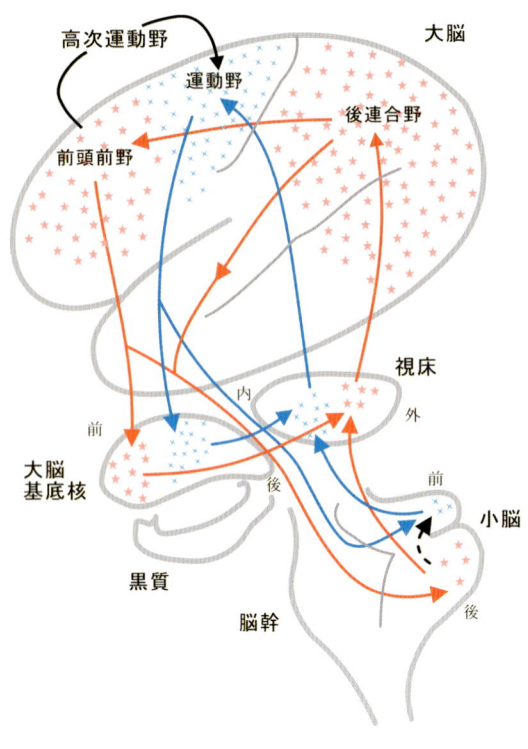

図3 新しい知覚体験が慣れた認知に移るときに起こる脳内回路の変化

小脳には、認知・運動に関わる座標系ないしループが存在する。すなわち、新しい知覚体験は小脳後葉半球部でキャッチされ、それが馴染んでくると小脳内活動は前葉に移行する（黒色破線で示す）。この新奇から慣れへの小脳内変化は、視床、基底核、大脳皮質を包摂する回路変更を伴う。赤色から青色で示される「循環」回路で表示した。すなわち、
①：新しい課題を獲得しようとする段階に関わる、小脳後葉半球部—大脳側頭葉内側部などの連合皮質—大脳基底核前部の視覚座標系：（赤色の矢印と☆印で示す）。
②：慣れて習熟した段階に関わる、小脳前葉—大脳運動関連皮質—大脳基底核中央部の運動座標系：（青色の矢印と×印で示す）。
以上 2 種類の機能系列の脳内機構としての存在が示唆される。この①から②への転移にあたり重要な役割を演じると考えられるのは、前頭前野から高次運動野（前補足運動野、補足運動野、帯状運動皮質）を経て運動野へ伝達される興奮の流れ（黒色実線で示す）である。この流れは丹治（1999）らにより詳しく解析されている。高次運動野は大脳連合野から広汎に入力を受けるとともに、大脳基底核と小脳からも、運動の組み立て、構成や調節に必要な情報を受けている（川村、2006 の図 15-16 を参照）。それ故、高次運動野は運動発現・調節のための情報入力と、運動出力の情報形式の橋渡しをする、インターフェイスを構成すると位置づけられる。

葉半球部—右側側頭葉内側部などの連合皮質—大脳基底核前部の視覚座標系という 2 種類の機能系列の脳内機構としての存在が示唆される。

その根拠は、以下に述べる彦坂グループ（Miyachi ら、1997；Nakamura ら、1999；Hikosaka ら、1999）による、認知→運動記憶への実行系の機構を明らかにした、サルを用いたニューロン活動（細胞外記録）を調べた研究による。すなわち、①（運動座標でコードされる）学習が進んだ段階では、補足運動野などの運動関連皮質-大脳基底核中央部ループ（運動ループ）が関与するが、②（視覚空間座標でコードされる）学習の初期段階では、前頭前野/前補足運動野/頂頭葉内側部などの連合皮質—基底核前部ループ（視覚ループ）が関与することが示された。これは認知・空間座標と運動座標が並行してセットされているという意味で、「パラレル・ニューラル・ネットワーク（parallel neural network）」と名付けられた理論で、運動記憶が、習熟の度を高め、自在に適応可能になる過程で複数の「大脳皮質—大脳基底核（プラス小脳）回路」が働き、漸次他の系列に移行する機構の存在を示唆している（**図3**）。

このように、小脳系、線条体系に加えて、前補足運動野や運動前野や頭頂葉が関与する大脳皮質認知・運動系という新しい系を相互に関連づけて考察し得るようになった。小脳の推尺作用として考えられてきたいわゆる空間的概念のみの捉え方は、筋肉群が連続的に空間・時間的に変化する運動のほかに、今や、言語や思考の分野においても、時間の制御機構ないし小脳による時間的統御の機能としても新たな視点が当てられる段階に達している。

d．小脳の運動および思考モデル

いわゆる「体で覚える」タイプの手続き記憶は小脳の適応運動制御作用に基づいている。伊藤はこの運動に関するモデルを思考過程にも拡張、発展させて、モデル思考制御系の考えを提示した。「思考モデルの順モデルを組み込んだ思考系」と「思考モデルの逆モデルを組み込んだ思考系」と呼ばれるもので、モデル作図の上では、「運動野」を「前頭前野」に、「筋肉骨格系の運動作用」を「後連合野の認知作

用」に入れ替えた形になっている。すなわち、①前頭前野が後連合野内の思考モデルに働きかける。②この思考モデルの動特性をシミュレートするモデルを小脳内に作る。③前頭前野はこの小脳内思考モデルに働く (Ito, 1993)。この過程を繰り返し続けることにより、自動的思考が可能になり、思考モデルの逆モデルが小脳内にできれば、無意識に思考過程が進行する。

この視点に立てば、大脳皮質内でブローカ野を含む前連合野が、認知思考の要素の貯蔵庫であるウェルニッケ野を含む後連合野内に存在する思考モデルに繰り返し働きかけた結果として、ヒトが大脳皮質内活動として思考、すなわちさまざまに考えることをくり返すうちに、小脳と大脳皮質との間を両方向性に密接に結ぶ結合 (Sasaki, 1979, 1986) を使って小脳内にそのシミュレートされた思考モデルが形成されてしまえば、何度か、既に経験された思考に関して、改めて大脳皮質内活動をすることなく自動的に思考が進むと解釈される。

ヒトが何かを考える場合、意識を集中して働かせる思考と、無意識的に行なう単純な思考とがある。こうした思考のための情報処理の主役は大脳新皮質であるが、以下の種々の機能を発揮する多くの下部構造がこれを支えている。それらは、文学的表現を借りれば、①学習を自動化（またはパタン化）する小脳のほかに、②皮質の働きを安定化させる大脳基底核、③皮質の活動モードを調節する視床、④記憶、価値判断、動機づけに関与する辺縁系などである。本論考が客観的資料に基づく脳科学的考察に至るワン・モア・ステップとなれば幸いである。

6．大脳皮質→大脳基底核→視床→大脳皮質

皮質の広い範囲からは皮質下のいわゆる「運動系組織」である線条体への投射が見られる。この線条体運動系は他に小脳系、網様体系の"不随意運動系システム"をも含めて錐体外路系と呼ばれ、全体的なバランスを統御・調節的に司っている。

大脳皮質・大脳基底核・視床・大脳皮質を構成する神経回路の循環システムについては、形態、機能ごとに並列的チャンネルを作っており、個別的且つ並列的な情報処理がなされていると考えられている（Alexander ら、1986）。基底核の基本的な機能とされる抑制と脱抑制の内部構成についても、ニューロンレベルで詳しく調べられている（図4）。

この系は閉鎖回路を形成し、便宜上、運動系、連合系および辺縁系の3つの系に分けられる。また、機能・構成上、①感覚・運動線条体、②連合線条体、③辺縁線条体に分けられる。なお③の辺縁線条体は尾状核頭の腹側部で主に側坐核と嗅結節の深層部に相当する。組織化学的には運動系と関連しているものの、辺縁系との「仲介役（インターフェイス）」のようにみえる中心部 core と、視床下部、扁桃体など辺縁系との関連の強い周辺部 shell に分けられる。最近、Middleton と Strick（2002）はヘルペスウイルスを利用したシナプス越え逆行性軸索輸送法を用いて、サルの前頭前野─基底核─視床─皮質を経由する神経回路を調べ、その中で前頭前野への5つの投射系を明らかにした。さらに McFarland と Haber（2002）は、同じくサルの脳に種々の軸索流マーカーを注入して、このシステムの大脳基底核を中継とする視床と皮質との間の結合様式について、たとえば、VL 核は一次運動野、補足運動野、運動前野後部に対して、VA 核は帯状回前部、前補足運動野を含む運動前野前部に対して、MD 核は前頭前野の背外側部および眼窩面皮質に対して各々投射することを明らかにした（図5参照）。

また、黒質（A9）、腹側被蓋野（A10）から大脳基底核腹側部へ広くドーパミン投射があることは以前から知られているが、この黒質（とその周辺域）⇔基底核の間に見られる両方向性の結合を介して情報が内→外に向かって展開することが最近 Haber ら（2000）（図6）により明らかにされた。すなわち、この腹側線条体の領域は扁桃体からの腹側投射系繊維と黒質緻密部からのドーパミン繊維が終止する領域で、この腹側中脳を起点/仲介としてドーパミンがこれら（情動、認知、運動）の異なる皮質⇔基底核サーキットを情報の流れとして統括 (integrate) する、言葉を換えて言えば、黒質・基底核（・視床・大脳皮質）を包摂した神経回路内活動がらせんを描いて動的に進行する (spiral processing) という、形態的基盤を与えた。

臨床的には、ドーパミン系の障害が、統合失調症にしろ、異常運動症にしろ、情動、認知、運動の機

18　第2章　認知機能の基礎

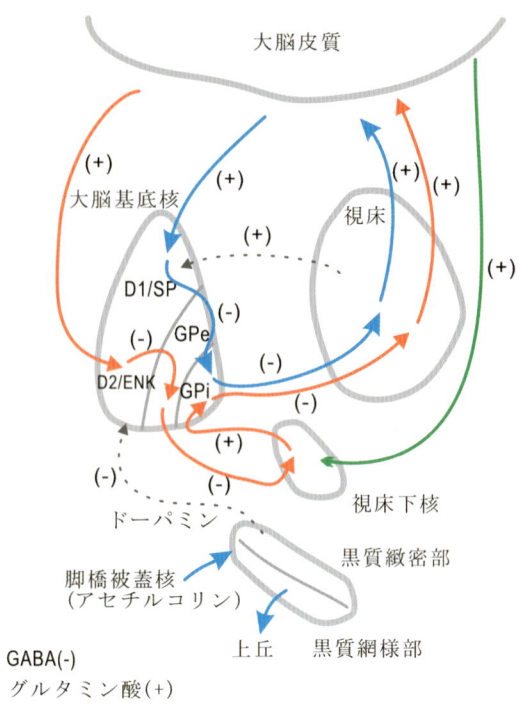

図4 大脳基底核のはたらきをニューロンの伝達物質の機序（抑制と脱抑制）で表わした3つの神経経路の模式図
1) 直接路（direct pathway、青色）、2) 間接路（indirect pathway、赤色）、3) ハイパー直接路（hyperdirect pathway、緑色）

線条体入力軸索終末には少なくとも大脳皮質由来の興奮性を高めるグルタミン酸作動性（その受容体はNMDAタイプで、樹状突起棘/スパインの頭部にある）のものと、興奮性を抑える黒質由来のドーパミン作動性（その受容体はD1、D2グループで、樹状突起棘/スパインの頸部にある）のものがある。これらの入力を受けてGABA作動性の抑制性投射ニューロンが視床ニューロンおよび無名質（ここに、前脳内側基底部の細胞群であるマイネルト基底核 nucl. basalis of Meynert、ブローカの対角帯などが見られる）内のコリン作動性ニューロンに神経終末を与えている。そして、これらの視床ニューロンおよび前脳基底部のニューロンは、ともに広く大脳皮質に対して興奮性の出力（それぞれグルタミン酸とアセチルコリン作動性）を与えている。

大脳皮質の広い範囲に繊維を送るコリン作動性ニューロンの制御機構が乱れると、（低下すると）認知機能障害や感覚情報処理の異常が、（亢進すると）薬物嗜好/探索行動や不安/恐怖などの精神障害が現れる。コリン系皮質投射との関連で、大脳皮質、大脳基底核、前脳基底部、視床、小脳の間の神経連絡回路に存在する神経伝達物質、GABA、グルタミン酸、ドーパミン間の制御機構および構成については考察され、図説されている（Sarter と Bruno, 1999参照）。

この運動ループでは、ドーパミンD1受容体を介した直接路（皮質—線条体—GPi/SNr-視床—皮質ループ）は興奮性、ドーパミンD2受容体を介した間接路（皮質—線条体—GPe-視床下核 STN-GPi/SNr-視床—皮質ループ）は抑制性である。すなわち、ドーパミンは直接路を賦活し、間接路を抑制すると言うように直接路と間接路に逆の作用をもたらす。そのため、全体として運動を賦活化する。この他に、視床下核からGPiに入り、間接路を通して、迅速かつ広範囲に抑制をかけるハイパー直接路（皮質—STN—GPi/SNr-視床—皮質ループ）という第3の経路がある（Nambuら、2002）。

これらの皮質下伝達物質の動向（生産/輸送/放出の機構）にアンバランスが生じると情動、認知、運動の面に病的症状（いわゆる精神症状や異常運動）として現れてくる。これらの症状の発現には再検討が求められるが、その際、GABA、グルタミン酸、ドーパミンのほかに、アミン（カテコールアミンやインドールアミン）、神経ペプチド、アセチルコリンなどの伝達物質も視野に含めうる。とすると、パーキンソン病、ハンチントン病、バリスムス、アテトーシス、ジストニアなどの不随意「運動」障害はもとより、「精神」疾患についても、これらの複合的、広範な神経回路網の障害と見做しうるからである。

本稿の中でも若干触れられるが、小脳から中脳・大脳基底核・間脳への神経サーキットと中脳ドーパミンニューロンと精神疾患との関連を捉えようとするMRIを用いた初期段階の研究（Nopoulosら、2001）もみられる。その検証は困難であろうが、今後の発展が望まれる。中脳ドーパミン系と情動機能の脳内基盤を考察した、川野（2002）の見事な総説はその指針となろう。

（＋）：glutamate、（－）：GABAnergic、GPeとGPi：External（外節）and internal（内節）segments of the globus pallidus（淡蒼球）、
D1/SP：D1ドーパミン受容体をもつ、GABAとサブスタンスPを伝達物質として共有する神経細胞、D2/ENK：D2ドーパミン受容体をもつ、GABAとエンケファリンを伝達物質として共有する神経細胞

能障害が、同時的または経時的に症状として認められる。これまた、Sucht（嗜好）から Vergiftung（中毒症状）、気分障害へ、さらに身体症状を伴う精神運動興奮、異常行動へと症状が進行していく薬物依存症の形態基盤を説明し得るものである。

このように大脳基底核は、大脳新皮質、大脳辺縁系、中脳ドーパミン系と密接に結びつくことから考えて、認知、運動（能動的活動）、意欲、情動などの

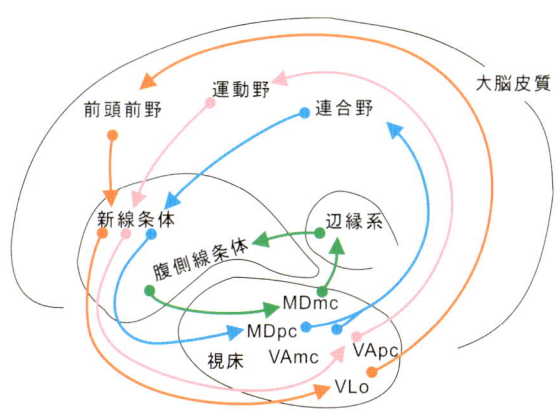

図5 大脳皮質→大脳基底核→視床核→大脳皮質の間の神経ループ

大別すると、
Ⅰ．運動系ループ（運動の企画や遂行、赤色とピンク色）、
　a．運動ループ　b．眼球運動ループ　c．背外側前頭前野ループ　d．前帯状回ループ
Ⅱ．連合系ループ（認知機能、青色）、
Ⅲ．辺縁系ループ（情動や動機づけ、緑色）がある。
皮質→線条体→視床→皮質がつくる複数の神経回路。大脳皮質領域は、機能区分された独自の領域をもっている。これらのループは独立して機能発現するが、領域間に相互作用が働いて情報が並列して伝達される。そしてそれらは統一される（本稿の図8を参照）。1990年代に議論された、情報の「並列処理 parallel processing」と「集束処理 information funneling」の止揚とも言うべきものを、「螺旋処理 spiral processing」として是に提唱する。次の Haber ら（2000）からの引用である図6を参照されたい。
これらの神経回路系にさらに大脳→小脳前核（橋核や下オリーブ核など）→小脳→視床核→皮質ループが加わる。そして、これらのループは相互に関連する。とくに起点となる、Ⅲ．辺縁系ループの駆動に関しては、Schultz ら（1997、1998）の「罰/報酬と期待」および彦坂（2008）の「行動選択と学習機能」の論文を、本稿の図2、3、8と合わせて、参照されたい。川村、2007a より改変。
この脳機能の能動的活動ループを精神機能に結び付けようとする研究（Tekin と Cummings, 2002）も試みられている。すなわち、前頭皮質―大脳基底核―視床核の神経回路を、ヒト前頭葉内の　①補足運動野、②前頭眼野、③背外側前頭前野、④前頭眼窩面外側部、⑤後帯状回前部を起始とする5系列に分けて、運動機能、認知、情動、動機づけなどの行動認知や精神機能について考察する。そしてそれらの障害を、実行系障害、性格障害、無感動などに関わる「高次神経活動すなわち精神活動」の異常として推論するというものである。慎重な症例の検討と理論の洞察に基づく展開が望まれる。視床核：MD（背内側核）、VA（前腹側核）、VL（外側腹側核）、pc（小細胞部）、mc（大細胞部）。

「精神機能」を統合する上で重要な位置を占める。大脳基底核の背側部は黒質線条体（A9）系の主な標的部位として感覚運動機能に関係し、他方、腹側部は中脳辺縁ドーパミン（A10）系の主な標的部位として海馬や扁桃体、さらに視床下部と共に辺縁系の中核を成している。[注7]

大脳（新）皮質→新線条体（尾状核と被殻）→淡蒼球（外節と内節）を経由して、視床へは運動核（VA/VL）の他に髄板内核群や視床網様核にも投射がなされている。髄板内核群の CM/Pf［中心内側核/束傍核］からは新線条体にフィードバック様に投射して閉回路を作り、一種のモニターの役割を果たしている。また、視床網様核は上行性網様体賦活系（Moruzzi と Magoun, 1949）の間脳における中継核に相当し、視床から大脳皮質に広汎な覚醒刺激が送られる際に抑制過程として関与するとされている（Masson ら、2002）。

この点に関連して言えば、統合失調症における情

注7：線条体は細胞構築上、アセチルコリンエステラーゼ（AChE）に強く染まる部分（matrix）と弱く染まる部分（patch）に区分される。パッチはストリオゾーム（striosome）とも呼ばれ、マトリックスにより糸巻き状に囲まれた複雑な配列をしている。線条体へは、辺縁皮質関連野からは主にパッチに、新皮質からは主にマトリックスに入力がある。ドーパミン入力繊維に関しては、腹側被蓋野（VTA）、黒質緻密部（SNc）の背側部からマトリックスに、また、SNc の腹側部と黒質網様部（SNr）からパッチへの投射がみられる。なお、図4には示してないが、パッチの神経のみが SNc のドーパミン含有ニューロンに投射し、ドーパミンの放出を抑制している。詳しくは中野ら（1995）の総説（とくに図2と図3のまとめ）や村瀬（2006）の総説を参照されたい。

線条体内には1種類の投射ニューロンと4種類の介在ニューロンが明らかにされている。投射ニューロンは多数の樹状突起棘をもった GABA 作動性の中等大の細胞で、全体の約80％を占め、淡蒼球に繊維を送っている。介在ニューロンには GABA/Pv 含有細胞、SOM/NOS 含有細胞、カルレチニン含有細胞および ACh 含有細胞がある。そのうちのコリン性ニューロンは大型無棘の細胞で、全体の2％を占めるに過ぎないが、線条体全体に ACh を供給し、その放射状に長く伸びた樹状突起と軸索を介して投射ニューロンに影響を与えており、手続き記憶や条件づけ感覚運動学習に関わる運動制御に大きな役割を演じている。

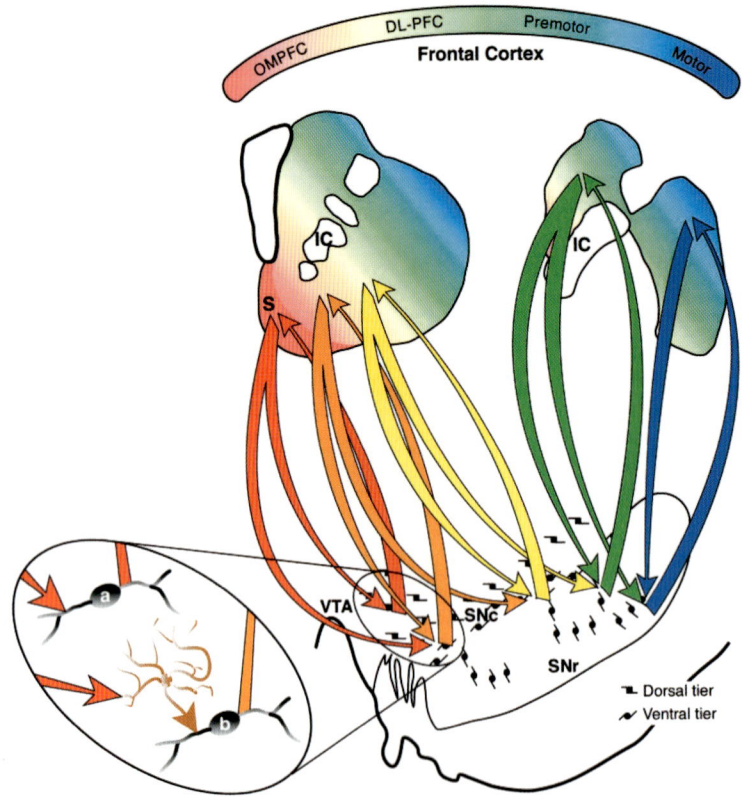

図 6　大脳基底核→黒質→大脳基底核回路内の経時的、動的進行

腹側線条体（側坐核）への扁桃体と黒質（ドーパミン系）からの入力を（賦活）活動の起点としてらせん状に進行する、情動、認知、運動の機能発現に関わる両方向性の繊維結合の存在が軸索流法によって解剖学的に証明された。すなわち、情動→認知→運動の情報がダイナミックに進行する（spiral processing）。その形態的基盤がこれによって示されている。上段は大脳皮質、中段は大脳基底核（左：前方）、下段は黒質/腹側被蓋野を表わしている。Haberら、2000, Fig.12 より引用。

SNc（黒質緻密部）、SNr（黒質網様部）、VTA（腹側被蓋野）、PFC（前頭前野）、S（側坐核の殻部 shell）、IC（内包）

動処理障害仮説—視床フィルター機能不全仮説（thalamic filter hypothesis）—が Carlsson と Carlsson（1990）によって提唱されて久しい。最近は、健常者と統合失調症患者を対象に、視覚や聴覚の認知課題に対して注意を向けようとして構えているときの大脳皮質活動を調べるなど、統合失調症患者における感覚情報の入力の様子を画像上で観察できるようになった（**図7**）。これに関連して、統合失調症患者において認められる単純な反応行動時間の遅延や色の融合認知の"瞬間意識内の「ズレ」（異常という言葉は用いない）"に関する知見（臺と斎藤ら、2002a, b）は、この過剰な感覚情報の皮質内での処

注8：統合失調症患者の心理・行動反応における臺の約 50 ミリ秒の（瞬間的）遅れ、「物差し落としでの単純反応時間の延長」（「臺式簡易精神機能テスト（UBOM-4）」の中のひとつ、2008）や赤と緑の融合によって生じる黄の色覚認知の転移時間窓（25-50 ミリ秒）内に限った遅れ（統計的偏り）、いわゆる「臺の瞬間意識障害仮説（認知は時間に関連づけてそれを捉えるとき単位的で、瞬間意識とは、運動・知覚の量子的時間単位である）」（Utena, 2002a；Saitoh ら、2002b, 2008）の脳内基盤を考えると、線条体—視床—皮質路による抑制機構（Carlsson と Carlsson、1990, cf. Fig.1）の働きが低下しているのかも知れない。あるいは、この段階は「視床フィルター仮説」という感覚情報処理の次元を超えて主観的体験（意識）というより高い階層の領域に踏み込んでいるように思える。しかし、問題の鍵がそこにあるにしても、Penrose（1994）の「量子論的解釈」や Edelman（2004）の「ダイナミックコア仮説」（豊嶋、2005、を参照）の域内には、筆者の「理解」能力を越えるので容易に踏み込めない。

（a）聴覚

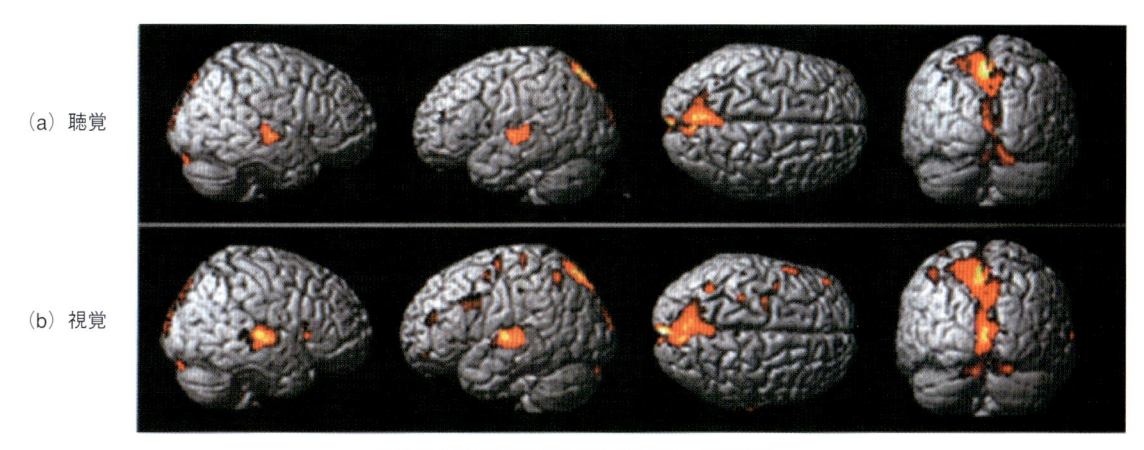

（b）視覚

健常者の課題に対する構えに関連する脳活動

（a）注意を聴覚に向けているとき　（b）注意を視覚に向けているとき

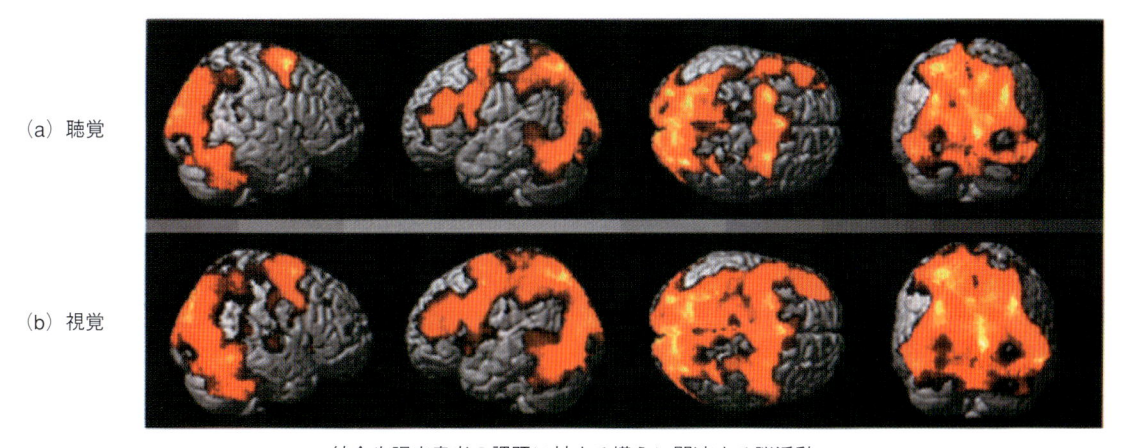

（a）聴覚

（b）視覚

統合失調症患者の課題に対する構えに関連する脳活動

（a）注意を聴覚に向けているとき　（b）注意を視覚に向けているとき

図7　健常者と統合失調症患者にみられる知覚認知に関する脳賦活像（fMRI）

視覚刺激、聴覚刺激が同時に提示される課題で、これから起こる課題に対して心の準備（どちらかの感覚刺激に注意を向けるかという「構え」）をさせたときの脳賦活の様子を示すfMRI像。健常者では注意を向ける感覚に対応する感覚野に賦活が認められる。しかし、皮質への過剰な、整理されてない、感覚入力（情報）が存在するためか、統合失調症患者においては、脳賦活部位が分散的で、対応する感覚野にも賦活が認められない。しかしながら、このような機能画像研究から得られる所見の解釈は一般化されることなく、慎重であるべきである。何故ならば、fMRIで観察するのは脳の局所における血流量増減の変化であり、血流量減少時で働きが増大する場面もあるので、厳密な意味では、それが即、その領域の「活性化」/機能の動態を常に正しく反映しているとは言えないからである。精神症状は多彩であり、脳領域間で活動は動的に変化している。「視覚映像」を正しく解釈することは今後の課題の一つである。とは言え、現在の科学水準の下で許される解釈を加えるとすれば、「ある状況において一時的に、少なくとも一部の統合失調症患者で、課題に応じて対応するネットワークを使って心の準備をすることが難しい状態にある」ことが想定されよう。（松田哲也、臨床精神医学37：745-749, 2008、より引用）

理過程が延びている可能性を推測させる[注8]。

不随意運動疾患（運動減少症のパーキンソン病および運動過多症の舞踏病、ジストニアなど）の機制については、運動面から大脳皮質→大脳基底核→視床系の神経回路の解剖・生化学的に解明が進んでいる（例えばKultas-IlinskyとIlinsky, 2001）。また、

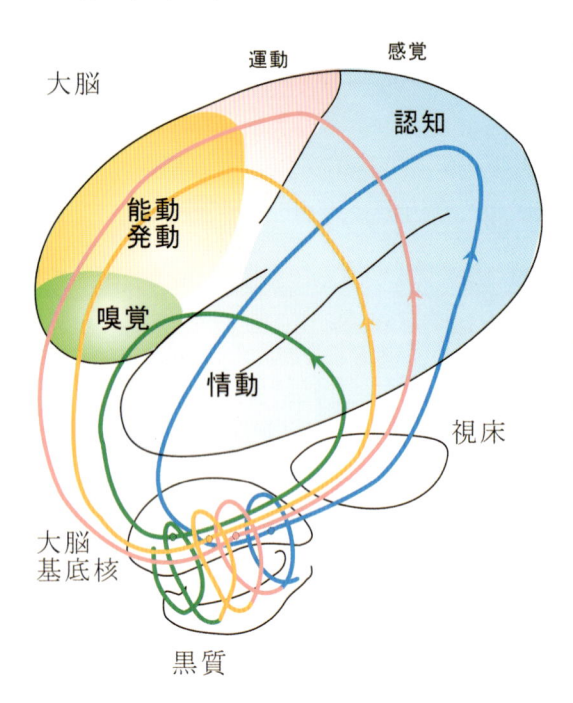

図8 大脳皮質→基底核→視床→大脳皮質を基盤とする、情動、認知、運動、能動発動に関する並列回路のらせん状進行

認知、運動、情動、能動行為の発動に関与する、複数の神経回路が連動して、同時並行的に、かつ経時的にもダイナミックに変化しながら、相互作用をしつつ、脳活動は進行する。脳内に生起する高次神経活動の総体、すなわち精神現象は、単発的、局所的なものではなく常に動的に変容している。これらの"サイクル"が駆動される「鍵」となる機構は大脳基底核⇔黒質間のらせん状回転ループにあると筆者は考える。このループは、基底核内を、側坐核の shell（腹内側の殻部で、豊富なドーパミン線維が入力し、情動や自律系に結びついている）→core（背外側の核部で運動に関わる）へ更に→新線条体の central（中心部）→dorsolateral（背外部）へと進行する。なお、本稿の図5、6を合わせて参照されたい。

これらの疾患に伴って、うつ状態を含む気分障害などの精神症状が多くの症例で認められる。基底核における情動・意欲→認知→運動を含む並列的情報処理、および機能（ないし症状）の発現がダイナミックに進行することを考えると、気分障害/変動が認められて然るべきであろう。今後、運動疾患と認知や情動の変化/動揺と関連する問題など開拓されるべき研究分野となろう。

現段階で大脳基底核系の機能を簡明に解釈すれば、運動系においても、知覚系においても、さらには認識・情動系においても、体内および体外からの刺激による過剰で不適切な入力を阻止し、コントロールして適正な覚醒状態を保ち、新皮質とくに能動性機能の場である前頭葉を活性化させることによって、霊長類とくにヒトが日々の行動、生活において意識レベルを正常に保ち（この問題は後述される）、注意を集中することに関与すると思われる。

精神症状の脳内基盤である高次神経活動の総体とは、認知、運動、情動、意志決定、能動性発揮、等々の同時並行的な、各々異なるレベルにある機能を併せもった動的な表現形態である。いわば、脳活動の時間・空間的な「らせん状展開」である（図8）。画像解析研究の進展は将来この問題にどこまで迫れるであろうか。

7．扁桃体と情動的認知

a．扁桃体への入力

扁桃体には、味覚、嗅覚、内臓感覚、聴覚、視覚、体性感覚などあらゆる種類の刺激が、皮質感覚野を経過しない低次の粗雑な情報のまま、脳幹レベルから直接的にまたは間脳の視床核を介して間接的に扁桃体内側核群に入ってくる（Norita と Kawamura, 1980；LeDoux, 1998）。その他に、大脳皮質を経由していわば高次元で処理され、知覚され、認知された結果が基底外側核群に入ってくるものがある。この後者の入力系はその伝達経路の故に、時間的に遅れて伝達されるが、適正かつ精密な認知情報として入力される。すなわち、扁桃体の基底外側核は、梨状前皮質、嗅内野（28野）、帯状回（とくに24野）、側頭葉、前頭前野からの皮質遠心性繊維を受ける（Kawamura と Norita, 1980）。以上の粗と精、原始的と識別的、低次と高次という2種の情報が扁桃核内で遭着する。

b．扁桃体からの出力

大別して3つを挙げ得る。すなわち、①扁桃体の中心核（および一部、内側皮質核）から起こり中隔核、視床下部（前核、腹内側核、弓状核）、内側視索

前核などへ終止する分界条という繊維束、および②主として基底外側核を出て内側に走り、側坐核や外側視床下部から内側部にかけて分散状に分布する腹側投射系と呼ばれる繊維群、さらに③広範囲の大脳皮質領域、とくに側頭葉、梨状葉皮質、前帯状回、眼窩面皮質へ終わる投射がある。

また、眼窩面皮質および嗅内野を含む側頭葉皮質と扁桃体との間には直接の相互結合がみられる（KawamuraとNorita, 1980）。種々の感覚性刺激の海馬への入力は嗅内野など海馬周辺皮質を介してみられるが、扁桃体への入力は間脳、中脳のいくつかの神経核（視床諸亜核、視床下部の腹内側核、黒質、縫線核など）や脳幹内の結合腕傍核、青斑核などからの直接の投射が存在する。海馬と扁桃体は発生学的にも機能的にも異なる構造物であるが、この両構造物間の繊維連絡は、少なくともサルの段階で明らかに存在する（Aggleton, 2000）。大略、扁桃体の外側核・副基底核からは嗅内野へ、基底核・副基底核からはCA1/CA3へ投射がみられ、逆に海馬台・CA1からは扁桃体の基底核・皮質核に、嗅内野からは扁桃体の基底核・外側核への投射が存在する（Amaralら, 1992）。現在、連合野を含む大脳皮質や海馬・扁桃体の特定領域および視床下部諸亜核との間の連絡を究明すべく多くの研究がなされている（LeDoux, 1998；Aggleton, 2000；松本と小野, 2002）。

c．情動の認知記憶

苔状繊維をテタヌス刺激（100 Hz、1秒の高頻度刺激）すると、海馬歯状回においてシナプスの伝達効率が数日にわたって増強される。長期増強（LTP）と呼ばれる現象である。この可塑的な変化（LTP）はさらに扁桃体内側部の電気刺激を同時に加えることにより増強される［Onoら, 1993；松本と小野, 2002］。このような情動の記憶増強効果は、扁桃体が記憶固定の過程に促進的に作用していることを示している。

情動中枢説が支配的であった1930年代に、情動発現が幾つかの脳部位間の関連活動として捉えられて、情動の「ペーペッツの回路」（海馬→脳弓→乳頭体→視床前核→帯状回後部→海馬傍回→海馬）として提唱された（Papez, 1937）ことは、現在の研究からこれが記憶の回路に属すると判断されるとは言え、やはり特筆すべきである。現在、情動の回路と言うべきものは、「ヤコブレフの回路」がこれに当たる。すなわち、扁桃体→視床背内側核（MD核）→帯状回前部→海馬傍回→扁桃体をめぐる回路、およびこれと並列して扁桃体→（側頭葉極部）→前頭葉眼窩面皮質→帯状回（その前部→後部）→海馬傍回→扁桃体をめぐる回路がそれで、情動や意欲さらには自我の発現にも関わる神経回路網と考えられている（Yakovlev, 1948）（図9）。

扁桃体系の情動回路と海馬体系の記憶回路とは一見独立しているように見えるが、両系の間には、嗅内野、大脳基底核、視床下部などを介して、相互に交流がある（石塚、2002、の1.17図を参照）。海馬には、扁桃体同様、あらゆる種類の感覚入力がある。これらの感覚刺激は嗅周野（35/36野）、嗅内野（28野）などの辺縁皮質より入力し、海馬歯状回/CA1-3、海馬台へと複数のルートが進行するが、このチャート（BrownとAggleton, 2001のFig.1）を注意深く見ると、ここにも嗅内野からの「腹側路」と帯状回/前頭葉からの「背側路」に相当する系統の存在が浮かび上がって来よう。

感覚条件刺激や強化刺激に誘発された快・不快の感情あるいは嫌悪性の痛覚情報や報酬性の味覚情報が、条件づけにより同期的に入力され、長期記憶などの機序により知覚繊維―扁桃体ニューロン間のシナプス結合が強化され、扁桃体ニューロンが条件刺激に応答するようになる。また、扁桃体は、コリン系（軸索終末にAChEアセチルコリン分解酵素を含む）の内側中隔―海馬体投射系における学習性のシナプス応答の変化を増強させ、扁桃体で得られた情動記憶を長期記憶として大脳皮質に移行させる。

条件反射の第二（言語）信号系（Pavlov, 1927a, b）を備えた、概念化/観念化という最高次の認知機能を発揮できるヒトの脳の働きは大脳辺縁系の機能と深く結びついて、喜怒哀楽の感情を高いレベルの芸術にまで昇華し得る。ヒトの脳における認知機能と情動機能の結びつきの神経基盤を模式的に図に表現してみた（図10）。なお、臨床精神医学的に単極性うつ病患者において（Drevetsら, 1992）、また健康人においても悲しみや喜びなどを表わす情動的な陳述記憶を思い浮かべる場合に、扁桃体で局所血流量が増加していることが画像解析されて報告されている。この方面の研究は近年大きな進展を見せている。

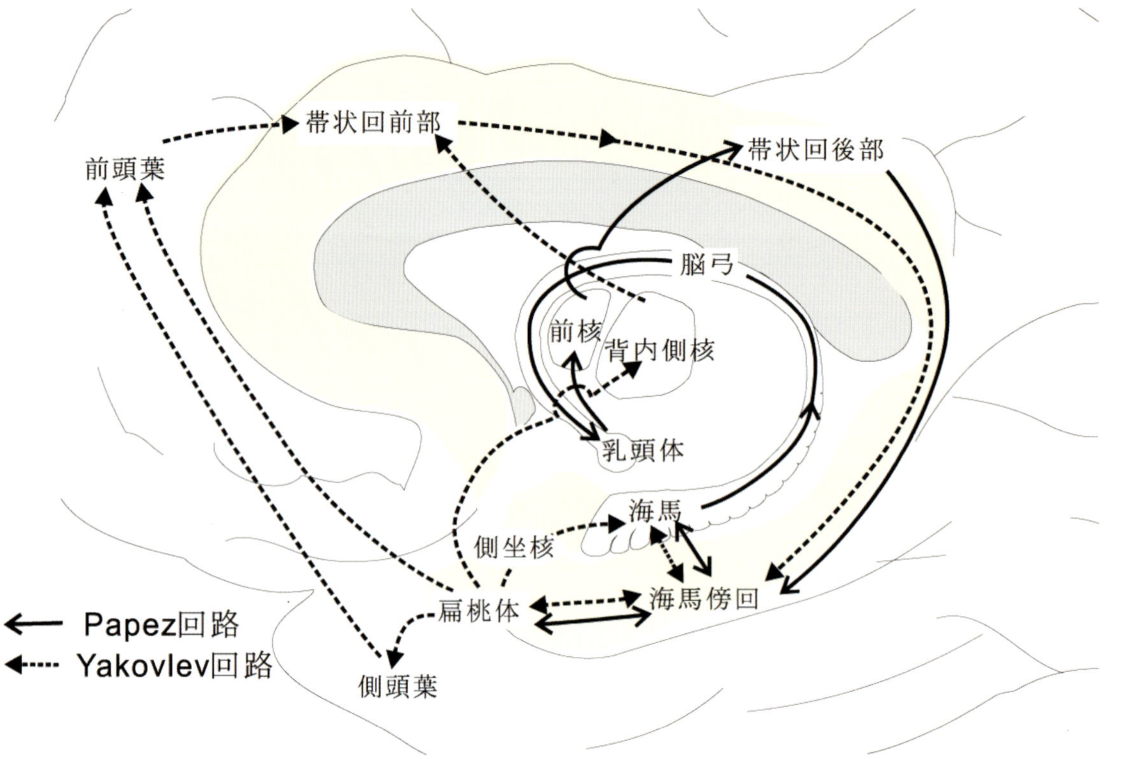

図9 大脳辺縁系が関与する記憶回路と情動回路（Papez回路とYakovlev回路）
扁桃体は快・不快などの感情評価や情動体験の記憶に、海馬は一般記憶、空間記憶の記銘・保持に関わる。また、自律系・内分泌系からの内部情報を大脳皮質連合野からの高度な認知情報と結びつけている。このように、両者（扁桃体と海馬）とも記憶を中心とした認知機能に重要な役割を果たしている。ペーペッツ回路は記憶系、ヤコブレフ回路は情動系の回路と一般に言われているが、互いに交流がある。川村、2000、2006より引用。

　扁桃体は嗅内野でシナプスを介して海馬歯状回と繊維連絡があり、神経系の可塑的な変化の故に、キンドリングの形成過程で相互に二次的なてんかん原性を獲得する可能性は十分にある。てんかんの他に、統合失調症、うつ病、外傷後ストレス障害（PTSD）の患者の脳でも、海馬や扁桃体の機能異常や萎縮、神経細胞の脱落などの形態変化について報告されている。善悪、好嫌、是非、賞罰の識別や判断、情緒/気分状態の健全な切り替え、さらには自律神経・内分泌系が深く関与する大脳辺縁系の快楽や恐怖への感知システムに対して、如何に適切に前頭葉皮質の制御機構が働いているのか、現在、大脳辺縁系—視床下部—前頭前野を中心に大脳皮質連合野を基盤とする神経回路の発達障害の原因究明が進んでいる。

おわりに

　認知機能は情動（意欲を含んで）や運動の機能と切り離せないので、一根複枝多葉という視点に立って論を進めてきた。光も音もエネルギーを持っていて、その姿態（ゲシュタルト）は感動/情動（アフェクト）を脳内に惹き起こす。視覚の対象も聴覚の対象も、常に時間・空間内を移動する。民謡踊りもオペラも歌舞伎も、認知、情動、運動の融合した総合芸術である。
　ここで、認知・運動・情動・意志決定などの大脳皮質の高次機能を支える下部構造の機能・構成について述べる。それらには、①知覚/認知、行為/行動の際に生じる計測誤差を修正し、そして再生産される非陳述記憶（＝手続き記憶）に基づく学習過程で働く適応制御機構「小脳系」、②意欲・認知・運動機能の時空間変換を同時並列的にバランスよく処理する「大脳基底核系」、③とくに情動面で、生物学的価

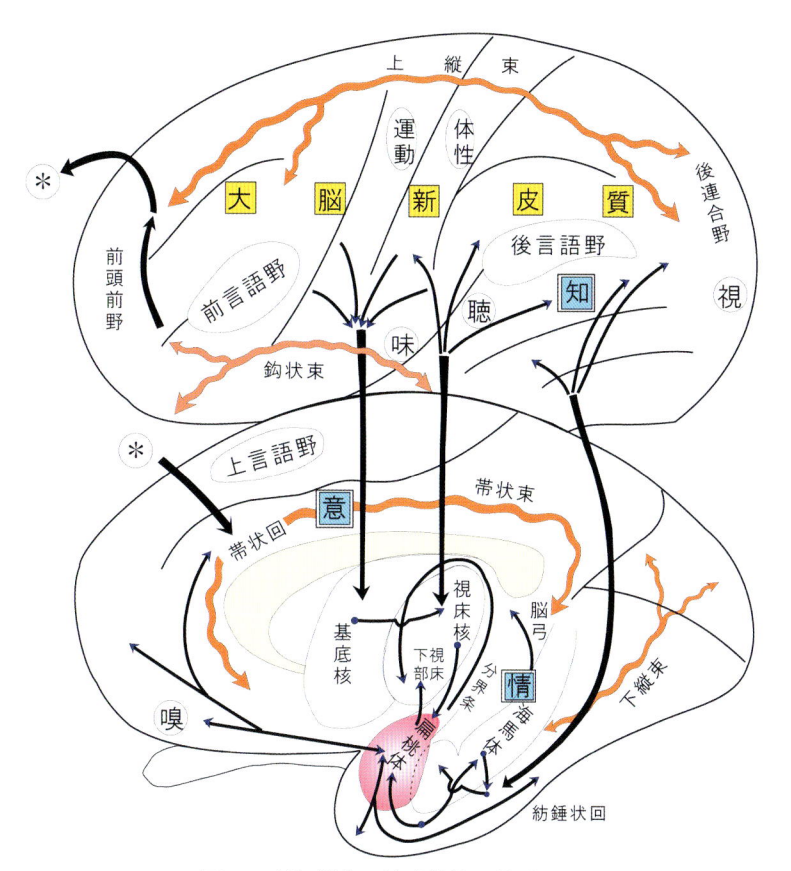

図 10 認知機能と情動機能の結びつき

認知と情動と意欲に関わる，大脳新皮質と大脳辺縁系との関連についての神経回路図を簡略化した全体像として示した。扁桃体は，前頭前野の眼窩面，内側とくに帯状運動皮質，側頭葉の前方域，内側，下面（とくに紡錘状回近傍）と強く結合している。
左：前方；上：外側面；下：内側面

大脳辺縁系は，大略，「海馬体系」と「扁桃体系」とから別々に構成されているように見えるが，相互に作用している（川村と小野，1987）。すなわち，海馬には，皮質連合野から嗅内野・海馬台（ヒト海馬旁回近傍）を経由しての高度な認知機能に関わる入力と，視床下部を含めた脳幹部から生存に関わる（呼吸，循環，心臓の収縮および食欲，性欲などを包括する自律系・内分泌系からの）入力があり，これらの要素が結びつく。そして，記憶の記銘（declarative memory, LTP）や空間記憶（place sells）の保持やリズム（Theta and Gamma oscillations）の形成にも深く関与している。他方，扁桃体は側頭葉の前・下部，前頭葉の眼窩面皮質など，感情・情緒に関連する皮質と相互に結合している他，味や臭いや自律神経に関連する皮質下の諸核と結合しており，これらの神経回路が働くことによって，賞罰，報酬などの意味づけ，動機づけなどが形成される。ここには，量質の差があるにせよ，嗅覚系のみならず，すべての感覚系の刺激が大脳皮質からも脳幹部からも入ってくる。この「海馬体系」と「扁桃体系」という両系の調節ないし制御の働きは，その主要な接点である嗅内野ないし海馬台を含めた海馬旁回近傍で行われる。

両側扁桃体が障害を受けると，対象物に対する生物学的意味の認知が障害され，食べられないものでも手当たり次第に口に運んだり（精神盲，口唇傾向），同性に対しても交尾行為を仕掛けたり（性行動の亢進），以前恐れていたヘビやヒトに平気で近づく（情動反応の低下）ようになる（Klüver-Bucy 症候群）。扁桃体は，新奇刺激や感覚刺激の生物学的意味が変化したときに，それらの刺激の生物学的な意味を学習していく過程にも関与している。川村，2007b より引用。

値を判断し、行動を選択し、状況の変化に応じた切り換えを行う「大脳辺縁系」がある。これらのシステムからの情動・感覚・運動に関する情報は視床にいったん集められ、それぞれが諸亜核で制御（コントロール）されて、大脳皮質に入力される。このように視床では種々の情報が集約されて、大脳皮質への中継地点として機能している部位として、情報処理上重要な役割を果たしている。そして皮質では、（経済学用語を用いれば）「"もの"の再生産」が行われ、皮質下の構造物に新しい次元の情報が出力される。このようにして、物質エネルギーの循環（回路/サイクル）が繰り返される。

　従来から施行されてきたように、ハードウェアー（解剖・生理・分子生物）のレベルからシステムのレベルへと一段上り、脳内の情報処理の手段たる一定の法則に従って行われる処理方式（アルゴリズム）を採用して、更にそこから、脳内の仕組みやモデルを考える計算理論の構築へと進む道もあろう。しかしこれらの情報処理過程は、時系列的・継起的に、且つ、空間的・相互的に依存関係にあるので、数理神経生物学を目指して進む道は厳しく遠いように見える。

　同様に到達点は遠いが、現段階で、未熟ではあっても、本稿に示したように、脳全体を視野に入れた論考を、仮説として立ててみた。脳全体の機能解析をする場合、複数の領域（大脳、基底核、視床、小脳、扁桃体、海馬など）の間を、あるいは、複数の"局所"機能域（認知、情動、運動、意思など）の間を、——そのうちの一つあるいは二つに焦点を当てて——神経活動が循環している様子を本稿の幾つかの図に示した。これらの総体である「精神（活動）/高次神経活動の所産」の全体像をつかむには、互いに関連しているこれらの諸循環系の中から任意の点を出発点として考察を進めるという方法がある。こうして区切りをつけて多少異なる視点から考察し、それらを纏め上げることによって、新たな視点が開け、脳機能の総体（総再生産活動）の全体が見えてくるだろうことを期待した。

　また、今後、技術が進み、時間分解能に優れる脳電図（EEG）、脳磁図（MEG）、や近赤外光血流計測（NIRS）を、空間分解能に勝れる核磁気共鳴イメージング（MRI）や陽電子放射断層撮影（PET）を用いて、同時的に計測可能な研究を進めることができるようになれば、脳全体を包み込む理論を構築することに一歩近づくことができるであろう。この際、実地ないし実験で得られる具体的資料を分析し、解釈するに当たっては、思考の威力を発揮することが要求される。

　最後になったが、人間の認知機能について論じる場合、不可欠な視点がある。それは、思考レベルの認識機能に深く関わる社会との接触を通じて形成される、「ヒト」を「人間」たらしめる特有な性質、すなわち、「自己意識」の問題である。人間の社会性や自我は、脳の発達の成果であるとともに、社会生活の発展の産物でもある。われわれは自分をとりまく自然や生物を前以て「意識」して生活する。情動の適正な発動、自他の認知、言語による他者とのコミュニケーションという人間としての存在の証（あかし）となる、いわゆる精神の発達とその障害の研究は、言語信号系を備えた脳の保持者である人間を対象とした時にのみその成果を期待できる。

　ここで、意識およびその脳内基盤についてコメントをしておきたい。

　光、電磁波、音、味物質、匂い物質、痛みなどの外界のからの刺激を感覚器官が受容し、そのエネルギーを感覚細胞内で電気的信号に変換して、脊髄・脳幹に伝えることから、感覚発生のプロセスが始まる。このように物質環境を「反映」する感覚機能を基礎として、脳内において、知覚→具体的認知→抽象的認識という風に、さまざまな意識の段階を経て認知機能が発展していく。その科学的根拠はどうなのか？

　先ず、感覚しない物質からどうして感覚する物質である感覚細胞が発生するのか？地球上で、無機物質から有機物質、さらに感覚能力を備えた生物が進化をとげた。生物の基本単位は細胞で、その生命活動の大きな担い手は水と蛋白（質）である。細胞は外から養分を摂取し、蛋白を合成して生命現象を営み、二重ラセンという塩基と核酸の構造を作り、遺伝情報を次世代に伝えることを可能にした。

　感覚機能はおじぎ草のようなある種の植物にすら備わっている。単細胞生物のゾウリムシは、運動と感覚の機能を合わせもっている。感覚は意識成立の上で基礎となる機能である。高等動物の受精卵は単細胞から分裂・増殖を繰り返して多細胞となり（量

の増加）、感覚、筋肉、上皮、分泌・神経などの特定の機能をもつ細胞群に分化する（質への転化）。今日の生命科学はその発生過程を遺伝子・分子のレベルで解明すべく大きく発展している。ショウジョウバエからヒトにいたる共通性のある、いわゆる相同遺伝子（homologous genes）の発現機構が解明されて、脊椎動物・哺乳類の中枢神経系の下位（尾側）から上位（吻側）へと、すなわち、脊髄から大脳へと形成される過程が研究されている。

以下に、種々の段階でみられる意識の構造について、高度の神経組織の体系を備えるに至った脊椎動物を対象に、［Ⅰ］、［Ⅱ］、［Ⅲ］の順に、階層的な見方で眺めてみる。

［Ⅰ］：
「細胞→組織→個体が生きている」という生命の根源を支える「低い」段階にある"意識"で、脊髄・延髄・橋・中脳さらには間脳までの組織が活動し、新陳代謝を営んでいるというレベルの話である。脳髄内には脳幹網様体が存在し、前後方向に縦走する汎性視床投射系（diffuse thalamic projection system；Magoun ら UCLA 学派）あるいは視床網様系（thalamic reticular system；Jasper ら Montreal 学派）といわれる組織構造が認められる。この構造内にはアミン、ペプチド、コリンを生産する細胞集団（神経核と呼ばれる）があり、そこから軸索繊維を縦横に網状に伸ばしている。

それらの細胞集団は、名称のみ記載すると、①ドーパミン細胞が、中脳の赤核後部（A8）、黒質（A9）・腹側被蓋野（A10）に、②アドレナリン細胞が、延髄のC1、C2区域に、③ノルアドレナリン細胞が、青斑核（A6、ほかにA1-A7区域がある）に、④セロトニン細胞が、中脳の背側縫線核（B7、ほかにB1-B8区域がある）に、⑤アセチルコリン細胞が、青斑核周囲・中脳・前脳基底核（Ch1-Ch6）に見られ、とくに背外側被蓋核（lateralodorsal tegmental nucleus, LDT）、脚橋被蓋核（pedunculo-pontine tegmental nucleus, PPT or PPN）からは視床中継核・脳幹網様系・前脳基底野（マイネルト基底核、内側中隔核、ブローカ対角帯核などから成る）への投射が行われている。

脳幹の前方部は間脳といわれる領域で、脳幹と大脳皮質を結ぶ中継核とみなされてきた背側部の視床核と、内分泌系・自律神経系の中心的な部位にあたる腹側部の視床下部とに大別される。視床（核群）は、間脳の大部を占めている領野で、外界および内部環境からの刺激/興奮を大脳皮質に伝える、脳幹内を上行する知覚伝導路の最前部として位置づけられ、特殊核と非特殊核がある。すなわち、①視覚・聴覚・体性感覚など特定の感覚の伝達経路の中継核が前者、②視床網様核、正中核群、髄板内核群などが後者に相当する。両者とも相互的に結合する視床・皮質間の回路をもっている。なお、この②の部位を低頻度反復刺激すると、広汎な皮質領域に漸増反応（recruiting responce）が得られることが知られている（Morrison, 1942）。

意識との関連で言えば、古くは、Economo（1928）により提唱された「睡眠の中枢説」、すなわち、「視床下部の前部には睡眠の中枢が、後部には覚醒の中枢があり、両中枢の活動のバランスが変化するために、（徐波）睡眠と覚醒が交互に出現する」という説がある。他に歴史的にも有名なものに、Pavlov（1920s-）の睡眠に関する皮質保護抑制仮説、Moruzzi と Magoun（1949）の脳幹網様体賦活説（網様体→視床非特殊核→新皮質）、セロトニンが減ると覚醒、増えると睡眠という Jouvet（1972）のモノアミン仮説などがある。最新の研究について詳しくは、北浜の名著「脳と睡眠」（2009）を読まれたい。

次に、視床下部は前脳とともに覚醒・睡眠を司る中心部位であるが、そのほかに、摂食中枢、性機能、生体リズム、体温調節、エネルギー・水分代謝に関わり、本能行動や感情表出にも関与する。なお、ここには、大脳辺縁系に属する、扁桃体や海馬からの直接投射が存在する。

視床には上記の脊髄・脳幹からの、いわゆる賦活系投射（activating system）のほかに、大脳基底核と小脳からの大きな入力がある。大脳皮質からの逆投射もある。他にLDT、PPNや前脳基底部からのアセチルコリン系の入力もある。（説明を省略してイメージのみを示した図2を参照されたい）。以上が、「生きている、息をしている」レベルの、すなわち、この世に生をうけた動物の生命活動の根源に関わる生物学的神経基盤となる意識の構造である。

[Ⅱ]:

サル、類人猿、原人、ヒトへと進化する過程で、樹上に生活し、枝につかまって移動し、食をとる段階から地上四足歩行に、そして身体を支え歩行を可能にした下肢（脚）と、移動（locomotion）の用具から解放された自由上肢（手/前足）を用いて、火打石や子刀を作れるようになり、労働の器官として道具を使用し得るようになった。直立歩行に伴い、発声器官が形態変化（咽頭と舌骨の位置が下降し、鼻腔と喉頭が分離され）を起こし、母音のみを連続的に発声するチンパンジーの段階から子音発声機構を発達させたヒトは、労働の発達の結果、互いに協力するという機会をふやし、集団生活の中でコミュニケーションに必要な音節に分かれた言語、すなわち、言葉を獲得するに至った。そして、これらの新しい環境下で、中枢神経系の構造・機能は身体の形態変化に伴って、発展を遂げた。とくに、大脳皮質領域が活性化され、興奮域と抑制域が動的に変動し、高度の構築をもった皮質に大きく発展した。パブロフの条件反射は、はっきりと脊椎動物のレベルで出現する。[Ⅱ]の段階では第一信号系（感覚信号系）に留まっているか、あるいは、第二信号系（言語信号系）の初期の段階である。つまり、感覚性言語野が後連合野内に発達する途上の段階である。

この段階の意識形態は、「感覚器官を通して知覚できる」、つまり"状況がわかる"という程度に達しており、その範囲は幅広い。脳内の活動としては、自分の周りの外界/環境に生起する事象を、passiveに感覚・知覚・認知・認識するという段階の意識である。脳内基盤としては、視床・新皮質回路が関与し、一次知覚野と後部皮質連合野（後連合野）で主たる機能が発揮されて外界からの情報が健全な覚醒下で処理される。与えられた環境に適応して活動する動物の生活基盤となるものである。この論旨は本論で考察した主要な部分である（俯瞰図である図2および図1、3、4、5を参照されたい）。

[Ⅲ]:

最高レベルの意識は、「自己意識」と呼ばれるものである。Jackson理論に従えば、「精神・心・意識は神経系進化の最高段階（を含む階層構造）」である。前頭前野は脳の最高部位としての機能、すなわち、倫理、道徳、美意識などの高度な精神機能の発現に関与する領域とされてきた。最近、前頭葉障害の症例研究、外傷後の性格変化、高度の記憶障害、作業記憶（working memory）の研究、一部の精神病者に認められる脳の萎縮、統合失調症患者と前頭葉器質的障害患者との症状の比較研究など科学的メスが入れられるようになった。それらの研究結果によれば、前頭前野は行動の計画を立て、結果を予測し、判断し、適切な選択を行う上で大きな役割を演じており、その障害が起こると「実行機能」が難しくなる。必要な情報を選択的に取り出して、処理し、感覚系や運動系などの機能系を協調して働かせることが困難になるのである。このような前頭前野という最高の階層に属する脳部位に障害を生じた人たちに対して、どのような科学的な医療が、そして社会的援助（軽労働などによる社会復帰後の生活の保証）がなされるべきか。可塑性をもった神経組織の機能回復を目的に、科学的根拠をもった、身体的および「精神的」リハビリテーションの実行が期待される。

「"高次"の意識」については、古代ギリシヤ哲学者の素朴な推測から、17世紀のデカルトを中興の祖として、近代に至るまで一元論、二元論、唯物論、唯心論など様々な立場からの哲学者や自然科学者の見解がある。筆者は、ひとりの脳科学研究者兼精神科医として、以下に若干の考察を試みてみたい。

サルがヒトとなる（人間化する）条件下で、すなわち、直立歩行、道具の使用、共同労働、言語の使用　など（エンゲルスが「自然の弁証法」の中で考察した）が進むに従って、前頭葉とくに言語野を含む前頭前野が著しく発達する。この段階になって条件反射第二信号系（言語信号系）がはっきりとした機能を備えて成立する。

この[Ⅲ]の段階まで進んだ「意識」の内容は、動物一般→哺乳類→霊長類→ヒトへと進化するにつれて、漸次連続的に高等化する。①認知機能が高まり、その概念化/抽象化が可能となる、②運動性言語野が前連合野（前頭前野）内に発達し、社会集団生活を営む中で、サルがヒト化する過程で、条件反射第二信号系が獲得される。③外界または他中心altro-centricの捉え方から自己中心ego-centricの認識へ（おそらく頭頂葉⇔前頭葉の連合回路が関わる）、そして全体的・相対的事象の捉え方が可能となる。④脳の発達・進化に伴い、海馬→後連合野（＆帯状回）→前頭前野へと認知・記憶の面での主要な

活動中心が変容する（おそらく、探索活動や定位反射に関わる、θ波の形成・伝播が鍵となろう、実験データとしての確たる根拠はないが）。⑤前頭前野の発達と、後連合野⇔前頭前野の相互の連絡、⑥大脳皮質を中心とする皮質内および皮質・基底核・視床・皮質を包摂して循環する、総合的、同時的、並列的、神経回路の機能的役割の飛躍的増大（図5, 8参照）、⑦ここで初めて、ヒトにおける自意識について考察し得る。すなわち、コミュニティー内での共同の作業と言語活動による交流を通じて、健康者と病者、あるいは、障害者と非障害者をともに受け入れて、長い時間をかけて築いてきた「ヒト特有の群れ」の特性である社会性が、前頭前野の活動により、その歴史的進化の蓄積の中で醸成される。

ヒトは家を建てる前に完成した家をイメージすることができる。また、農耕・狩猟生活をするときに、作物・獲物の備蓄について計画を立てることができる。ヒトの場合は、巣を造営し、食物を貯蔵するなどの社会的生活を営むミツバチや働きアリとは、予め意識した計画的行動をなしうるという点で異なる。ヒトは共同生活をすることにより身振りと言葉を用いた言語によるコミュニケーションを成立させ、社会生活、コミュニティーを形成してきた。この社会的認知の確立には、前頭前野のはたらきが中心的役割を演じる。しかしその場合、重要なのは、単なる脳の進化の産物とか、「階層の高い脳」だけの働きではなく、その中で生活するヒトという動物が積み上げてきた、全階層の中枢の総合的機能の産物である。今日必要なのは、不幸にして精神疾患や認知機能障害を生じてしまった人たちや高齢者に対して、予防および治療面で、この社会の中で人間としての尊厳を保障した医療・看護、福祉労働を公的な責任で制度として継続させて行くことである。

再び、「階層的」意識の考察に戻るが、［Ⅰ］はpre-mammalian、［Ⅱ］は mammalian-lower primate［Ⅲ］は higher primate/homo の脳髄をもった動物の意識レベルということになろうか？ 勿論、これらの三つの段階の間は連続的で、動的に変化する。弁証法的に言えば、量的増大が質的に転化・止揚されている。この活動を支える物質的基盤の単位は"神経細胞"、より正確に言えば、"ニューロン（neuron）とグリア（glia）を主体とするもの"であ

る。これらが物質が高い段階にまで発展した要素単位であり、それ以外の何物でもない。ニューロン、グリア、血管、液性因子を要素としてもつ神経組織は、それらが構成する集団組織の結合から成るシステム（系）である。それらの活動の交流、すなわちコミュニケーションの総生産物が脳機能/高次神経機構で、いわゆる"精神（認知・情動・運動などの集積・統合）活動"と一般に言われるものである。

ヒトの脳という細胞社会の中での1000億ともいわれる数のニューロン間の伝達（神経活動）が交流する有様を、「商品」を基本単位とする経済交流機構と比較してみると、両者とも、それらの巨大な集まりの交換、交通、流通、転化（Verkehr, Umkehr）の過程である。そして、総エネルギー生産の"活動形態"として、論理の矛盾や思考の危うさは多少あろうが、ヒトの「高次神経機能/精神」活動と「市場経済社会」の活動とを比べてみたとき、各々の基本単位であるニューロンや商品が、「社会」の中を「一見複雑だが、ある種の規則性をもって縦横に」行き来する状況を観察するとき、貨幣や資本の流通・循環の動態と、ニューロン集合体の電気的・化学的活動の伝達の変容/精神性緊張との間で、少なくとも現象面で似ているところがある。これら総生産エントロピーの過剰と減退が継続的に起こると、自然の生態系のなかに組み込まれた一つの環である、人間が営む社会内での交流が崩壊する。このとき、物質交換（Stoffwechsel）/新陳代謝（metabolism）と称する生物学的成長と衰退の均衡が破壊され、「（神経組織および経済組織）社会」の機能活動は停滞し、停止する。経済学や医学で用いられている、手あかのついた、しかし新しい内容を持った、用語である、「パニック/危機」と「恐慌」は同義である。

以上、様々なレベルの意識の在り処（局在）を脳幹網様体、視床下部、大脳皮質、前頭前野など脳内部位に求める立場から論じてきたが、対して、現象学派の精神病理学者/哲学者であるJaspers K. は、「現在の瞬間における精神生活の全体を意識」と定義した。また、「意識の主体を自我、自我が内省によって自覚されたものを自我意識」と James W. は定義する。神経学者として出発し、後に精神分析を確立し、発展させたFreud S. は、異なる立場から、自我（Ego）の下に、意識できない無意識（Unbewußtes, unconscious）と呼ばれる広大な世界があ

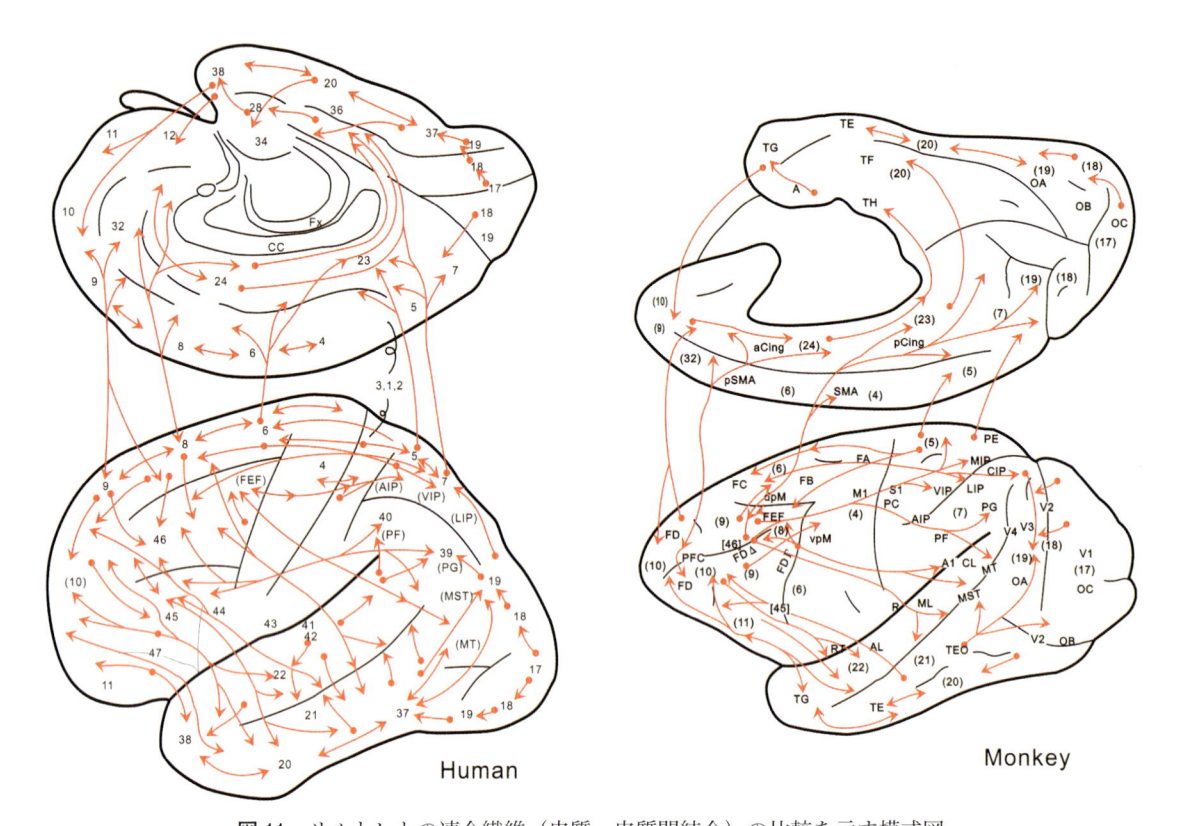

図11 サルとヒトの連合繊維（皮質・皮質間結合）の比較を示す模式図

アラビア算用数字は Brodmann (1909)、ローマ文字は Bonin と Bailey (1941) の皮質領野の呼称。同じ縮尺で描けば左のヒトの大脳の大きさはこの約3倍となる。上：内側面、下：外側面。

　サルの所見は、自家所見に他の研究者たち[*]の所見をくわえて、作図した。ヒトの所見については、現在、肉眼所見以上の正確な所見が発表されてないので、サルとチンパンジー (Bailey ら、1943) の実験所見結果（ストリヒニン法による）を慎重に検討して作図した（川村、1977、神経進歩、21/6、Fig.7、参照）。本稿でもそうであるが、サルで得られた実験データをもとに、ヒトの高次脳機能について推論し、考察することが多いので、今後の研究の役に立つことを期待して、この半ば「仮想的」比較図を作成した。神経繊維連絡の基本的な枠組みは同様であるが、とくに目立つ特徴はヒト前頭葉の増大と構造の複雑化である。

[*] サル以上の動物の連合繊維については、以下の書が参考になる。

Bailey, P. et al.：Functional organization of temporal lobe of monkey (Macaca mulatta) and chimpanzee (Pan satyrus). & Long association fibers in cerebral hemispheres of monkey and chimpanzee, J. Neurophysiol., 6 (1943) 121-134.
Creutzfeldt, O.D.：Cortex Cerebri, Oxford University Press, 1995.
Paxinos, G., and Mai, J.K.（eds.）：The Human Nervous System, 2 ed, Elsevier Academic Press, 2004.
Rilling, J.K. et al.：The evolution of the arcuate fasciculus revealed with comparative DTI, Nature Neurosci. 11 (2008) 426-428.
Schmahmann, J.D., and Pandya, D.N.：Fiber Pathways of the Brain, Oxford University Press, 2006.

り、ここに本能的、衝動的なものの存在（Es）を想定した。筆者はこの分野に正面からアプローチする術を今もっていない。ましてや、「クオリア、qualia, e.g., Jackson, 1982」と呼ぶ、感覚の内在的な質的特徴を表すものについて、その主観的な性質の本質を、われわれの神経生物学的視点に立って捉えることはできない。

　最後に、筆者の見解をまとめてみる。すなわち、感覚細胞による物質の受容と、それらの大脳皮質ま

で進行する脳内プロセス、および前頭葉を主役とする認知、情動、運動、言語に関与する皮質総体の活動なくして、「自我や高次の意識や思考」は成立しない。これらの基礎には、高度に組織された物質である脳の総括的機能がある。元来、生物は自然に働きかけ、また反対に、働きかけられてその姿を変えるというように、自然との関係は生態的に互いに結びついている。動物は、脊椎動物、哺乳類、霊長類へと進化する過程で、その能動的活動を次第にたかめてきた。「ヒト化」して群れを作った人間が、共同して農耕・狩猟を初めとした労働を営む中で、言葉を使った会話をするようになり、長い時間をかけて人間特有のコミュニティー社会を造り上げた。かくして人間は原始・石器時代を経て、人類の歴史の中に、文化、芸術、学問体系、教育システム、科学、医療、技術を創り上げてきた。

認知機能の研究により、以下のことが明らかになった。すなわち、外界の物質を感覚し、認知することから出発した、社会性を備えるに至った意識の成立こそ人間を特徴付けるものであり、それはヒトの脳髄の活動とその生産物の総体に他ならない。サルの脳からヒトの脳へ（図11）と進化させた基本的な力は「労働」と「言語」であるが、それを一段と高い段階にまで推し進めたものは、新たな要素として加わった「人間社会」での交流であった。医療と福祉の原点がここにある。

謝辞：作図に協力して頂いた船戸和弥氏（慶應義塾大学医学部）に、また校正時に貴重な御意見を頂いた鬼頭純三先生（名古屋大学医学部）に感謝致します。

文　献

1) Aggleton, J. P.：The Amygdala, A functional analysis, 2nd Ed. Oxford Univ. Press, 2000.
2) Alexander, G. E., DeLong, M. R., and Strick, P. L.：Parallel organization of functionally segregated circuits linking basal ganglia and cortex, Annu. Rev. Neurosci. 9：357-381, 1986.
3) Amaral, D. G., Price, J. L., Pitkaenen, A., et al.：Anatomical organization of the primate amygdaloid complex, In：The amygdala, Neurobiological Aspects of Emotion, Memory, and Mental Dysfunction, (Ed. by Aggleton, J. P.), Willey-Liss, 1-66, 1992.
4) Andreasen, N. C.：A unitary model of schizophrenia, Arch. Gen. Psychiat. 56：781-787, 1999.
5) Baizer, J. S., Ungerleider, L. G. and Desimone, R.：Organization of visual inputs to the inferior temporal and posterior parietal cortex in macaques, J. Neurosci. 11：168-190, 1991.
6) Bonin, G. von, and Bailey, P.：The Noecortex of Macaca murata, University Illinois Press, Urbana, 1941.
7) Brodal, A.：Neurological Anatomy in Relation to Clinical Medicine 3rd. Ed. New York, Oxford, Oxford Univ. Press, 1981.
8) Brodal, A., and Kawamura, K.：Olivocerebellar projection：a review, Adv. Anat. Embryol. Cell Biol. 64：1-140, 1980.
9) Brodmann, K.：Vergleichende Lokalisationslehre der Grosshirnrinde, J. A. Barth, Leipzig, 1909.
10) Brown, M. W., and Aggleton, J. P.：Recognition memory：what are the roles of the perirhinall cortex and the hippocampus?, Nature Review Neurocsi. 2：51-61, 2001.
11) Bushara, K. O., Weeks, R. A., Ishii, K., et al.：Modality-specific frontal and parietal areas for auditory and visual localization in humans, Nature Neurosci. 2：759-766, 1999.
12) Carlsson, M., and Carlsson, A.：Schizophrenia：a subcortical neurotransmitter imbalance syndrome?, Schizophrenia Bulletin 16（1990）425-432.
13) Desimone, R., Schein S. J., Moran, J., et al.：Contour, color and shape analysis beyond the striate cortex, Vision Res. 25：441-452, 1985.
14) Drevets, W. C., Vidden, T. O., Price, J. L., et al.：A functional anatomical study of unipolar depression, J. Neurosci. 12：3628-3641, 1992.
15) Edelman, G. M.：Wider than the Sky, Yale Univ. Press, 2004. 冬樹純子，豊嶋了一訳：脳は空より広いか―「私」という現象を考える，草思社，2006.
16) Felleman, D. J., and Van Essen, D. C.：Distributed hierarchical processing in the primate cerebral cortex, Cereb. Cortex 1：1-47, 1991.
17) Finney, E. M., Fine, I., and Dobkins, K. R.：Visual stimuli activate auditory cortex in the deaf, Nature Neurosci. 4：1171-1173, 2001.
18) Goodale, M. A., and Milner, A. D.：Separate visual pathways for perception and action, Trends Neurosci. 15：20-25, 1992.
19) Haber, S. N., Funge, J. L., and McFarland, N. R.：

Striatonigrostriatal pathways in primates form an ascending spiral from the shell to the dorsolateral striatum, J. Neurosci. 15 (2000) 2369-2382.

20) 彦坂興秀：大脳皮質—基底核系による行動選択と学習機能，Brain and Nerve 60：799-813, 2008.

21) Hikosaka, O., Nakahara, H., Rand M. K., et al.：Parallel neural networks for learning sequential procedures, Trends Neurosci. 10：464-471, 1999.

22) Hirai, T., Onodeara, S., and Kawamura, K.：Cerebellotectal projections studied in cats with horseradish peroxidase or tritiated amino acids axonal transports, Exp. Brain Res. 48：1-12, 1982.

23) Hoshi, E., Tremblay, L., Feger, J., et al.：The cerebellum communicates with the basal ganglia, Nature Neurosci. 8：1491-1493, 2005.

24) Hubel, D. H., and Livingstone, M. S.：Segregation of form, color, and stereopsis in primate area 18. J. Neurosci. 7：3378-3415, 1987.

25) Hubel, D. H., and Wiesel, T. N.：Recceptive fields, binocular interaction and functional architecture in the cat's visual cortex, J. Physiol. (Lond.) 160：106-154, 1962.

26) Ichinohe, N., Mori, F., and Schoumura, K.：A disynaptic projection from the lateral cerebellar nucleus to the laterodorsal part of the striatum via the central lateral nucleus of the thalamus in the rat, Brain Res. 880：191-197, 2000.

27) Ilinsky, I. A., and Kultas-Ilinsky, K.：An autoradiographic study of topographical relationships between pallidal and cerebellar projections to the cat thalamus, Exp. Brain Res. 54：95-106, 1984.

28) 石塚典生：大脳辺縁系の細胞構築と神経結合，In：情と意の脳科学—人とは何か（松本元，小野武年編），培風館，26-45, 2002.

29) Ito, M.：Neurophysiological aspects of the cerebellar motor control system, Intn. J. Neurol. 7：162-176, 1970.

30) Ito, M.：Movement and thought：Identical control mechanisms by the cerebellum, Trend Neurosci. 16：448-450, 1993.

31) Ivanova, A., and Yuasa, S.：Neural migration and differentiation in the development of the mouse dorsal cochlear nucleus, Dev. Neurosci. 20：498-511, 1998.

32) Jackson, F.：Epiphenomenal Qualia, Philosophical Quarterly 32：127-136, 1982.

33) Kaas, J. H., and Hackett, T. A.：'What' and 'where' processing in auditory cortex, Nature Neurosci. 2：1045-1047, 1999.

34) Kaas, J. H., Hackett, T. A. and Tramo, M. J.：Auditory processing in primate cerebral cortex, Current Opinion in Neurobiol. 9：164-170, 1999.

35) 川村光毅：連合野の線維結合—サルとネコの皮質間結合の比較と"連合野"の発達についての試論，神経研究の進歩 21：1085-1101, 1977.

36) 川村光毅：小脳・視蓋投射系を中心とする視覚運動および聴覚運動に関する考察，脳と神経 36：1149-1158, 1984.

37) 川村光毅：小脳の基礎—小脳の構造，In：小脳の神経学（伊藤，祖父江，小松崎，広瀬編），医学書院，8-51, 1986.

38) 川村光毅：精神医学の基礎となる知識，脳の形態と機能—精神医学に関連して，In：精神医学テキスト（上島国利，立山萬里編）南江堂，12-29, 2000.

39) 川村光毅：脳と精神—生命の響き—，慶應義塾大学出版会，550pp, 2006.

40) 川村光毅：皮質連合野と小脳の高次精神機能，分子精神医学 7：27-36, 2007a.

41) 川村光毅：扁桃体の構成と機能，臨床精神医学 36：817-828, 2007b.

42) 川村光毅：音楽する脳のダイナミズム，In：脳科学と芸術（小泉英明編）工作舎，117-139, 2008.

43) Kawamura K, and Hashikawa T.：Olivocerebellar projections in the cat studied by means of anterograde axonal transport of labeled amino acids as tracers. Neuroscience 4：1615-1633, 1979.

44) Kawamura K, and Hashikawa T.：Projections from the pontine nuclei proper and reticular tegmental nucleus onto the cerebellar cortex in the cat. An autoradiographic study, J. Comp. Neurol. 201：395-413, 1981.

45) Kawamura, K., Kase, M., Ohno, M., et al.：Visual inputs to the dorsocaudal fastigial nucleus of the cat cerebellum. An experimental study using single unit recordings and horseradish peroxidase labeling, Arch. Ital. Biol. 128：295-314, 1990.

46) Kawamura, K., and Konno, T.：Various types of corticotectal neurons of cats as demonstrated by means of retrograde transport of horseradish peroxidase, Exp. Brain Res. 35：161-175, 1979.

47) Kawamura, K., and Norita, M.：Corticoamygdaloid projections in the rhesus monkey. An HRP study, Iwate med. Ass. 32：461-465, 1980.

48) 川村光毅，小野勝彦：大脳辺縁系の解剖学，Clinical

Neuroscience 5：132-138, 1987.
49) 川野仁：中脳ドーパミンニューロンと情動機能, In：情と意の脳科学―人とは何か（松本元, 小野武年編）, 培風館, 138-161, 2002.
50) Kawato, M., and Gomi, H.：A computational model of four regions of the cerebellum based on feedback-error learning, boil. Cybern. 68：95-103, 1992a.
51) Kawato, M., and Gomi, H.：The cerebellum and VOR/OKR learning models, Trends Neurosci. 15：445-453, 1992b.
52) 北浜邦夫：脳と睡眠, 朝倉書店, 212pp, 2009.
53) Kultas-Ilinsky, K., and Ilinsky, I. A.（Ed）：Basal Ganglia and thalamus in Health and Movement disorders, 2001, Kluwer Academic/Plenum Publishers, New York, Boston, Dordrecht, London, Moscow.
54) LeDoux, J.：The Emotional Brain. The Mysterious Underpinnings of Emotional Life, Weidenfeld & Nicolson, 1998. 松本元, 川村光毅, 小幡邦彦, 石塚典生, 湯浅茂樹訳：エモーショナル・ブレイン, 情動の科学, 東京大学出版会, 2003.
55) Liddle, P. F., Lane, C. J., and Ngan, E. T.：Immediate effects of risperidone on cortico-striate-thalamic loops and the hippocampus, Br. J. Psychiat. 177：402-407, 2000.
56) Masson, G. L., Masson, S. R. -L., Debay, D., et al.：Feedback inhibition controls spike transfer in hybrid thalamic circuits, Nature 417：854-858, 2002.
57) 松田哲也：fMRI でみる心の世界―基本と応用, 臨床精神医学 37：745-749, 2008.
58) 松本元, 小野武年（編）：情と意の脳科学―人とは何か, 培風館, 2002.
59) McFarland, N. R., and Haber, S. N.：Thalamic relay nuclei of the basal ganglia form both reciprocal and nonreciprocal cortical connections, linking multiple frontal cortical areas, J. Neurosci. 22：8117-8132, 2002.
60) Melchner, L. von, Pallas, S. L., and Sur, M.：Visual behaviour mediated by retinal projections directed to the auditory pathway, Nature 404：871-876, 2000.
61) Middleton, F. A., and Strick, P. L.：Basal-ganglia 'projections' to the prefrontal cortex of the primate, Cerebral Cortex 12：926-935, 2002.
62) Miyachi, S., Hikosaka, O., Miyashita, K., et al.：Differential roles of monkey striatum in learning of sequential hand movement, Exp. Brain Res. 115：1-5, 1997.
63) Moruzzi, G., and Magoun, H. W.：Brain stem reticular formation and activation of the EEG, Electroencceph. Clin. Neurophysiol. 1：455-473, 1949.
64) 村瀬永子：運動制御のメカニズム, B 大脳基底核, 視床, In：不随意運動の診断と治療,（梶 龍児編）7-21pp. 診断と治療社, 2006.
65) Nakamura, K., Sakai, K., and Hikosaka, O.：Effects of local inactivation of monkey medial frontal cortex in learning of sequential procedures, J. Neurophysiol. 82：1063-1068, 1999.
66) 中野勝麿, 栢原哲郎, 宇城啓至, 他：線条体コンパートメント構造と神経結合, 神経進歩 39：197-211, 1995.
67) Nambu, A., Tokuno, H., and Takada, M.：Functional significance of the cortico-subthalamo-pallidal "hyperdirect" pathway, Neurosci. Res. 43：111-117, 2002.
68) Nopoulos, P. C., Ceilley, J. W., Gailis, E. A., et al.：An MRI study of midbrain morphology in patients with schizophrenia：relationship to psychosis, neuroloptics, and cerebellar neural circuitry, Biol. Psychiat. 49：13-19, 2001.
69) Norita, M., and Kawamura, K.：Subcortical afferents to the monkey amygdala：an HRP study, Brain Res., 190：225-230, 1980.
70) Ono, T., Squire, L. R., Raichle, M. E., et al.（Eds.）：Brain Mechanisms of Perception and Memory―From Neuron to Behavior, Oxford Univ. Press, New York Oxford, 1993.
71) Papez, J. W.：A proposed mechanism of emotion, Arch. Neurol. Psychiatr. 79：217-224, 1937.
72) Pavlov, I. P.：Lectures on the Activity of the Cerebral Hemisphere,（1927a）Leningrad. 林髞訳, 1937. 条件反射学―大脳両半球の働きに就いての講義―三省堂；川村浩訳, 1975. 大脳半球の働きについて―条件反射学, 岩波書店.
73) Pavlov, I. P.：Conditioned Reflexes, An Investigation of the Physiological Activity of the Cerebral Cortex.（Transl. & Ed. by G. V. Anrep）1927b, Oxford Univ. Press.
74) Penrose, R.：Shadow of the Mind, Oxford Univ. Press, 1994. 林一訳, 心の影―意識をめぐる未知の科学を探る, 1 & 2, みすず書房, 2001 & 2002.
75) Rauschecker, J. P.：Cortical processing of complex sounds, Curr. Opin. Neurobiol. 8：516-521, 1998.

76) Romanski, L. M., Bates, J. F., and Goldman-Rakic P. S.：Auditory belt and parabelt projections to the prefrontal cortex in the rhesus monkey, J. Comp. Neurol. 403：141-157, 1999.
77) Romanski, L. M., Tian B., Fritz J., et al.：Dual streams of auditory afferents target multiple domains in the primate prefrontal cortex, Nature Neurosci. 2：1131-1136, 1999.
78) Sadato, N., Okada, T., Honda, M., et al.：Cross-modal integration and plastic changes revealed by lip movement, random-dot motion, and sign languages in the hearing and the deaf, Cereb. Cortex 15：1113-1122, 2005.
79) Saitoh, O., Yumoto, M., Anami, K., et al.：Momentary color vision/(fusion) test and a new hypothesis of schizophrenia, 2002, Abstract, Vol. 2, p. 324, XII World Congress of Psychiatry, 2002b, Yokohama.
80) 斎藤治，臺弘：統合失調症の瞬間意識仮説，Schizophrenia Frontier 8：29-33, 2008.
81) Sakai, K., Hikosaka, O., Miyauchi, S., et al.：Neural representation of a rhythm depends on its interval ratio, J. Neurosci. 19：10074-10081, 1999.
82) 酒田英夫，山鳥重，河村満，他：頭頂葉，医学書院，2006.
83) Sarter, M., and Bruno, J. P.：Abnormal regulation of corticopetal cholinergic neurons and impaired information processing in neuropsychiatric disorders, TINS 22：67-74, 1999.
84) Sasaki, K.：Cerebro-cerebellar interconnections in cats and monkeys, In：Cerebrocerebellar Interactions, (ed. by Massion, J., and Sasaki, K.), Elsevier, Amsterdam,：105-124, 1979.
85) 佐々木和夫：随意運動における小脳の役割，In：小脳の神経学（伊藤正男，祖父江逸郎，小松崎篤，広瀬源二郎編），医学書院，80-101, 1986.
86) Schell, G. R., and Strick, P. L.：The origin of thalamic inputs to the arcuate premotor and supplementary motor areas, J. Neurosci. 4：539-560, 1984.
87) Schultz, W.：Predictive reward signal of dopamine neurons, J. Neurophysiol. 80：1-27, 1998.
88) Schultz, W., Dayan, P., and Montague, R：A neural substrate of prediction and reward, Science, 275：1593-1599, 1997.
89) Sharma, J. Angelucci A. and Sur, M.：Induction of visual orientation modules in auditory cortex, Nature 404：841-847, 2000.
90) Shima., K., and Tanji., J.：Role of cingulate motor area cells in voluntary movement selection based on reward, Science 282：1335-1338, 1998.
91) Snider, R. S., and Eldred, E.：Electro-anatomical studies on cerebro-cerebellar connections in the cat, J. Comp. Neurol., 95：1-16, 1951.
92) Snider, R. S., and Stowell, A.：Receiving areas of the tactile, auditory and visual systems in the cerebellum, J. Neurophysiol. 7：331-357, 1944.
93) 須藤貢明，杵鞭広美：音と聴こえ—言語療法と音楽療法のための—，音楽の友，2005.
94) 丹治順：脳と運動—アクションを実行させる脳，共立出版，1999.
95) Tekin, S. and Cummings, J. L.：Fronto-subcortical neuronal circuits and clinical neuropsychiatry, an update, J. Psychosom. Res. 53：647-654, 2002.
96) 豊嶋良一：「視床フィルター仮説」から「ダイナミックコア仮説」へ—統合失調症の情報論的理解のために，Schizophrenia Frontier 6：102-108, 2005.
97) Utena, H.：Life-oriented approach to treatment and simple functional tests for clinical practice, pp. 3-12, In：Comprehensive Treatment of Schizophrenia, Linking Neurobehavioral Findings to Psychosocial Approaches, eds by Kashima, H., Falloon, I. R. H., Mizuno, M., and Asai, M. 2002a, Springer-Verlag Tokyo.
98) 臺　弘：生活療法実践の現場から過去の経歴を振り返る—臺弘氏インタビュー，臨床評価 36：153-171, 2008.
99) Weeks, R. A., Aziz-Sultan, A., Bushara, K. O., et al.：A PET study fo human auditory special processing, Neurosci. Lett. 262：155-158, 1999.
100) Wise, S. P., Boussaoud, D., Johnson, P. B., et al.：Premotor and parietal cortex：corticocortical connectivity and combinatorial computations. Annu Rev Neurosci. 20：25-42, 1997.
101) Yakovlev, P. I.：Motility, behavior and the brain. Stereodynamic organization and neural co-ordinates of behavior, J. Nerv. Ment. Disease 107：313-335, 1948.
102) Zatorre, R. J., Evans, A. C., and Meyer, E.：Neural mechanisms underlying melodic perception and memory for pitch, J. Neurosci. 14：1908-1919, 1994.
103) Zeki, S. M.：Colour coding in the cerebral cortex：the reaction of cells in monkey visul cortex to wavelengths and colours, Neurosci. 9：741-765, 1983.

（川村　光毅）

II．脳機能と認知機能

　現在急速な進展を見せている機能的脳イメージング研究により、様々な高次機能の責任部位が特定されつつある。特に精神科領域においては神経伝達物質機能のアンバランスが病態・治療と密接に関係していることから、ややもすれば、自我意識、人格といった最高次の精神機能・心理過程すらもが脳の領野を単位とした少数のモジュールの興奮と抑制の組み合わせで説明可能であるように思われるかもしれない。しかしながら、100億になんなんとするニューロン群の挙動をそのような粗大な分解能で観察される機能に還元してしまって失うものはないのだろうか？　本稿ではもう少し「局所神経回路活動の時間構造」に立ち入って考えることで、認知機能にとっての基盤となる脳の基本的動作原理を考えたい。

1．スパイク発火パターンと神経回路オシレーション

　1950年代後半からDavid HubelとTorsten Wieselにより機能構築探究が開始された大脳皮質一次視覚野では、視覚刺激に応じたニューロン活動は活動電位の回数（平均頻度）として理解された。しかしその後このようなRate codingと呼ばれる情報表現ではなく、活動電位の厳密な時間的位置、特に複数ニューロン間の対応（相互相関）が特定の情報をコードするとするTemporal codingの考えが提唱された[1]。

　さらにWolf Singerらは視覚刺激が離れた網膜部位にまたがる場合に複数のカラムに属するニューロンが位相の揃ったγ帯域（40-60 Hz）のオシレーション活動をもって反応していることを示した[2]。一次視覚野では対象物体の輪郭は細かく分割された線分として対応カラムごとに処理されるが、全体像をどのように認知するのかは「結合問題（Binding problem）」として残されたまま解決されていない。視覚野内の複数部位が高頻度リズム活動によって同期発火することこそが、ホムンクルスやおばあさん細胞に代わる全体像認知の本質であるとの考え方がSingerらによって示されたことになり、その後の研究に大きな方向付けを与えた。

　また、個々のニューロンの活動電位発生時の発火パターンという観点からすると、多くの神経細胞は基本的に脱分極の大きさや時間に比例してスパイク列が増加するが（Regular spiking pattern）、脱分極刺激が持続しても、その初期に一過性に反応してまとまったスパイクが発生するだけでその後止んでしまうBurst firing modeという発火形式が視床や皮質のニューロンで観察されている。バースト発火は、シナプス後ニューロンに対しまとまったEPSP（興奮性シナプス後電位）を起こして閾値に到達させやすいために、確実に次のニューロンに興奮を引き起こさせる一方、スパイク数で考えると入出力関係が非線形となるので、覚醒時ではなく睡眠時の情報のフィルター特性を示唆していると考えられている[3]（図1）。

　現在、記憶・学習の素過程を担うメカニズムとして、活動依存的にシナプス効率が変化する現象、すなわちシナプス可塑性、が広く認められているが、その成立根拠として心理学者Donald Hebbが提唱した条件は、シナプス前とシナプス後ニューロンが一致して発火する（シナプス前ニューロンがシナプス後ニューロン発火の原因となる）というものであり、そのためにはシナプス前の複数入力が同期してEPSPをもたらし、それらが空間加算することでシナプス後部ニューロンの閾値を超えさせることが重要である。これはその後、より厳密に時間関係が検討された結果、わずかな時間的ずれにより入出力の因果関係が保証される（すなわちシナプス前ニューロン興奮が先行し、5-10 ms遅れて後細胞が発火する）形であれば、可塑性の表現であるLTP（Long-term potentiation；長期増強）が起こるという形式に精緻化され、STDP（Spike time dependent plasticity）という考えに発展している。このようにシナプス可塑性にとって同期性や精密なタイミングは

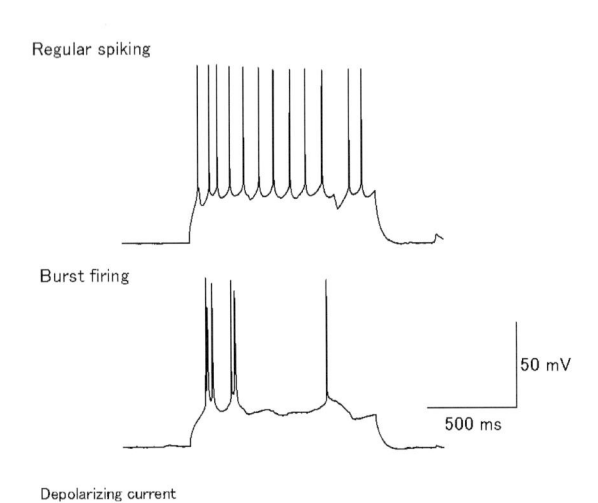

図1 Regular spiking neuron（上段）と Burst firing neuron（中段）の、一定の脱分極性電流刺激（下段）に反応した発火パターン

ますます重要な意味を帯びてきているといえるだろう。この同期を"経済的に"（つまり、複雑な配線等の仕掛けを用いずに）、また繰り返し起こすための効果的な方法として、周期的な活動、またはオシレーション（すなわち神経回路のリズム現象）があると考えられる[4]。

2．脳の液性調節（humoral modulation）と視床-皮質回路の睡眠時神経活動

古くは人の性格的個性を、胆汁質等、体液（humor）組成の違いにより説明しようとしてユーモアという語法ができたとされる。生物脳がコンピュータと最も異なる点は、この「wet system：液体に浸されている器官」という特質にあると考えても良いだろう。シナプスにおける神経伝達の基本は神経伝達物質を媒介とする化学的シナプスによるものだ。この伝達様式がホルモン等血流を介するシグナル伝達と異なるのは、神経軸索終末の支配対象が特異的に限定されており、一旦放出された伝達物質はシナプス間隙という $0.1\mu m$ の至近距離内で作用することである。しかし一部の伝達物質は結果的に非常に広範囲の影響力をもつ。ノルアドレナリン、ドーパミン、セロトニンなど、生体アミン類を伝達物質とするニューロンの細胞体は脳幹の小規模な神経核に局在し、大脳皮質、海馬、視床等前脳全域に広く投射する。その網目状の軸索側枝に存在する数珠状の放出装置から伝達物質は diffuse に拡散し、多数のニューロンに対し非特異的に影響力を発揮する。ヒスタミン、アセチルコリンを含めこれら生体アミンは、"認知・行動空間"における脳活動の"相転移"的調節に預かると考えられる。

例えば、先にも紹介した視床中継核ニューロン（Thalamo-Cortical neurons：TCニューロン）は覚醒時にはアセチルコリンとノルアドレナリンの作用により脱分極状態となり regular spiking mode をとり、末梢感覚器ニューロンから視床にもたらされる入力に対してリニアな（外界刺激強度に対応し発火頻度が増減する）応答を大脳皮質感覚野に伝える。睡眠時にこれらのアミン性修飾がないと膜電位は過分極するが、それにより低閾値型（T型）電位依存性カルシウムチャネルが脱分極による不活性化から解除された状態になり、脱分極信号に対して応答可能となる。すなわちカルシウム性活動電位を発生する。このカルシウムスパイクの数10〜100 ms の持続した脱分極の上に通常の Na 性活動電位が乗ることになるが、これがバースト発火モードの状態で、もはや末梢からの外界情報をリニアに皮質に伝えることができない（図2、文献3）。

特に入眠期では、視床の辺縁に存在する視床網様核（Reticular thalamic nucleus）の GABA を伝達物質とする抑制性ニューロンが TC ニューロンに強い過分極性の抑制性シナプス後電位（IPSP）を与え、その回復過程で先ほどのカルシウムバーストが起こる。この TC→RT→TC のサイクルが 0.1-0.3 Hz の Spindle 脳波を形成すると考えられる。また、徐波睡眠時の δ 波（0.1-4 Hz）の形成に関しては、皮質ニューロンが HCN チャネル（過分極活性化カチオンチャネルまたは I_h）と T 型カルシウムチャネルを有し、ちょうど心筋のペースメーカー活動と同じ仕組みでオシレーションを繰り返すと考えられている。

睡眠・覚醒とは異なるアミンによる脳の相転移現象には当然、モノアミン類、セロトニン等による、気分、感情の遷移があると考えられるが、本稿の域を越えるのでここでは扱わない。

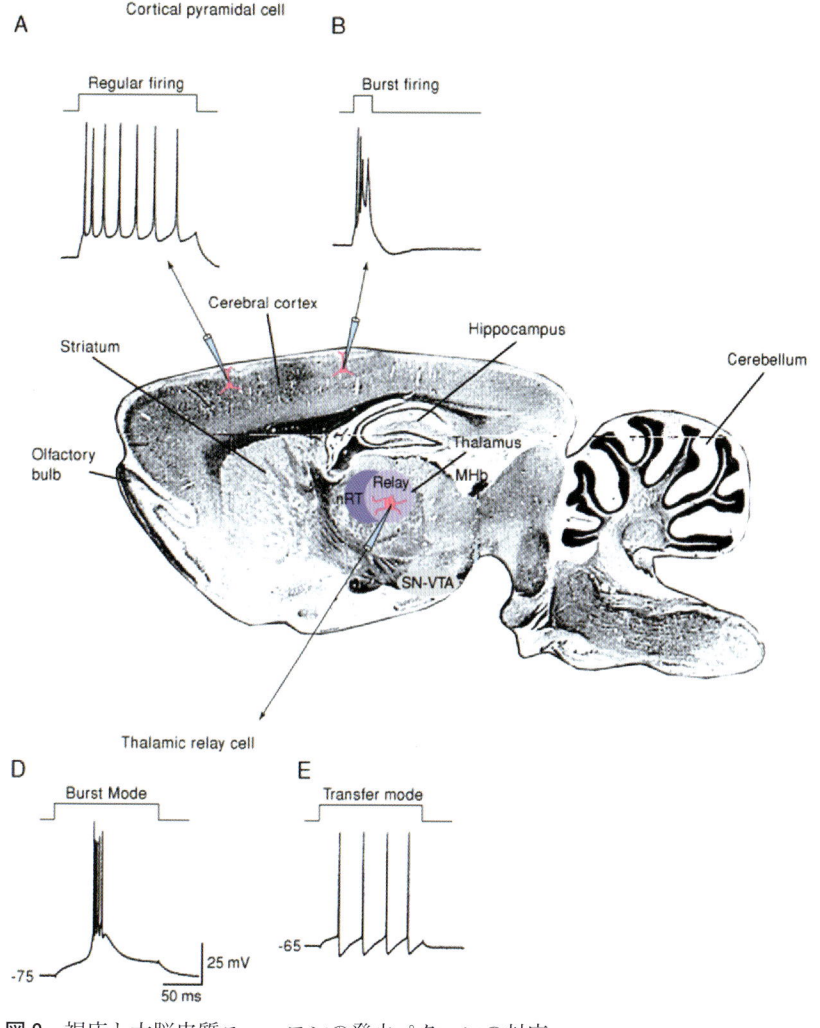

図2 視床と大脳皮質ニューロンの発火パターンの対応
覚醒時にはニューロンは Regular spiking mode をとり、視床から感覚皮質へ外界情報がありのままに伝達される (Transfer mode)。睡眠時には Burst firing mode となって、感覚情報は伝わらない。(Fundamental Neuroscience, Academic Press, Bloom & Zigmond, 1999 より転載)

3. 神経回路オシレーションと認知機能

周知のように、脳波活動は多数のニューロン集団が同期的律動的に興奮または抑制を示すことで発生している。周波数としては、0.1 Hz 以下の遅いものから100 Hz に至る広い帯域に亘る。従来の脳波記録に加え、MEG（脳磁図）や侵襲的頭蓋内局所脳波記録、そして動物実験結果の組み合わせから、種々の帯域の同期律動的活動と認知機能との対応が見出されている。相互作用する θ 波と γ 波が記憶の記銘と想起、α 波と γ 波が選択的注意に伴う抑制と焦点化、さらに脳の広い領域に及ぶ同期活動が覚醒や意識を担う、などの対応関係が提唱されている[5,6]。例えば、サルの高次視覚野（V4）からの局所ニューロン集団活動を記録しつつ複数の視覚刺激を提示し、一方に選択的注意を払うように設定した実験では、注意を向ける際に特異的に γ 帯域（40-90 Hz）の同期性が高まることが観察された（図3、文献7）。また、同様のサル高次視覚野での実験では、短時間（0.8-1.2秒）を挟んで同じ図形かどうかを参照させ

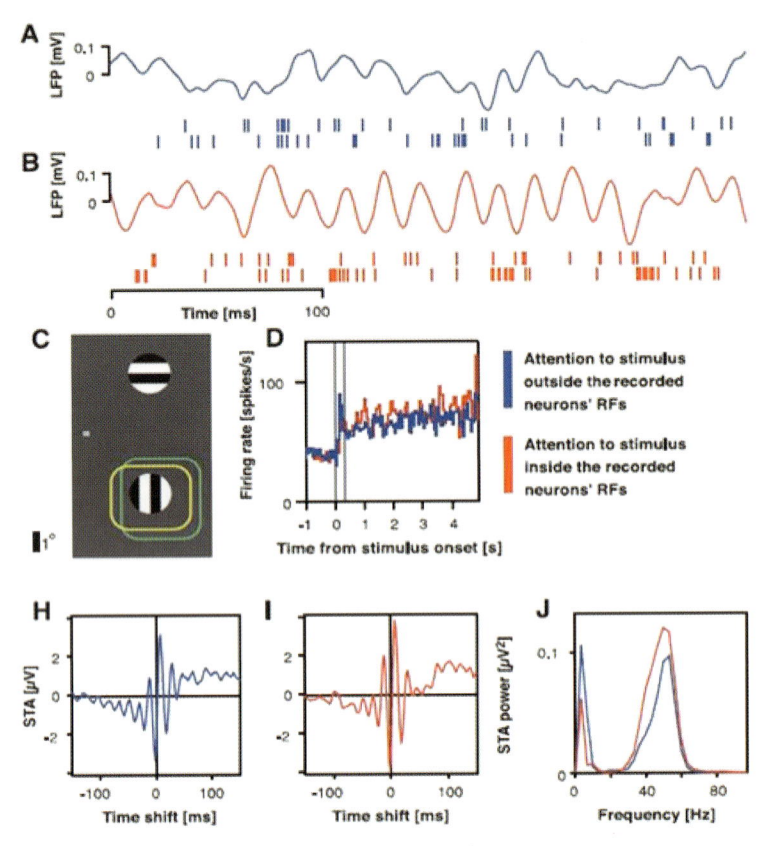

図3　サルV4野からの記録（文献6より改変）
特定の受容野を持つ部位からユニット記録（A、Bの下段に短いバーで表示）と局所ニューロン集団の電場電位（A、Bの上段波形）を記録し、受容野の内と外で視覚刺激を提示する際に一方に選択的注意を向けさせる（C）。注意の向いた時の記録（B、または赤）と、注意が別な刺激に向けられているときの記録（A、または青）で、ニューロンの発火頻度に差はないが（D）、50 Hz付近を中心とする同期活動で比較すると、注意の向いている場合に同期性が高まっている（H-J）。

る短期記憶課題を行わせ、側頭葉の複数の電極で脳波活動を記録した際に、同定に成功した例ではβ波の同期が亢進していたとの報告がある[8]。現時点では、種々認知機能と特定の周波数の同期現象についてあまり性急な対応付けをするよりも、様々な周波数帯域のニューロン集団の同期現象が一部重複して関わっていると考えるべきかもしれない。

これら各種帯域の脳波は皮質浅層（Ⅱ/Ⅲ層）と深層（Ⅴ層、Ⅵ層）に存在する錐体細胞の同期した発火およびシナプス活動に由来すると考えられる。特にγ波で速い周波数の同期を可能にするメカニズムとして、局所回路内のGABA作動性抑制性ニューロンがもたらすIPSP（抑制性シナプス後電位）が錐体細胞の活動を効果的に遮断して発火をリセットすること、また、多数のしかも同一種類のGABAニューロンの間でギャップジャンクションによる電気的連絡が存在することが重要であると考えられている。GABAニューロンの分類にはしばしばカルシウム結合タンパクであるparvalbumin（Pv）その他の化学物質マーカーが利用されるのであるが、このγオシレーション同期に寄与するGABAニューロンはPv陽性バスケット細胞ではないかと考えられている。ちなみにNMDA型グルタミン酸受容体機能低下に伴うこれらPv陽性GABAニューロン

の抑制機能不全が、統合失調症脳の病態の一部を担うことが提唱されている[9]。

4．記憶の情動依存的固定と扁桃体の遅いオシレーション

海馬を中心とする内側側頭皮質がエピソード記憶、空間認知に重要であることが広く知られている[10]。その中で扁桃体は、海馬、前頭前野との相互結合が密であり、種々の感覚系皮質から情報を受けて、個体と種の保存に有利か否かという観点で外部状況を判断し、それを快不快の基準として身体反応（接近する、回避する）を決定すると考えられる。

この扁桃体で、様々な周波数の神経オシレーションが観察されている。例えば癲癇発作に際し、異常脳波の焦点になること、動物モデルでもキンドリング形成をきわめて起こしやすい部位であることが知られている[11]。しかし生理的条件でも、δ領域からγ帯域に至る広い周波数での局所オシレーション活動があり、特定の行動時に発現することが報告されている。その中でも Pare らは、恐怖条件付け学習に伴う情動ストレス負荷時に扁桃体基底外側核（Basolateral nucleus）で海馬、内嗅皮質（Entorhinal cortex）と同期するθ波活動を見出した[12]。Pareらはさらにδ波がこれらの脳部位で共通することから、情動的な覚醒状態にあるときの記憶の固定（定着）増進に関係する現象であると提唱している[13,14]。一般に記憶はエピソード発生時に直ちに定着するものではなく、その後の1-2日間の間に固定化（consolidation）がなされるが、その時期には情動的興奮に反応して放出される交感神経系のアドレナリンやストレスホルモン（コルチコステロイド）の影響を受けることが知られており[15]、また感情的色彩の強い事象は記憶の固定が良いことは日常的に経験されることである。

この際、記銘記憶に関わる海馬と関連する新皮質シナプスにおいて可塑的変化である LTP（長期増強）または LTD（長期抑圧）の形成が期待されるわけであるが、この可塑的シナプス効率変化を効果的に起こさせるには細胞内カルシウム濃度上昇を始めとする諸条件が必要である。先にも Hebb の原理の説明時に述べたように、プレシナプスとポストシナプスの協調する興奮現象は可塑性成立にとって重要な要素である。この際にも同期性とそれを可能にするオシレーション活動が有利な条件をもたらすと思われる。特に海馬とその周辺（内嗅皮質）のように領野を越えて同期が成り立つためには、速い振動よりも遅い周期のオシレーションの方が神経線維の伝導時間による位相遅れの影響を受けにくい[4]。実際、Pare らはこれらの領野間で位相が一致したθないしδオシレーションを見出しており[12]、記憶固定の促進要素ではないかと推察している。

我々はこれとは別に、扁桃体スライスからのホールセル記録により、遅いリズム（0.5-2 Hz）の周期的な同期抑制活動を見出している[16]。

これは複数の GABA 作動性ニューロンが同期してまた周期的に錐体細胞に対し IPSP をもたらす現象であるが、GABA 受容体拮抗薬のみならず、興奮性の伝達物質グルタミン酸受容体の拮抗薬によっても消失することから、GABA ニューロンだけのリズムではなく、興奮性ニューロンも含めた神経回路のオシレーションであることがわかる（図4）。

このリズムを発生させるメカニズムには、T 型電位依存性カルシウムチャネルや NMDA 型グルタミン酸受容体が深く関わっており、さらには、他の脳部位や高周波数領域のオシレーションの担い手として重要なギャップジャンクション、HCN チャネルといった要素も一部関係しているようである[16]。

興味深いことには、ドーパミンはこのオシレーションに対して濃度依存的に促進または抑制性の調節を行う。セロトニンについても同様の修飾作用が報告されている[17]。このリズム自体は抑制性シナプス伝達の集合体であるが、扁桃体興奮性ニューロンには抑制後のリバウンド発火が起こることが確認されており、結果的には興奮性リズムのリセットにあずかる可能性が高い。すなわち視床・皮質系の遅いリズム形成と同様のメカニズムで扁桃体が海馬―内嗅皮質の同期現象を歩調取りするのではないかと考えられ、記憶の情動性固定、その中でも特にδ波領域という遅い周波数を考えると、睡眠中に行われる記憶定着のメカニズムを担う可能性を示唆しているかもしれない。

おわりに

中枢神経ニューロンが意味のある出力を送り出す

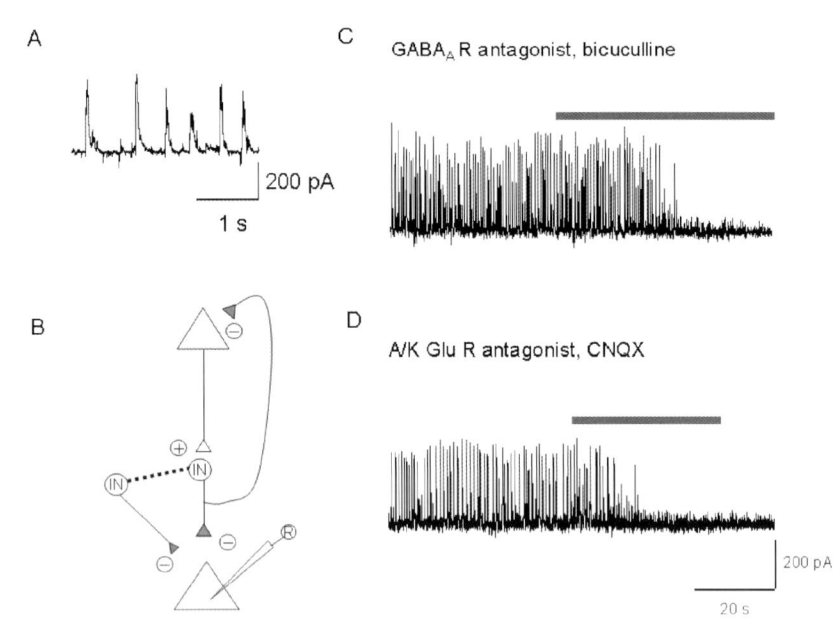

図4 扁桃体錐体ニューロンで観察される同期的かつ周期的な抑制性シナプス活動
A．約2Hzで自発的に発生しているGABA作動性IPSC（抑制性シナプス後電流）。B．想定される回路図。白抜き三角形が興奮性錐体ニューロン。丸印（"IN"）がGABA作動性抑制介在ニューロン。"R"は記録電極。C．D．周期的同期抑制（Aと同様の活動を遅い時間軸でトレース）はGABA$_A$受容体またはグルタミン酸受容体の阻害により消失する。

際には、単に活動電位の回数が増えるだけではなく、発火パターンや他ニューロンとの相互作用を前提とした律動的、同期的活動が重要であることを見てきた。高頻度オシレーションは覚醒時の皮質で、低頻度オシレーションは睡眠時に視床一皮質、辺縁系で中心的な活動の基本となり、種々の行動との対応が認められている。生体アミン類を中心とした液性の調節作用は、ニューロン細胞膜上の受容体によるイオンチャネル修飾を介して発火形式に影響を与え、興奮伝達や可塑性誘発の調節因子となる。特に辺縁系での遅いリズム活動は同期の促進により記憶の情動性固定に寄与することが期待されており、今後の検討が俟たれる。

文　献

1) Shaden & Newsome, : Current Opinion Neurobiol., 4：569. 1994.
2) Gray, C. M., Koenig, P., Engel, A. K., et al.：Oscillatory responses in cat visual cortex exhibit intercolumnar synchronization which reflects global stimulus properties. Nature, 338：334-337, 1989.
3) Steriade, M., McCormick, D. A. & Sejnowski, T. J.：Thalamocortical oscillation in the sleeping and aroused brain. Science, 262：679-685, 1993.
4) Buzsaki, G.：Rhythm of the Brain, Oxford Press, 2006.
5) Ward, L. M.：Synchronous neural oscillations and cognitive processes. Trends in Cognitive Sciences, 7：553-559, 2003.
6) Melloni, L., Molina, C., Pena, M., et al.：Synchronization of neural activity across cortical areas correlates with conscious perception. J. Neuroscience, 27：2858-2865, 2007.
7) Fries, P., Reynolds, J. H., Rorie, A. E., et al.：Modulation of oscillatory neuronal synchronization by selective visual attention. Science, 291：1560-1563, 2001.
8) Tallon-Baudry, C., Mandon, S., Freiwald, W. A., et al.：Oscillatory synchrony in the monkey temporal lobe correlates with performance in a visual short-term memory task. Cerebral Cortex, 14：713-720., 2004.

9) Lisman, J. E., Coyle, J. T., Green, R. W., et al.：Circuit-based framework for understanding neurotransmitter and risk gene integrations in schizophrenia. Trends in Neurosciences, 31：234-242, 2008.
10) Squire, L. R. & Zola-Morgan, S.：The medial temporal lobe memory system. Science, 253：1380-1386, 1991.
11) Goddard, G. V.：Development of epileptic seizures through brain stimulation at low intensity. Nature 214, 1020-1021, 1967.
12) Paré, D. & Gaudreau, H.：Projection cells and interneurons of the lateral and basolateral amygdala：distinct firing patterns and differential relation to theta and delta rhythms in conscious cats. J. Neurosci., 16, 3334-3350, 1996.
13) Paré, D., Collins, D. R. & Pelletier, J. G.：Amygdala oscillations and the consolidation of emotional memories. Trends Cogn. Sci., 6, 306-314, 2002.
14) Pelletier, J. G., & Paré, D.：Role of amygdala oscillations in the consolidation of emotional memories. Biol. Psychiatry, 55, 559-562, 2004.
15) McGaugh, J. L.：The amygdala modulates the consolidation of memories of emotionally arousing experiences. Annu. Rev. Neurosci., 27：1-28, 2004.
16) Murakoshi, T., Saitow, F., Song, S., et al.：Stimulation-induced slow oscillation in inhibitory network of the rat amygdala and its tachykininergic modulation. Society for Neuroscience 33rd Annual Meeting, 2003.
17) Rainnie, D. G.：Serotonergic modulation of neurotransmission in the rat basolateral amygdala. J. Neurophysiol., 82, 69-85, 1999.

〔村越　隆之〕

B．認知機能に関連する因子

I．情動と認知機能

1．情動とは

　情動（emotion, affect）は、広くは感情（feeling）のなかに含まれる。感情のなかでも急激に起こる一過性の強い内的体験で、本能（instinct）とともに行動をひき起こす動因となる力が強く、顕著な自律神経・内分泌反応を伴う。一般的には、快、不快、喜び、悲しみ、怒り、恐れ、憎しみなどが含まれる。なかでも怒り、恐れ（恐怖）、快感は、後で述べるように脳内にそれぞれの明確な神経基盤が存在しており、乳児や原始的哺乳動物などでも認められることから、3大情動と呼ばれることもある。本稿でも、主に、これらの3つの情動と認知機能との関連について論を進める。

　情動と本能の区別は研究者によって必ずしも一定していない。中尾は、それらの反応をひき起こす環境刺激と反応との関係に、恒常性が認められるものが情動であるとして本能と区別している[15]。食行動や性行動では、血糖値や満腹・空腹物質あるいは性ホルモンなどの体液環境によっては、食物や異性が存在してもそれに見合う行動は必ずしも生起せず、刺激と反応の関係が非恒常的であるが、このような特徴をもつものを本能であるとした。

2．理論的枠組み

　情動と認知機能の関係を考える場合に基本となるのは、先にも触れたように情動が行動の動因となることから、情動と行動、さらには学習との相互関係を論じた行動理論である。

　中尾は、HullやTolmanらが提唱した新行動主義の考えをさらに推し進め、刺激をS、動因をD、反応をR、学習をLとしたとき、これらの関係は、S—L_1—D—L_2—R、で表されるとした[13,14]。L_1はPav-

```
第1型  S—(L₁)—D—(0)—R
第2型  S—(L₁)—D—(L₂)—R
第3型  S—(0)—D—(L₂)—R
第4型        D—(L₂)—R
```

S（刺激）：環境刺激、観念、表象など
D（動因）：情動、感情、本能、欲望、意思など
R（反応）：行動、思考、自律神経・内分泌反応など
L（学習）：
　L_1：条件づけ学習（Pavlov）
　L_2：試行錯誤学習、報酬学習（Thorndike）

図1　学習行動の4型とその構成要素（中尾、文献13、14より改変）

lovの条件づけ学習であり、L_2はThorndikeの報酬学習（試行錯誤学習）である。

　ヒトでは、Sとなりうるものは単に環境刺激に止まらず、内的体験としての観念や記憶表象も情動、感情、本能などの動因を喚起しうることは多言を要しないであろう。さらに、動因によって発動されるRも、筋肉、自律神経、内分泌腺の活動の変化といった外的、客観的に捉えられるものに止まらず、内的な営みである思考も含まれる。観念や記憶表象、思考などの内的体験や機能は、本質的に言語とも深く関わっており、ヒトではこの領域で処理される情報量の方がはるかに多いと考えられる。

　中尾はさらに、L_1やL_2が介在するか否かによって、学習行動は図1に示したように4型に分類されるとした。ちなみに第4型は、視床下部や中脳中心灰白質にある恐れの情動中枢を、直接、電気刺激することによりひき起こされる恐れの情動興奮（逃走反応が起こる）を動因とするスイッチ切り行動を想定しており、自然な状況ではみられないものである。行動としては、これらの4型に加えて、学習がまったく介在しない生得的な情動反応も存在することになる。先にも述べたように、本能も強い動因になる

が、その強度はホルモンなどの体液環境による強い影響を受ける。Squireの記憶学説[22]との関連でいうと、L_1を成立させる記憶が陳述記憶であり、L_2を成立させるのが手続き記憶であるとみなしうる[6]。

3．情動の中枢機序[5,7,8]

先にも述べたように怒り、恐れ、快感の3つの情動には、それぞれに固有な中枢機序が脳内に存在する。情動の中枢機序は、そこの神経興奮がそれぞれの情動を発動させる中枢の集合体としての脳幹情動系、環境刺激が認知され適切な情動中枢の興奮をもたらすまでの神経情報伝達・情報処理を行う脳内過程である入力系、発動された情動が行動として現れるまでの神経情報伝達・情報処理を行う出力系に分けることができる。

a．脳幹情動系

脳幹情動系とは、この部位を電気刺激や化学刺激すると、防御攻撃行動、逃走行動や自己刺激行動が現れ、逆に、これらの部位が破壊されると、どのような条件下でももはやこれらの行動は発現しなくなる部位のことである。それぞれの行動は、動物が置かれている状況によく適合し統合された行動であり、学習行動の動因になることなどから真の情動を伴っているとみなされている。人の行動との相似性や中枢部位の相同性から、それらの情動を表す言葉として、人の主観的体験を表す用語である怒り、恐れおよび快感が用いられる。

怒り、恐れ、快感の中枢はいずれも視床下部と中脳に存在しており、両者間には密接な線維連絡がある。図2に視床下部で防御攻撃行動、逃走行動が起こる部位が示されており、自己刺激行動が現れる部位は接近行動が生じる部位と同じである。前二者は内側視床下野にあり交感神経系の中枢と、後者は外側視床下野にある副交感神経系の中枢と重なりあっており、それぞれの行動に伴う自律神経反応の基盤となっている。前二者は背側縦束を介して中脳中心灰白質と、後者は内側前脳束を介して中脳被蓋と密に連絡されている。中脳中心灰白質の刺激では視床下部刺激によるものと同質の防御攻撃行動および、逃走行動が現れ、中脳被蓋の刺激は自己刺激行動をもたらす。背側縦束や内側前脳束を途中で切断すると視床下部刺激による各情動行動は発現しなくなることから、中脳よりも視床下部の方が機能的に上位に位置していることがわかる。このように視床下部、中脳および両者を連絡する線維束が情動を司る機能単位を形作っており、この機能単位が脳幹情動系とみなされるのである。

b．入力系

先にも述べたように、情動行動は外的・内的な刺激に喚起されて生じるが、その間に認知・学習が介在する。情動行動は脳幹情動系の興奮によって現れるので、入力系とは、刺激が感知され、適切に情報処理されたのち脳幹情動系を興奮させるに至る神経経路を指すことになる。それを構成する主要な脳部位が後方大脳皮質と大脳辺縁系である。

環境刺激は、それに備わっている物理特性に応じた感覚器官によって感知され、神経情報へと変換された後、それぞれの感覚モダリティに固有な第1次感覚皮質へと伝達される。そこからはさらに周辺の皮質連合野を経由し多シナプス性に側頭葉前部へとこれらの神経情報は集まってくる（図3）[23]。この過程で記憶との照合などの情報処理が行われるが、その処理段階ごとに神経情報は前頭葉背外側部へも伝えられる[2]。側頭極に到達した情報は皮質下へと下降し一部は扁桃核へ、他は海馬へと送られる[11]。扁桃核からはさらに分界条や腹側投射系を通って視床下部へ投射し、海馬からは脳弓を通り外側中隔でシナプスを介して視床下部に至る。ここで環境由来の感覚情報が脳幹情動系に到達することになり、これらの経路が入力系となる。

扁桃核を破壊すると、Klüver-Bucy症候群として知られているように、動物は怒りや恐れの行動を示さなくなる。しかし、視床下部刺激による怒りや恐れの行動、すなわち防御攻撃や逃走行動は完全な形で残っている。これらの事実は端的に、扁桃核が怒りや恐れの情動形成に必要な促進性の神経情報を伝達していることを示している。

海馬から視床下部への中継核である外側中隔を破壊すると動物は過情動性を示し、容易に怒りや恐れの行動を現すようになる。一方外側中隔の刺激は強い自己刺激行動をもたらし、人では恍惚感を生じる。これらのことは、海馬—外側中隔を経由する神経情

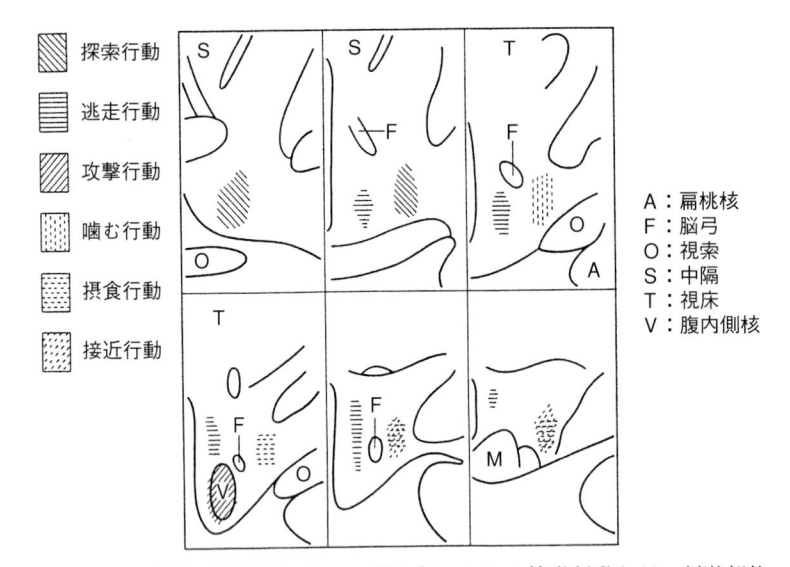

図2 ネコの視床下部刺激によって引き起こされる情動行動などの刺激部位
（中尾、文献16より転載）

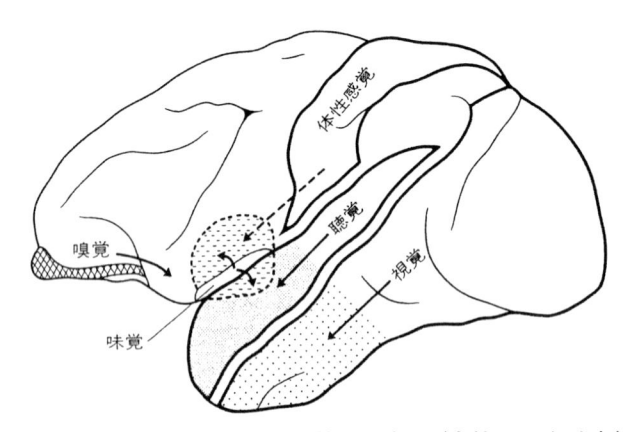

図3 大脳皮質連合野における感覚情報の流れ（文献23より改変転載）

報は快感の形成に促進的に作用し、怒りや恐れにたいしては抑制的に作用していることを物語っている。このように、扁桃核系と海馬—外側中隔系は情動形成に関して逆の作用を持っており、相互抑制的に機能している。

c．出力系

　脳幹情動系の興奮は自律神経・内分泌系の機能亢進を伴う怒り、恐れあるいは快感の情動をもたらす。これらの情動を動因とし、その解消をはかる行動、すなわち防御攻撃、逃走や自己刺激行動などが選択・プログラムされ遂行されるまでの情報処理を行う脳部が出力系である。前述した側頭葉からの感覚性神経情報の流入は、この過程に必要な感覚情報を提供すると考えられている。

　行動のプログラミングを行う主要な脳部は前頭前野であり、さらに大脳基底核や小脳も関与する。前頭前野眼窩部は行動の効果の評価に関与することが示唆されている。最終的には神経情報は運動皮質から下降し筋肉などの効果器に及ぶことになる。

d．情動回路

　これまで述べてきたことを情動回路としてまとめ図示したのが**図4**である。古くからよく知られてい

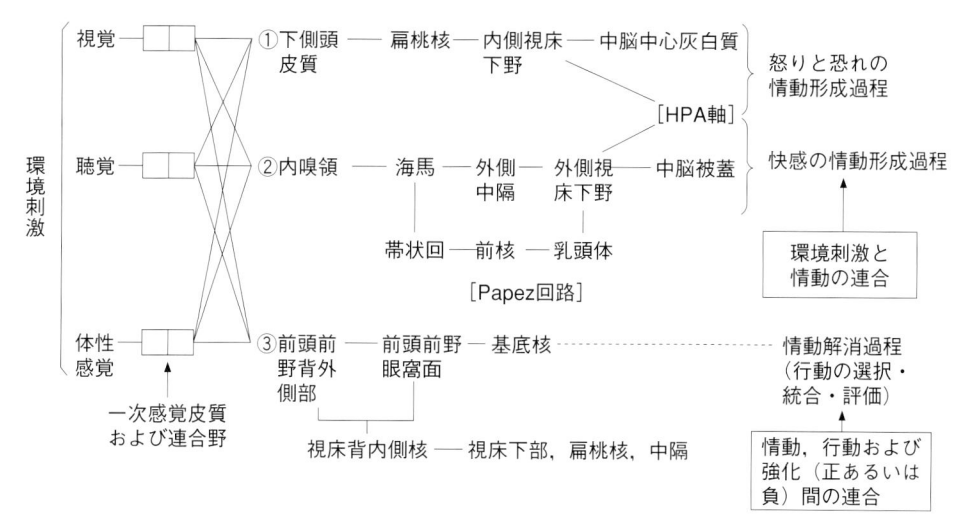

図4 情動回路（前田、文献7より改変転載）

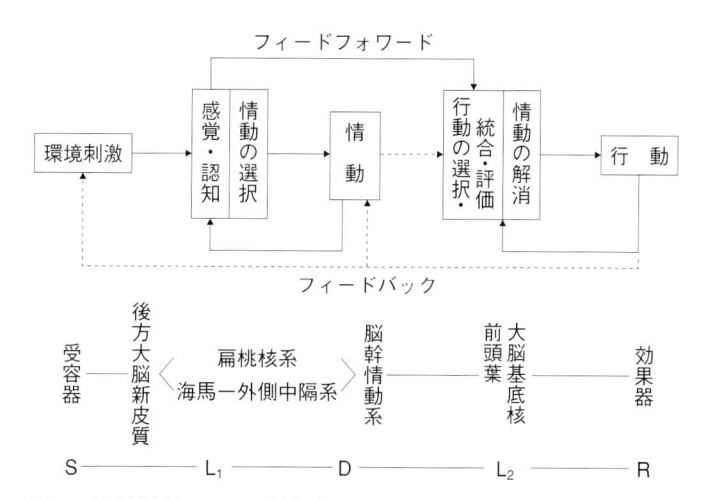

図5 情動行動における情報処理過程と対応する脳部位（前田、文献6から改変転載）

る Papez の情動回路には扁桃核や内側視床下野など、情動との関わりの深い脳部が含まれていない。この情動回路をさらに、情報の入出力、および対応する学習（L_1、L_2）との観点から構成し直したのが図5である。情動回路は閉回路ではなく開回路であることがわかる。

図6は、ヒトに幸せ、悲しみ、あるいは嫌悪感をもたらす映像を見せたときの PET 像である[18]。喚起された情動の種類にかかわらず後頭・側頭、側頭葉前部、扁桃核、海馬が両側性に賦活されており、さらに視床下部や中脳も賦活されている。これらの脳部が外来性の視覚刺激によって情動がひき起こされる過程であるとされた。技術上の制約もあり情動別には賦活部位が区分けされていないが、動物を対象とした研究から得られた情動回路（図4）とよく符号する結果であり、ヒトと動物でほぼ同じであることがわかる。

神経心理学やfMRIによる研究結果も蓄積されつつある。両側の扁桃核が損傷された患者は、ヒトの表情から恐れだけでなく驚き、怒り、不快、悲しみなどの陰性感情を読み取る能力の障害がみられたが、幸せの表情の認知には障害はなかった[1]。表情

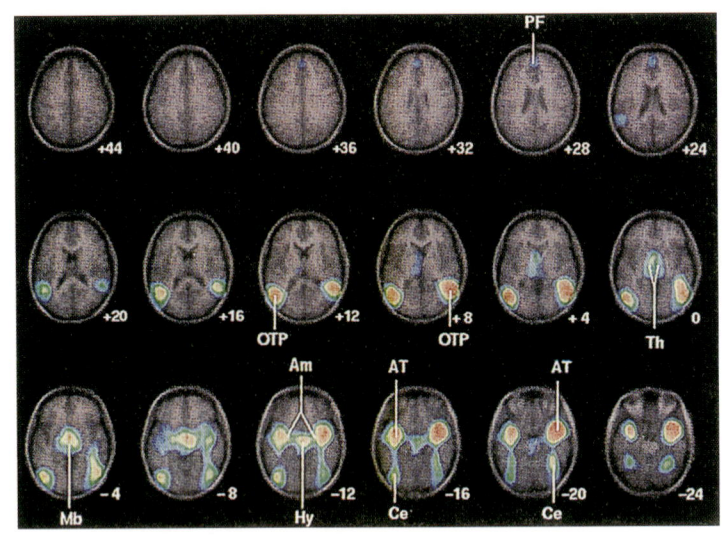

図6 ヒトに情動を喚起する映像を呈示したときに賦活される脳部位（PET）（文献18より許可を得て転載）
AT：側頭葉前部、Am：扁桃核、Ce：小脳、Hy：視床下部、Mb：中脳、OTP：後頭—側頭—頭頂皮質、Th：視床、PF：内側前頭皮質

認知課題を用いたfMRI研究も盛んに行われているが、現時点では、恐れと不快の表情認知に関する結果だけで再現性が高いという[4]。すなわち、恐れの認知では扁桃核が、不快では島が賦活される[17]。恐れの表情による扁桃核の賦活には左右差があり左の賦活が大きく[19]、怒りでも賦活されるが[5]、幸せでは賦活されない[19]。両側扁桃核の損傷をもつ女性では声に表れた恐れや怒りの認知も障害されており、単に視覚情報からの情動認知の障害に止まらない[20]。これらの結果も先の情動回路と矛盾しない。

4．認知機能との関連

今日では、認知機能とは、大脳皮質が担う高次な脳機能全般であるとされるのが一般的な認識であろう。その意味では、これまで述べてきた情動回路には、大脳皮質に止まらず視床下部や中脳などの脳幹部も含まれているものの、認知機能を担う部位と概ね重なりあっていることになる。見方をかえると、情動回路は、認知機能が全体としてどのようにシステム化されているかを示す1つのモデルであるといえる。

認知機能の重要な構成要素である記憶・学習についても、陳述記憶が入力系に介在する学習（L_1）の記憶に相当し、側頭葉—大脳辺縁系（扁桃核、海馬など）の関与が示唆されることは神経心理学的知見と合致する。手続き記憶は出力系に介在する学習（L_2）の記憶に相当し、それを担う部位が前頭葉—大脳基底核であろうとする考えも従来の知見と一致する。これらの考えは、サルを用いたMishkinらの古典的ともいえる研究結果からも支持される[10,11,12]。すなわち、彼らは、サルの扁桃核および海馬を両側性に破壊すると中性刺激とピーナツの連合学習（条件づけ）が障害されるが視覚弁別学習は障害されないこと、さらに、大脳辺縁系と前頭前野へ処理された視覚情報を供給する下部側頭葉皮質の前2/3を破壊すると双方の学習が障害されることを示した。

遂行機能とは、作動記憶を用いて試行錯誤学習を行い、目的を達成できる行動をプログラムし実行する機能であるとみなしうる。これも出力系の主要脳部である前頭葉の機能であるとする点で情動回路と神経心理学の知見が重なり合う。

近年は、ヒトを対象として、エピソード記憶の貯蔵や想起と情動との関連を、fMRIを用いて検討する研究もなされるようになった[3,9,21]。それによると

情動は記憶のコード化や固定を調整し、特に嫌悪情動性の文脈は記憶される単語の内容とは無関係に記銘を強化するという[9]。一方、情動的（陰性、陽性）背景文脈の中で呈示された中性の単語や絵の想起に際しては、エピソード記憶の想起に関与する海馬傍回、海馬および前頭前野の賦活に加えて、情動処理に関連する扁桃核、前頭葉眼窩面や前部帯状回皮質の賦活がみられたという[21]。この事実は、中性の単語や絵と背景文脈の情動との間に条件づけが成立していることを示唆している。これからの研究成果の蓄積が期待される研究領域である。

文　献

1) Adolphs R, Tranel D, Hammann S, et al.：Recognition of facial emotion in nine individuals with bilateral amygdala damage. Neuropsychologia, 37：1111-1117, 1999.
2) Chavis DA, Pandya DN：Further observations on corticofrontal connections in the rhesus monkey. Brain Res, 117：369-386, 1976.
3) Dolan RS, Lane R, Chua P, et al.：Dissociable temporal lobe activations during emotional episodic memory retrieval. Neuroimage, 11：203-209, 2000.
4) Hennenlotter A, Schroeder U：Partly dissociable neural substrates for recognizing basic emotions：a critical review. Prog Brain Res, 156：443-456, 2006.
5) Loughead J, Gur RC, Elliot M, et al.：Neural circuitry for accurate identification of facial emotion. Brain Res, 1194：37-44, 2008.
5) 前田久雄：攻撃行動の脳機構．中尾弘之編　攻撃性の精神医学，医学書院，pp18-30, 1984.
6) 前田久雄：情動と情報処理．臨床精神医学，22：1261-1267, 1993.
7) 前田久雄：脳と行動—大脳辺縁系の機能．石井威望，岡博，岸本忠三，星猛，和田博編　新医科学体系　10　脳と行動，中山書店，pp21-37, 1994.
8) Maeda H, Maki S, Morimoto H：A proposed emotional circuit for defensive attack behavior. In Iwai E, Mishkin M eds, Vision, Memory, and Temporal Lobe, Elsevier-USA, New York, pp169-173, 1990.
9) Medford N, Phillips ML, Brierley B, et al.：Emotional memory：separating content and context. Psychiatry Res, 138：247-258, 2005.
10) Mishkin M：Memory in monkeys severely impaired by combined but not separate removal of amygdala and hippocampus. Nature, 273：297-298, 1978.
11) Mishkin M：Cerebral memory circuit. In Poggio TA, Glaser DA eds, Exploring Brain Functions：Models in Neuroscience, John Wiley & Sons, New York, pp114-125, 1993.
12) Molamut BL, Saunders RC, Mishkin M：Monkeys with combined amygdalo-hippocampal lesions succeed in object discrimination learning despite 24-hour intertrial intervals. Behav Neurosci, 98：759-769, 1984.
13) 中尾弘之：ネコ脳幹刺激によるスイッチ切り行動の意義．九神精医，12：288-292, 1966.
14) Nakao H：Brain Stimulation and Learning. Fisher, Jena, 1971.
15) 中尾弘之：脳生理よりみた本能と情動の異同．脳研究会会誌，2：146-147, 1976.
16) 中尾弘之：情動行動．渡辺格，森田弘道，伊藤正男，天野武彦編　神経科学講座　6　行動と思考，理工学社，pp115-148, 1979.
17) Phillips ML, Williams LM, Heining M, et al.：Differential neural responses to overt and covert presentations of facial expressions of fear and disgust. Neuroimage, 21：1484-1496, 2004.
18) Reiman EM, Lane RD, Ahern GL, et al.：Neuroanatomical correlates of externally and internally generated human emotion. Am J Psychiatry, 154：918-925, 1997.
19) Sato W, Kochiyama T, Yoshikawa S, et al.：Enhanced neural acitvity in response to dynamic facial expressions of emotion：an fMRI study. Brain Res Cog Brain Res, 20：81-91, 2004.
20) Scott SK, Young AW, Calder AJ, et al.：Impaired auditory recognition of fear and anger following bilateral amygdala lesions. Nature, 385：254-257, 1997.
21) Smith AP, Henson RN, Dolan RJ, et al.：fMRI correlates of the episodic retrieval of emotional contexts. Neuroimage, 22：868-878, 2004.
22) Squire LR（河内十郎訳）：記憶と脳．医学書院，1989.
23) Turner BH, Mishkin M, Knapp M：Organization of the amygdalopetal projections from modality-specific cortical association areas in the monkey. J Comp Neurol, 191：515-544, 1980.

〔前田　久雄〕

II. 記憶と認知機能

はじめに

今日、認知機能の概念は認識だけでなく、要素的な知覚、運動、単純な反射を除いた、注意、記憶、思考、判断、遂行といった精神活動全般の機能を意味するようになっている。しかし、認知の本来的な意味は知ることの活動[1]であり、認知機能とは「知る」ために必要な認識の機能であるというのが狭義であろう。筆者らに与えられたテーマは「記憶と認知機能」であるが、本稿では、モノを「知る」ために重要な記憶である意味記憶をとりあげて、意味記憶と認知の関連について概説するとともに、semantic dementia における意味記憶の問題に関して筆者らの考えを述べたい。

1. 意味記憶とそのモデル

Tulving[2]は貯蔵される情報の内容に基づき記憶を分類している。それによれば、意味記憶とは言葉やイメージとして意識にのぼる宣言記憶に属し、単語の意味や記号など客観的、体系的な知識の記憶である。貯蔵される時間による分類では、意味記憶は遠隔記憶に属することになるが、同じ宣言記憶に属し「いつ」「どこで」「何をした」というエピソード記憶と異なり、初めてその知識を学習した時の時間的、空間的な刻印が消失し、辞書のように普遍化しているのが特徴である。Tulving による意味記憶の定義は当初、言語の水準に限定されていたが、今日の認知心理学では、実際の物品や人物、色なども知覚的表象にとどまらず、何らかの意味が付与されていることから意味記憶として扱われている。

認知心理学の立場による意味記憶研究は自然種概念の心的表象に関する問題からはじまり、記憶の情報検索に関する実験心理学的研究へと発展した。「意味階層の距離が接近しているほど、意味関係は理解されやすい。」という意味的距離効果を仮定した Collins と Quillian[3]は短文の正誤判断に要する反応潜時を意味階層の関数として用いた心理実験を行い、意味記憶の構造として階層性のネットワークモデルを提唱した。このモデルにおいて、概念に関する情報は認知経済性の原則にしたがって階層に別れて重複することなく貯蔵され、1つの意味は1つの階層のみに存在し、1つの概念は上位概念や属性との層構造で形成されるとした。しかし、このモデルにはさまざまな反論が提出された。たとえば、意味的距離効果に適合しない概念の存在や、このモデルでは概念の持つ熟知性や典型性の問題を説明できないことなどが指摘された。その後、これらの問題点を解消するために、集合論的モデルや意味素性比較モデルなど新しいモデルが提唱されたが、意味記憶構造の基本はネットワークだとする考えは Collins と Loftus[4]による活性化拡散理論へと継承された。

一方、神経心理学の分野では、ネットワークモデルとは異なり、表象されるのは特定の概念ではなく、それを形成する特徴であり、各概念は複数の特徴が賦活化されるパターンとして結果的に表象されるとする考え方が新たに注目され、分散モデル[5]と呼ばれている。分散モデルでは、動物などの代表的なカテゴリーとは、多くのメンバーに多くの特徴が共有されることにより形成されたものと考える。また、意味記憶障害例では上位概念の知識は保持され属性の知識が障害されやすいという報告が多いが、分散モデルでは、このようなボトムアップ型の知識の崩壊は、上位概念が下位概念よりもより多くの特徴に支えられているためであると説明される。意味記憶障害例の障害構造を説明するには、ネットワークモデルよりも分散モデルが有利であり、神経心理学の分野では今日分散モデルが有力である。

2. 意味記憶障害

意味記憶は語や実際のモノに対する認知の基礎を形成するものであり、対象の認知機能には少なからず意味記憶が働くといってよい。意味記憶障害は対象認知に必ず障害を与えるが、意味記憶以外の認知

機能の障害によっても対象物の意味理解に障害は起こり得る。したがって対象物の意味理解が障害されているからといって、意味記憶障害が存在する訳ではない。意味記憶障害を明らかにするためには、個々の概念やモノに関する意味記憶障害をひとつひとつ診断する作業が必要である。被験者にできるだけ多くの知覚様式を介して、対象項目に関する情報の入力を行い、多様な反応様式を用いて意味記憶からの情報を出力させる必要がある。このような情報の入力と出力の間に意味記憶が介在していると考えられる課題の全てに障害が見られた場合、その障害の原因を失語や失行、多様式に横断的な失認ではなく、共通する認知システムである意味記憶に求めることができる。

意味記憶システムに関する議論の中で重要な問題の1つに、様式構造の問題がある。これは言語性の意味記憶と非言語性（主に視覚性）の意味記憶はそれぞれ独立して存在するのか（多様式意味システム[6,7]）、それとも、意味記憶は様式に依存せず存在するのか（単一意味システム[8,9]）という問題である。すなわち、ソシュール[10]による記号論を語だけでなく画像（視覚）にも適用すれば、語により"意味されるもの"と画像により"意味されるもの"は意味システムの中でそれぞれ独立して存在するのか、それとも単一に存在するのかという問題である。Warrington[6]はそれまでの症候学で言えば連合型視覚失認に該当する3例の大脳皮質萎縮例（後の病理解剖により2症例はピック病と判明）の絵や語に対する認知能力を詳細に検討し、選択的意味記憶障害の存在を報告した。さらにこれらの症例に認められた視覚的知識と言語的知識に関する二重乖離の障害について、離断症候群による説明が困難であるとして視覚と言語に別れた様式特異的な意味システムがそれぞれ独立して障害されていると結論づけた。また、MacCarthyら[7]は特定の様式に限局したカテゴリー特異的な知識の障害を示す症例を報告し、様式特異的な意味記憶システムが存在する根拠とした。しかし、画像はその知覚的特徴によりそれ自体が対象の意味を表すが、語とその意味との関係は恣意的であり[9]、画像と語は意味記憶への入力段階においてすでに等価ではなく前意味的に表象そのものの特性が異なること、特定の様式に限定したアクセス障害によりカテゴリー特異性の障害が発現することも

また否定できないことから、様式特異的意味記憶障害からすぐに多様式意味システムが結論的に導き出されることにはならないだろう。

3．Semantic dementia（意味認知症）

Semantic dementia[11]とは側頭葉の限局性萎縮例にみられる語義の理解障害を主体とする特異な進行性の病態のことであり、この病態の基礎には語あるいはモノ（物品、動物、食べ物、人物など）に関する意味的知識の障害が存在する。統語や聴覚には障害はなく、語義理解が障害された単語であっても、その語の復唱は可能であり、数概念や計算[12]、注意力、数唱、見当識、最近の自叙伝的記憶など多くの非意味的認知機能は保持される[13]。失行の合併はないがジェスチャーやパントマイムによるコミュニケーションにも障害がみられることがある。また、日常生活においては買い物、自動車運転、料理などについて、表面上は大きな支障なく行えていたりする。意味的知識の保持には自叙伝的経験が影響することも推測されている[14]。たとえば、家族や友人など個人的関係の深い人物の顔の認知は有名人のそれよりも良好であったり、実際に訪れたことのある地名の理解がそうでない地名よりも優れていたりする。また、患者個人と関係のある新しい出来事の想起も良好であるとされる[15]。

Semantic dementiaと同じく前頭側頭葉変性症に分類される進行性非流暢性失語とは語義と音韻の両方に関して対照的な特徴が認められる[16]。つまり、semantic dementiaでは音韻性の障害はなく、語義の理解障害が顕著で、カテゴリーによる語流暢性が著しく低下するが、進行性非流暢性失語では、顕著な音韻性の障害が存在するものの、語義の理解障害はみられず、カテゴリーによる語流暢性は語頭音によるそれより一般に良好である。Semantic dementiaでは、呼称に伴う錯語も意味性錯語のみであり、呼称障害がみられた時に、意味的あるいは音韻的キューを与えても成績の改善は得られない。また、semantic dementiaでは、疾病意識ないし病感は多少伴うものの、障害に対する深刻味がなく病識を欠くが、進行性非流暢性失語では、言語症状そのものに対する病識が認められる。意味記憶障害の自覚に

ついて、山鳥[17]は意味記憶である超知覚性心像は知覚性心像とは異なり、感覚クオリア成分が消失あるいは減少していることから、超知覚性心像の障害ではその分自覚されにくいのではないかと述べている。クオリアから意味記憶の性質をとらえる考えは意味記憶障害の病識を考える上で参考になるかもしれない。

Semantic dementia は臨床的にはアルツハイマー病との鑑別が重要である。両者はエピソード記憶と意味的知識の一方がより障害されるという点で対照的な関係にある。つまり、アルツハイマー病では意味的知識よりもエピソード記憶の障害が目立ち、semantic dementia ではエピソード記憶よりも意味的知識の障害が目立つ[18]。また、遠隔記憶障害についてみると、両者の間には時間勾配に対照的関係が認められる。つまり、アルツハイマー病では、昔の記憶が最近の記憶よりも想起されやすいが、semantic dementia では、最近の自叙伝的記憶の成績が良好である[15,19]。また、アルツハイマー病では呼称よりも単語の理解が良好であるが、semantic dementia では呼称障害は基本的に理解障害が反映された症状である。語流暢性検査を含む呼称検査においても、semantic dementia ではアルツハイマー病のような"Tip-of-the-tongue"現象やキュー効果も認められない。また、他の認知機能についてみても、アルツハイマー病では、見当識、即時スパン、日常の近時記憶、計算、視空間機能、構成機能に障害がみられやすいが、semantic dementia ではこれらの機能は一般に保たれやすい。semantic dementia 患者の性格-行動の変化は意味的障害に覆い隠されやすい[11]が、堅くて融通がききにくくステレオタイプが目立つ点はアルツハイマー病との鑑別において重要である。

4. Semantic dementia の意味記憶

ここでは筆者らが経験した semantic dementia 例を示し、semantic dementia の意味記憶について考察する[20]。

a. 症例

初診時 66 歳の右利き女性。短大卒。初診前年の

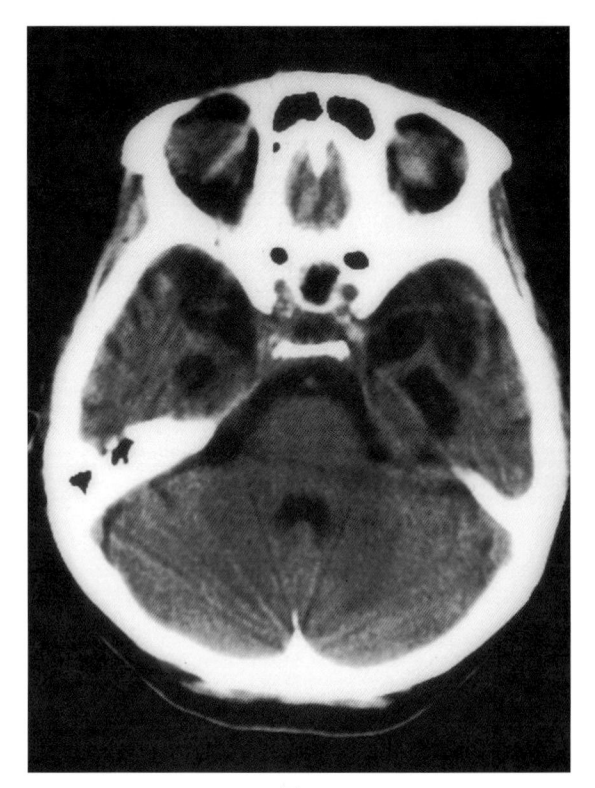

図1

夏頃より、人やモノの名前が言えなくなっていることに夫が気づき、翌年 10 月受診。初診時、時間や場所の見当識に関する質問には答えられたが、夫の仕事を尋ねる質問に、「"主人"って何ですか、"仕事"って何ですか。」と聞き返した。また、目の前に電話が置いてあっても「"電話"はどれですか。」の質問に「"電話"って何ですか。」と言うだけでなく、実物に触れさせても、それが何か説明できず、受話器を持たせても使用法を示せなかった。一方、日常生活では買い物に出掛け、料理もしていた。

頭部 CT 検査では、やや左側優位に、両側側頭葉の下部外側から下部前部および内側部に顕著な萎縮がみられた（図1）。脳波所見は正常範囲であった。

神経心理学的検査所見では、WAIS-R の VIQ63、PIQ80、レイの複雑図形の模写 36/36。また、2 桁どうしの加算、減算、乗算は筆算で可能であった。視覚性遠隔記憶検査[21]では、最近の有名人の少数にのみ正答し、1931 年から 91 年までの社会的出来事と有名人についてはまったく正答できなかった。また、単一物品をしばしば使用できなかった。以上の

表1 意味記憶検査の構成と各課題が問う意味記憶の内容

口頭で答える検査	定義			(呼称)
1 「語」の定義	○			
2 「線画」の定義	○			
3 「線画」の呼称				○

「語」の指示検査	定義	上位概念	属性	(照合)
1 ＜定義＞	○			
2 ＜同じカテゴリーのメンバー＞		○		
3 ＜カテゴリー名＞		○		
4 ＜サブカテゴリー名＞		○		
5 ＜属性＞			○	
6 ＜「線画」＞				○

「線画」の指示検査				
1 ＜定義＞	○			
2 ＜同じカテゴリーのメンバー＞		○		
3 ＜カテゴリー名＞		○		
4 ＜サブカテゴリー名＞		○		
5 ＜属性＞			○	
6 ＜「語」＞				○

○はその課題が問う意味記憶の内容を示し、＜ ＞の中は被験者に呈示する刺激内容を表す。(呼称)と(照合)は直接的には、意味記憶よりも表象に相当する名称や視覚的形態を問うものである。

ように、重度の遠隔記憶障害がみられたが、視覚構成機能は良好で、計算能力は比較的保たれていた。WAIS-R の成績低下や物品の使用障害は課題や課題の説明に用いられる語や材料、あるいは物品が何であるかわからないことによるところが多く、重度の意味記憶障害の存在を示唆する所見と考えられた。

b．意味記憶検査

本例に意味記憶検査[22]を施行した。本検査は口頭で答える検査、「語」を指示（ポインティング）して答える「語」の指示検査、「線画」を指示して答える「線画」の指示検査の3つに大きく分かれている（**表1**）。各検査は被験者に問う意味記憶の内容にしたがい、さらに複数の課題から構成されている。「語」の指示検査と「線画」の指示検査では、被験者は反応カード上の異なる4つの「語」（あるいは「線画」）の中から、刺激内容に対応する「語」（あるいは「線画」）を1つ指示することが求められる。正解となる「語」（「線画」）、すなわち意味記憶を調べる対象

となる具体的概念は代表的なカテゴリーである"動物"、"食べ物"、"乗り物"、"楽器"からそれぞれ4つずつ選択された。

c．意味記憶検査の結果

すべてのカテゴリーにおいて、口頭で答える検査にはほとんど答えられなかった。"動物"カテゴリーをはじめ"食べ物"以外のカテゴリーにおいては、「語」の指示検査にほとんど答えられなかったが、「線画」の指示検査では、上位概念（＜同じカテゴリーのメンバー＞と＜カテゴリー名＞）に対してのみすべて正答した（**表2**）。この結果は、同じ具体的概念を表す異なる表象形式の間において、上位概念の保持（「線画」）/障害（「語」）の乖離が存在することを示している。一方、"食べ物"カテゴリーにおいては、＜「線画」＞との照合を除けば、「語」の指示検査にかなり正答できたが、「線画」の指示検査では、他のカテゴリー同様に上位概念（＜同じカテゴリーのメンバー＞と＜カテゴリー名＞）に対してのみすべて正答した。この結果は、同じ具体的概念を表す異なる

表2 本症例における意味記憶検査の"動物"・"食べ物"カテゴリーの成績

	"動物"				"食べ物"			
	「カンガルー」	「ワシ」	「ヤギ」	「サイ」	「ピーマン」	「カボチャ」	「イチゴ」	「サクランボ」
口頭で答える検査								
1 「語」の定義	×	×	×	×	×	×	○	×
2 「線画」の定義	×	×	×	×	×	×	×	×
3 「線画」の呼称	×	×	×	×	×	×	×	×
「語」の指示検査								
1 <定義>	×	×	×	×	○	○	○	○
2 <同じカテゴリーのメンバー>	×	×	×	×	○	○	×	×
3 <カテゴリー名>	×	×	×	×	○	○	○	○
4 <サブカテゴリー名>	×	×	×	×	○	○	○	○
5 <属性>	×	×	×	×	○	○	○	○
6 <「線画」>	×	×	×	×	×	×	×	×
「線画」の指示検査								
1 <定義>	×	×	×	×	×	×	×	×
2 <同じカテゴリーのメンバー>	○	○	○	○	○	○	○	○
3 <カテゴリー名>	○	○	○	○	○	○	○	○
4 <サブカテゴリー名>	×	×	×	×	×	×	×	×
5 <属性>	×	×	×	×	×	○	×	○
6 <「語」>	×	×	×	×	×	×	×	×

○は正答したことを示し、×は正答しなかったことを示す。課題の番号は表1の中の番号と同じであり、<　>の中はその課題で呈示される刺激内容を表す。

表象形式の間において、定義や属性の保持（「語」）/障害（「線画」）の乖離が存在することを示している。

d．考察

意味記憶検査の所見から、本例には同じ具体的概念を表す異なる表象形式の間において、上位概念の保持（「線画」）/障害（「語」）の乖離（"食べ物"以外のカテゴリー）、定義や属性の保持（「語」）/障害（「線画」）の乖離（"食べ物"カテゴリー）という特異な障害構造が認められた。このような表象形式間の乖離を示す障害構造を意味記憶そのものの障害によって説明することは困難である。この障害構造は言語性表象あるいは視覚性表象と意味記憶そのものとの間に生じたアクセス障害と、それぞれの表象形式に具わる特性の違いにより説明可能であると考えられる。すなわち、"食べ物"以外のカテゴリーにおいて、「語」から意味記憶そのものへのアクセス、「線画」から意味記憶そのものへのアクセスがともに障害されたが、"食べ物"カテゴリーにおいては、「線画」からのアクセスは同様に障害されたものの、「語」からは意味記憶そのものにアクセスされたと考えられる。また、画像はその知覚的特徴によりそれ自体が対象の意味を表す[9]ので、「線画」から上位概念には常にアクセスされたと考えられる。そして、「線画」から上位概念には常にアクセス可能であるということは、このアクセス障害が連合型視覚失認とは異なることを示している。

本例の意味記憶障害は4つのカテゴリーのうち3つのカテゴリーで、言語性と視覚性の両方の表象形式に横断的に出現しているため、一見意味記憶そのものが障害されているかのようにみえる。また、一般に semantic dementia の臨床において、言語性と視覚性の両様式にわたる障害は非常に鮮明で、一見してそれが重度と判断されるため、もはやその対象

に関する知識（言語性および視覚性の表象と意味記憶）がすべて崩壊ないし消失していると考えられやすい。しかし、このような病態は"意味するもの[10]"である言語性表象としての語（語の形態・音韻形あるいは lexicon）や視覚性表象としての画像と、これらにより"意味されるもの[10]"である意味記憶そのものとの間のアクセスが障害されることに因るのであり、意味記憶そのものはまだ十分保たれている可能性に注意が必要である。また、semantic dementia では、意味記憶障害を認めた物品が日常生活では表面上普通に使用されることがあり、このような症候の一部は機械的問題解決や物品に具わる affordance から説明されている[23]。しかし、semantic dementia の意味記憶そのものが保たれている可能性を考えるならば、意味記憶へのアクセスの視点からも検討する必要があるだろう。

文　　献

1) Neisser U.：認知の構図-人間は現実をどのようにとらえるか．Cognition and Reality-Principles and Implications of Cognitive Psychology（古崎　敬，村瀬　旻訳），サイエンス社，1978．
2) Tulving E：Elements of episodic memory, Clarendon Press, 1983．（太田信夫，訳：タルヴィングの記憶理論，教育出版，1985）
3) Collins AM, Quillian MR：Retrieval time from semantic memory, Journal of Verbal Learning and Verbal Behavior, 8：240-247, 1969.
4) Collins AM, Loftus EF：A spreading-activation theory of semantic processing, Psychol Rev, 82：407-428, 1975.
5) McClelland JL, Rumelhart DE：Distributed memory and the representation of general and specific information, J Exp Psychol Gen, 114：159-188, 1985.
6) Warrington EK：The selective impairment of semantic memory, Q J Exp Psychol, 27：635-657, 1975.
7) MacCarthy RA, Warrington EK：Evidence for modality specific meaning systems in the brain, Nature, 334：428-430, 1988.
8) Riddoch MJ, Humphreys GW, Coltheart M, et al.：Semantic systems or system? Neuropsychological evidence re-examined, Cogn Neuropsychol, 5：3-25, 1988.
9) Caramazza A, Hillis AE, Rapp BC, et al.：The multiple semantics hypothesis；Multiple confusions?, Cogn Neuropsychol, 7：161-189, 1990.
10) フェルディナン・ド・ソシュール：一般言語学　第三回講義（1910年—1911年）；エミール・コンスタンタンによる講義記録（相原奈津江，秋津　伶，訳），エディット・パルク，2003．
11) Snowden JS, Goulding PJ, Neary D：Semantic dementia：A form of circumscribed cerebral atrophy, Behav Neurol, 2：167-182, 1989.
12) Diesfeldt, HFA：Progressive decline of semantic memory with preservation of number processing and calculation, Behav Neurol, 6：239-242, 1993.
13) Snowden JS, Neary D, Mann DMA：Fronto-temporal lobar degeneration：Fronto-temporal dementia, progressive aphasia, semantic dementia, Churchill Livingstone, 1996.
14) Snowden JS, Griffiths H, Neary D：Semantic dementia：autobiographical contribution to preservation of meaning, Cogn Neuropsychol, 11：265-288, 1994.
15) Graham KS, Hodges JR：Differentiating the roles of the hippocampal complex and the neocortex in long-term memory storage：evidence from the study of semantic dementia and Alzheimer's disease, Neuropsychology, 11：77-89, 1997.
16) Hodges JR, Patterson K：Nonfluent progressive aphasia and semantic dementia：A comparative neuropsychological study, J Int Neuropsychol Soc, 2：511-524, 1996.
17) 山鳥　重：知・情・意の神経心理学，青灯社，2008．
18) Hodges JR, Garrard P, Patterson K：semantic dementia, pp83-104, PICK'S DISEASE AND PICK-COMPLEX, edited by Kertesz A and Munoz DG, Wiley-Liss, 1998.
19) Hodges JR, Graham KS：A reversal of the temporal gradient for famous person knowledge in semantic dementia：implications for the neural organisation of long-term memory, Neuropsychologia, 36：803-825, 1998.
20) 吉野文浩，加藤元一郎：アルツハイマー型痴呆の意味記憶障害；障害構造の分析と意味痴呆・選択的意味記憶障害例との比較，高次脳機能研究，23：119-129, 2003．
21) 江口洋子，数井裕光，永野啓輔，他：視覚性遠隔記憶検査の作製とその妥当性の検討，神経心理学，12：58-66, 1996．
22) 吉野文浩：アルツハイマー病における意味記憶の障

害構造. 慶應医学, 77：185-199, 2000.
23) Hodges JR, Bozeat S, Lambon Ralph MA, et al.：The role of conceptual knowledge in object use Evidence from semantic dementia. Brain, 123：1913-1925, 2000.

（吉野　文浩・大川原　浩・鹿島　晴雄）

III．注意と認知機能

はじめに

統合失調症の認知機能障害は精神症状とは独立した臨床指標として受け入れられている。認知リハビリテーションの対象として、中間表現型・リスクファクター・早期介入指標として、アドヒアランス向上の介入ポイントとして臨床上の重要性が増している。双極性障害の認知障害については Kraepelin が指摘しなかったこともあって注目されてこなかったが、躁病期・うつ病期・寛解期に関係なく存在することがメタ解析などでも指摘されつつある[1]。双極性障害患者は大うつ病患者に比較して、社会的予後が悪いが、認知機能障害も一因とされる。

注意は学習、記憶および遂行機能やワーキングメモリーの活動を密接に支えている。注意は単一の機能ではなく個別の神経基盤をもつ複数の神経機能であるため包括的な定義は難しい。進化論的にみるとヒトは前頭前野を拡大することで、適応性の高い柔軟で多様性のある行動を獲得してきた。近年の前頭前野の遂行機能、ワーキングメモリー研究の進展で、注意の選択機能が強調されることが多い（**表1**）[2]。

1．注意の分類と要素

広辞苑では「注意」を次のように説明している[3]。
①気をつけること。気をくばること。留意。「―して見る」「細心の―を払う」
②危険などにあわないように用心すること。警戒。「足もとに―する」「子供の飛び出し―」
③相手に向かって、気をつけるように言うこと。「先生から―される」
④〔心〕心の働きを高めるため、特定の対象に選択性・持続性に意識を集中させる状態。

留意（①）とは情報の分析や注意を向ける対象の選択などを指し、前頭前野の遂行機能に対応する。警戒（②）とは脳幹網様体賦活系による大脳全体の覚醒度の上昇（wakefulness・arousal）、注意容量の増大に対応する。③では随意性を指摘している。④は日常的なレベルでの注意の概念である全般性注意の主要な属性である選択性と持続性を指摘している。

医学的な特殊な注意も存在する。半側空間無視では左半側の視・聴空間への注意が障害されるので、方向性注意として全般性注意と区別する。また Prepulse Inhibition（PPI）、P50、Mismatch Negativity（MMN）などで測定される情報処理の過程は前認知的・自動的に進行するのでボトムアップ的注意と呼び、随意的、意図的に作動する注意をトップダウン型注意と呼んで区別する（**表2**）。

表1 注意の定義の例（鹿島、1986）

1．Luria（1973）の目的論的定義	精神活動にとって本質的な要素を選び出すことを保証している要因および精神活動の正確で組織だった遂行のために調整を維持している過程
2．Campbell（1981）の選択機能に注目した定義	意識的・意図的に1つの対象や複雑な体験の1つに心的エネルギーを集中し、他の情動的ないし思考的内容を排除すること
3．Perers（1984）の能動性と受動性に注目した定義	心的活動を1つないしいくつかの対象に能動的に向けたり、心的活動が1つないしいくつかの対象により受動的にひきつけられること
4．Goldberg（1986）の選択機能に注目した定義	脳が環境のある一面に集中するために外来の感覚情報をふるいにかける選択の過程。

表2 注意の分類

1．神経生理学的分類
　　ボトムアップ型注意（自動的注意、「前注意的段階」）
　　トップダウン型注意（随意的注意）
2．神経心理学的分類
　　全般性注意（持続性注意、選択性注意、制御性注意）
　　方向性注意（空間性注意）

2．全般性注意

a．持続性注意とビジランス sustained attention and vigilance

長時間に亘って作業能率を維持する機能を持続性注意という。航空管制業務のようにめったに起こらない大事故を警戒する長時間に亘る緻密な作業に関係する注意を vigilance と呼ぶ。

持続遂行検査 CPT（Continuous Performance Test）、トレイルメイキングテスト TMT-Part A（Ttrail-Making Test-Part A）、文字末梢課題（Letter Cancellation Task）などが代表的な検査である。CPTではモニタに連続して次々に提示される数字群やアルファベット群の中から標的刺激を選ぶ課題であるが、難易度を調整するためにいくつかの変法がある。記憶や知覚などと比較しても、持続性注意は時間変動を受けやすく、長時間の検査中に突然、注意力が低下することがある（lapses）。

DSM-Ⅳ-TR で注意障害が診断基準に記載されているのは、ADHD とせん妄である。ADHD では「課題または遊びで注意を集中し続けることがしばしば困難である」などと持続性注意の障害が記載されている。ADHD 研究の初期には CPT による持続性注意研究が注目されたが、現在では遂行機能とりわけ反応抑制機能が Go/No-Go 課題や Stop Signal 課題で研究されている[4]。

せん妄では覚醒中枢である上行性網様体賦活系の機能障害のため、覚醒レベル arousal と持続性注意の変動が生じる。高齢者の日没現象 sundowning では夕刻から夜間にかけて、注意障害をはじめ認知機能低下、失見当識、徘徊などが起こる。このような日内変動は概日リズム中枢である視交差上核が上行性網様体賦活系を修飾するためとされ、高光照度療法が用いられる。

統合失調症では CPT 障害が、寛解期患者や高リスク児でも見られるので脆弱性指標とされている[5]。双極性障害の躁状態では持続性注意と遂行機能が著明に障害されている。寛解期にはターゲットの誤検出は改善するが検出能力は回復しないとする意見もある[6]がまだ一致をみない。

b．選択性注意 selective attention

脳は外部・内部環境から膨大な情報を受け取っているので、妨害・干渉刺激を捨て、標的刺激に焦点を当てる必要がある（焦点性注意 focused attention）。たとえば混雑したパーティ会場で特定の相手と会話が続けられるのはこのためである。健常者では注意課題で前部帯状回 ACC（Anterior Cingulate Cortex）の局所脳血流が増加し、課題反応の正誤に反応して誘発電位反応 error negativity が発生する。うつ病患者の注意機能低下も、ACC の血流の異常と関連する可能性がある。

1）Stroop Test と ACC

検査には Stroop Test、TMT Part-B、Digit Span（WAIS Ⅲ の数唱問題）などがある。Color-word Stroop Test では、文字色・文字不一致刺激（たとえば青色インクで書かれた「赤」）に対しインクの色を解答させる。文字の読みを答えそうになる習慣的反応を抑制して色の情報に選択性注意を向けることが求められる。fMRI で不一致刺激と一致刺激の差分画像を作ると前部帯状回 ACC が賦活されるので、選択性注意と ACC が関連すると解釈されている[7]。しかし、Stroop 課題には背外側前頭前野の抑制機能の関与も大きく、また計画、選択、エラー検出、行動のプランニングを選択する一連の活動に注目して遂行性注意 executive attention と呼ばれることもある。

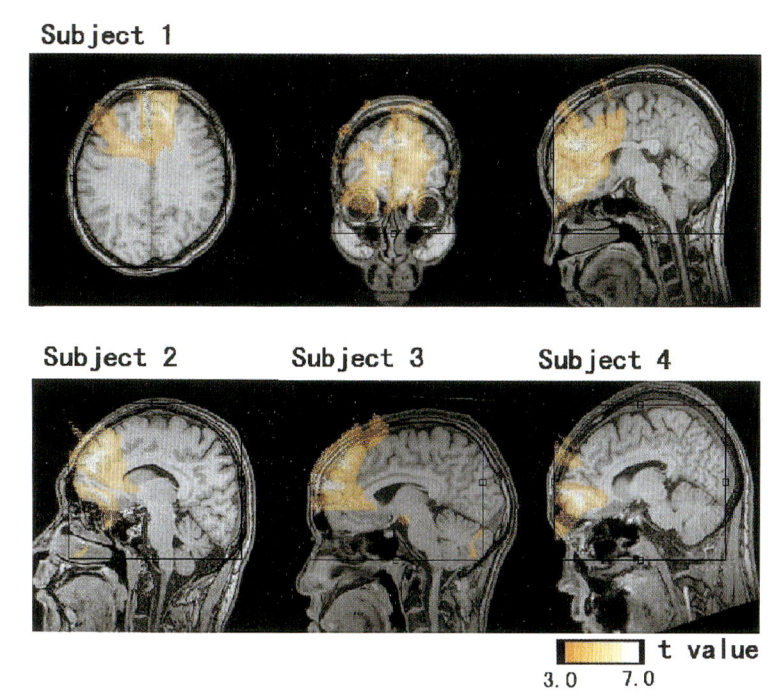

図1 Fmθ波4名の脳磁図・電流密度解析[8]
Fmθ波の電流源が両側前頭前野内側および前部帯状回に推定された。

2）Fmθ波とACC

注意の集中と関連した脳波に Frontal midlineθ ativity（Fmθ）波がある。Fmθ波は前頭正中部の高振幅の律動性θ波で、クレペリン課題や編み物のような単純な繰り返し課題で誘発される。被検者は「作業に熱中し周囲の物音などが聞こえていなかった」と内省を報告する。この状態は持続性注意と選択性注意が相互補完的に成立していることを示している。Fmθ波は前頭前野内側・ACC（図1）に発生源を持つが[8,9]、これらの領域における律動性θ波がなぜ注意の持続と選択に必要なのか解明が残されている。動物の海馬θ波との類似から記憶のエンコーディングとの関連が議論されることがあるが[10]、編み物課題は記憶よりワーキングメモリーとの関連がまだしも強い。

3）転換性感覚障害とACC

転換性感覚障害の患者は痛覚刺激に反応しないので注意の障害と考えることができる。侵害刺激に対する fMRI 研究によると第一次感覚野が賦活されずACC（吻側と膝部）が賦活されるので、ACC が感覚野への情報伝達を抑制している可能性がある（図2)[11]。本来は最優先で処理されるはずの侵害刺激が逆に強い抑制を受ける。転換性障害について精神分析は圧倒的な侵害体験に慢性的に暴露された結果の病的な適応戦略と説明する。情動系と前頭前野を繋ぐ ACC の注意障害として転換性障害が説明可能になろうとしている[12]。

c．注意の制御機能と遂行機能　control attention and executive control

注意の制御機能には転換性 alternation/switching/shifting attention、分配性 divided attention がある。転換性注意の検査には TMT-part B が使われる。1から12までの数字とAからLまでの文字が混在した紙面で、1-A-2-B-と順に結んでいく。分配性注意の検査には PASAT（Paced Auditory Serial Addition Task）が使われる。聴覚的に与えられる数字列「6─3─5─6─」に対して、「6＋3＝9、3＋5＝8、・・・」と答える。この例では「3」を保持しながら加算作業も行う。

1）制御性注意と遂行機能

制御性注意はワーキングメモリー（作動記憶）や

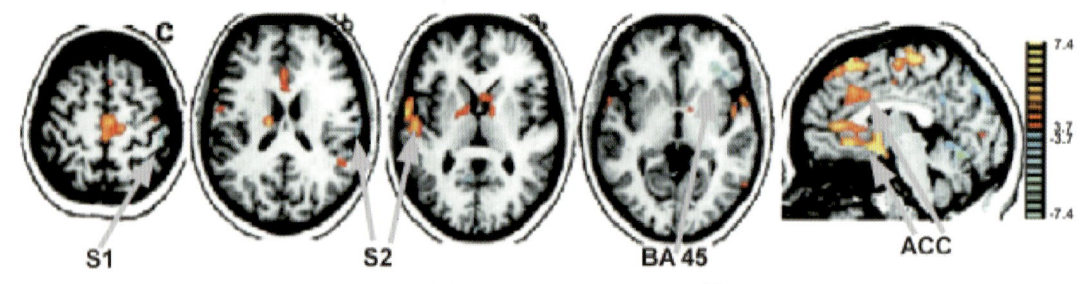

図2 転換性感覚障害4名のfMRI[11]

健常者ではいずれかの四肢への感覚・痛覚刺激で、対側の第一次・二次感覚野、前頭前野、腹外側前頭前野（Broadman 44/45）、頭頂葉、視床、前部帯状回の後方が賦活される。転換性感覚障害患者のいずれかの四肢への刺激ではこれらの領域が賦活されず、前部帯状回の吻側・膝部が賦活された。

表3 遂行機能が必要とされる状況（Norman and Shallice, 1989）

1. 計画し決定する（自宅から目的地までの行き方を決める）
2. 誤りに気づき対策を立てる（正解できなかった試験問題の見直し）
3. 不慣れな、あるいは初めての対応（未知の語学の習得）
4. 難しい運動反応
5. 習熟し習慣化された反応を抑えて新しい反応をする

遂行機能など前頭前野機能と強く結びついている。ワーキングメモリーは短期記憶と混同されるが、情報の長期記憶への移行を前提としない一時的な保持と操作のための機能である。数字列の逆唱やn-back課題がその例である。遂行機能の典型的5例を、NormanとShalliceが列挙しているが、いずれも注意機能と密接不可分である（表3）[13]。

遂行機能の検査としてはWCST（Wisconsin Card Sorting Test）、Stroop test、Go/No-Go Testがある。WCSTは認知の構えに対する転換性注意 attentional set shifting をみるもので保続と関係する（表3-2）。統合失調症患者ではWCSTの成績が低下する。Stroop Test、Go/No-Go Test は反応選択性注意をみるもので、自動的（衝動的）反応の抑制が要求される（表3-5）。躁状態患者のGo/No-Go TestのfMRI研究では抑制機能を持つ右の外側眼窩前頭前野（Brodmann area 47）の賦活が低く[14]、脱抑制や意思決定の失敗の多さなどと関連する。

2）抑制と背外側前頭前野と前頭前野眼窩面

脳の進化は社会脳の獲得に向けた脳の変化であったともいえる。社会脳を支える重要な機能の1つが抑制機能で、それによって行動の選択肢が増え適応性が増した。知的処理の抑制を背外側前頭前野が、情動の抑制を前頭前野眼窩面皮質と前頭前野内側面が担っている。

背外側前頭前野の障害では、保続と持続性注意の障害に加えて抽象化能力・記憶再生能力など認知機能が全般的に障害される。WCSTでは変換が強く障害され、分類規則の変更に対応できず前の規則に固執する。動物実験では前頭葉の損傷で遅延交代テストができなくなる。動物に2ヵ所の一方に餌があることを見せておき、一定時間待つことを学習させる。しかし脳損傷動物で多くみられる障害が一定時間待つこと（抑制）ができず直ちに行動する。

19世紀中頃の米国人Phineas Gageの事例では、前頭葉の眼窩面皮質と前頭前野内側面を事故で鉄棒が貫通した結果、人格変化を来たし攻撃的で、非理性的な行動が目立つようになった。ネコで前頭葉眼窩面皮質あるいは前頭葉内側面を刺激すると捕食攻撃や防御的怒りなど視床下部由来の行動や、自然条件下での攻撃行動が強く抑制される。視床背内側核や視床正中核の破壊でも前頭前野の抑制機能が阻止されるので、視床のこれらの核が、前頭前野と視床

表4　ボトムアップ的注意の生理学的指標

1．Prepulse inhibition（PPI）
　刺激音の30-200 ms前に弱い先行刺激音を聞かすと、刺激音に対する驚愕反応が抑制される。統合失調症患者、親族、前駆期（At-risk mental state）患者、統合失調型人格障害で障害が見られるので中間表現型の可能性が高い。抗精神病薬はげっ歯類でPPI障害を改善するので統合失調症の新薬開発のスタンダード指標として注目されている。

2．P50
　同じ刺激音を500 ms程度前後させて2回与えると、2回目の音に対する聴覚誘発電位の潜時50 msの陽性波の振幅が抑制されるが、統合失調症患者ではこの抑制が減弱する。

3．Mismatch negativity（MMN）
　刺激音の周波数は持続時間を変化させたものを混入させると、ミスマッチ（不一致）が自動的に検出され聴覚誘発電位の振幅の増大が起こる。統合失調症ではMNN振幅の増大が抑えられる。

下部を結んでいるとされる。

3．ボトムアップ的注意

　統合失調症の視床フィルタ障害仮説（"gating deficit"）では感覚情報が大脳皮質に過剰に到達するために認知機能障害、精神症状、社会機能障害を来たすと考える。PPI、P50、MMNなどの前認知的活動も視床と関係しないがフィルター機能として作用し、過剰な情報から大脳皮質を保護していると考えられている（**表4**）。

　PPI、P50、MMNと精神症状や認知機能との関連が期待されるが、肯定する報告は少数である。P50とCPT（注意の持続）・WCST（注意の制御機能）との関連が報告されているが、PPI、MMNについては十分な報告が少ない。精神症状の重症度との関連についてはいずれの指標も報告がない。社会機能についてはMMNが関連するとする報告もある。

　PPIの抑制機能は前頭前野が腹側淡蒼球を介し、脳幹レベルでの聴覚驚愕反射に抑制を掛けると考えられている（cortico-striato-pallido-pontineモデル）。そこでPPIと前頭葉との関連が検討された。統合失調症患者で背側外側前頭前野、前頭葉、前頭前野眼窩・内側領域の灰白質体積とPPIの相関が示されている[15]。認知機能と関連するCatechol O-methyltransferase（COMT）Val158Met多型ではMet/Met群よりVal/Met群でPPI障害が強い[16]。治療薬へのPPIの反応性についてはクロザピンでは肯定的な結果が報告されている[17]が、その他の抗精神病薬については賛否両論がある。このようにPPIと前頭前野や認知機能を結ぶいくつかの可能性が示されている。

4．右側（非優位側）頭頂葉

　半側空間無視の責任病巣は右頭頂葉とされる。サルの右下頭頂小葉の単一細胞記録によると、強く発火が起こるのは、強い興味を引く刺激が提示されたとき、空間の特定の位置に現れる刺激に注意しているとき、運動実行とは関連せず反応を強く準備しているときなどで、注意や動機付けによって反応強度が変化する。

　右頭頂部は空間的な注意反応を担うが、これを修飾するものとして帯状回からの動機付け情報、辺縁系からの記憶、情動、価値評価などの情報、そしてRASから覚醒レベルの調整を受けている。

5．注意を担う神経基盤

　注意機能に関係する主要な神経基盤として、上行性網様体賦活系、視床・線条体、前頭葉、背外側前頭前野、前頭眼野、前部帯状回に加えて、頭頂葉がある。上行性網様体賦活系が皮質の覚醒度を、「留意」から「警戒」の間で調整する。新皮質は分析的な情報処理や、注意の対象を決定する。前頭前野が遂行機能とともに制御性注意と持続性注意を、帯状回が選択性注意を、頭頂葉は注意の選択や切り替え

表5 注意と遂行機能の検査と関連領域

機能	検査	領域
注意		
持続性注意	Continuous Performance Test	（右）前頭葉
選択性注意	Stroop Test	前部帯状回
制御性注意	Trail Making Test-Part B	前頭葉
遂行機能		
ワーキングメモリ	N-back	背外側前頭前野
Attentional set shifting	Wisconsin Card Sorting Test	背外側前頭前野

(attentional shift) を担う (**表5**)[18]。

「注意を集中する」という体験の随意性がどのように成立するのか解答をわれわれは持たない。注意が局在する特別の領域は存在しないので、注意を発動する「ホムンクルス」を脳内に想定するのは現実的でない。機能画像研究によると注意が必要とされる課題では前頭前野、頭頂連合野に加え第二次感覚野が、課題の提示される前から賦活される。色彩課題であれば前頭前野からV4に到る経路が、動き課題であればV5が賦活される。このような前頭前野から第二次感覚野に向かうトップダウンの働きが、随意性の成立と関係している可能性がある。中枢神経系の情報の伝達を定量化する技術の開発が期待される。

まとめ

認知機能障害は発症前から存在する一方で、エピソードを繰り返すたびに悪化する可能性が、統合失調症、精神病性躁病エピソードなどで指摘されている。認知機能の低下がアドヒアランスを低下させ再発リスクを高めるという悪循環を形成する。認知機能を考慮した新しい治療技法と、神経保護作用のある薬物の普及を期待したい。

文　献

1) Goodwin FK, Jamison KR.：Neuropsychology, in Manic-Depressive Illness：Bipolar Disorders and Recurrent Depression. 2nd edition. New York, Oxford University Press, pp273-322, 2007.
2) 鹿島晴雄，他：注意障害と前頭葉障害，神経研究の進歩，30；847-858, 1986.
3) 広辞苑，第六版，DVD-ROM版，新村出編，岩波書店, 2008.
4) Kebir O, Tabbane K, Sengupta S, et al.：Candidate genes and neuropsychological phenotypes in children with ADHD：review of association studies. J Psychiatry Neurosci. 34：88-101, 2009.
5) Clark L, Goodwin GM.：Attention State- and trait-related deficits in sustained attention in bipolar disorder. Eur Arch Psychiatry Clin Neurosci. 254：61-68, 2004.
6) Gur RE, Calkins ME, Gur RC, et al.：The Consortium on the Genetics of Schizophrenia：neurocognitive endophenotypes. Schizophr Bull. 33：49-68, 2007.
7) Bush G, Luu P, Posner MI.：Cognitive and emotional influences in anterior cingulate cortex. Trends Cogn Sci. 4：215-222, 2000.
8) Ishii R, Shinosaki K, Ukai S, et al.：Medial prefrontal cortex generates frontal midline theta rhythm. Neuroreport. 10：675-679, 1999.
9) 篠崎和弘，石井良平，鵜飼聡，他：脳磁図による皮質活動の可視化，Fmθ波の電流源からみた注意機能．板倉徹編著　大脳皮質感覚領野　神経科学の基礎と臨床 X．pp. 47-55，ブレーン出版，東京，2002.
10) Mitchell DJ, McNaughton N, Flanagan D, et al.：Frontal-midline theta from the perspective of hippocampal "theta". Prog Neurobiol. 86：156-185, 2008.
11) Mailis-Gagnon A, Giannoylis I, Downar J, et al.：Altered central somatosensory processing in chronic pain patients with "hysterical" anesthesia. Neurology. 60：1501-1507, 2003.
12) 篠崎和弘：転換性障害の生物学的背景．精神医学対話松下正明，加藤敏，神庭重信（編）　弘文堂，東京，653-664, 2008.
13) Norman DA, Shallice T.：Attention to action：willed and automatic control of behavior, In

Davidson RJ, Schwarts GE, Shapiro D. (Eds), Consciousness and Self-Regulation. New York, Plenum, pp1-18, 1986.
14) Altshuler LL, Bookheimer SY, Townsend J, et al.：Blunted activation in orbitofrontal cortex during mania：a functional magnetic resonance imaging study. Biol Psychiatry. 58：763-769, 2005.
15) Kumari V, Fannon D, Geyer MA, et al.：Cortical grey matter volume and sensorimotor gating in schizophrenia. Cortex. 44：1206-1214, 2008.
16) Quednow BB, Schmechtig A, Ettinger U, et al.：Sensorimotor Gating Depends on Polymorphisms of the Serotonin-2A Receptor and Catechol-O-Methyltransferase, but Not on Neuregulin-1 Arg38Gln Genotype：A Replication Study. Biol Psychiatry. 2009 Jun 20.［Epub ahead of print］
17) Kumari V, Sharma T.：Effects of typical and atypical antipsychotics on prepulse inhibition in schizophrenia：a critical evaluation of current evidence and directions for future research. Psychopharmacology. 162：97-101, 2002.
18) Clark L, Phil. D, Goodwin G.：Attentional and executive functioning in bipolar disorder. In Goldberg JF. and Burdick KE. (Eds), Cognitive dysfunction in bipolar disorder：A guide for clinicians. American psychiatry publishing, pp23-47, 2008.

総　　説
1) 坂井克之，心の脳科学，中公新書，2008.
2) 専門医のための精神科臨床リュミエール，10巻，注意障害，加藤元一郎，鹿島晴雄編集，中山書店，2008.
3) Cohen RA. Salloway S. and Sweet LH.：Neuropschiatric aspects of disorder of attention. In Yudofsky SC. Hales RE. (Eds), The American Psychiatric Publishing Textbook of Neuropsychiatry and Behavioral Neurosciences. pp405-443, 2008.

〔篠崎　和弘〕

IV. 知覚と認知（視覚失認について）

失認とは、対象物の認知が、ある1つの感覚を介してのみ障害されることを言う。前提として、その感覚そのものには異常がなく、知能低下、意識障害、失語などの要因によるものではないことが必要となる[1]。失認には、視覚失認、聴覚失認、触覚失認などが認められるが、本稿では、視覚失認について、最近の知見もふまえ述べていく。

1. 視覚失認──統覚型と連合型

視覚失認とは、視力など要素的な視覚は正常であるのにもかかわらず、見えているものの認知ができない、つまり「見えるのにわからない」という病態である。ただし、聴覚・触覚など他の感覚を介せば認知が可能であることが必要である。

一般には、視覚失認は統覚型視覚失認（apperceptive visual agnosia）と連合型視覚失認（associative visual agnosia）の2つに分類される。この背景には、統覚・連合の二分法＝視覚認知の階層構造、すなわち第一段階として知覚の統合（統覚）が成立し、第二段階としてその知覚と意味との連合が成立するという構造の存在が暗黙のうちに仮定されている。

統覚型視覚失認は、知覚を形態に統合する段階の障害である。すなわち、物の模写をすることが不可能である。

連合型視覚失認は、物の模写は可能だが、模写した物が何であるかわからない。したがって、形態を意味と連合する段階の障害と解される。

この分類は1890年にLissauerによって提唱されたもので、臨床的というよりむしろ当時の知覚理論に基づいた失認論であった[2]。実際には症例が少ないことなどにより、視覚失認という病態の存在自体が疑問視されていたこともあったが、Bensonらの統覚型の報告、Rubensらの連合型の報告のような典型例が提示されるに至って、Lissauerの古典的理論は広く受け入れられるところとなっている。この古典的な失認論が拠って立つのは、網膜からの情報が中枢に伝達されるという図式で、いわば＜直列・一方向性＞と呼ぶことができる。

次に統覚型視覚失認および連合型視覚失認について補足的な説明をしていく。

a. 統覚型視覚失認（Apperceptive visual agnosia）

統覚型視覚失認の典型例はBensonとGreenbergによって報告されたものである（図1）[3]。症例は、25歳軍人で一酸化炭素中毒の回復期。物品、絵、文字、数字、図形の呼称ができなくなったが、聴覚、触覚をつかえば可能であった。一方、光の強度、対象の大きさ、色、方向などは区別できた。しかし図1に示すように、対象を全く模写することができず、また、マッチング、弁別などもできなかった（図2）。この症例のように要素的な視覚は保たれているにもかかわらず、知覚を形態に統合する段階の障害によって、模写ができなくなると説明されるのが、統覚型失認である。

統覚型視覚失認の患者は描画よりも実物や、対象物が動いている方が認知し易いが、色、大きさなどの、形態以外の特徴に基づいている可能性が示唆される[5]。また、患者は対象物を指や手でなぞることで認識することがある。しかし無関係な線や部分があると、戸惑い、正しく認識できなくなる。

その結果、非連続的な線で書かれた刺激対象は読むことができず、例えばTHISという文字のTの右上、Hの左下の線を部分的に消すと、連続した線の部分のみが処理され、常に7415と読まれる症例が報告されている[5,6]。

統覚型視覚失認はBensonらの報告を含め、一酸化炭素中毒に多く見られ、後頭葉を中心とするびまん性の領域が障害されている。

b. 連合型視覚失認（Associative visual agnosia）

連合型視覚失認では、統覚型とは異なり、対象の模写は良好である。また、形、大きさ、位置、刺激

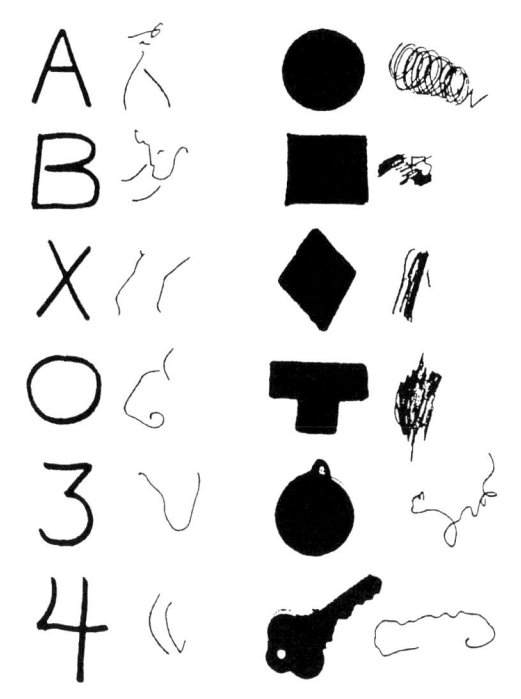

図1 統覚型視覚失認例の模写（文献3より引用）

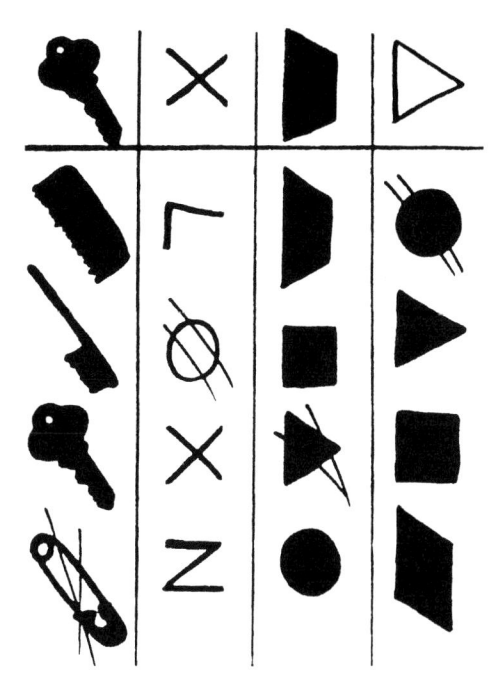

図2 統覚型視覚失認例のマッチング（文献3より引用）

の数などを述べることもでき、マッチングも可能である。しかし、呼称はできず、使用法の説明もできない。つまり、知覚を統合（統覚）する段階までは成立しているが、形態を意味と連合することができない。統覚型と同じく、聴覚、触覚を使用すると認知可能となる。代表例の、Rubens らの症例は、47歳、医師で、脳血管障害と思われる昏睡からの回復期で、模写は可能であったが、模写をした後でもそれが何であるかわからなかった（図3）[4]。例えば、図3左下の鳥の例では、模写後も認知できず、「切り株では？」と述べている。

連合型視覚失認は典型的には、両側後頭側頭部の障害によって生じる。

2．統合型視覚失認（Integrative Visual Agnosia）

視覚認知の階層構造の存在を認めるとしても、統覚・連合と二分してしまうのはあまりに事態を単純化しすぎているように思える。

統覚から連合に至るまでにはいくつかの細分化できる段階があると考える方が自然である。神経生理学の知見は、低次から高次の中枢に向かうに従って、細胞の情報処理の質と量が細かく変化していくことを示している。このことを明確化したのが、Humphreys & Riddoch の提唱した統合型視覚失認（Integrative Visual Agnosia）である[7,8]。Humphreys & Riddoch によれば、視覚認知は段階を経て成立する。すなわち、まず外界の局所的要素（端など）がインプットされ、さらにそれらの相互関係、全体像などが順次把握され、最終的に記憶心像と照合されて視覚認知が成立する。ひとことで言えば要素的知覚の全体としての像への統合 integration であり、この過程の障害により統合型視覚失認が生ずるというのが Humphreys & Riddoch の主張である。実例として彼らが記載している症例 HJA は、模写は可能だがその描き方は部分を単に加えていくという方法で、全体像をまったくとらえておらず、またキメラ図（ろうそくにドアノブが付けられたような図。部分的には正しいが全体としては矛盾がある）を見せると矛盾に気づかない傾向があるが、同じ図をシルエットとして見せるとその傾向が弱まるなどの特徴を有していた。これらはいずれも部分を

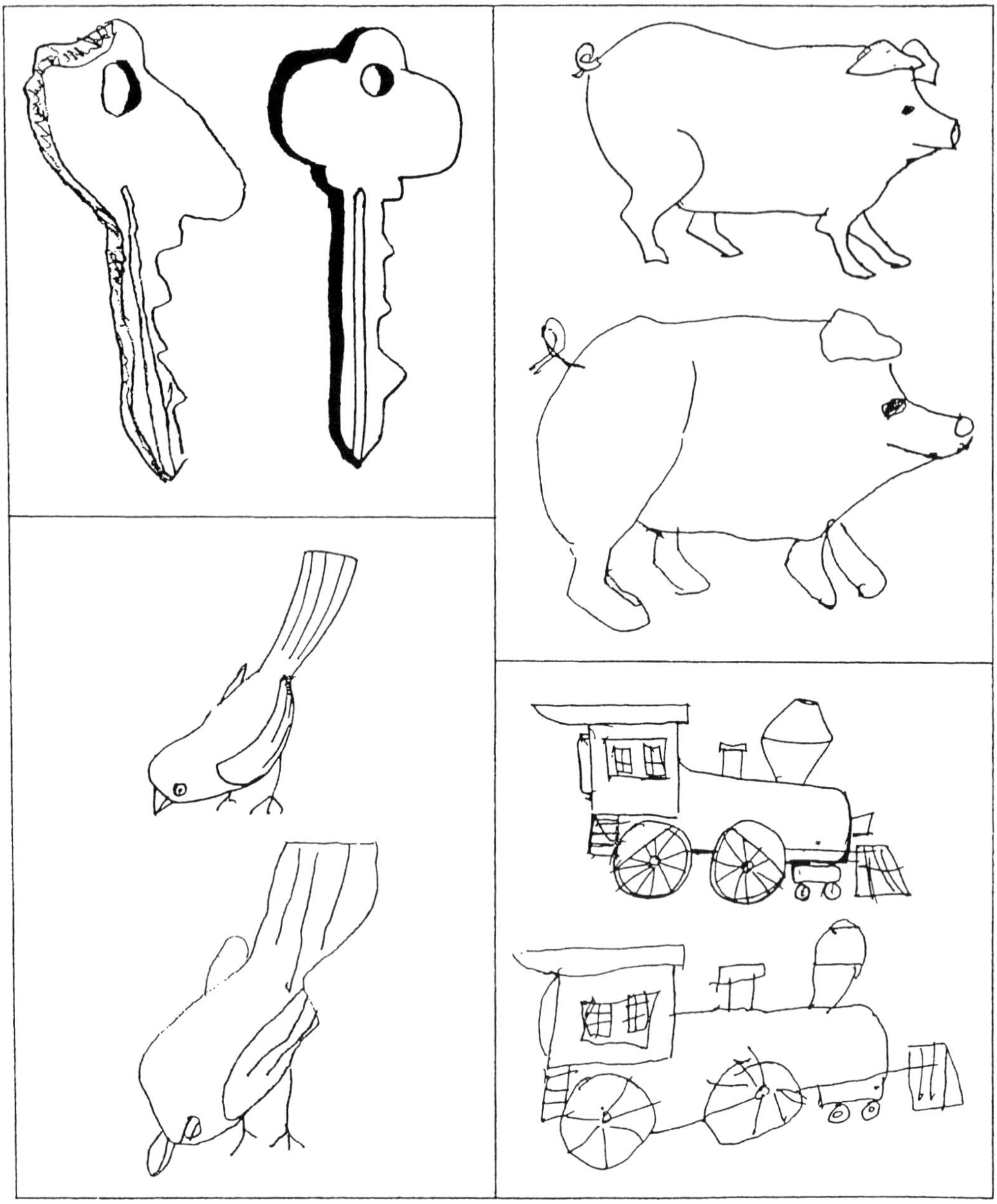

図3 連合型視覚失認例の模写（文献4より引用）

全体に統合することの障害（キメラ図の例は、部分の細かい情報が有効に利用できないことを示す）を反映していると説明されていた。これは、視覚認知の図式としては、前項の二段階の図式をデジタルと表現すれば、＜直列・一方向性・アナログ＞であると言えよう。

一方、Farah は従来の統覚型視覚失認は、様々な視覚処理の障害によるものを含んでいると考え、狭義の統覚型失認といえる Visual form agnosia と同時失認（背側型、腹側型）に分類している[9)10)]。Visual form agnosia は、Benson によって代表される、従来の統覚型視覚失認と同義であるが、Farah の同時失認は本来の Wolpert の意味するところと異なり、その概念について近年混乱が生じている。

そこで、同時失認については、Wolpert、Farah の説を別々に説明していく。

3．同時失認（Simultanagnosia）

a．Wolpert の同時失認

同時失認の意味するところは本来、Wolpert が提唱したものであり、統合型視覚失認に類似した概念である。Wolpert による、同時失認は、部分の認知は良好であるのにもかかわらず、全体を同時に把握することが困難な病態である[12]。ただし一般には同時失認と言われるのは、物体の認知ではなく、状況図の認知の困難な状態である。しばしば挙げられる例は Binet-Botertag のいわゆる「雪つぶての絵」である。この絵は、割れたガラス窓の前で、子供 A が大人に叱責されており、陰に別の子供 B が雪つぶてを持って隠れているという情景である。当然ガラスを割ったのは子供 B であり、A はぬれぎぬを着せられているというのが自然な解釈であるが、同時失認では、それぞれの人物や割れたガラスなどの認知は可能であるのにもかかわらず、絵全体が示す状況の認知が不可能になる。こうした症状が認知障害なのか、あるいは思考障害なのかという議論はさておき、個々の物体の認知は正常であることから、通常は同時失認は視覚失認とは別のものであるとされている。このように、同時失認でいうところの「部分」とは、状況図を構成する個々の物体のことを指している。

しかし、状況図の「部分」と、単一の物体の「部分」とは、視覚認知上それほどはっきりと区別できるものであろうか。実際には視覚失認とは明確に一線を画する同時失認という病態が存在するのかもしれないが、両者の移行型が存在することは確かであり、そうした例の症状分析がきわめて重要であると考えられる。特に、統合型視覚失認の概念の登場によって、同時失認との関係は避けては通れない問題として再浮上したように思える。なお同時失認については、大東の文献に詳しい[11,13]。

次に、部分と全体をめぐる問題について検討しておく。臨床で視覚失認の患者に接すると、認知できない物体や画像に対して、部分の認知に基づいて言語的に全体の認知にアプローチしようとする様子が

しばしば観察される。これは現象としては確かに部分はわかるが全体はわからないと表現でき、統合の障害と言われれば納得できないこともない。

しかし、こうした解釈に対しては、むしろ反論の方が多い。まず第一に、理論的に考えても、部分の情報の処理を重ねるだけでは、全体像への方向性を持った統合は不可能である。

また、われわれが自らの視覚体験を内省してみた場合でも、決して部分の認知を先に行い、これを順次統合しているとは到底思えない。認知はある瞬間に成立している。という言い方が内省的にすぎるとしても、少なくともあらゆる部分を認知してから統合するという形をとっていないことは確かである。細部まで認知しなくても全体は把握できる。部分のうちでも、重要なもの以外は最初の段階では無視されているのである。

b．Farah の同時失認

一方、Farah は統覚型視覚失認（visual form agnosia）と混同されやすいものとして、同時失認を背側型同時失認と腹側型同時失認に二分して論じている[9,10]。それぞれの概略を述べると。

背側型同時失認では、一度に複数の対象をみることができない。統覚型視覚失認との違いは、注意が向けられた場合には、すばやく対象を認識し、同定可能であり1つの対象物に対しては、より細かい内容を把握可能な点である。この背側型同時失認は、Bálint 症状群の視覚性注意障害とほぼ同義であり、障害部位は両側頭頂葉から後頭葉上部である。

腹側型同時失認では、一度に複数の対象をみることはできる点で背側型とは異なるが、認知することはできない。つまり、対象物全体を見ることはできるが、一定時間にみる対象物が限られている。そのため、複雑な情景を見渡すときには、ゆっくりとした部分部分の描写になる。要因として、複数の対象の知覚処理速度が低下していることと関連が深い可能性も指摘されている。障害部位としては側頭後頭葉底部に多い。

おわりに

冒頭に、「見えるのにわからない」のが視覚失認の定義であると述べた。脳損傷では、「見えないのにわかる」という、一見パラドキシカルな現象が観察

されることがある。これはしばしば「implicit」な認知と表現されるが、そのメカニズムとして背側・腹側の並列経路を援用することができる。

　視覚に背側・腹側の2つの経路が存在することに疑問の余地はない。しかしこのことは、それ以外の並列経路が存在する可能性を否定するものではない。視覚失認の症例は、記載不十分、あるいは検査項目や方法が報告によってまちまちであるため相互比較ができないことがしばしば指摘される。記載や検査方法は、症状の背後に想定されるメカニズムに基づくものであり、したがって視覚認知の理論に影響されることは避けられない。Lissaureの時代の＜直列・一方向性＞から、いわば＜並列・二方向性＞に理論が発展した現在、従来の記載や検査もこの経路を想定して見直す必要がある。たとえば、知覚の検査としての模写とマッチングを同じ次元で考えることはできそうにない。前者には運動の要素があるが後者にはない。視覚認知理論の発展により、視覚失認の検査とその解釈には見直しが要求されている。

文　　献

1) Frederiks JAM：The agnosias；Disorders of perceptual recognition. Handbook of Clinical Neurology, North Holland Publishing Company, 4：35-39, 1969.
2) Lissauer H：Ein Fall von Seelenblindheit nebst einem Beitrage zur Theorie derselben, Archiv Psychiat Nerverkrankh., 21, 222-270, 1890.（翻訳　波多野和夫，浜中淑彦，精神医学，24：93-106, 319-325, 433-444, 1982）
3) Benson DF, Greenberg JP：Visual form agnosia；a specific defect in visual discrimination, Arch Neurol, 20：82-89, 1969.
4) Rubens AB, Benson DF：Associative visual agnosia, Arvh Neurol, 24, 305-316, 1971.
5) Devinsky O, Farah MJ, Barr WB：Visual agnosia, Hundbook of Clinical Neurology, 88：417-427, 2008.
6) Landis T, Graves R, Benson DF, et al.：Visual recognition through kinaesthetic mediation. Psychol Med, 12：515-531, 1982.
7) Humphreys GW, Riddoch MJ：To see but not to see；A case study of visual agnosia, Lawrence Erlbaum Associates, 1987.（河内十郎，能智正博訳：見えているのに見えてない？，新曜社，1992）
8) Humphreys GW：Integrarive agnosia. Case studies in neuropsychology of vision, Psychology Press, 41-58, 1999.
9) Farah MJ：Visual agnosia；Disorders of object recognition and what they tell us about normal vision, MIT Press, 1990.（河内十郎，福沢一吉訳：視覚失認─認知の障害から健常な知覚を考える─，新興医学出版社，1996）
10) Farah MJ. Visual agnosia 2nd edition, MIT press/Bradford Books, 2004.
11) 大東祥孝：同時失認をどう捉えるか，認知リハビリテーション 2000, 19-28, 2000.
12) Wolpert I：Die Simultanagnosie；Störung der Gesamtauffassung, Z. gesamte Neurol. Psychiat., 93, 397-415, 1924.（池村義明　訳，同時失認，神経心理学の源流　失行扁　失認扁，創造出版, 443-460, 2002）
13) 大東祥孝：他者理解の神経心理学，神経心理学，22：2-10, 2006.

〈坂村　雄・加藤元一郎〉

V. 言語と認知機能

はじめに

本稿では認知機能の一構成要素である言語機能に対して、他の認知機能低下がどのような影響を及ぼしているのかについて述べる。まず、全般的認知機能低下や右半球損傷後のコミュニケーション障害の特徴と失語症との差異について概観し、最後に認知症性変性疾患に伴う失語症の質的特徴とサブタイプ、そして脳血管障害で観察される失語症との質的差異について言及する。

1. 全般的精神機能低下による言語症状と失語症者との相違

a. 意識障害

覚醒度の低下を生じることにより、他者と持続的に言語的コミュニケーションを行うことができず、質問に対して適切な応答が得られなかったり、言語的了解に誤りを生じたりする。検者の声かけに注意を向けられなかったり、あるいは再三の声かけによってようやく反応するものの、浮動性が大きい。質問に対する応答はしばしば不適切で支離滅裂である一方、文法構造それ自体は良好に保たれているのが普通である。また、見当識障害に起因すると思われる語選択の誤りはしばしばみられても、失語症者で観察される音韻性/意味性錯語はみられない。

また、言語的了解の誤りについても、覚醒が不十分なため質問内容を的確に把持しきれていないことや、全般的注意の低下や見当識障害で説明可能な誤りである。ベッドサイドにおけるスクリーニング検査での簡単な従命の誤り（例：窓を指差してください→無反応、時計はどれですか→無反応）についても同様である。

さらに、従命で誤りをきたした物品の呼称が一般に良好であることも意識障害の症例の特徴である。意識障害を呈する症例では、窓や時計といった語彙そのものが障害されているのではなく、課題に十分注意がひきつけられるか否かが問題である。すなわち、この群の症例におけるコミュニケーション障害は、言語機能それ自体の障害ではなく、注意や覚醒の障害に起因するものと考えられる。したがって、意識障害の改善に伴いコミュニケーション障害も自然経過で消退してゆくのが普通である。

b. 非失語性呼称障害

Weinstein（1952）[20]は意識障害からの回復過程において一過性に出現する錯語様症状を非失語性呼称障害 nonaphasic misnaming と命名している。また、Luria（1977）[6]も左視床病変で"extraneous paraphasia（無関連錯語）"が生じるという理由で、これを"quasi-aphasia"と命名している。このような症例では重篤な理解障害を伴わず、自発話における文法形態も保たれていながらも、呼称課題では無関連錯語や語新作、保続、出まかせ的反応を呈することが知られている[7]。

通常の失語症では、正しい語を見つけようとし、音の正しい組み合わせの選択をし、語の構造の分析を行おうとする（Luria, 1977）[6]が、非失語性呼称障害では単語が精製されておらず、患者は自己の言語表現の誤りに気づいていない（Weinstein, 1952）[20]。また、多くの失語症者が喚語困難の際よどみやためらいがみられるのとは対照的に、これらの症例では躊躇なく誤答が産生されるのも特徴的であると思われる。

筆者らの経験した 65 歳女性の症例も、左視床出血後に帽子を「ゴーフル」、絵馬を「レモン」といった無関連錯語を頻発したが、自らの発話の誤りには無頓着であり、自己修正はまったくみられなかった。しかし、SLTA の「口頭命令」「書字命令」や Token Test はいずれもほぼ満点であり、非語復唱も良好で音韻障害は明らかでなく、書字も鏡映文字が時折出現するものの文レベルが可能で、前述の呼称障害の原因を失語症のみに帰することは困難であると考えられた。

言語症状以外にこのような症例で共通する特徴として、失見当、作話、疾病否認、多幸その他の全般

的精神症状を伴うことが挙げられる（鹿島ら，1984）[4]。病巣としては右半球皮質下血腫での報告（森ら，1982）[11]、左半球病変での報告（東谷ら，1986；林ら，2003）[2)1)]の報告もみられるが、一般に意識障害からの回復期にみられることが多いことから、両側性全般性脳機能障害との関連が重視されている（鹿島ら，1984）[4]。

なお、このような症例においては疾病否認的態度が重要であると考えられ、疾病や医療に関する質問で語新作やjargonが出現しやすいことも指摘されている（Weinstein, 1966）[20]。しかし、上述の自験例では必ずしもそうではなかった。また、文献例でもそのような対象選択性が明らかではない報告がいくつかある（東谷ら，1986；林ら，2003）[2)1)]。

c．認知症

本項では失語症を伴わない認知症のコミュニケーションの特徴について述べることとし、認知症に伴う失語症については3．認知症変性疾患に伴う失語症の項で後述することにする。

この群の症例では発動性低下や易疲労性により発話量が減少し、自ら自発的に話すことが少なくなる。また、問いかけに対しての応答も非常に緩慢で少なく、時に無反応になることさえある。さらに、日時、場所についての失見当や体験記憶の障害などにより応答に誤りがみられたり、全般的に散漫でまとまりを欠くことが多い。一方、自身にとって関心のある話題や記憶に残っている内容についての問いには正確に答え、とたんに反応が速くなることも珍しくない。

失語症を伴わない認知症症例においても、呼称課題、文理解課題など、各種言語課題の成績で低下を示すことは稀ではない。しかし、呼称課題については音韻性錯語や新造語が出現することは通常みられず、誤答は線画の認知の誤りや発動性/意欲低下を反映したものであると考えられる。また理解課題についても、注意持続や集中などを反映した成績低下であり、語彙や文法構造といった言語的要素の低下による理解障害ではない。

2．右半球損傷によるコミュニケーション障害

右半球損傷者と接していると、非常に多弁で発話量は豊富である反面、話がまわりくどく、質問に対しての応答が的外れで、論点がかみ合わないことをよく経験する。このような特徴は言語学的には語用論的障害と呼ばれる。看護師の質問に対してずれた応答をする、リハビリテーション場面で訓練士の指示と違う行動を取るなどの理由から、失語症が疑われて言語聴覚士に依頼がくることもしばしばある。

右半球損傷患者のこのようなコミュニケーション障害についてMeyer（1999）[8]は、各要素を統合することに困難をきたし、個々の要素を別々に強調してしまうため、全体的なテーマの推論や全体構造の把握が障害されるのではないかと述べている。さらに、右半球損傷で特徴的なヴィジランスの低下、細部への注意障害、スキャニング機能の低下も原因として挙げている。

右半球損傷によるコミュニケーション障害として、ユーモアや比喩が理解できないといった特徴もよく知られている。右半球損傷者の示す語用論的側面についての評価については、Prutting & Kirchner（1987）[14]、Penn（1988）[13]に手順が述べられている。詳しくはこれらを参照されたい。

3．認知症変性疾患に伴う失語症

認知症性変性疾患に伴う失語症は、潜行性に発症し、緩徐に進行していくという点、失語型・脳損傷部位・原因疾患において不均一性がみられる点で脳血管障害に伴う失語症とは性質を異にする。

認知症性変性疾患はアルツハイマー病と非アルツハイマー型認知症に大別される。このうち非アルツハイマー型認知症に先行する失語症として、Mesulam（1982）[9]は緩徐進行性失語症（slowly progressive aphasia：SPA）という概念を提唱し、その後原発性進行性失語症（primary progressive aphasia：PPA）と呼称が改められた[10]。最新の診断基準では、言語領域に際立つ機能低下を呈し、進行とともに記憶や視空間認知など他の領域にも影響が及ぶが、少なくとも発症2年以内には言語以外の認知機能や、

社会的行動に関して異常が認められないものに対してこの診断名が与えられている。しかし、発症2年以降には言語以外の全般的認知機能にも徐々に障害をきたし、最終的には認知症を呈する症候群である。

1996年、Manchesterグループは非アルツハイマー型認知症のなかに前頭側頭葉変性症（frontotemporal lobar degeneration：FTLD）という概念を提唱した[16]。これには①前頭-側頭部の萎縮が目立つ前頭側頭型認知症（frontotemporal dementia：FTD）、②シルヴィウス裂周辺に限局性萎縮を呈する進行性非流暢型失語症（progressive non-fluent aphasia：PA）、③側頭葉前方部の限局性萎縮により流暢型失語症を呈する意味性認知症（semantic dementia：SD）が含まれる。以下にそれぞれの失語症の特徴について述べる。

FTDにおける失語症は主に前頭葉機能低下の反映であり、超皮質性運動失語、力動性失語を呈することが知られている。

PAでは中心前回下部を含むシルヴィウス裂周辺に萎縮を有し、失語症の一般症状である喚語困難や音韻性錯語/意味性錯語に加え、発語失行（apraxia of speech）による一貫性のない音の歪み、置換、発話速度の低下や音のわたりの異常が中核症状として認められることが知られている。筆者らの自験例82歳女性も当初はしゃべりにくさを主訴として病院を受診したものの、発語失行以外の言語学的側面に明らかな異常はなく、10年の経過で徐々に発話障害、理解障害、書字障害が進行し、それに伴い発動性低下、失禁がみられるようになり、最終的には通院困難となった[18]。

SDでは統語、音韻機能は良好に保たれているものの、理解、表出の双方にわたる二方向性の失名詞症状を呈する。これは、井村（1942）[3]により提唱された語義失語の類型に一致する。SDにおける語義失語像は、障害される語が一貫し、呼称時の語頭音効果が無効で、かつ諺の補完現象が選択的に欠落していることが特徴的であるとされている[12]。また、病期の進行に伴い、言語のみならず複数の感覚様式にまたがった、重篤かつ広汎な意味記憶障害を呈することも知られている。しかし、松本ら（2008）[7]は初期SD例に言語を媒介としない線画連合課題を用いて非言語性の意味表象を検索したところ成績低下を示したと報告しており、病初期から感覚様式を超えた対象概念の意味記憶障害を呈しうる可能性を示唆している。

さらにSDでは、漢字単語の音読、特に熟字訓において、海老→「カイロウ」、煙草→「エンソウ」のようにLARC（Legitimate Alternative Reading of Components）errorが出現することが従来から指摘されている[3]。これは、綴りと発音の対応が規則的な単語の読みは比較的良好に保たれるものの、規則的対応でない語ではそれぞれの漢字を高頻度で規則的な読みに当てはめて読む表層失読のパターンの障害であると考えられる。

このように、PPAでは原因疾患や脳の萎縮部位の違いにより流暢型/非流暢型失語症いずれもが出現すると考えられるが、PPA 127例の失語型と経過、SLTA成績、画像所見、剖検所見について脳梗塞による失語症130例と比較した吉田ら（1994）[21]の報告によれば、PPAでは健忘失語が最も多く、ついで古典的な失語類型には分類しがたい非流暢型失語症、超皮質性感覚失語といった脳梗塞では比較的出現頻度の少ない失語型が大半を占めた一方、Broca失語やWernicke失語といった脳梗塞で多く観察される典型的な失語型は少ないとされている。

では、アルツハイマー病の言語症状はどうであろうか。アルツハイマー病では言語の統語的、音韻的側面は比較的末期まで保たれることが指摘されている（綿森ら、1983：笹沼、1990）[19)15)]。また、高月ら（1998）[17]は267例のアルツハイマー病患者の言語症状についてWAB失語症検査を用いて検討した結果、流暢な発話、比較的良好な復唱と聴理解、顕著な喚語困難と読み書き障害という特徴があったと報告している。対象患者のうち123例は健忘失語、14例はWernicke失語、11例は超皮質性感覚失語、2例は伝導失語、6例は非典型例であったとされているが、非流暢型に分類された失語症は皆無である。この結果も前述の綿森ら（1983）[19]、笹沼（1990）[15]の指摘と矛盾しないものと思われる。さらに、長期経過を追跡するとモダリティごとの機能低下は一様ではなく、音読＞読解、呼称＞カテゴリによる語想起という差がみられることも指摘されている（笹沼、1990）[15]。

表1にAD、PPA、脳梗塞による失語症の類型について、文献例を参考にまとめたものを示した。

表1　ADとPPA、脳梗塞による失語の失語型

	PPA n=127	AD n=156	梗塞性失語 n=130
ブローカ失語	6	0	23
超皮質性運動失語	2	0	4
超皮質性混合失語	1	0	2
全失語	0	0	5
その他の非流暢性失語	22	0	0
ジャルゴン失語	0	0	5
ウェルニッケ失語	4	9	25
超皮質性感覚失語	21	7	6
伝導失語	2	1	5
健忘失語	37	79	8
純粋失語	2	0	0
その他の流暢性失語	4	4	0
残遺性失語	0	0	8
分類困難	0	0	8　(%)

(吉田ら、1994；高月ら、1998)

おわりに

　意識障害や全般的精神活動低下、右半球損傷によるコミュニケーション障害と脳血管障害に伴う典型的な失語症との鑑別を誤らないためには、まず典型的な失語症の臨床像をよく理解し、眼前の症例の呈している症状が失語症で説明可能なのか、それとも他の認知機能低下が言語活動を撹乱させているにすぎないのかを見極めることが重要であろう。

　そして、認知症性変性疾患に伴う失語症では、脳萎縮の進行や部位の拡大に伴い、言語機能の各モダリティが質的/量的にどのように低下してゆくのか、そして言語以外の認知機能のどの側面の低下が随伴していくのかについて注意深く観察する姿勢が求められていると思われる。

文　献

1) 林竜一郎, 大橋昌資, 渡辺良, 他：左視床・内包梗塞により記憶障害, 作話と非失語性呼称錯誤を生じた1例. 脳神経, 55 (6)：530-535, 2003.
2) 東谷則寛, 浅野紀美子, 滝沢透, 他：非失語性呼称障害とその周辺. 失語症研究 6：18-23, 1986.
3) 井村恒郎：失語：日本語における特性. 精神神経学雑誌 47：196-218, 1943.
4) 鹿島晴雄：非失語性の錯語様言語障害. 失語症研究 4：36-40, 1984.
5) 小森憲治郎, 池田学, 田邉敬貴：原発性進行性失語 (笹沼澄子編：言語コミュニケーション障害の新しい視点と介入理論). pp221-238, 医学書院, 2005.
6) Luria, A. R.：On quasi-aphasic speech disturbances in lesions of the deep structures of the brain. Brain Lang, 4：432-459, 1977.
7) 松本直美, 小森憲治郎, 伏見貴夫, 他：Semantic dementia 例の語彙に関する多角的検討. 神経心理学 24：266-274, 2008.
8) Meyer PS：Right Hemisphere Damage. Disorders of Communication and Cognition. Delmar. Singlar Publishing Group, 1999. (宮森孝史監訳：右半球損傷—認知とコミュニケーションの障害—. 協同医書出版, 東京, 2007)
9) Mesulam MM：Slowly progressive aphasia without generalized dementia. Ann Neurol 11：592-598, 1982.
10) Mesulam MM：Primary progressive aphasia differentiation from Alzheimer's disease. Ann Neurol 22：533-534.
11) 森悦朗, 山鳥重：右外側型脳内出血に伴う nonaphasic misnaming の1例. 失語症研究 2：261-267, 1982.
12) 中川賀嗣, 田邉敬貴, 池田学, 他：超皮質性感覚失語像について. 神経心理学 10：77-86, 1994.
13) Penn：The Profiling of Syntax and Pragmatics in Aphasia. Clinical Linguistics and Phonetics 2：179-208, 1988.
14) Prutting CA & Kirchner DM：A clinical Appraisal of the Pragmatic Aspects of language. Journal of Speech and Hearing Disorders 52：105-119, 1987.
15) 笹沼澄子：痴呆の神経心理症状—継時的変化の特徴—. 失語症研究 10：111-117, 1990.
16) Snowden JS, Neary D, Mann DMA：Fronto-temporal lobar degeneration：fronto-temporal dementia, progressive aphasia, semantic dementia. New York, Churchill Livingstone, 1996.
17) 高月容子, 博野信次, 山下光, 他：アルツハイマー病患者の言語障害—WAB失語症検査日本語版による検討—. 失語症研究 18：315-322, 1998.
18) 浦野雅世：高次脳機能障害マエストロシリーズ②画像の見かた・使い方 (三村將ほか執筆). pp121-127. 医歯薬出版, 東京, 2006.
19) 綿森淑子, 江藤文夫：アルツハイマー病の1症例における言語ならびに非言語機能の長期経過. 臨床精神医学 12：1155-1168, 1983.
20) Weinstein, E. A & Kahn, R. L.：Nonaphasic mis-

naming (paraphasia) in organic brain disease. Arch. Neurol. Psychiat, 67：72-79, 1952.
21）吉田伸一，濱中淑彦，中嶋理香，他：進行性失語と脳梗塞性失語の比較・検討．神経心理学 10：68-76, 1994.

〔浦野雅世・三村　將〕

VI. 覚醒水準と認知機能

はじめに

　覚醒水準概念は、今日的な意味で使う認知、すなわち情報工学的な枠組みの影響を強く受けた認知の概念よりも、長い歴史を有している。ただし、現在、同じく長い歴史を持つ注意概念が情報工学的認知理論にいわば組み込まれた形になっているのと異なり、覚醒水準は、やや外側から認知理論に関連づけらている。

　本稿では、まず覚醒水準概念そのものについて、概念の流れ、近縁概念との異同、研究での用いられ方、最近の動きなどについて概説する。ついで、認知過程との関連について、認知理論出現以後の研究を主体とし、一部それ以前の所見なども参照しつつ、紹介する。文中、原則として日本語「覚醒水準」を用いるが、英文文献を引用したところでは適宜 arousal を用いることにする。

　なお、覚醒水準と情動との関連、覚醒水準の評価法などについては、本書に関連箇所があるので、そちらも参照されたい。また、精神医学の領域で覚醒水準概念を援用しながら行った病態研究として、我が国では島薗ら[29]の一連の眼球運動研究をはじめ、多くの報告があり、欧米ではさらに膨大な研究がある。しかし、そうした疾患病態研究を紹介することは本稿の範囲を越えているので、該当する文献を直接参照されたい。

1. 覚醒水準とは

a. 覚醒水準の語義

　arousal の動詞形の arouse の語義は、手元のいくつかの辞書によれば、①「人」を目的語として「目を覚まさせる」という意味で用いる場合と、②人の「属性」(suspicion, anger 等)を目的語として「喚起する」という意味で用いる場合とがある。さらに、辞書によっては、③「人」を目的語とし、to〜を伴って、「(人を)刺激して〜の行動に駆り立てる」という語義を加えているものもある。学術用語としての用法でもこれらの区別は暗に存在すると思われる。arousal は「喚起」とも「覚醒」とも訳され、さらに、程度の側面を強調する場合は「覚醒水準」とか「覚度」などの言葉を使う。本稿では原則として「覚醒水準」を用いる。

b. 覚醒水準概念の変遷

　覚醒水準は精神医学においてはもとより、それと関連するより基礎的な研究分野である心理学、生理学、精神生理学、等の分野においても、歴史的にきわめて重要な概念の1つであった。すでに'60年代までにも、膨大な研究の蓄積がある[15]。しかし、'70年代以降、心理学の分野では、すでに簡単に言及したように、コンピュータの発達とともに、情報工学的な枠組みによる認知心理学、およびそれをさらに脳の局所的機能や障害と関連付けて研究する神経心理学が隆盛をきわめており、精神科領域でも同様な傾向が顕著である。それと共に覚醒水準の問題は、次第に心理学や精神科領域における研究の「花形」ではなくなってきている。しかし、まだまだ舞台から去ったわけではなく、精神医学では、特に「知」「情」「意」のうちの「情」「意」の障害との関連で、また産業やスポーツなどの分野では、効率性や結果を左右する因子として、しばしば取り上げられている。基礎的な分野でも、研究は継続されている。

　以下、簡単に歴史を述べる。およそ時代の順序で述べるが、時期的に若干重なる部分もあることをお断りしておく。

　本能、機構と動力、動因：もともと行動を起こす活力として本能を重視して説明していた時代があったが(例えば MacDougall[17])、その後、機構的なものと動力的なものとに分離し、後者を動因とする考えが生まれた。

　学習、効果：学習実験を元に、効果の概念、すなわち行動の結果の良否によって後天的にその後の行動が影響を受け、動機づけられるという考えが示された (Thorndike)[33]。

　要求と動因、ホメオスタシス、生理学的覚醒水準：

生体の欠乏・不均衡状態としての「要求」、およびそれと区別された、より行動に直接反映される要因としての動因が概念化された。特にCannon[2]は、要求と動因の関係の研究を精力的に行い、ホメオスタシス、情動の中枢起源説、「闘争か逃走か」状況での内的準備状態、などを提唱・記述し、生理学的覚醒水準を基礎づけた。

行動主義、般性動因、特殊的な動因刺激：Hull[13]が、Thorndikeの効果概念を受け継ぎ、行動主義的体系をまとめた。彼は、観察できる入力と出力の中間に生体内に起こると想定される現象を「媒介変数」と概念化した。そして、媒介変数のうち、要求によって「般性動因」と「特殊的な動因刺激」が起こり、前者は行動全般を活性化し、後者は行動をそれに応じた特殊的対象に方向づけると考えた。般性動因は心理学的に覚醒水準を基礎づけるものとされた。

統合的解釈：般性動因と生理学的覚醒水準を結びつける考え方もあらわれた（例えばDuffy[5]）。

上行性網様体賦活系（ARAS）：この頃、Moruzzi & Magoun[19]により、覚醒水準概念の強力な拠り所となる研究が報告された（Ascending Reticular Activating System, ARAS）。これは特に般性動因の生理学的な裏付けと考えられ、その後の研究に大きな影響を与えた。

・Hebb：刺激はcue functionとarousal functionの両方を有する。覚醒水準には至適水準がある[12]。
・Sokolov[31] Lindsley[16]：ARAS刺激が脳の機能を高めるという動物実験。
・Eysenck[7]：心理テスト結果の多変量解析により、覚醒水準に関連するI-E尺度を見出した。

このARASの影響は、今日まで続いている。

概念の複数化：覚醒水準を複数の異なる側面に分けて検討する研究が発表された。例えば以下のようなものである。

・Routtenberg（1968）[27]：two arousal systems説。cortical arousalとlimbic arousal。
・Fowles（1980）[10]：three arousal model。Behavior Activating System（BAS）、Behavior Inhibitory System（BIS）、およびnon-specific arousal system。
・Martin（1973）[18]：cortical arousalとautonomic arousal；tonic arousal systemとそれを調節するarousal modulating system。
・Pribram[25]：motor readinessを制御する"activation system"、知覚入力に反応する"arousal system"。

認知心理学：認知心理学が盛んになり、その枠組みの部品である注意や記憶などとの関係が研究されるようになった（本稿で後述）。

基礎的研究：神経線維経路や神経伝達物質のレベルまで含めたより基礎的研究が進んだ。これはある意味で覚醒水準概念の風化が静かに進行しているとみることもできる[34]。実際、生理学の権威ある全集であるAmerican Physiological Society編集の"Handbook of Physiology"の目次を見ると、かつて大きな独立した項目であったArousalは消えており、より基礎的な個々の項目立てが採用されている。現在では、脳内でARASだけでなく、多くの系がArousalに関与しているとされている。例えば、Datta[4]は覚醒状態維持を促進する系で現在までに判明しているものとして、pedunculopontine tegmentum, basal forebrain, locus coeruleus, raphe nucleus, mesencephalic reticular formation, ventral tegmental area and substantia nigra compacta, posterior hypothalamic tuberomammillary nucleus, suprachiasmatic nucleus, lateral hypothalamus, medial prefrontal cortexなどの諸部位や系を挙げている。そして、これらはそれぞれのneurotransmitter(s)により、直接、あるいはthalamo-cortical, hypothalamo-cortical, and/or basalo-cortical ascending pathwaysなどを通じて間接的に、大脳皮質を、覚醒状態を促進・維持する方向にactivateしている、と説明している。

c．覚醒水準の近縁諸概念の種類と内容

覚醒水準ということば以外でこれと似た内容を表すことばとしてはACTIVATION、VIGILANCE、DRIVEなどがある。そのほか、ATTENTION、ALERTNESS等も含めてよいと思われる（平凡社「新版心理学事典」[30]を主とし、各種文献の該当個所を参考にした）。

ACTIVATION：覚醒水準と同義で使用されると考えてよいが、生理学的内容を指して用いられることが多い。特に最近は、Moruzzi & Magoun[19]やLindsley[16]に代表される、脳波を指標とした中枢性の賦活化過程を想定していることが多いようであ

る。
　DRIVE：普通は動因と訳される。これは心理・行動学的に定義されるという点で特に異論はないようである。この概念は覚醒水準概念のもとになった概念で、歴史的にも重要である。
　VIGILANCE：これも心理・行動学的に定義される点で、諸家に一致をみる。維持に力点が置かれる[24]。歴史的にはレーダーの監視等の軍事面や単純繰り返し作業の能率の保持等の産業面で問題とされるようになって来たもの。
　ALERTNESS：明敏性などと訳されることがある。心理学的な内容の言葉。「油断のない」「見張って」などという意味を持つ。何らかの意味で信号検出という内容を含んでいるようである。比較的日常言語的に説明・記述用語として使用されることが多い。
　ATTENTION：心理学的概念。認知心理学の中心的テーマであるが、その概念規定は難しい。何らかの意味で focusing が基本となっているという点では異論はなかろう。詳細は後述する。

d．覚醒水準を表す指標の種類

　覚醒水準を表すとされる指標は多岐にわたる。ここでは、覚醒水準の定義に直接関連したものだけでなく、実際の研究で "correlates"（関連するもの）として用いられているものを含めて列挙する。便宜的に、まず心理・行動学的指標、生理学的指標、および生化学・内分泌学的指標に大きく分け、生理学的指標はさらに中枢性およびそれに近い指標と自律神経系・運動系の指標とに分ける。多くは周知のものであり、また紙面の都合もあるため、一部を除いて引用文献は省略する。

1）心理・行動学的指標
- Eysenck の心理テストによる Extraversion-Introversion scale
- Thayer[32] の Activation-Deactivation Adjective Checklist（AD-ACL）
- Stanford Sleepiness Scale（SSS）（その日本版 KSS）
- 各種心理テストによる anxiety の程度
- 反応時間
- 見落とし数（レーダー監視など）

2）生理学的指標
　（1）中枢性およびそれに近い指標
- 脳波、特に LVFA（low-voltage fast activity）、％timeα、α波振幅そのもの、α波振幅の変化率[23]、α波周波数、等。
- フリッカー融合閾値 Flicker Fusion Threshold（臨界融合周波数 Critical Fusion Frequency とも言う、いわゆるフリッカー・テスト）
- 閉瞼時眼球運動の R 群と S 群[29]。島薗は後年の研究では後者の方が覚醒レベルの、前者は緊張の指標と考えているようである。

　（2）自律神経系・運動系の指標
- 皮膚電気反射。tonic なものと phasic なものとあり、後者にはさらに自発的なものと反応的なものとがある。
- 心拍数
- 血圧
- 瞳孔の大きさ
- 瞬目活動
- 筋緊張

　（3）生化学・内分泌学的指標
- 血中の N、NE、cortisol level

e．研究にあたって注意すべきこと

　我々自身、以前、脳波[22,23]、閉瞼時眼球運動[21]、フリッカー融合閾値[20]などを用いて、統合失調症の多領域的・多変量的な病態研究を行ったことがあり、その過程で覚醒水準が重要な要因であることを経験した。その経験を踏まえ、覚醒水準を含めた病態研究について注意すべきことをいくつかまとめておきたい。ほとんどがすでに諸家によって指摘されていることではあるが（例えば Revelle[26]）、特に 4．と 5．は、一見当然と思われるが実際には案外なおざりにされがちである。

1．心理的、生理的な多変量的研究をすると、しばしば、大きな因子として覚醒水準が登場してくる。我々の場合もそうであった。
2．覚醒水準を実験因子として解析対象に含めようとすると、時間的変動の大きいことが方法論的にやっかいな技術的問題となる。habituation もこれに類する面倒な問題である。
3．覚醒水準は、実験因子として使わない場合でも、実験計画上の交絡因子 confounding variable と

して、すなわち制御（考慮）しなければならない背景因子として、大きな因子となり得る。
4．個々の研究において、測定対象としてどれくらいの time span を想定しているのかを意識し、明示的に説明しておかないと、議論がかみ合わなくなる（例えば1～2秒なのか、数10秒なのか、数分のオーダーか、個体固有の平均水準か）。
5．覚醒水準の概念的な意味での基本は汎性動因であるが、具体的な測定指標は、全体としてはその方向を向いてはいるものの、互いに少しずつ角度はずれる。したがって、議論をする際、どの指標を使った arousal のことを問題にしているのかを常に意識している必要がある（心理的か生理的かも含む）。

f．小 括

現時点で覚醒水準をどう考えるかであるが、結局、あまり特殊的、局所的にとらえるとかえって本質を見失うことになろう。すなわち、
①覚醒水準とは、心理的・主観的には冒頭で述べたような日常言語的な意味での覚醒の程度という側面を有し、行動（行動性や反応性の程度等）もそれに合致しており、それに生理学的側面（ARASの活動や自律神経系の変化等）や生化学的側面（内分泌的変化等）も対応しているという、いわば多面体のようなものである、
②個々の指標は、それぞれが多少異なる方向を向いているものの、全体としては覚醒の程度という共通な方向に一致している、
と考えるのがよさそうである。

2．覚醒水準と認知機能

これまで覚醒水準を主体に、その周辺をも含めて概念やその流れについて述べた。見方によっては、その中にすでに、認知機能に関する所見が断片的には含まれていたとも言える（学習、特殊性動因刺激、cue function、近縁概念など）。以後は、認知心理学の枠組みを主役とし、覚醒水準がそれにどう関連するかについて、諸家の考え方を紹介する。

a．認知心理学

認知心理学が、1950年代の cognitive revolution に源を発し、Broadbent (1958)[1] の "Perception and communication" の発刊等に刺激され、以後多くの研究者による仮説提示と改訂を経て発展して来たことは周知のことである。今日では、sensory store、short-term store（あるいは working memory）、long-term memory（episodic memory、semantic memory［以上 declarative memory］、procedural memory）などの基本的諸要素、および attention をはじめ、filtering、pigeon-holing、rehearsal、visio-spatial sketchpad、articulatory loop、episodic buffer、central executive、chunking、capacity、competing、sensitivity control、saliency control といったさまざまな概念が用いられている（本書の他の章参照）。

b．覚醒水準が認知に与える影響について

覚醒水準と認知心理学の各要素との関連については、多くの研究があり、諸家による総説も数多く発表されている（例えば Gjerde[11]、Aysenck[9]、Revelle[26]）。具体的な議論は、覚醒水準も認知も多面的な概念であるため、かなり複雑である。詳細はこれらの総説を参照されたいが、以下、主要なものを挙げてみる。説明の便宜上、分類は若干恣意的となることを容赦されたい。年代的にも順不同である。

覚醒水準と performance：覚醒水準と performance との間の逆U字型の関係は、一般的には Hebb[12] の論述が古典的なものとされるが、先駆的には Yerkes and Dodson によってすでに 1908 年に明確に記述されていたことから[36]、彼らの名をとって Yerkes-Dodson's law（ヤーキズ・ドッドソンの法則）として知られている。performance は、覚醒水準が非常に低いときは低く、覚醒水準が上がると高まり、さらに覚醒水準が非常に高くなると再度低下する、というものである。ただし、課題の難度によって最適な覚醒水準の位置は異なる。すなわち、簡単な課題では performance のピークは覚醒水準の高い位置に、難しい課題では低い位置にある。ここでは performance を取り上げたが、attention でもしばしば同様な議論がなされる[9]。Yerkes-Dodson's law は統合失調症などの精神疾患で、またスポーツでの

落ち着き、記録などとの関連で、現在でもしばしば援用される。

範囲（中心と周辺）：覚醒水準が高まると注意は中心的な情報に集中し周辺的な情報に対しては低下する、この傾向はある面で作業効率を上げるがあまり過度になると作業効率を下げる、といった説明は、しばしば見うけられる。こうした主張はいろいろな形をとっている。より覚醒水準の高い状態にあるときは視野の周辺や非中心的な作業に対する注意が減少する；周辺抑制の促進により異なる刺激の同時的 encoding が阻害される（Walley and Weiden (1973)）[35]。覚醒水準が高いと副次的（偶発的）な学習が低下する（Korehin, 1964、文献[11]に紹介あり）。覚醒水準が高いと利用可能な cue の数が減少するという Easterbrook (1959)[6] の cue-utilization hypothesis も、ある意味ではこの範疇に属するとも言える。

情報処理の深さ（浅さ）：覚醒水準が高くなると、いろいろな意味で情報処理が浅くなるという方向の議論もしばしばなされている。Craik の levels of processing model 仮説（Craik & Lockhart, 1972）[3]はそれに該当する。高い覚醒水準はより容易にアクセスできる情報の入手を促進するという Eysenck[8] の、説も、この方向の議論に属する。高い覚醒水準は意味的情報よりも物理的情報により注意を向けさせるという Schwartz[28]の説もこの系統のものと解釈することができる。

平行処理から継時処理へ：覚醒水準が高まると、平行処理（同時処理）から継時処理へのスイッチが促進される。Eysenck[8]は、これにより、高い覚醒水準の状態では encoding に時間がかかるようになると説明している。

再生課題と再認課題：再生課題（想起）と再認課題とで比較した場合、覚醒水準が高まったときに再生課題の方で作業効率が低下する。統合失調症におけるこの問題に関する諸研究について、Gjerde[11]が詳細に紹介している。すなわち、そもそも再生課題の方がより active organizational process だからであるとする考え方、継時処理になるからであるという考え方（前段落参照）、課題の困難さが違うので Yerkes-Dodson's law の最適覚醒水準が違うからであるという説、などである。

持続的信号検出：注意には維持という側面があるが、これはレーダー監視など、持続的信号検出作業にとって重要な因子である。覚醒水準がこれに強く関連する要因であることは言うまでもない[26]。

短期記憶と長期記憶：覚醒水準は短期記憶と長期記憶とに逆の方向に作用する傾向がある。すなわち、覚醒水準の高い人は（あるいは高い状況にある被験者は）短期記憶課題の成績は悪いが、一定の時間を置いた後の想起、すなわち長期記憶はむしろ成績が良い、という複数の報告がある[26]。

注意の容量と覚醒水準：理論的枠組みという観点から覚醒水準を特に重要視したものとして、Kahneman[14]の capacity theory が知られている。彼は注意 attention をプロセスの中の1部品とはみなさず、有機体が作業に割くことのできるエネルギーや努力、すなわち resources であるとする。彼の理論の中核は、注意には有限な容量があり、それは個人の持続的な気質、その時々の意図、容量需要評価などに影響されつつ、1つまたは複数の課題の複数のプロセスに対して柔軟に配分される（allocation policy）、というものである。そして、注意の容量は個人間でも個人内でも可変であり、直接・間接にさまざま要因の影響を受けるが、要因の中で特に重要なものが覚醒水準であるとしている。なお、容量は容量需要評価の結果からフィードバックを受けるとされる。

3．まとめに代えて：精神科臨床からみた認知心理学と覚醒水準

認知心理学に対して覚醒水準概念がどのような位置を占めるかについて、Gjerde PF (1983)[11]は、当時すでに盛んに行われていた統合失調症の実験心理学的、精神生理学的研究を総説したうえで、以下のように述べている。すなわち、多くの研究で採用されている認知心理学的な枠組みは、情報の流れを扱う枠組みという意味で "processing chain" と言うことができるが、それだけでは病態研究の枠組みとしては不十分であり、affect、arousal、effort などの "organismic conditions" をも含めて検討する必要がある、と主張している。そして、後者のような枠組みを "hot cognition" と、前者のような枠組みを "cold cognition" と呼んでいる。要するに、疾患の病態研

究の枠組みとしては"hot cognition"が有用という主張である。Revelle[26]も、特に情動との関連で同様なことを強く主張している。

さて、本稿では主として「覚醒水準→認知」の方向の研究を紹介したが、逆に認知はARASを介するなどして覚醒水準に、そしてさらに情動にも影響を与える。情動と認知は相互的な関係にあり、一方的にどちらが先だとは言えない。昨今、精神科では認知療法が盛んであるが、これは感情や動機付けを重視した伝統的精神療法に対するある意味でのアンチテーゼという側面もあろう。これは、過去、個人レベルでそれぞれのやり方で行われていた「認知→情動（動機付け）」の方向の技法を治療体系化し、その可能性を大幅に拡大した点で、意義は大きい。しかし、伝統的な精神療法の素養を身につけてからその基盤の上に認知療法をやるのであればよいが、初心者が認知から入った場合、医師・患者関係の感情的側面を飛び越えてしまう危険が付きまとうように思えてならない。覚醒水準と認知に関する今回紹介した諸研究は、両者のバランスや相互性に関する認識の重要性をあらためて我々に思い起こさせるものであろう。

文　　献

1) Broadbent DE：Perception and communication. Pergamon Press, London, 1958.
2) Cannon WB：The wisdom of the body. Norton, New York, 1932.
3) Craik FIM, Lockart RS：Levels of processing：a framework for memory research. Journal of Verbal Learning and Verbal Behavior 11：671-684, 1972.
4) Datta S, MacLean RR：Neurobiological mechanisms for the regulation of mammalian sleep-wake behavior：reinterpretation of historical evidence and inclusion of contemporary cellular and molecular evidence. Neurosci Biobehav Rev 31：775-824, 2007.
5) Duffy E：The psychological significance of the concept of'arousal'or'activation'. Psychol Rev 64：265-275, 1957.
6) Easterbrook JA：The effect of emotion on cue utilization and the organization of behavior. Psychological Review 66：183-201, 1959.
7) Eysenck HJ：The biological basis of personality. Thomas, Springfield, 1967.（梅津耕作，祐宗省三，他訳：人格の構造．岩崎学術出版社，1973.）
8) Eysenck MW：Human memory：Theory, research, and individual differences. Pergamon, Oxford, 1977.
9) Eysenck MW：Memory and arousal. In Gale A & Edwards JA（Eds）：Physiological correlates of human behavior, Vol Ⅱ, Attention and performance. Academic Press, London, pp. 187-203, 1983.
10) Fowles DC：The three arousal model：implications of Gray's two-factor learning theory for heart rate, electrodermal activity, and psychopothy. Psychophysiology 17：87-104, 1980.
11) Gjerde PF：Attentional capacity dysfunction and arousal in schizophrenia. Psychological Bulletin 93：57-72, 1983.
12) Hebb DO：Drives and the C. N. S.（conceptual nervous system）. Psychological Review 62：243-254, 1955.
13) Hull CL：Principles of behavior, Appleton-Century-Crofts, 1943.（能見義博，岡本栄一訳：行動の体系，誠信書房，1960.）
14) Kahneman D：Attention and effort. Englewood Cliffs, New Jersey, 1973.
15) Lang PJ and Buss AH：Psychological deficit in schizophrenia：Ⅱ. Interference and activation. J Abnorm Psychol 70：77-106, 1965.
16) Lindsley DB, Bowden JW and Magoun HW：Effect upon the EEG of acute injury to the brain activating system. Electroenceph Clin Neurophysiol 1：475-486, 1949.
17) MacDougall W：An outline of psychology, Methuen, 1923.
18) Martin I：Somatic reactivity. In：Eysenck HJ（Ed）：Handbook of abnormal psychology, 2nd edition, Pitman Medical, London：309-361, 1973.
19) Moruzzi G, Magoun HW：Brain stem reticular formation and activation of the EEG. Electroenceph clin Neurophysiol 1：455-473, 1949.
20) 岡田聡，相川博，塚原靖二，他：精神分裂病における覚醒レベルとフリッカー値との関係．脳波と筋電図 16：180, 1988.
21) 大島浩伸，岡田聡，石堂久則，他：精神分裂病における脳波定量分析，閉瞼時眼球運動，および心拍数の諸変数の相関分析．脳波と筋電図 14：61, 1986.
22) Ota T, Toyoshima R, Motomura H, et al.：Biological heterogeneity of schizophrenia：Morphological and psychophysiological evidence. In：Takahashi R, Flor-Henry P, Gruzelier JH et al.（Eds）：Cerebral

dynamics, laterality and psychopathology, Elsevier, Amsterdam, 423-432, 1987.
23) Ota T, Toyoshima R, and Yamauchi T：Measurements by biphasic changes of the alpha band amplitude as indicators of arousal level. Int. J. Psychophysiol 24：25-37, 1996.
24) Parasuraman R：Memory load and event rate control sensitivity decrements in sustained attention. Science 205（1979 August 31）：924-927, 1979.
25) Pribram KH：The new neurology and the biology of emotion. Amer Psychol 22：830-838, 1967.
26) Revelle W, Loftus DA：The implications of arousal effects for the study of affect and memory. In Christianson SA（Ed）：Handbook of emotion and memory, Erlebaum, pp. 113-150, 1992.
27) Routtenberg A：The two arousal hypothesis：reticular formation and limbic system. Psychological Review 75：51-80, 1968.
28) Schwartz S：Individual differences in cognition：some relationships between personality and memory. Journal of Research in Personality 9：217-225, 1975.
29) 島薗安雄：精神生理学の一指標としての眼球運動．臨床精神医学 8：1153-1164, 1979.
30) 下中邦彦（編集・発行）：新版心理学事典．平凡社, 東京, 1981.
31) Sokolov EN：Perception and the conditioned reflex. Pergamon Press, Oxford, 1963.
32) Thayer RE：Activation-Deactivation Adjective Check List（AD ACL）：current overview and structural analysis. Psychological Reports 58：607-614, 1986.
33) Thorndike EL：Animal intelligence. Macmillan, New York, 1911.（Reprinted Thoemmes, Bristol, 1999.）
34) Vanderwolf CH and Robinson TE：Reticulo-cortical activity and behavior：a critique of the arousal theory and a new synthesis. The Behavioral and Brain Sciences 4：459-514, 1981.
35) Walley RE, Weiden TD：Lateral inhibition and cognitive masking：a neuropsychological theory of attention. Psychological Review 80：284-302, 1973.
36) Yerkes RM and Dodson JD：The relation of strength of stimulus to rapidity of habit-formation. Journal of Comparative Neurology and Psychology 18：459-482, 1908.

（太田　敏男）

Ⅶ．遂行機能と認知機能

はじめに

遂行機能（Executive Function）は実行機能・管理機能とも訳され、脳血管障害や外傷などにより生じた脳損傷、特に前頭葉（前頭前野）の損傷による認知・行動上の障害を論じる際には必ずといっていいほど引用される用語である。脳損傷の後遺症のみならず、認知症の診断においてもこの概念が利用されている[1]。さらには統合失調症などの機能性精神病やパーキンソン病などの神経疾患など、さまざまな疾患により遂行機能障害が生じる[2)3)4)5)6]。一般に遂行機能障害を持つ患者は気が散りやすく行動修正に問題があり、社会生活上不適当な振る舞いをしがちである。それでいながら少しみただけでは周囲からの異常が感じられないこともあり、臨床上見過ごされやすい概念でもある。漠然とした感のある概念であるが「遂行機能障害」を念頭に置きながらそういった患者と接していると、生じている一連の障害をうまく整理することができる。一方でこのように広く利用される概念であるにもかかわらず、記憶や言語などの認知機能障害とは異なり、客観的・定量的評価をするときに利用されるような標準的で確立された「遂行機能」検査バッテリーがいまだ存在しない。遂行機能という概念の成立が比較的新しく専門家の間においても遂行機能の定義そのものがまだ明確でないことが理由の1つと考えられるが、遂行機能がさまざまな神経心理学的側面から構成される様式横断的機能であることも特定の検査法での定量評価を困難にしている大きな要因であろう。

1．遂行機能とは

遂行機能とは、目的のある一連の行動を有効に行うために必要な計画・実行・監視能力などを含む複雑な認知機能といえる。遂行機能が障害されると新奇かつ複合的で決まりきったやり方がないようなことがうまくできなくなる。もちろん身体疾患・視覚・聴覚などの感覚器の障害・記憶障害や失語・失行・失認といった認知機能障害をもつ患者でも目的ある行動がうまく達成できないが、そういった障害がないにもかかわらず目的にあった形で行動をうまく行うことができなくなるようなタイプの障害が遂行機能障害である。ややおおざっぱに定義するとすれば「問題解決能力」が近似の概念といえるかもしれない。

遂行機能を神経心理学の立場から初めて明確に定義したのはLezak[7)8]である。彼女は遂行機能を構成する4つのコンポーネントとして「意志」（volition）、「計画の立案」（planning）、「目的ある行動」（purposive action）、「効果的に行動すること」（effective performance）を取り上げて遂行機能を説明している。これらのコンポーネントのどれかひとつでも障害されると合目的的な一連の行動が障害されてしまうことがある。それぞれのコンポーネントは、人が能率的・社会的・自立的・創造的な行動をするうえで欠くことのできない重要な機能といえる。

意志とは「目標の設定（goal formulation）」とも名付けられていたコンポーネントである。目標の設定には、何をしたいのかを決め未来に向けてどのようになるかを考えるといった複雑な過程が関係している。目標を明確化する能力、意図（intention）を形づくる能力が必要で、それには動機づけ（motivation）や自分自身や環境についての認識なども必要となる。これらの能力が障害された患者らは、内的・外的な刺激に反応する以外には行動を開始できず、複雑な行動を行うことが可能であっても、そうするように指示されなければ行動を実行に移すことができない。Lezakは、食器をうまく使うことができるのにはっきりとした指示を与えられ続けないと自分の目の前に置かれているものを食べない、またたとえ空腹であっても自発的に食べ物を探そうとしない患者の例などを説明している。

目標を達成するためには、必要な手段・技能・材料・人物などを決定する能力、よく考えてそれらを評価し選択を下す能力、さらに行動を方向付ける枠

組みを構成し組織化する能力が必要である。計画の立案には、現在の状況やその変化、つまり自分自身や取り巻く環境を客観的に捉えることや、その上で必要なものに重きを置きながら取捨選択を行わなければならない。またそれらを行うためには注意を持続していく能力も必要となる。

目的ある行動とは「計画の実行（carrying out activities）」とも説明されるコンポーネントで、一連の複雑な行動に含まれる各行為を、行為者が正しい順序かつまとまった形で開始・維持・変換・中止する能力が必要とされる。これらの能力が障害された場合には正しく計画されたことがらを計画通りに実行することが困難となる。しかしこのような場合でも、衝動的な行動をとることに関してはほとんど障害されない。そのため行動をうまく組み立てていくことができない患者は、言葉に表した自分の意志や行動と実際の行動との間に大きな隔たりを示すことがある。

効果的に行動するためには、自分自身の行動を監視・修正し・調節する能力が必要である。脳に障害を持つ患者は、変わった行動やうまくいかないような行動をとることがよくある。それは自分の誤りに気づかないからかもしれないし、誤りに気づいてもそれを修正することができないからかもしれない。これらの能力は自己監視能力（self monitoring）、自己修正能力（self correction）、自己意識能力（self awareness）、行動制御能力（ability to regulate behavior）ともいわれる。自己監視能力に障害のある患者はさまざまな行動に関して障害を示すだろうと説明されている。

Lezak はさらに著書の中において、遂行機能とは別に観念機能（conceptual function）という概念を提唱している。思考の柔軟性・抽象的思考・推論能力・注意の分配に関与する能力について説明し、それらを調べる方法として概念の形成と変換に関する検査・カテゴリー検査・推論検査をあげている。これらは最近では遂行機能を検査する方法として理解されていることが多い。このような提案には、前頭葉機能損傷で出現する行動障害に関する Hebb[9]や Luria[10)11)]らの詳細な観察と記述が背景にあることはいうまでもない。

遂行機能の最大の特徴は、認知的階層構造の中でより上位のレベルに位置づけられるということであり、知覚・運動・記憶・言語などのより要素的な認知機能を統合・制御している。遂行機能はこれらの要素的な下位認知システムに依存しているが、どの領域の機能にも属していない。前述の通り、遂行機能障害がある場合にはこれらの下位機能に障害がなくても行動上の障害が生じる。このように遂行機能はさまざまな認知行動様式に関与するという意味で「様式横断的」な認知機能といえる。

2．臨床場面における遂行機能障害

遂行機能障害は日常生活活動の中で気づかれることが多く、障害を持つ患者は生活上のさまざまな場面において「不適当」で「奇妙」な振る舞いをすることがある。しかし、通常の神経心理学的検査では障害を的確に捉えることが難しいことも多く、知能検査や記憶などの検査上では成績低下を示さないことが多い。遂行機能障害に比較的鋭敏と考えられているいくつかの前頭葉機能検査においても成績低下を認めないこともある[12)13)14)]。このような現状を考えると、最終的な判断のためには臨床的な観察から障害を捉えることが最良の方法といえる。遂行機能障害の評価によく利用される神経心理学的検査の例を**表1**に示した。

近年は遂行機能障害を定量評価するためにいくつかの検査バッテリーが開発され、その有用性が議論されている。1996年に B. Wilson らにより開発された Behavioural Assessment of Dysexecutive Syndrome：BADS（遂行機能障害の行動評価法）[15)]は、カードや道具を使った6種類の検査から構成された検査バッテリーである。BADS では日常生活場面に近く生態学的妥当性（ecological validity）を有するような課題がうまく机上検査になるように工夫されている。**表2**に示したいくつかの問題解決課題を有機的に組み合わせ、より実際的かつ包括的な評価ができるように作成されている。2003年にはその内容の一部を日本人向けに改変された日本語版も作成され[16)17)18)]、さらに2008年からは BADS が保険適応になったこともあり、今後我が国において広く利用される可能性がある。我々が、日本人の健常者・脳損傷者らに対して行った BADS の結果を**表3**に示した

表1　各種遂行機能検査の例

Wisconcin Card Sorting Test
Category Test
Vygotsky Test
Modified Stroop Test
Fluency Test
Maze Learning
Trail Making Test
Cognitive Estimation
Tower of Hanoi
Tinker Toy Test

表2　BADSの各下位検査

1 Rule Shift Card Test
2 Action Program Test
3 Key Search Test
4 Temporal Judgement Test
5 Zoo Map Test
6 Modified Six Element Test

BADSに含まれる質問表
The Dysexecutive Questionnaire
(DEX Questionnaire)

表3　脳損傷患者における遂行機能障害の行動的評価の結果

	健常対象群	前頭葉損傷群	後部脳損傷群	脳損傷群全体
対象 (男性・女性)	31名 (18名・13名)	11名 (9名・2名)	14名 (10名・4名)	25名 (19名・6名)
平均年齢	48.7±15.7歳 (21歳〜78歳)	57.7±10.3歳 (38歳〜69歳)	46.4±14.7歳 (17歳〜64歳)	51.4±13.9歳 (17歳〜69歳)
WAIS-R FIQ	未施行	83.9±12.8	87.1±16.1	85.5±14.1
BADS	18.11±2.36	9.45±3.05	13.31±4.13	11.54±4.10

　問診場面においては、通常は何気なく行っているがよく考えてみると状況に応じた複雑な手順を必要とするようなことがらについて尋ねることで、生活上の問題点を確かめていくことができる。例えば料理の手順・銀行での手続き・家の掃除などが支障なく効率的に行えているかなどを聞いてみるのが有効と思われる。仕事をしている患者であれば仕事の手順や能率について質問するのもよい。注意すべき点として、遂行機能障害を持つ患者は病識に乏しいことがしばしばあることを念頭に置いておく必要がある。患者本人に障害のことを聞いても症状がはっきりせず「特に問題ないと思います」などと答えることも多い。そのため患者の日常をよく知っている家族や介護者からの訴えも重要となるだろう。

　日常生活上の問題を聞くだけでなく、決まった解答がないような質問をしてみてもよいかもしれない。例えば「これから復職に向けてどのように生活していきますか？」とか「今後どんな旅行がしてみたいですか？」などと尋ねてみる。これらに対するアイデアの豊富さ・計画性の確かさ・実現性の高さなどを含めた考え方のプロセスをみることで、障害を評価できる可能性がある。もちろんプランニングがうまくできても行動がうまく実現するとは限らない。

　遂行機能障害患者に生じるさまざまな認知・行動上の変化を捉えるため、WilsonらはDysexecutive Questionnaire (DEX)と呼ばれる質問表を使用する方法を提案している[15)16)]。DEXは20の質問から構成され、因子分析の結果からそれぞれの質問は「行動」「認知」「情動」に関するものに大別されている。DEXは2種類用意され、被験者と被験者をよく知っている人に答えてもらうことになっているが、細かい言い回しを除けば内容はほぼ同じである。質問の一部を抜粋し表4に示した。これらに示された変化は遂行機能障害と深い関連があると思われ、診察時にも必要に応じて確認していくことが望ましい。

3．遂行機能障害と前頭葉機能

　一般に前頭葉（前頭前野）損傷例において遂行機能障害の典型的な症候や検査成績の低下が認められ

表4 遂行機能障害患者によくみられる認知・行動上の変化（文献[15][16]から一部引用）

行動に関する変化
・最初に思いついた事を何も考えずに行動する。
・自分の問題点がどの程度なのかよくわからず、将来についても現実的でない。
・人前で、他人が困るような事を言ったりやったりする。
・ごくささいな事で腹を立てる。
・状況でどう振る舞うべきかを気にかけない。
・落ちつきがなく、少しの間でもじっとしていられない。
・たとえすべきでないとわかっていてもついやってしまう。
・自分の行動を他人がどう思っているか気づかなかったり関心がなかったり。

認知に関する変化
・実際になかったことが、本当にあったかの様に思い、人にその話をする。
・過去の出来事がごちゃまぜになり、実際にはどういう順番で起きたかわからなくなる。
・何かをやりはじめたり、話始めると、何度も繰り返してしまう。
・何かに集中することができず、すぐに気が散ってしまう。
・物事を決断できなかったり、何をしたいのかを決められなかったりする。

情動に関する変化
・物事に夢中になりすぎて、度を超してしまう。
・物事に対して無気力だったり熱意がなかったりする。
・感情をうまくあらわせない。

ることが多く、たしかに従来の概念では「前頭前野機能」が「遂行機能」に比較的近いといえる。しかし必ずしも前頭葉損傷患者に遂行機能障害が認められるわけでない。臨床的には明らかに遂行機能障害を認める患者、従来の前頭葉機能検査上では異常を認めないこともよくあるし、後部脳損傷例において遂行機能障害が認められることもある。これは遂行機能が前頭葉以外の脳領域に関係の深い認知機能にも依拠していることを考えれば当然といえる。同じ前頭葉内での損傷においても、例えば運動前野や補足運動野といった前頭前野以外の損傷により運動保続や運動開始困難など運動行為水準での遂行機能障害が出現することもある。

元来、遂行機能障害は臨床上の認知・行動的な機能障害を示すための用語であり、局在損傷による障害を定義する「前頭葉機能障害」と直接結びつけて考えることには問題がある。遂行機能とは、患者に生じているある一連の障害を、脳損傷の局在に着目して「前頭葉機能」などと分類するのでなく、障害によって起こる行動上の変化そのものに着目した結果生まれた概念である。そういった意味においては遂行機能障害の局在や前頭葉との関係を論じる意義はあまりないかもしれないが、行動や他の認知機能のコントロール機能という点において、前頭葉との関係を全く無視することはできない。

管理機能としての前頭葉機能についてはこれまで多くの研究者たちにより議論されてきた。Luria[19]によれば、前頭葉機能は活動のプログラミング・調整・実行を行うひとつの系であるとみなされている。Shallice[20]らは同様の概念を情報処理モデルから監督系（Supervisory attention system）として捉えた。Baddeleyは自身らが提唱したワーキングメモリーのモデル[21][22]の中でShalliceの唱える監督系は中央実行系（Central Executive）に近い概念だろうと述べている。Fusterは遂行機能障害の中核は計画能力の障害（Defective planning）であると考え[23]、前頭葉性記憶障害[24]の観点からこれらの障害を論じている。Damasioらは前頭葉機能の障害により状況に含まれる意味を顕在的もしくは潜在的に把握することができなくなるということから、反応の選択の障害を説明している[25][26]。リハビリテーションの領域では前頭葉損傷例における遂行機能障害の認知リハビリテーションが試みられており[27][28][29][30]、言語による行動の調節機能を利用した自己教示法（self instructional training）が有効であったことなどが報告されている。

前頭前野損傷により遂行機能障害が生じることが多いが、同じ前頭前野内の損傷においても損傷部位により障害の形式に大きな違いが見られる。背外側皮質損傷例（Dorsolateral prefrontal cortex、Broadmann の 8 野・9 野・46 野）でも、眼窩部・腹内側部損傷例（Orbito frontal cortex・Ventromedial frontal cortex、Broadmann の 10 野・11 野・12 野）損傷例でも遂行機能障害が生じるが、障害の形式は異なったものとなりやすい。背外側損傷例ではワーキングメモリーの障害や前頭葉機能検査で成績の低下があり思考の柔軟性などに問題が生じる。眼窩部・腹内側部損傷例では、言語・知能・記憶検査だけでなくワーキングメモリ検査や前頭葉機能検査も成績低下を示さないが、衝動性の亢進や不適切な情動反応などにより社会的行動が障害されやすいと言われている。

おわりに

遂行機能障害が多くの要素から構成される複雑な認知機能であることを考えると、単純に遂行機能障害の神経基盤を論じるのは困難である。その基盤は前頭葉さらには脳全体ということになるかもしれない。しかし上記のように損傷の局在によって遂行機能障害のタイプが異なることが知られている。これらは遂行機能を構成する要素的な成分の障害の差により生じており、それぞれの要素に関係する神経基盤から遂行機能の構成成分の局在を考えることは有用であろう。

Stuss や Alexander らは、遂行機能障害を引き起こす中枢というのは解剖学的・機能的に存在せず、これらの障害は前頭葉の 3 領域における独立した 3 種類の注意機能の過程 (attentional processes) から説明できると提案している[31]。それぞれの機能と脳領域として、energization—上部内側前頭葉・task-setteing—左外側前頭葉・monitoring—右外側前頭葉が示されている。彼らは遂行機能障害という概念そのものへの疑問を投げかけており、今後のさらなる検証が期待される。

文　献

1) American Psychiatric Association：Quick Reference to the Diagnostic Criteria from DSM-Ⅳ. American Psychiatric Association, 1994.
2) Bryson G, Whelahan HA, Bell M.：Memory and executive function impairments in deficit syndrome schizophrenia.：Psychiatry Res 102：29-37, 2001.
3) Laroi F, Fannemel M, Ronneberg U, et al.：Unawareness of illness in chronic schizophrenia and its relationship to structural brain measures and neuropsychological tests. Psychiatry Res; Neuroimaging Section 100：49-58, 2000.
4) Evans JJ, Chua SE, McKenna PJ, et al.：Assessment of the dysexecutive syndrome in schizophrenia. Psychol Med, 27 (3)：635-646, 1997.
5) Hanna-Pladdy B. Dysexecutive syndromes in neurologic disease. J Neurol PhysTher, 31：119-127, 2007.
6) Levin BE, Katzen HL：Early cognitive changes and nondementing behavioral abnormalities in Parkinson's disease. Adv Neurol, 96：84-94, 2005.
7) Lezak MD：The problem of assessing executive functions. International Journal of Psychology, 17：281-297, 1982.
8) Lezak MD：Neuropsychological Assessment, 2rd ed. New York, Oxford Univ Press, 1983.
9) Hebb DO, Penfield W：Human behavior after extensive bilateral removals from the frontal lobes. Arch Neurol Psychiatry, 44：421-438, 1940.
10) Luria AR, Homskaya ED：Disturbance in the regulative role of speech with frontal lesions. In：Waren JM, Akert K, editors. The frontal granular cortex and behavior. New York, MacGraw-Hill, 353-371, 1964.
11) Luria AR：Osnoby neiropsikhologii. Moscow, MGY, 1973.（神経心理学の基礎．In：鹿島晴雄訳．東京，医学書院，1978）
12) Shallice T and Burgess PW：Deficits in strategy application following frontal lobe damage in man. Brain, 114：727-741, 1991.
13) Eslinger PJ, Damasio AR：Severe disturbance of higher cognition after bilateral frontal lobe ablation, patient EVR. Neurology, 35：1731-1741, 1985.
14) Buchsbaum BR, Greer S, Chang WL, et al：Meta-analysis of neuroimaging studies of the Wisconsin card-sorting task and component processes. Hum Brain Mapp. 25：35-45, 2005.
15) Wilson BA, Alderman N, Burgess PW, et al.：Behavioural Assessment of the Dysexecutive Syndrome. Themes Vally Test Company, Bury St. Edmundes, 1996.

16) 鹿島晴雄, 三村將, 田渕肇, 他：BADS遂行機能障害症候群の行動評価・日本版, 新興医学出版, 2003.
17) 田渕肇, 森山泰, 三村將, 他：脳損傷患者における cognitive estimation の検討. 失語症研究 20, 48, 2000.
18) 田渕肇, 三村將, 森山泰, 他：遂行機能障害の行動評価法（BADS）の検討. 失語症研究 21：45, 2001.
19) Luria AR：Higher cortical Function in man. Tavistock. 1966.
20) Shallice T：Specific impairments of Planning. Philosophical Transactions of the Royal Society London. Series B 298, 199-209, 1982.
21) Baddeley A：Working memory. Science 225：556-559, 1992.
22) Baddeley A：Working memory or working attention? In：Baddeley A, Weiskrantz L, editors. Attention：selection, awareness, and control. Oxford, Oxford University Press, 152-170, 1993.
23) Fuster JM：The prefrontal cortex. 2nd ed. New-York, Raven Press, 1989.
24) 加藤元一郎, 鹿島晴雄：前頭葉性記憶障害. 神経進歩, 37：139-154, 1993.
25) Damasio AR, Tranel D, Damasio H：Individuals with sociopathic behavior caused by frontal damage fail to respond automatically to social stimuli. Behav Brain Res, 41：81-94, 1990.
26) Damasio AR, Tranel D, Damasio HC：Somatic markers and the guidance of behaviour：theory and preliminary testing. In：Levin HS, Eisenberg HM, Benton AL, editors. Frontal lobe function and dysfunction. NewYork, Oxford University Press, 217-229, 1991.
27) Burgess PW, Alderman N：Rehabilitation of dyscontrol syndromes following frontal lobe damage ； A cognitive neuropsychological approach. In：Wood RLI, Fussey I. editors. Cognitive rehabilitation in perspective. London, Tayler & Francis, 183-203, 1990.
28) Burke WH, Zencius AH, Wesolowski MD, et al.：Improving executive function disorders in brain-injured clients. Brain Injury, 5：241-252, 1991.
29) Cicerone KD：Wood JC. Planning disorder after closed head injury ； A case study. Arch Phys Med Rehabil, 68：111-115, 1987.
30) Von Cramon DY, Matthes-Von Cramon G：Frontal lobe dysfunction in patients—Therapeutical approaches. In：Wood RLI, Fussey I, editors. Congnitive rehabilitation in perspective. London, Tayler & Francis, 164-179, 1990.
31) Stuss DT, Alexander MP：Is there a dysexecutive syndrome?. Phil Trans R. Soc. B, 362, 901-915, 2007.

（田渕　肇・加藤元一郎）

VIII. 社会認知と認知機能

1. 社会認知とは？

「認知機能」というとまず思い浮かぶのは、記憶力、論理的思考力、知識などであるが、これらは大雑把にいえば、初等教育の主要教科（国語、算数、理科、社会）と関連するような能力であり、また代表的な包括的神経心理学的検査バッテリー（WAIS-Ⅲ、WMS-Rなど）で測定されるような能力である。ところが、複雑な対人的・社会的状況の中で人間が生存していく上では、このような狭い意味での認知機能だけでは不十分であり、対人的・社会的情報そのものを適切に捉え活用していく力が極めて重要であることは直感的にも明らかである。

社会的・対人的状況で発揮されるそのような「認知機能」のことを社会認知（social cognition）と呼ぶ。社会認知とは、厳密にいえば、同種の複数の個体が存在する状況で必要とされる情報処理能力である（Adolphs R, 1999）。そのような状況では、個体は自らの生存のために、他の個体と協力関係を築くことが大切である。しかし他方では他の個体との競争を勝ち抜かねばならない。このように相反する方向の要請を同時に満たさねばならないということのために、社会的状況での情報処理は、極めて複雑な状況判断・意思決定を必要とすることになる（村井、2006）。

2. 社会脳

社会認知能力は、霊長類、特に人間において顕著に進化しているが、その神経基盤についての理解が最近急速に深まりつつある。社会的認知を支える神経構造は「社会脳」と総称されることもある（Brothers, 1990）。眼窩前頭皮質、内側前頭前皮質、前部帯状皮質、側頭・頭頂接合部、上側頭溝領域、側頭極、島、扁桃体など、前頭葉・側頭葉・頭頂葉、および辺縁系に広がる広範な脳構造が形成する神経ネットワークが、ヒトの多様な社会的認知能力の基盤であることが明らかにされてきている。

社会認知が、「社会脳」と呼ばれる特定の神経基盤によって支えられていること自体が、社会認知が狭義の認知機能（記憶、注意、遂行機能、など）とは分離できる認知機能であることを裏づけている。海馬がエピソード記憶にとって中心的役割を果たすのと同様に、扁桃体は、情動的表情の認知に中心的役割を果たしている。したがって、社会的認知とは、人間が所有している多彩な認知機能の一角を占める独立の機能単位であると推論できることになる。

ただし一方で、たとえば以下で紹介する「心の理論」能力や、表情から他者の情動を読み取る能力などについて議論されているように、社会認知の基盤となる処理過程が専ら社会的情報・刺激に関わるのか、そうではなくて、社会的なアイテムの認知に限らない一般的認知の障害に還元できるのかという問題が残されている。つまり、社会認知とされている能力は、より一般的な認知能力（柔軟な推論能力など）の反映であり、社会認知の神経基盤と考えられている「社会脳」と呼ばれる脳領域も、より一般的な情報処理に携わる神経機構である可能性が残されているのである（村井、2007）。

3. 社会認知の多様性

社会認知の能力は、単一の情報処理過程ではなく、異なる複数の側面から構成されている。ここからは、代表的な社会認知のいくつかについて簡単に紹介していきたい。

4. 表情からの他者の感情の認知

人間の場合、言語が社会的状況における最も強力なコミュニケーション手段であることは当然であるが、視線、顔、ジェスチャーなどの非言語的メッセージもまた重要なコミュニケーション手段である。他

者の表情からその人の感情を読み取る能力はそのようなコミュニケーション能力の典型である。

表情が表す感情は多彩であるが、そのうちその認知の神経プロセスについての理解が最も進んでいるのが基本情動（恐怖、怒り、悲しみ、幸福、嫌悪、驚き）についてである。情動的表情の認知に密接に関連する脳部位については、情動ごとに違いがある。たとえば腹側線条体と怒り表情認知、島皮質と嫌悪表情認知の関連が報告されているが、最も多くの研究が行われ、損傷研究・機能的神経画像研究を通じておおむね一貫した結果が得られているのが、扁桃体と恐怖表情認知の関連である（Adolphs, 2002）。

ただし、最近の一連の研究、たとえば、不規則なテンポの音刺激は規則的なテンポの音刺激と比較して、扁桃体をより賦活するという研究結果などからは（Herry, et al., 2007）、扁桃体の役割の本質は、刺激の顕現性（salience）・予測不能性（unpredictability）の認知と処理にあることが示唆されており、恐怖表情の認知における扁桃体の賦活も、そのような一般的な扁桃体の機能から説明できるのではとの見方が有力になってきている（Adolphs, 2008）。

人が表現する感情・情動は、基本情動に限られるわけではない。たとえば、嫉妬、賞賛、自負心などの「社会情動」も、複雑な対人関係・社会状況の中で生活する人が日常的に体験・表出し、人々の行動に大きく影響を与えている感情・情動である。したがって、他者が表現する多彩な「社会情動」を認知することは、円滑な社会的コミュニケーションを進める上での重要な前提となる。しかし基本情動とは異なり、社会情動を認知するには、表情に表れる情報を分析するだけでは不十分である。その人物と自分、そして両者にとって重要な第三者との現在の社会的関係、その履歴などの文脈情報が、他者の表情や身振りなどに表れるその場の知覚情報と総合されて、社会情動ははじめて正しく認知できる。社会情動の神経基盤についてはいまだ十分に明らかにされてはいないが、以上のように考えると、その認知には基本情動の場合よりも、広汎な神経ネットワークが関与しているものと推測できる。

5．偏　　見

扁桃体を中心とした神経ネットワークは、他者の表情から、恐怖情動などの人類共通の社会的メッセージを解読するだけでない。たとえば、扁桃体は、ある人物が信用できるか（trustworthiness）、接近しても大丈夫か（approachability）、といった、極めて主観的な社会的情報処理にも関与していることが、損傷研究（Adolphs, et al., 1998）、機能的脳画像研究（Winston, et al., 2002）の双方から示されている。ある人物が信用できるかどうかといったことは、私たちにとっての「社会的価値」を表しているといえるので、扁桃体は人物の相貌などの物理的情報と社会的価値とを連合していると考えることができる。

扁桃体を中心とした神経ネットワークのこのような働きからは、この神経機構が、「偏見」と呼ばれる現象と深い関わりがあることも理解できる。白人の米国人が白人と黒人の顔写真を見る場合、被験者である白人の扁桃体は黒人の顔写真を見る場合により強く賦活され、さらにこの賦活の差は、質問紙で判定される黒人への人種的偏見の傾向とは関連しなかったが、人種的偏見の無意識的尺度を捉える検査の結果とは関連していた（Phelps, et al., 2000）。さらに、写真を意識上で提示した場合には、意識下で提示した場合に比べ、黒人の写真に対する扁桃体の賦活と白人の写真に対する賦活の差は小さくなり、代わって、前頭葉のいくつかの領域（前部帯状皮質と外側前頭前皮質）において、黒人の写真に対する扁桃体の賦活と白人の写真に対する賦活の差が大きくなることが示された（Cunningham, et al., 2004）。

以上の研究結果からは、扁桃体は、私たちが過去の経験から潜在的に獲得してきた「これこれのカテゴリーに属する人物は危険である」という無意識的なステレオタイプ化に基づき、私たちの社会行動にバイアスを与えているといえる。これに対して、意識的に獲得・維持されている人種的偏見、あるいはそのような偏見を克服した態度と関連するのは、前頭葉のいくつかの領域であり、それらの領域は、扁桃体の無意識的な活動を抑制・調整する役割を担っていると考えられる。

6．心の理論

　他者を意図や信念を持つ実体とみなす能力、つまり他者に心を想定する能力（「心の理論」：Theory of Mind）も、社会的認知の主要な構成要素である。AさんがBさんの心の状態を想像できるとき、たとえば、Aさんが「Bさんは『外は雨が降っている』ことを知っている」と考えることができるとき、Aさんには「心の理論」が備わっているという。すなわち、「心の理論」とは他者に信念・意図を帰属させることができる能力のことを指す。

　私たちは、他者が自分とは違う信念を持ちうるということを理解することができるが、そのような理解の前提になるのがこの「心の理論」能力である。私たちは、「心の理論」の働きによって、「外は雨が降っているとBさんは思っているが、実際には雨は降っていないんだよ」といった信念を持つことができるのである。

　「心の理論」は発達の中で獲得される能力である。獲得される年齢は「心の理論」課題として用いる課題によっても異なるが、代表的な「心の理論」課題である誤信念課題の場合、おおよそ4歳になると正答できるようになるということが知られている。

　このような「心の理論」能力と関連する脳領域としては内側前頭前皮質、側頭・頭頂接合部、側頭極などが、主として機能的神経画像研究から示されてきている（Frith, et al, 2005）。

7．共感・道徳判断

　共感能力は「心の理論」と同様に他者の心を想像する能力である。しかし「心の理論」が、信念や意図など他者の心の認知的状態について想定・想像する能力であるのに対して、共感能力は、苦しみや喜びなど他者の心の感情の状態について想像する能力に該当する。「心の理論」と共感が重なり合いはあるとしてもそれぞれ独立の能力であることの根拠のひとつは、共感、「心の理論」を用いることを課す実験課題が、それぞれ異なる脳領域を賦活するという、機能的神経画像研究によって示されている（Völlm, et al, 2006, Hynes, et al, 2006）。

　他者の苦しみへの共感能力は、社会の中で生活する私たちの道徳性を支える重要な要素でもある。私たちの道徳性は単に社会的ルールを記憶していることや、冷静で意識的な推論のみによって支えられているのではない。非道徳的な行為を目撃したり想像したりすることによって誘発される嫌悪感や犠牲者への共感などの感情が、道徳的にみて何が正しいことで何が正しくないことかを私たちが判断する際に大きく影響を与えている。

　道徳判断は「推論と感情のいずれに基づくのか？」というこの問題については、私たちの道徳判断は、これら両者の側面から成り立つ複合物であるという考えが有力となっている。すなわち、ある状況設定によっては認知的側面が重要となり、また別の状況設定によっては情動的側面が重要となる、という見方である。このように推論と感情の両者が関与するため、道徳判断には、前頭前皮質、側頭葉前部、上側頭溝周辺皮質、扁桃体・腹内側視床下部など、広汎な脳領域が関与するが、それぞれの領域の関与の質的違いも明らかにされつつある（Moll, et al, 2007, 大下ら、2008）。

8．「社会認知」と「認知機能」の関係

　最後に、本稿のテーマである「社会認知」と「認知機能」の関係をめぐる研究者の議論の背景をなす発想をまとめたい。そこには以下のような複数の側面があることがわかる

　(1) 広義の「認知機能」としての社会認知：人間にとって重要な認知機能には、他者の感情や信念の理解など、従来の狭義の意味での認知機能（記憶、論理的思考など）には治まらない認知機能が存在し、そのような広義の認知機能にも注目していこうという発想。このような発想に基づいて、たとえば精神疾患の薬物療法がターゲットとする「認知機能」の改善の指標のひとつとして、社会認知がとりあげられることになる。

　(2) 狭義の「認知機能」と互いに影響しあう因子としての社会認知：狭義の認知機能と社会認知は、一方を正しく評価しようとする場合、他方がその交絡因子となりうるので、必要に応じてそれを統制しなければならないという発想。たとえば、疾患群と健常対照群でその社会認知を比較しようとする場

合、必ず問題とされるのが、基本的認知機能が統制されているかどうかという点である。

(3) 狭義の認知機能に還元できる可能性がある暫定的な機能としての社会認知：たとえば、他者の表情からその感情を理解する情動的表情認知能力には、扁桃体がその情報処理の中核的な位置を占めることが知られている。しかしそれは、刺激の顕現性・予測不能性の認知・処理という扁桃体の一般的機能の一側面として理解できるのではないかという発想である。

文　　献

1) Adolphs R : Social cognition and the human brain. Trends Cogn Sci 3 : 469-479, 1999.
2) 村井俊哉：神経精神疾患における社会的認知・意思決定．神経心理学 22：36-42, 2006.
3) Brothers L : The social brain : a project for integrating primate behavior and neurophysiology in a new domain. Concepts Neurosci 1 : 27-51, 1990.
4) 村井俊哉：社会的認知を支える神経ネットワーク．神経心理学 23：243-249, 2007.
5) Adolphs R : Neural systems for recognizing emotion. Curr Opin Neurobiol 12 : 169-177, 2002.
6) Herry C, Bach DR, Esposito F, et al.: Processing of temporal unpredictability in human and animal amygdala. J Neurosci 27 : 5958-5966, 2007.
7) Adolphs R : Fear, faces, and the human amygdala. Curr Opin Neurobiol 18 : 166-172, 2008.
8) 村井俊哉：社会的認知とコミュニケーション．(専門医をめざす人の精神医学, 改定第 3 版, 医学書院, 東京, 印刷中)
9) Adolphs R, Tranel D, Damasio AR : The human amygdala in social judgment. Nature, 393 : 470-474, 1998.
10) Winston JS, Strange BA, O'Doherty J, et al : Automatic and intentional brain responses during evaluation of trustworthiness of faces. Nat Neurosci 5 : 277-283, 2002.
11) Phelps EA, O'Connor KJ, Cunningham WA, et al.: Performance on indirect measures of race evaluation predicts amygdala activation. J Cogn Neurosci, 12 : 729-38, 2000.
12) Cunningham WA, Johnson MK, Raye CL, et al.: Separable neural components in the processing of black and white faces. Psychol Sci 15：806-813, 2004.
13) Frith C, Frith U : Theory of mind. Curr Biol 15 : R644-646, 2005.
14) Völlm BA, Taylor AN, Richardson P, et al.: Neuronal correlates of theory of mind and empathy : a functional magnetic resonance imaging study in a nonverbal task. Neuroimage 29 : 90-98, 2006.
15) Hynes CA, Baird AA, Grafton ST : Differential role of the orbital frontal lobe in emotional versus cognitive perspective-taking. Neuropsychologia 44 : 374-383, 2006.
16) Moll J : de Oliveira-Souza R. Moral judgments, emotions and utilitarian brain. Trends Cogn Sci 8 : 319-321, 2007.
17) 大下顕, 村井俊哉：前頭葉と道徳（モラル）．分子精神医学 8：114-118, 2008.

〔村井　俊哉〕

第3章　認知機能をどう捉え、評価するのか

A．検査法

I．精神生理学的方法（電気生理学的方法）

1．脳波

　脳波とは、脳から生じる電気的活動を主に頭皮上の電極を用いて電極間の電位差として測定したものである。脳波の発生源は主に大脳皮質にあり、錐体細胞の樹状突起におけるシナプス電位がその起源と考えられている。ただし、1つの神経細胞のシナプス電位は小さいため、十分な数の神経細胞のシナプス電位が加重されてはじめて頭皮上で測定できる脳波となる。

　脳機能を調べる他の検査と比べると、非侵襲的で簡便であること、時間分解能が高いことが利点である。一方で、空間分解能が低いことが欠点である。しかし、最近では発生源（generator）の推定法を利用したり、時間分解能は低いが空間分解能の高いfunctional Magnetic Resonance Imaging（fMRI）を併用したりしてこの欠点を補う研究もなされつつある。

　認知機能との関連では、被験者に注意、記憶など認知処理を要する課題を行わせると脳に一過性の電位変動が出現する。こうした電位変動は課題に必要な認知処理と関連すると考えられており、脳波として測定することができる。しかし、一過性の電位変動は背景脳波と重なっているため、脳波を解析して一過性の電位変動を取り出す必要がある。課題中の特定の事象（主に提示刺激）に時間的に関連した電位変動を取り出したものが事象関連電位（event-related potential；ERP）である。一方、周波数ごとの電位変動を取り出したものが事象関連振動（event-related oscillation；ERO）である。本稿ではERPとEROについて解説する。脳波の他の解析法や脳磁図など他の精神生理学的検査については紙数の関係で割愛する。

2．事象関連電位（ERP）

　被験者に種々の刺激を加えたり、精神作業を課したりすることによって脳に一過性の電位変動が発生する。このうち、刺激が末梢の感覚受容器から大脳皮質の一次受容野に到達するまでに発生する電位を誘発電位と呼び、刺激に対する直接的な反応と考えられているが、刺激に関する認知処理によって発生する電位をERPと呼び、予期、注意、知覚、検索、識別、意志決定、記憶といった認知過程に対応する大脳活動を反映すると考えられている。

　最初にERPが報告されたのは1964年である。Walterら（1964）は被験者に警告刺激（S1）を提示し、その一定時間後に命令刺激（S2）を提示し、S2に対して反応を求める課題を行った。すると、S1とS2の間に電位変動が出現することを発見し、この電位変動を随伴陰性変動（Contingent Negative Variation；CNV）と名づけた。1965年にはP300、1978年にはミスマッチ陰性電位（mismatch negativity；MMN）など、その後さまざまなERPが発見されている。本稿ではそのうちP300、MMN、N170について述べる。

a．P300（図1）
1）概説

　P300はSuttonら（1965）によって発見されたERP成分である。彼らは刺激の不確実さと誘発電位との関連について実験していた際に、第1刺激（手がかり刺激）を与えた後に第2刺激（テスト刺激）として音か光を提示し、それがどちらか予測させる課題を用いてERPを記録したところ、第2刺激がどちらであるかを知らされていない場合にだけ、潜時約300 msecの大きな陽性電位が出現することを

図1　P300

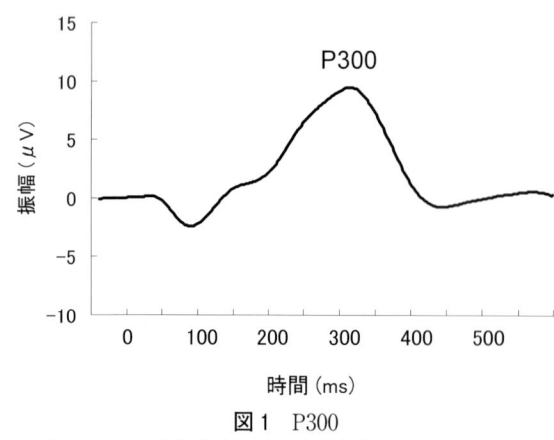

当教室にて健常被験者に対して聴覚性oddball課題を行い、標的刺激に対してえられた事象関連電位の総平均加算波形

発見した。その後の研究で、P300は刺激による反応として発生する電位ではなく、認知処理によって生じる内因性の電位であると考えられるようになった。また、P300を発生させる課題としてoddball課題（後述）が考案され、使われるようになった。

2）測定方法

P300を測定する際、一般的にはoddball課題が用いられる。oddball課題とは、被験者に識別可能な2種類の刺激（例えば高音と低音）をランダムに提示し、一方の提示頻度を他方よりも少なくし（例えば高音を20％、低音を80％）、頻度の低い刺激が提示されたときに所定の反応を行わせる（例えばボタン押し）課題である。提示頻度の低い刺激を標的刺激、提示頻度の高い刺激を標準刺激または非標的刺激と呼ぶ。P300は標的課題に対して出現し、正中部（Cz）で振幅が高く、普通、頭頂部（Pz）で最大である。刺激開始後250〜500 msecの間に出現する。

通常のoddball課題の他に3音oddball課題がある。これは、低頻度の標的刺激と高頻度の非標的刺激の他に、低頻度の新奇刺激（白色雑音など）を加えた3種類の音を用いる。課題としては、通常のoddball課題と同様に標的刺激に対して反応をさせ、新奇刺激は無視させる。このとき、新奇刺激に対してP300が発生し、これをP3aと呼ぶ。通常のoddball課題で得られるP300（P3b）と比べて、潜時が短く、前頭部（Fz）、正中部（Cz）優位に出現する（Squires, et al., 1975）。

3）認知機能との関連

P300振幅は、脳内の刺激環境が更新されたときの脳活動の指標であると考えられており、これを認知文脈更新説（Donchin, et al., 1986）と呼ぶ。つまり、被験者は課題中、刺激環境の脳内モデルを作っており、新しい刺激が入るたびに脳内モデルと照合しているが、刺激が標的刺激の時には注意が向けられ、刺激環境の脳内モデルの更新が起こる。P300振幅は、このときの脳活動の指標となるとされる。また、P300振幅は課題に向けられる注意資源の量にも関連する（Wickens, et al., 1983）。

P300潜時は反応生成というよりは刺激処理の指標であり、刺激分類速度を反映している（Kutas, et al., 1977）が、反応時間とは関係しない（Duncan-Johnson, et al., 1981）。また、注意や即時記憶といった神経心理検査で成績良好なほど潜時が短い（Reinvang, et al., 1999）。

4）脳内発生機構

最近の頭蓋内電極記録（Halgren, et al., 1995）やfMRIを用いた研究（Kiehl, et al., 2001）では、P300は複数の発生源で構成されていると考えられており、発生源がある部位として、前頭前野、前部帯状回、上側頭皮質、頭頂葉、海馬などが報告されている。

また、前頭葉と海馬/側頭葉/頭頂葉との相互作用がP300を生成するというモデルがある（Kirino, et al., 2000）。このモデルでは、oddball課題にて刺激が作業記憶に入ってきた時の前頭葉、特に前部帯状回の活動がP3aと関係し、その後の海馬・側頭葉・頭頂葉での刺激の維持・記憶の貯蔵がP3bと関係しているとする。このモデルはERPとfMRIの同時測定で得られる結果と一致する。また、P3a振幅が前頭葉の灰白質体積と相関し、P3b振幅が頭頂葉の灰白質体積と相関する、という研究結果（Ford, et al., 1994）とも一致する。

5）精神疾患への応用

1972年には統合失調症患者で健常者よりもP300振幅が減衰していることが報告されている（Roth and Cannon, 1972）。その後も統合失調症のP300振

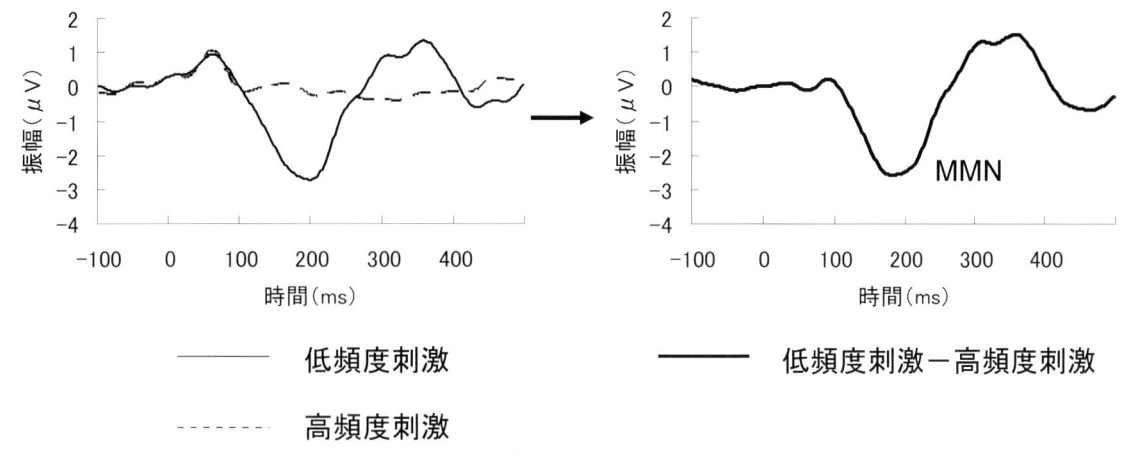

図2 MMN
当教室にて健常被験者に対して音刺激を提示し、低頻度刺激、高頻度刺激に対してえられた事象関連電位の総平均加算波形とその差分波形

幅減衰は繰り返し報告されており、統合失調症で最も信頼性の高い生物学的指標の1つとなっている（Ford, 1999）。他にも双極性障害（O'Donnell, et al., 2004）や外傷後ストレス障害（posttraumatic stress disorder；PTSD）（Araki, et al., 2005）などいくつかの精神疾患でP300振幅減衰や潜時延長が報告されている。

P300はこれらの精神疾患で生物学的指標となりうるが、複数の精神疾患で異常を認めることから診断の特異度という点では問題がある。しかし、統合失調症では左側頭部で右側頭部よりもP300振幅が減衰しているが、双極性障害では左右差を認めないなど、より詳細な解析もなされつつある（McCarley, et al., 2002）。

b．MMN（図2）
1）概説
MMNはNäätänenら（1978）によって最初に報告されたERP成分であり、一連の音刺激の中にまれな音刺激（例えば持続時間や周波数が異なる）を提示すると発生する。刺激に注意していないときにも出現することから自動的な認知処理を反映すると考えられている。

2）測定方法
被験者に一連の刺激を提示し、そのうちの10%前後を逸脱刺激とする。多くの研究で音刺激を用いている。逸脱刺激としては音の周波数を逸脱させる場合（frequency MMN）や音の持続時間を逸脱させる場合（duration MMN）が多い。低頻度刺激と高頻度刺激のそれぞれから総平均加算波形が得られるが、前者から後者をひいた差分波形からMMNを同定する（**図2**）。通常Fzで最大で、刺激開始後100〜200 msecで出現する。音が提示されている間、被験者にサイレントビデオを見せる、視覚課題を行わせるなどして音に注意が向かないようにする。MMNの測定・解析についてはSinkkonenら（2000）が詳述している。

3）認知機能との関連
MMNは、繰り返す刺激により形成された記憶痕跡と、逸脱刺激とのミスマッチの自動的検出過程を反映すると考えられている。そのため、MMNは感覚記憶や自動的処理過程を反映する指標として使われることが多い。注意の影響を受けない成分と考えられているが、若干の影響があるとする報告（Woldorff, et al., 1991）もある。

4）脳内発生機構
発生源は主に聴覚皮質にある（Alho, 1995）が、前頭葉が関与するとの報告（Giard, et al., 1990）もある。サル（Javitt, et al., 1996）やヒト（Umbricht, et al., 2000）にグルタミン酸NMDA受容体アンタゴニストを投与するとMMNが減衰するなどの知見から、

MMN の発生には NMDA 受容体が関与することが知られている。

5）精神疾患への応用

統合失調症患者で MMN 振幅が減衰していることが繰り返し報告されている（Umbricht and Krljes, 2005）。また、初回エピソードでは健常者と比べて frequency MMN 振幅が減衰していないが、発症後に減衰することが報告されている（Salisbury, et al., 2007）。他の精神疾患での報告は乏しいが、アルツハイマー病では刺激間隔を長くすると健常者と比べて MMN 振幅が減衰するとの報告がある（Pekkonen, et al., 1994）。

c．N170（図3）
1）概説

N170 は Bentin ら（1996）によって報告された ERP 成分である。彼らは顔を提示した際に、提示開始後 170 msec 付近で後側頭部に陰性電位が出現することを見つけた。手、車、家具など他の物体を提示したときと比べて顔を提示したときにより大きな N170 が出現することなどから顔認知に関連する ERP 成分であると報告した。

2）測定方法

被験者に顔画像を提示すると出現する。被験者に課題をさせた場合も、受動的に見ているだけの場合もともに出現する。普通、後側頭部で最大で刺激提示開始後 120〜240 msec で出現する。

3）認知機能との関連

N170 と顔認知の関連についてはいくつか報告がある。顔の特定の部分（目、鼻、口）だけを提示すると顔を提示したときよりも N170 振幅が小さいこと（Eimer, 2000）や顔をさかさまに提示すると N170 振幅が増大すること（Rossion and Gauthier, 2002）などから N170 は顔の特定の部分や物理特性に対応しているのではなく、顔を顔として認識する構造的符号化過程を反映していると考えられている。

4）脳内発生機構

頭蓋内電極を用いた研究（Allison, et al., 1999）や

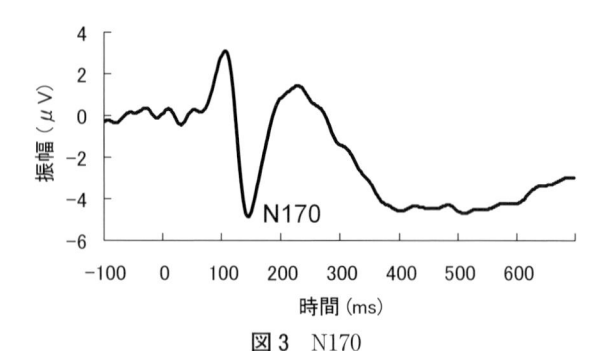

図3　N170

当教室にて健常被験者に対して顔刺激を提示し、えられた事象関連電位の総平均加算波形

脳磁図を用いた研究（Watanabe, et al., 1999）から主な発生源は紡錘状回と考えられている。しかし、上側頭溝に発生源があるとする報告（Itier and Taylor, 2004）もある。

5）精神疾患への応用

顔認知障害があると考えられている統合失調症や自閉症で報告がいくつかある。統合失調症では健常者と比べて N170 振幅が減衰していることが報告されている（Herrmann, et al., 2004）。自閉症患者では健常者と比べて N170 潜時が延長していることが報告されている（McPartland, et al., 2004）。

3．事象関連振動（ERO）

ERO も ERP と同様に被験者に課題を行わせることによって脳に発生する一過性の電位変動をとらえたものであるが、ERO は周波数ごとの電位変動を解析したものである。周波数帯域には δ 帯域（0〜4 Hz）、θ 帯域（4〜8 Hz）、α 帯域（8〜12 Hz）、β 帯域（12〜30 Hz）、γ 帯域（30〜80 Hz）があるが、特に γ 帯域の活動が認知機能と関連する。

a．γ 帯域活動
1）概説

脳波の γ 帯域活動と認知機能との関連について、1990 年代後半からいくつか報告されるようになった。Tallon-Baudry ら（1996）は、図4のように三角形に見える図とそうでない図を被験者に提示して、三角形が知覚できるときに γ 帯域活動が出現す

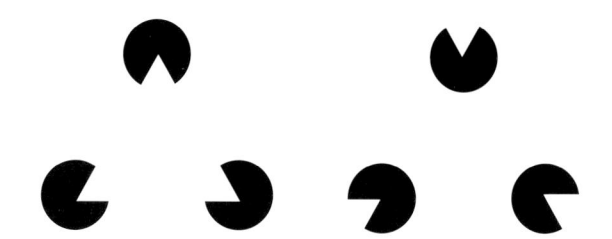

図4　ゲシュタルト知覚
左右とも三つの「パックマン」からなるが、左側は三角形が見えるのに対し、右側は見えない

ることを報告した。その後、γ帯域活動が知覚、注意、記憶など様々な認知機能と関連することが報告され、精神疾患にも応用されるようになった。

2）測定方法

　課題としては、上記のように全体として見ると一つの図形が知覚されるようなゲシュタルト知覚を行わせることが多いが、他にも様々な課題で測定されている。得られた脳波を高速フーリエ変換やウェーブレット変換を用いて解析して周波数ごとの反応を調べる。

3）認知機能との関連

　個々の特徴を全体として知覚するゲシュタルト知覚のときにγ帯域活動が出現することが繰り返し報告されている。しかし、その他にもoddball課題のような注意を要する課題や遅延見本合わせ課題のようなワーキングメモリーを要する課題でもγ帯域活動が出現することが報告されている（Tallon-Baudry and Bertrand, 1999）。

4）脳内発生機構

　動物実験では大脳皮質の様々な部位でγ帯域活動を認める（Engel, et al., 2001）。視床、海馬など皮質下の構造物についてもいくつかの報告があるが、まだ詳細はわかっていない。細胞レベルの研究によると、γ帯域活動にはGABAインターニューロンが重要な役割を果たすことが報告されている（Whittington, et al., 2000）。

5）精神疾患への応用

　統合失調症ではこれまでにいくつかの報告があり、ゲシュタルト知覚（Spencer, et al., 2004）やoddball課題（Gallinat, et al., 2005）などでγ帯域活動の障害が報告されている。自閉症では顔認知の際のγ帯域活動の障害が報告されている（Grice, et al., 2001）。

4．精神疾患の認知機能研究における脳波の意義と展望

　以上示してきたように、認知機能研究でERPやEROなど脳波の指標が用いられている。精神疾患の認知機能研究に脳波を用いる意義は主に2つある。1つは認知機能に関わる神経基盤の解明に役立つことがあげられる。脳波は脳の神経活動を反映しているため、課題を行う際の脳波を調べることで、課題に必要な認知機能に関わる神経活動を調べることができる。そのため、精神疾患で認知機能障害の背景にある脳機能の異常を調べる際にERPなど脳波の指標が用いられている。これまでの研究では、例えば統合失調症におけるP300振幅減衰（Ford, 1999）などERP成分の振幅減衰や潜時延長などが調べられてきた。しかし、近年は、PTSDにおけるP300振幅減衰と前部帯状回灰白質体積減少との相関（Araki, et al., 2005）などERPと脳構造との関連が多く報告されている。さらに最近ではERPを中間表現型として用いて、ERPと遺伝子との関連を調べようとする研究が行われつつある。MMNやEROは発生に関与する神経伝達物質系が想定されているため、精神疾患の分子病態の解明にも有用となる可能性がある。今後、これらの研究が進むことで精神疾患の認知機能障害の背景にある生物学的異常が解明されることが期待される。

　精神疾患の認知機能研究に脳波を用いるもう1つの意義は、臨床指標としての有用性である。精神疾患には確立された生物学的指標がないが、脳波は比較的安価で簡便に行うことができる非侵襲的検査であるため、臨床指標の候補となりうる。最近では、統合失調症は初発時にはMMN振幅減衰を認めないが、慢性期にMMN振幅減衰を認める（Salisbury, et al., 2002）など、同じ疾患でも病期によってERPの異常の程度が異なることが報告されている。また、薬物療法におけるERPの変化も報告されてき

ている（Araki, et al., 2006）。今後、これらの研究が進むことで、脳波が診断の補助や病期の判定、治療反応性の予測などにおける有用な臨床指標となることが期待される。

文　献

1) Alho K : Cerebral generators of mismatch negativity (MMN) and its magnetic counterpart (MMNm) elicited by sound changes. Ear Hearing 16 : 38-51, 1995.
2) Allison T, Puce A, Spencer DD, et al. : Electrophysiological studies of human face perception. I : potentials generated in occipitotemporal cortex by face and non-face stimuli. Cereb Cortex 9 : 415-430, 1999.
3) Araki T, Kasai K, Yamasue H, et al. : Association between lower P300 amplitude and smaller anterior cingulate cortex volume in patients with posttraumatic stress disorder : a study of victims of Tokyo subway sarin attack. Neuroimage 25 : 43-50, 2005.
4) Araki T, Kasai K, Rogers MA, et al. : The effect of perospirone on auditory P300 in schizophrenia : a preliminary study. Prog Neuropsychopharmacol Biol Psychiatry 30 : 1083-1090, 2006.
5) Bentin S, Allison T, Puce A, et al. : Electrophysiological studies of face perception in humans. J Cogn Neurosci 8 : 551-565, 1996.
6) Donchin E, Karis D, Bashore TR, et al. : Cognitive psychophysiology and human information processing. In : Coles MGH, Donchin E, Porges SW, editors. Psychophysiology : systems, processes and applications. New York : Guilford Press. p. 244-267, 1986.
7) Duncan-Johnson CC : P300 latency : A new metric of information processing. Psychophysiology 18 : 207-215, 1981.
8) Eimer M : The face-specific N170 component reflects late stages in the structural encoding of faces. Neuroreport 11 : 2319-2324, 2000.
9) Engel AK, Fries P, Singer W : Dynamic predictions : oscillations and synchrony in top-down processing. Nat Rev Neurosci 2 : 704-716, 2001.
10) Ford JM, Sullivan E, Marsh L, et al. : The relationship between P300 amplitude and regional gray matter volumes depends on the attentional system engaged. Electroenceph Clin Neurophysiol 90 : 214-228, 1994.
11) Ford JM : Schizophrenia : the broken P300 and beyond. Psychophysiology 36 : 667-682, 1999.
12) Gallinat J, Winterer G, Herrmann CS, et al. : Reduced oscillatory gamma-band responses in unmedicated schizophrenic patients indicate impaired frontal network processing. Clin Neurophysiol 115 : 1863-1874, 2005.
13) Giard MH, Perrin F, Pernier J, et al. : Brain generators implicated in the processing of auditory stimulus deviance : a topographic event-related potential study. Psychophysiology 27 : 627-640, 1990.
14) Grice SJ, Spratling MW, Karmiroff-Smith A, et al. : Disordered visual processing and oscillatory brain activity in autism and William syndrome. Neuroreport 12 : 2697-2700.
15) Halgren E, Baudena P, Clarke JM, et al. : Intracranial potentials to rare target and distractor auditory and visual stimuli. I . Superior temporal plane and parietal lobe. Electroenceph Clin Neurophysiol 94 : 191-220, 1995.
16) Herrmann MJ, Ellgring H, Fallgatter AJ : Early-stage face processing dysfunction in patients with schizophrenia. Am J Psychiatry 161 : 915-917, 2004.
17) Itier RJ, Taylor MJ : Source analysis of the N170 to faces and objects. Neuroreport 15 : 1261-1265, 2004.
18) Javitt DC, Steinschneider M, Schroeder CE, et al. : Role of cortical N-methyl-D-aspartate receptors in auditory sensory memory and mismatch negativity generation : implications for schizophrenia. Proc Natl Acad Sci USA 93 : 11962-11967, 1996.
19) Kiehl KA, Laurens KR, Duty TL, et al. : Neural sources involved in auditory target detection and novelty processing : an event-related fMRI study. Psychophysiology 38 : 133-142, 2001.
20) Kirino E, Belger A, Goldman-Rakic P, et al. : Prefrontal activation evoked by infrequent target and novel stimuli in a visual target detection task : an event-related functional magnetic resonance study. J Neurosci 20 : 6612-6618, 2000.
21) Kutas M, McCarthy G, Donchin E : Augmenting mental chronometry : The P300 as a measure of stimulus evaluation time. Science 197 : 792-795, 1977.
22) McCarley RW, Salisbury DF, Hirayasu Y, et al. : Associatin between smaller left posterior superior temporal gyrus volume on magnetic resonance imaging and smaller left temporal P300 amplitude

in first episode schizophrenia. Arcn Gen Psychiatry 59：321-331, 2002.
23) McPartland J, Dawson G, Webb S, et al.：Event-related brain potentials reveal anomalies in temporal processing of faces in autism spectrum disorder. J Child Psychol Psychiatry 45：1235-1245, 2004.
24) Näätänen R, Gaillard AWK, Mantysalo S：Early selective attention effect on evoked potential reinterpreted. Acta Psychol 42：313-329, 1978.
25) O'Donnell BF, Vohs JL, Hetrik WP, et al.：Auditory event-related potential abnormalities in bipolar disorder and schizophrenia. Int J Psychophysiol 53：45-55, 2004.
26) Pekkonen E, Jousimaki V, Kononen M, et al.：Auditory sensory memory impairment in Alzheimer's disease：an event-related potential study. Neuroreport 5：2537-2540, 1994.
27) Reinvang I：Cognitive event-related potentials in neuropsychological assessment. Neuropsychol Rev 9：231-248, 1999.
28) Rossion B, Gauthier I：How does the brain process upright and inverted faces? Behav Cogn Neurosci Rev 1：63-75, 2002.
29) Roth WT, Cannon E：Some features of the auditory evoked response in schizophrenics. Arch Gen Psychiatry 27：466-471.
30) Salisbury DF, Shenton ME, Griggs CB, et al.：Mismatch negativity in chronic schizophrenia and first-episode schizophrenia. Arch Gen Psychiatry 59：686-694, 2002.
31) Salisbury DF, Kuroki N, Kasai K, et al.：Progressive and interrelated functional and structural evidence of post-onset brain reduction in schizophrenia. Arch Gen Psychiatry 64：521-529, 2007.
32) Sinkkonen J, Tervaniemi M：Toward optimal recording and analysis of the mismatch negativity. Audiol Neurootol 5：235-246, 2000.
33) Spencer KM, Nestor PG, Perlmutter R, et al.：Neural synchrony indexes disordered perception and cognition in schizophrenia. Proc Natl Acad Sci USA 101：17288-17293, 2004.
34) Squires NK, Squires KC, Hillyard SA：Two varieties of long-latency positive waves evoked by unpredictable auditory stimuli in man. Electroenceph Clin Neurophysiol 38：387-401, 1975.
35) Sutton S, Braren M, Zubin J, et al.：Evoked-potential correlates of stimulus uncertainty. Science 150：1187-1188, 1965.
36) Tallon-Baudry C, Bertrand O, Delpuech C, et al.：Stimulus specificity of phase-locked and non-phase-locked 40 Hz visual responses in human. J Neurosci 16：4240-4249, 1996.
37) Tallon-Baudry C, Bertrand O：Oscillatory gamma activity in humans and its role in object presentation. Trends Cogn Sci 3：151-162, 1999.
38) Umbricht D, Schmid L, Koller R, et al.：Ketamine-induced deficits in auditory and visual context-dependent processing in healthy volunteers：implications for models of cognitive deficits in schizophrenia. Arch Gen Psychiatry 57：1139-1147, 2000.
39) Umbricht D, Krljes S：Mismatch negativity in schizophrenia：a meta-analysis. Schizophr Res 76：1-23, 2005.
40) Walter WG, Cooper R, Aldridge VJ, et al.：Contingent negative variation：an electric sign of sensorimotor association and expectancy in the human brain. Nature 203：380-384, 1964.
41) Watanabe S, Kakigi R, Koyama S, et al.：Human face perception traced by magneto-and electroencephalography. Brain Res Cogn Brain Res 8：125-142, 1999.
42) Whittington MA, Traub RD, Kopell N, et al.：Inhibition-based rhythms：experimental and mathematical observations on network dynamics. Int J Psychophysiol 38：315-336, 2000.
43) Wickens C, Kramer A, Vanasse L, et al.：Performance of concurrent tasks：A psychophysiological analysis of the reciprocity of information-processing resources. Science 221：1080-1082, 1983.
44) Woldorff MG, Hackley SA, Hillyard SA：The effects of channel-selective attention on the mismatch negativity wave elicited by deviant tones. Psychophysiology 28：30-42, 1991.

〔切原賢治・荒木　剛・笠井清登〕

II. 神経心理学的方法

はじめに―神経心理学からのアプローチ―

神経心理学的アプローチは歴史的には器質性脳疾患の高次脳機能障害を明らかにするために発展してきた。すなわち、ひとつには、言語、行為、認知などの特異な障害の責任病巣の正確な局在診断をすることであった。また、2つ目に、脳の各部が働いていて成立している複雑な心理的現象の構成要素を理解することであるとされてきた。このことは、適切な方法で、脳と行動の関係を調べることで、心理的過程の神経基盤の確立を明らかにしようとすることを示唆している。近年、薬物療法の発展や脳画像技術の進展とともに、統合失調症のような精神疾患での生物学的アプローチが着目されるにしたがって、精神疾患においても神経心理学的機能障害に着目されるようになってきた。統合失調症ではひとつの粗大な障害というよりいくつかの微細な障害ないしは障害の組み合わせが観察されることが多いため、より客観的な神経心理学的評価が重要となる。このことは、ことさら精神疾患についての検討を行うとき、神経心理機能とその神経基盤の対応が、1対1関係という単純なものではなく、種々の心理機能が複雑な神経基盤からなっていることを意味するように思われる。統合失調症への神経心理学的アプローチは、標準化された検査を組み合わせて用いるという方法をとりながら、ひとつの分野として定着してきている。さらに、統合失調症に特徴的と思われる認知・行動障害を実験神経心理学的観点から質的に分析したり、神経心理学的所見と脳画像所見との関連を検討したり、認知課題施行中の脳機能画像を吟味することによって、統合失調症における認知機能障害が報告されてきた。神経心理学的検査によるアプローチについては、量的な遂行への着目のみならず、質的な分析をすることが重要な意義をもたらすと考えられる。以下に、統合失調症の神経心理学的アプローチについて概観することにより、神経心理学的方法の理解を深めることとする。

1. 統合失調症の神経心理学的研究

a. 統合失調症の神経心理学的プロフィール

統合失調症の認知機能障害についての研究は、観察された認知機能障害の背景に脳機能障害があるという仮説によってすすめられてきた。この過程を理解するために、まず、統合失調症の神経心理学的障害ないしは神経心理学的プロフィールのパタンを確立することが必要である。その上で、局所脳機能障害や脳領域に関連する特定の認知・行動機能の側面を検討することに焦点があてられる。この分野での重要な研究の先駆けとして、KolbとWhishaw (1983) が前頭葉、側頭葉および頭頂葉機能障害に特徴的な検査バッテリーを施行し、行動障害の特徴を脳機能と関連づけようとした。彼らは、患者で広い範囲の障害をみいだし、頭頂葉機能に比し、前頭-側頭葉は異なって影響を及ばしていると結論した。Saykinら (1991) の報告は、神経心理学的検査の包括的バッテリーを用いた最初の研究である。この研究で含められた神経心理機能の領域は、抽象・柔軟性、言語性知能、空間的体制、意味記憶、視覚性記憶、言語学習、言語、視覚運動処理と注意、聴覚処理と注意、および運動であり、各々の領域をカバーする検査が取り入れられている。また、この研究では、統計的標準値を用いることにより、各領域間の比較をはじめて可能にした。結果、患者の遂行成績は全ての領域で少なくとも健常者サンプルより1標準偏差下回っていた。しかし、プロフィール分析では、記憶機能でより強い障害が示された。したがって、広範な認知機能障害を背景に学習・記憶が特に障害されているということがはじめて明らかにされた。

我が国の検討として、Matsuiら (2007) は実行機能、ワーキングメモリー、処理スピード、言語、記憶、および空間統合の認知領域に対する日本語版神経心理検査をくみ、日本人の健常者約100名に施行して標準値を算出した。それに基づいて、日本人の統合失調症患者と統合失調型障害患者にこの検査

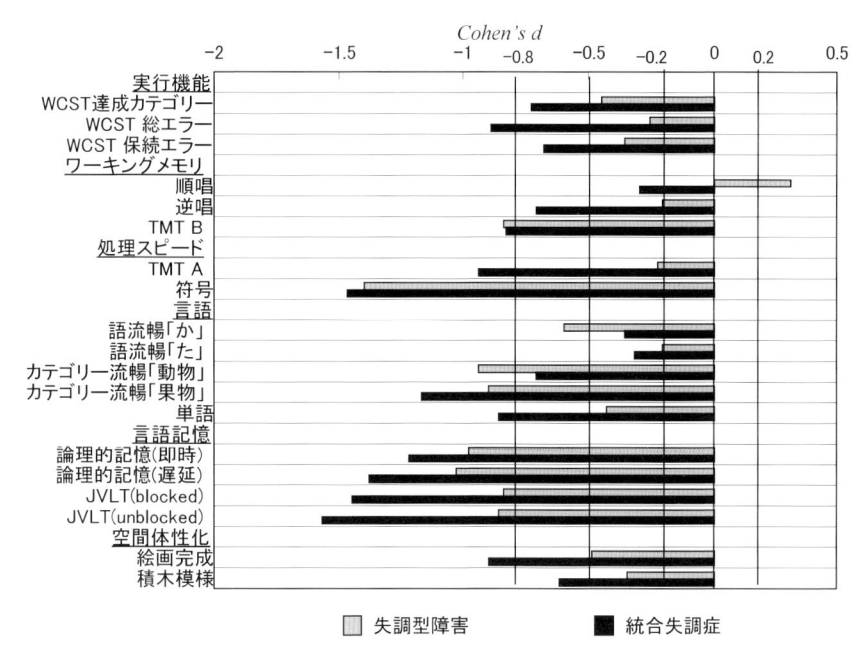

図1 神経心理学的検査の結果
Matsui ら（2007）にもとづき、各検査の結果を健常者と比較した場合の効果の大きさを示した。
WCST：Wisconsin Cards Sorting Test, TMT：Trail Making Test, JVLT：Japanese Verbal Learning Test

バッテリーを施行し、神経心理機能のプロフィール特徴を明らかにした。なお、国際疾病分類第10版（ICD-10）の診断に基づくと、統合失調型障害は「統合失調症にみられるものに類似した奇異な行動と、思考、感情の異常を特徴とする障害であるが、いずれの段階においても明瞭で特有な統合失調症性の異常を認めないものである」。したがって、この統合失調型障害には、統合失調症に発展せず人格障害にとどまるもの（統合失調型人格障害）と統合失調症に発展するもの（前駆期統合失調症）が含まれる。統合失調型障害という診断の時点では、統合失調症に発展するか否かは定かではないが、これを対象にすることにより、統合失調症の病前の認知機能障害の有無を知る大いなる参考資料が得られることになる。統合失調型障害と統合失調症患者の神経心理学的プロフィールを新しい日本語版検査バッテリーで比較検討した結果（図1）、統合失調型障害と統合失調症、双方、共通して記憶機能および処理スピードの低下を認めた。一方、実行機能やワーキングメモリーでは、統合失調型障害より統合失調症でその障害が著しかった。この検討は、統合失調症に対する包括的神経心理機能検査バッテリーを用いた欧米の報告に匹敵した結果であり、我が国の今後の検討の参考になるものと思われる。統合失調型障害と統合失調症の脳磁気共鳴画像（MRI）の灰白質体積の比較検討も行われた（Suzuki ら、2005）。その結果、統合失調症では前頭葉と側頭葉灰白質体積双方が減少しており、統合失調型障害では側頭葉の体積減少は統合失調症と類似しているが、内側前頭葉領域の灰白質体積は比較的保たれているという所見を得た。したがって、この画像所見と神経心理学的プロフィールを考えあわせると、記憶に関連した側頭葉機能の変化は統合失調症の前駆期から認められ、またこのことは統合失調症圏の人に共通した特徴といえる。統合失調症ではそれに加えて、実行機能やワーキングメモリーに関連した前頭葉機能障害が加わってくるものと考えられる。

b．統合失調症における記憶

これまでの神経心理学的プロフィール研究から、ひとつには統合失調症の記憶機能が重要であることが明らかになってきた。記憶の分類別にみると、大

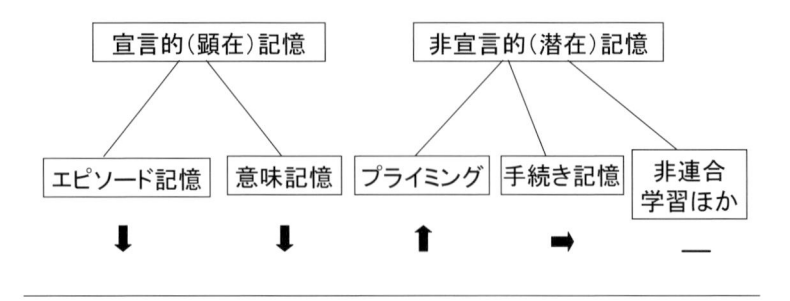

```
        宣言的(顕在)記憶            非宣言的(潜在)記憶
         /        \              /       |        \
  エピソード記憶  意味記憶   プライミング  手続き記憶  非連合
                                                学習ほか
       ↓          ↓          ↑          →        ―
━━━━━━━━━━━━━━━━━━━━━━━━━━━━━━━━━━━━━━━━━━━━━━━━━
              短期記憶  ➡

              作業記憶  ↓
```

図2 記憶の分類からみた統合失調症研究にもとづく知見の要約
統合失調症ではエピソード記憶・意味記憶・ワーキングメモリーの機能低下がある。プライミングは促進される傾向がある。手続き記憶および短期記憶は比較的保たれている。

まかには図2のようなことがいえるかもしれない。すなわち、これまでの多くの統合失調症患者の記憶研究から、エピソード記憶および意味記憶の障害があるという報告がなされてきている（松井、2003）。健忘症患者と比較すると、健忘症患者ではエピソード記憶の障害が最も特徴的といえる。さらに、統合失調症患者ではプライミング効果は健常者よりも促進されるという報告が多いようである。また、手続き記憶は比較的保たれ、数唱のような短期記憶も保たれている。一方、ワーキングメモリーは障害されているとの報告が多い。

我々のグループ（Nohara ら、2000；Matsui ら、2006）は統合失調症に特徴的と思われる意味記憶に焦点を当ていくつかの検討を行った。まず、日本人用に考案した意味的組織化のレベルの異なる3種の単語リスト、すなわち random list（互いに無関連な単語）、unblocked list（カテゴリー化されているが提示順序はランダム）および blocked list（カテゴリー化され各カテゴリー内の単語がまとまって提示される）で検討した。この結果、統合失調症患者ではどのリストでも健常者より再生が少なかった。また、健常者では random list、unblocked list、blocked list の順に段々成績が良くなるのに対して、統合失調症患者では blocked list でやや成績が上昇するのみであり、unblocked list と random list の再生には差異が認められなかった。また、unblocked list において再生数は学習によって統合失調症患者なりに上昇するにかかわらず、意味的組織化指標（Semantic Clustering）の上昇が認められなかった（Matsui ら、2006）。また、この指標は統合失調型障害でも低下していた（Matsui ら、2008）（図3）。これらのことから、統合失調症では、自発的に潜在的カテゴリー情報を利用して記憶することが乏しく、カテゴリー情報であることが明白に提示されてはじめて刺激のまとまりが利用できることが示された。このように、統合失調症では情報の組織化が健常者と異なることがひとつの基本的特徴と考えられる。

記憶機能障害の神経基盤を理解することは重要である。Nohara ら（2000）は、記憶の組織化に着目し、単語記憶課題施行中のシングルフォトン断層法（single photon emission computed tomography：SPECT）による局所脳血流を検討した。賦活課題には unblocked list を用い、コントロール課題として単語復唱課題を用いた。unblocked list 遂行時に1回目の SPECT を行い、単語記憶遂行時に2回目の SPECT 撮像を行った。これらの SPECT 画像データを、減算法により処理し、単語記憶課題時と単語復唱時の局所脳血流分布を得た。減算法とは、単語記憶課題時の血流分布から単語復唱時の血流分布を差し引いた画像計算法である。このことにより、安静時でみられる血流分布の絶対値における個人差をなくし、課題における調べたいプロセスの血流状態を見ることが可能となる。単語記憶課題におけるプロセスは、聴覚性の知覚→短期記憶→長期記

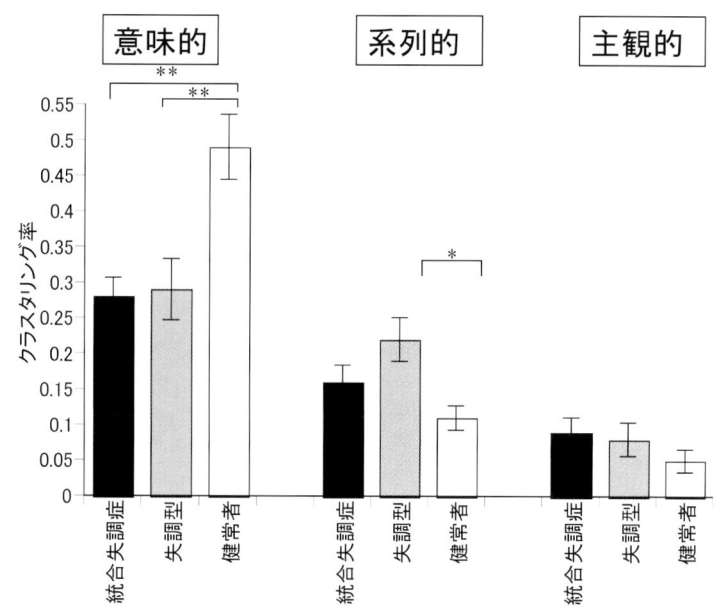

図3 日本語版単語記憶学習検査による組織化指標の結果
Matsui ら（2008）にもとづき，図示した。**p＜0.01，*p＜0.05
統合失調症および統合失調型障害では意味的クラスタリング率が健常者より小さいことを示す。

憶→記憶の組織化の過程→発語と考えられる。一方，単語復唱課題におけるプロセスは聴覚性の知覚→短期記憶→発語と考えられる。よって，単語記憶課題におけるプロセスから単語復唱課題におけるプロセスを差し引くと，長期記憶→記憶の組織化の過程が抽出される。脳画像で，このプロセス時の局所脳賦活状態がわかることになる。その結果，健常者では，記憶課題中，左の下前頭回と前部帯状回で賦活が認められ，記憶の組織化の度合いと左半球の下前頭回の局所脳血流とは正に相関していた。一方，統合失調症患者では，記憶の組織化は乏しく，下前頭回の活性化は認められなかった。したがって，健常者では記憶の組織化のプロセスは左半球の下前頭回の機能と関連してくることが推定されることになる。他方，統合失調症患者では，記憶の組織化のプロセスがうまく働かず，このことは記憶課題遂行中の左半球の下前頭回の機能低下と関連していることが明らかとなった。

さらに，Matsui ら（2008）は脳形態と統合失調症で特徴的な記憶方略との関連を検討した。これまで前頭葉の粗大病変のある患者で記憶方略の問題が指摘されてきたことから（Alexander ら，2003），

Matsui ら（2008）は撮像された MRI 上で前頭前野を上前頭回，中前頭回，下前頭回，腹側内側前頭前野，眼窩前頭野および直回に解剖学的に細分化し，体積測定を行い（**図4**），これらと組織化指標との関連を調べた。その結果，健常者では，下前頭回の灰白質体積と意味的組織化（クラスタリング）率が正に相関していたが，統合失調症患者では，この部位での関連を認めず，眼窩前頭野の灰白質体積と意味的組織化率が正に相関していた（**図5**）。他方，統合失調型障害患者では，下前頭回の白質体積と意味的組織化率が負に相関しており，系列的クラスタリング（効率がよくない提示順どおりの覚え方）率が正に相関していた。このことから，健常者では脳の解剖学的体積も記憶の方略が関連していることが示されたが，患者では異なる関連があることが明らかになった。

統合失調症の記憶障害の神経基盤は完全には理解されていないが，多くの証拠から正常な記憶に重要な2つの脳領域（海馬と背外側前頭前野）の異常活性が指摘されている。海馬およびその周辺の内側側頭葉構造と記憶との関連が強いことはよく知られている。とくに，ここでは，新しい記憶を貯蔵し，固

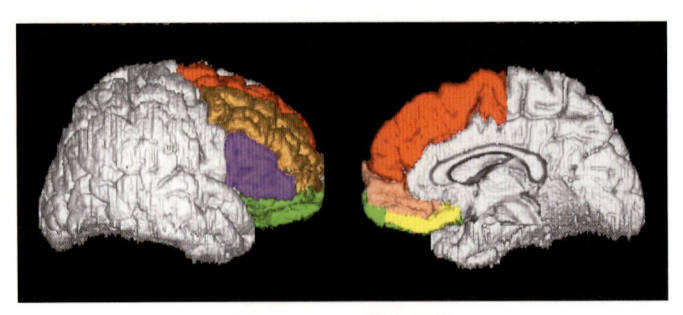

図4 MRIの関心領域
上前頭回、中前頭回、下前頭回、腹側内側前頭野、前頭眼窩野、直回の取り方を示す。
Suzuki ら（2005）および Matsui ら（2008）における検討領域

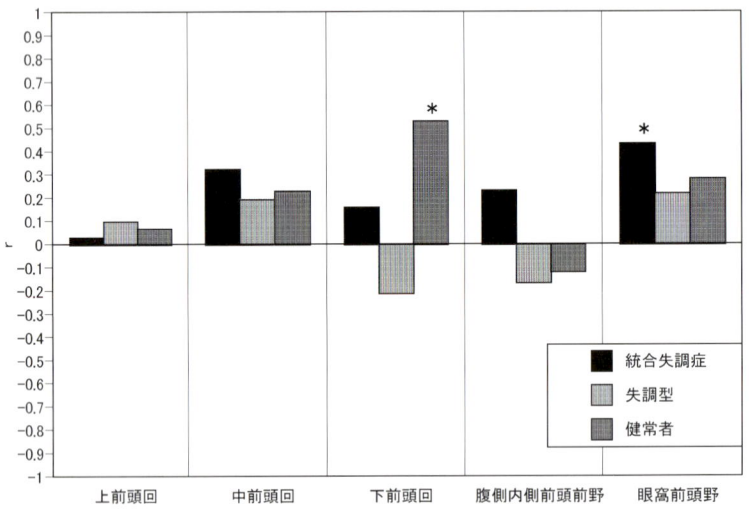

図5 意味的クラスタリング率と前頭前野の灰白質体積との関連を示す（Matsui ら，2008）。
縦軸はスピアマンの相関係数を示す。*$P<0.025$

定化する役割があり、この部位の傷害があると、典型的には健忘症が生じる。一方、前頭葉損傷例の観察によって、前頭葉も記憶機能を担うことが示唆されてきた。前頭葉では内側側頭葉とは異なって、記憶の組織化ストラテジーや記憶を実行する機能に関連してくる。Savage ら（2001）は前頭前野の部位ごとの役割を PET を用いて明らかにした。眼窩野ではストラテジーを動員すること、下前頭前野では意味的モニタリング、および背外側前頭前野ではワーキングメモリ中のモニタリングと再組織化に関与してくることが示唆された（図6）。統合失調症患者では、おそらく、主として下前頭前野および背外側前頭前野を含む神経回路の問題が考えられる。したがって、記憶の意味的モニタリングやワーキングメモリーの問題があり、記憶の組織化がうまくいかないのかもしれない。さらに、統合失調症患者では内側側頭葉構造の問題もあり、エピソード記憶の障害もあると考えられる。

2．生涯発達と神経心理学的機能

統合失調症は思春期から成年早期に好発する疾患であるということがもうひとつの特徴である。この

ことをめぐって、疾患予防の見地からも発症までにいたる精神病的変化や認知機能がいかなるかが考えられてきている。前駆期から発症後に至るまで、比較的一定した認知機能障害が認められる可能性が指摘されており、発症の脆弱性の根拠や疾患特異的な指標として認知機能低下が再認識されている。統合失調症の神経発達障害仮説がこれまで提唱されてきているが、胎生期や周産期における早期の神経発達障害と思春期前後における脳の成熟障害を重視する後期の神経発達障害がこれまで考えられてきた（図7）。脳が思春期へと発達するときに生じるダイナミックな変化と早期の神経発達的影響との相互作用が疾患の原因となるのかもしれない。そもそも神経発達は誕生して終わるのではなく、正常な髄鞘化ないしはシナプスの刈り込み（pruning）のような後の発達過程があり、これらを加味して統合失調症の発症メカニズムを考えることが重要となる。また脳機能や脳構造の発達とともに正常な認知機能の発達を考慮して研究を進めてゆくことが必要である。正常な神経心理学的機能の発達を考えると、乳児期で発達する、感覚、および運動のような機能は、思春期や青年期で発達する実行機能や作業記憶のような機能よりも、発症時の障害はより小さいことを示すことが提起されている（Pantelisら、2003）。

おわりに

神経心理学的アプローチにより、統合失調症の認知機能の特徴として、様々な認知領域の障害を背景に記憶、学習、さらに注意、実行機能の障害が顕著であることが報告されてきた。さらに、これらの障害は治療前、および治療後のフォローアップ研究を通じて共通していることから、神経発達障害仮説が支持される。このことに関して、健常な脳と心の成

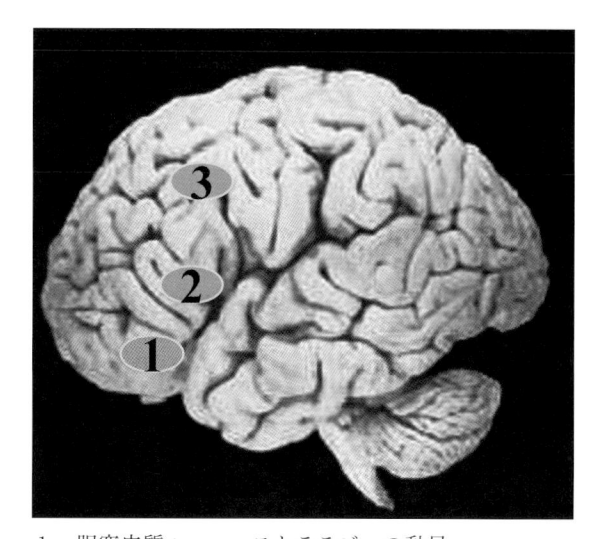

1．眼窩皮質：　　　ストラテジーの動員
2．下前頭皮質：　　意味的モニタリング
3．背外側前頭皮質：作業記憶でのモニタリングと再組織化

図6　記憶をサポートする前頭葉システム
各部位に対応する記憶機能の役割が仮定されている。①は眼窩皮質；ストラテジーの動因、②は下前頭皮質；意味的モニタリング、③背外側前頭皮質：作業記憶でのモニタリングと再組織化を担うとされる。

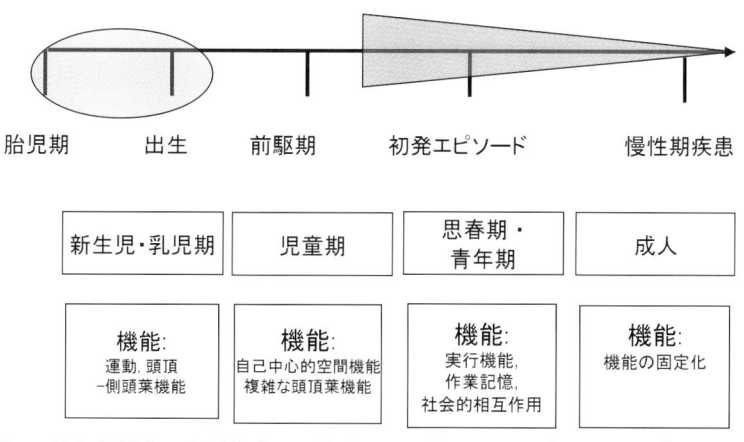

図7　統合失調症の生涯発達と脳構造・認知機能の変化（Pantelisら[8]を改変）
図示した領域は、障害と関連した脳構造の変化の期間を示す。

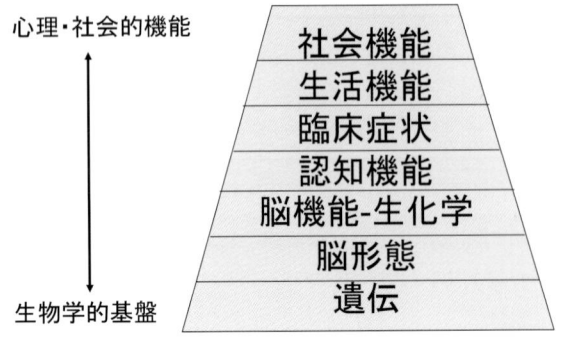

図8 統合失調症の生物-心理-社会的スペクトラム

熟過程を認識しながら、統合失調症が発症するに至る脳内機構と認知機能の関係をみていくことによって、よりそのプロセスが明らかになるものと思われる。さらに、統合失調型障害の認知機能研究から統合失調症との質的類似点と量的差異が見出されてきており、認知機能が生物学的マーカーとなりうる可能性もあると思われる。さらに、統合失調症に顕著な認知障害に着目しつつ、遺伝―脳構造―脳機能―認知機能（―臨床症状―社会機能）の関連を明らかにしていく新たな神経心理学が到来しつつあると思われる（図8）。

文　献

1) Alexander MP, Stuss DT, Fansabedian N：California Verbal Learning Test：performance by patients with focal frontal and non-frontal lesions. Brain, 126, 1493-1503, 2003.
2) Kolb B, Whishaw IQ：Performance of schizophrenic patients on tests sensitive to left or right frontal temporal, and parietal function in neurologic patients. J Nerv Ment Dis, 171, 435-443, 1983.
3) 松井三枝：統合失調症における認知障害，武田雅俊編，新世紀の精神科治療第6巻「認知の科学と臨床」，116-128，中山書店，東京，2003.
4) Matsui M, Suzuki M, Zhou SY, et al.：Prefrontal brain volume and characteristics of memory strategy in schizophrenia spectrum disorders. Progress in Neuro-Psychopharmacology & Biological Psychiatry, 32, 1854-1862, 2008.
5) Matsui M, Yuuki H, Kato K, et al.：Impairment of memory organization in patients with schizophrenia or schizotypal disorder, Journal of International Neuropsychological Society, 12, 750-754, 2006.
6) Matsui M, Yuuki H, Kato K, et al.：Schizotypal disorder and schizophrenia：A profile analysis of neuropsychological functioning in Japanese patients. J Int Neuropsychol Soc, 13, 672-682, 2007.
7) Nohara S, Suzuki M, Kurachi M, et al.：Neural correlates of memory organization deficits in schizophrenia—a single photon emission computed tomography study with 99m Tc-ECD during a verbal learning task-Schizophrenia Research, 42, 209-222, 2000.
8) Pantelis C, Yücel M, Wood SJ, et al.：Early and late neurodevelopmental disturbances in schizophrenia and their functional consequences. Aust NZ J Psychiat, 37, 399-406, 2003.
9) Saykin AJ, Gur RC, Gur RE, et al.：Neuropsychological function in schizophrenia；selective impairment in memory and learning. Arch Gen Psychiatry, 48, 618-624, 1991.
10) Savage CR, Deckersbach T, Heckers S, et al.：Prefrontal regions supporting spontaneous and directed application of verbal learning strategies：Evidence from PET. Brain, 124, 219-231, 2001.
11) Suzuki M, Zhou SY, Takahashi T, et al.：Differential contributions of prefrontal and temporolimbic pathology to mechanisms of psychosis. Brain, 128, 2109-2122, 2005.

（松井　三枝）

III．作業課題

はじめに

知覚、思考、判断、注意などを含む幅広い概念である認知機能を抽出するものとして精神生理学的指標や心理行動学的指標がある。作業課題では被検者にある行動をするように指示し、そして被検者の行動（behavior, performance）そのものを評価する。対象となるのは上肢の運動が多いが、表情筋の活動や眼球運動でもよい。広い意味での作業課題には輪投げ、バランスボール、手工芸等が幅広く含まれる。この稿では狭い意味での作業課題として、神経心理学的パラダイムを背景に持ち、コンピュータなどの機械が客観的、定量的に測定しうる検査を取り上げる。代表としてCPT（持続処理課題：Continuous Performance Test）、n-バック課題、プライミング課題について述べる。これらの課題は、事象関連電位、fMRI（functional magnetic resonance imaging）、NIRS（near-infrared spectroscopy）測定の課題にもなる。

1．CPT

Rosvold[1]らが脳損傷の患者の機能評価に開発した。CPTは注意を評価する上で優れた検査法である。やや劣るが、衝動性の評価をすることもできる。

疾患特異的（disorder specific）ではなく、注意障害という症状特異的（symptom specific）な検査法であり、ADHD（注意欠陥多動性障害；attention deficit hyperactivity disorder）や統合失調症などに多く行われてきた。CPT検査は単一な方法ではなく、その目的に応じて様々な検査が開発されてきている。

いずれの検査方法も画面上に標的刺激が呈示されるとボタンを押す単純な作業を一定時間行う。刺激は、ランダムな順序で、短時間（40～200 msec）かつ速い間隔（1～2秒間隔）で連続的に呈示される。刺激としては、数字、文字、記号、色、動物あるいは人物の顔などが使用される。X課題とAX課題（図1）について説明する。X課題ではいろいろな数字の中で7が提示されるとボタンを押す課題であるのに対し、AX課題では3の後に出現した7のみ

〔X課題〕

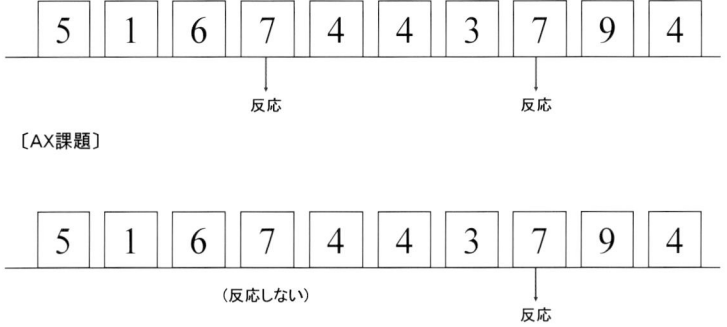

| 5 | 1 | 6 | 7 | 4 | 4 | 3 | 7 | 9 | 4 |

　　　　　　↓　　　　　　　　↓
　　　　　反応　　　　　　　反応

〔AX課題〕

| 5 | 1 | 6 | 7 | 4 | 4 | 3 | 7 | 9 | 4 |

　　　　　　↓　　　　　　　　↓
　　　（反応しない）　　　　反応

図1　CPTにおけるX課題（上）とAX課題（下）
X課題では、「7」が出現するとすべてボタン押しを行うのに対し、AX課題では「3」の後に出現する「7」のみにボタン押しを行い、「3」以外の数字の後に出現する「7」でボタン押しを行ってはいけない。

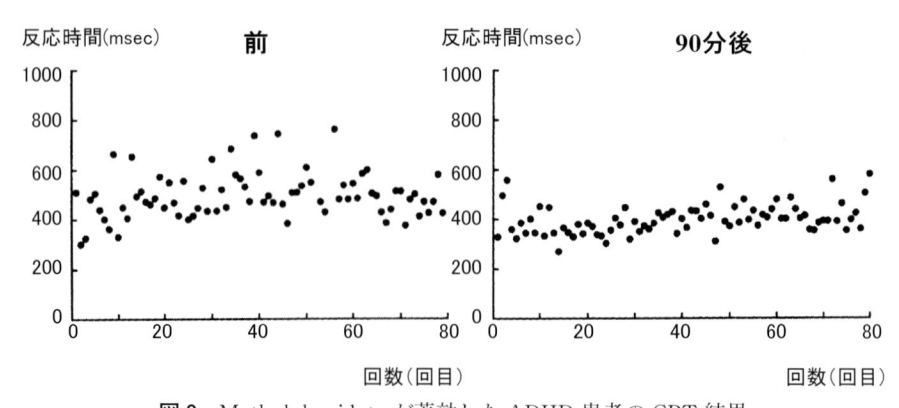

図2 Methylphenidateが著効したADHD患者のCPT結果
画面に「7」が計80回出現するが、横軸がその回数、縦軸が反応時間である。薬物投与前（左）に比較し投与90分後（右）では著明に反応時間は短縮し、変動係数も低下していた（49%→19%）。変動係数とは反応時間のばらつきを表し、それぞれの反応時間の標準偏差を平均値で割った値である。（文献4を改変）

に反応する課題である。3以外の数字の後に出現した7に反応してはいけない。X課題よりAX課題のほうが遂行困難となるので、脳損傷患者と健常者との識別が容易になったとRosvold[1]は報告している。

ADHDは、発達水準に見合わない注意持続の困難、あるいは多動性や衝動性、もしくはその両方を特徴とする。しかし、これらの症状を客観的に定量化することは難しい。CPTはADHDの中核症状のうち不注意と衝動性を客観的に評価することができ得る検査方法である。一般的に反応時間の平均値は情報処理と動作速度、反応時間のばらつきは注意の変動性、無反応（omission error）率は不注意、誤反応（commission error）率は衝動性を反映しているものと考えられている。中枢神経刺激剤（methylphenidate）はADHD患者の症状を改善させるが、CPTの結果も改善させる[2),3),4)]（図2）。ADHD患者でみられる覚醒水準の低下が夜間の睡眠障害によるという仮説があるが、睡眠障害がある群では、methylphenidateの投与によりCPT課題の無反応率や反応時間のばらつきが著明に改善したという報告[5)]もある。

Nuechterlein[6)]らはAX課題とかすんで見にくい刺激を使用したdegraded stimulus CPT課題を用いて統合失調症患者の注意障害を調べた。AX課題は注意維持の要因に記憶保持の要因が加味された課題であり、degraded stimulus CPT課題は注意維持の要因に処理容量の要因が加味された課題である。AX課題の結果は精神状態の悪化に伴ってさらに悪化していたので状態依存的（state dependent）であるのに対し、degraded stimulus CPT課題の結果は一貫して低下していたので素因依存的（trait dependent）と考えた。

2．n-バック課題

「n-バック課題」とは、数秒ごとに提示される一連の情報の中で、現在の情報とn個前の情報と同じかどうかを判断する課題である。たとえば図3の上では1つ前に、下では3つ前に見た数字と現在呈示されている数字と同じであるかを判断し、同じならキーを押して反応する。この課題もさまざまな刺激が用いられており、数字、文字、記号、色、動物あるいは人物の顔などが使用される。

この課題は作動記憶（または作業記憶；working memory）を反映する。作動記憶とは、Baddeley[7)]により定義されたモデルで、言葉を理解したり、推論したり、学習したりするために情報を操作する間、一時的にその情報を保持する機能や能力を意味する。作動記憶と短期記憶の概念は重複しており、区別が困難である。強いて言えば「研究者が」認知課題の遂行に必要であるということを前提としている時であり、かつ記憶することが主要な目的ではない

[1-バック課題]

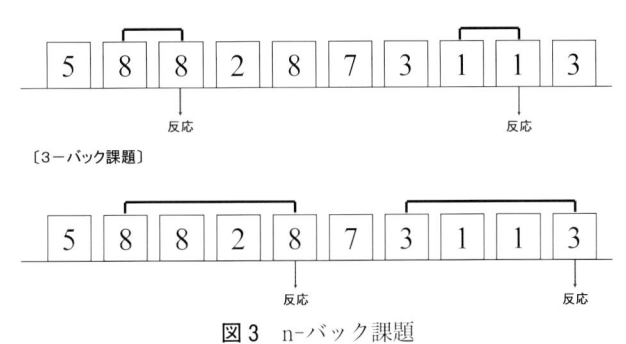

|5|8|8|2|8|7|3|1|1|3|

[3-バック課題]

|5|8|8|2|8|7|3|1|1|3|

図3 n-バック課題
1-バック課題（上）では1個前の刺激と同じ刺激が出現した時にボタン押しを行い、3-バック課題（下）では3個前の刺激と同じ刺激が出現した時にボタン押しを行う。

ような課題を施行する時に、作動記憶という表記が使用される[8]。n-バック課題は、記憶された情報のモニター、更新、操作を必要とするので、作動記憶を測定するのに極めて優れたパラダイムによるものであり、記憶された情報を単に操作するだけの古典的な逆唱課題よりはるかに広い範囲の機能障害を明らかにすることができる。機能画像を用いた研究では、n-バック課題により前頭葉皮質、後頭葉皮質、小脳等などの多くの脳部位が賦活されることがわかっている[9]。

n-バック課題でもADHD患者は健常対照者に比べ反応時間は遅く、正解率は低い。methylphenidateによって成績は改善する[10]。

3．プライミング課題

「ミカン」という単語に対する語彙判断は、先に意味的に関連のある単語「リンゴ」が呈示された場合のほうが、関連のない単語「トケイ」を呈示された場合より、反応時間が短く、正解率も高い。このように先行する刺激が後続する刺激の認知や判断に影響を与える現象をプライミングという。反復（直接）プライミングと意味（間接）プライミングとに分類される。前者は後続刺激（ターゲット）が先行刺激（プライム）と同じ場合であり、後者は後続刺激と先行刺激とがある関係にある（主として意味的関連がある）場合をいう。反応としては語彙判断課題や単語完成課題などがあるが、コンピュータを使用して行う場合には語彙判断課題（図4）が用いられることが多い。これは文字綴りが実際に存在する単語〔たとえば「リンゴ」〕か偽単語〔たとえば「サソユ」〕かを判断する課題である。単語であると判断した際の正解率や反応時間を測定し、条件間（1回目と2回目、あるいは関連条件と無関連条件等）の差をみることによりプライミング効果を測定する。偽単語条件の結果は参考所見となる。先行する刺激の処理を意識的に検索しなくても効果が出現する、すなわち、先行刺激を見たということを憶えていなくても後続刺激の処理が影響を受けるので、潜在記憶を評価する検査とされる。意識的に検索される記憶は顕在記憶と呼ばれる。反復プライミングは長期間持続する（分～年の単位）のに対し、意味プライミングは短期間（数秒）で消失してしまう。

意味プライミングについては2つの解釈がなされている。ある単語が同定され、意味的ネットワーク内のその単語に符号するノード（node）が賦活されると、意味的関連のある周囲のノードも活性化される（図5の上）。従って、意味的関連のある単語の同定に要する時間が短縮する。これを活性化の拡散（Spread of Activation）と呼ぶ。もう1つの説明[11]は、拡散コネクショニストネットワーク（distributed connectionist network）に基づいている。それぞれの概念が意味的特徴の活性のパターンに符号しており、意味的に関連した単語は意味ユニット間の活性パターンが似ている。意味的により密接な関連

〔語彙判断課題（一単語呈示）〕

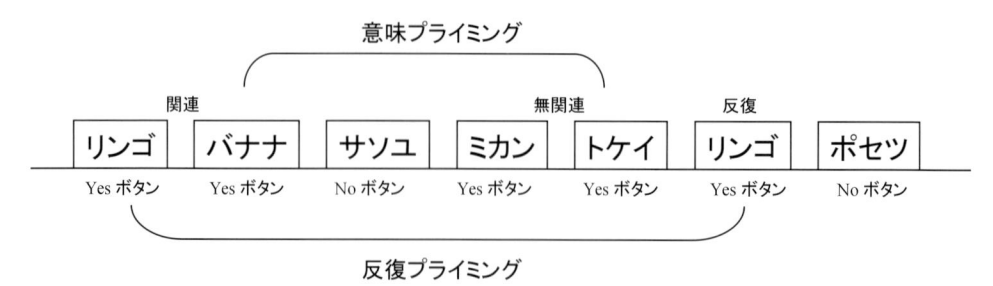

意味プライミング：関連 リンゴ／バナナ、無関連 ミカン／トケイ
反復プライミング：リンゴ…リンゴ

リンゴ（Yesボタン）バナナ（Yesボタン）サソユ（Noボタン）ミカン（Yesボタン）トケイ（Yesボタン）リンゴ（Yesボタン）ポセツ（Noボタン）

〔語彙判断課題（単語対呈示）〕

条件	S1	S2	反応
反復条件	リンゴ → リンゴ	Yesボタン
関連条件	リンゴ → バナナ	Yesボタン
無関連条件	リンゴ → トケイ	Yesボタン
偽単語条件	リンゴ → サソユ	Noボタン

意味プライミング：関連条件と無関連条件
反復プライミング：反復条件と関連条件

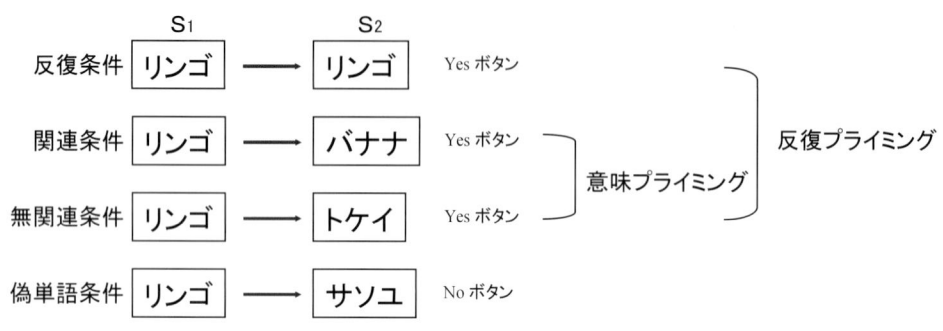

図4　一単語呈示（上）と単語対呈示（下）によるプライミング課題
呈示された文字綴りが実際に存在する単語かどうかで2種類のボタンを選択し押す課題（語彙判断課題）である。上では1回目呈示時の「リンゴ」より2回目呈示時の「リンゴ」に対する正解率は上昇し、反応時間は短縮する。これを反復プライミングという。意味的関連のある条件（「リンゴ」の後の「バナナ」）のほうが無関連条件（上では「ミカン」の後の「トケイ」、下では「リンゴ」の後の「トケイ」）より正解率は上昇し、反応時間は短縮する。これを意味プライミングという。

のある概念は、より似た活性パターンを持っている（同じような活性パターンを共有している）。従って、意味的に関連する単語を処理してからのほうが後続する単語の処理速度が速くなる。前者の解釈のほうが理解しやすいが、後者の解釈のほうがニューラルネットワークの実態により即している。

統合失調症患者では、プライミングが増大している（ハイパープライミング；hyperpriming）という報告が多くなされている[12),13),14)]。ただし、否定する論文も少なくない[15),16)]。最近のメタ解析では思考障害のない統合失調症患者では差がないものの、思考障害のある患者ではハイパープライミングの存在が支持された[17)]。統合失調症の思考障害は意味的ネットワークにおける概念の異常な賦活を反映しているのではないかという仮説が立てられている。意味プライミングは幾つかの認知処理からなることは多くの研究者によって示されてきたが、大きく分けて次の2つの処理に分かれる[18)]。自動的な活性化の拡散として知られるような自動的処理（automatic process）と単語同定前の期待や単語同定後の意味照合などの制御的処理（controlled process）である。統合失調症におけるハイパープライミングは情報処理の流れの中で比較的初期に出現し、注意を伴った制御的、意識的処理が開始される前の意味ネットワークの異常な活性であると考えられている。従って、先行刺激と後続刺激との間隔（stimulus onset asynchrony；SOA）が200〜300 msecの短い場合のほうがハイパープライミングは出現しやすい。Weisbrodら[19)]は、直接意味プライミング〔ライオン→トラ〕では差がなかったものの、思考障害を伴う統合失調症患者では間接意味プライミング〔ライオン→縞；両者は直接的な意味関連はないが、「トラ」という単語を仲介して間接的な意味関連があるという：前述の直接・間接とは異なった意味で使用されてい

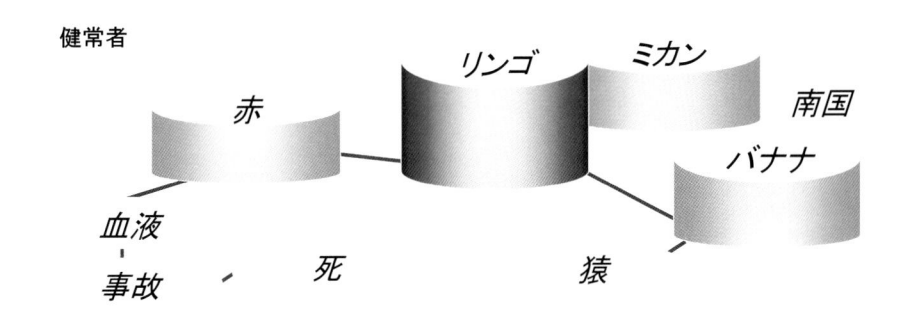

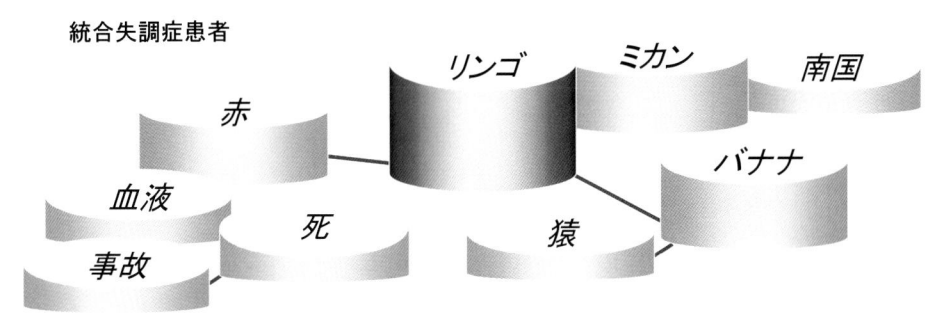

図5 活性化の拡散の模式図
ある単語（「リンゴ」）が同定され、意味的ネットワーク内のその単語に符号するノード（node）が賦活されると、意味的関連のある周囲のノード（「ミカン」、「バナナ」等）も活性化される。健常者（上）では意味的関連の低い「事故」のノードはほとんど活性されないが、統合失調症患者（下）では間接的につながった「赤」→「血液」→「事故」→「死」というノードまで賦活されてしまう。

ることに注意〕でハイパープライミングがみられたと報告している。統合失調症患者の話にみられる奇妙な連合は、この間接意味プライミングの増大に反映されるような過大な賦活、あるいはより広域な賦活によって引き起こされているのかもしれない[20]。統合失調症患者におけるハイパープライミングを、Weisbrodら[19]の仮説に基づき、図5の下に表した。「リンゴ」というノードが賦活されると、意味的関連のある周囲のノード（「赤」、「リンゴ」、「バナナ」など）のみならず、間接的につながった「血液」→「事故」→「死」というノードまで賦活されてしまう。

健忘患者[21]やすべての失語症患者群[22],[23]で意味プライミングは認められる。重度の失語症患者でも保たれているという報告[24]もある。

文　献

1) Rosvold H, Mirsky A, Sarason I, et al.：A continuous performance test of brain damage. Journal of Consulting Psychology 20：343-350, 1956.
2) Grizenko N, Lachance M, Collard V, et al.：Sensitivity of tests to assess improvement in ADHD symptomatology. The Canadian Child and Adolescent Psychiatry Review, 13：36-40, 2004.
3) Lawrence CA, Barry RJ, Clarke AR, et al.：Methylphenidate effects in attention deficit/hyperactivity disorder：electrodermal and ERP measures during a continuous performance task. Psychopharmacology（Berl), 183：81-91, 2005.
4) 山田佐登留：AD/HDの薬物療法の現状. 精神科治療学, 17：35-42, 2002.
5) Gruber R, Grizenko N, Schwartz G, et al.：Performance on the continuous performance test in children with ADHD is associated with sleep efficiency. Sleep, 30：1003-1009, 2007.
6) Nuechterlein KH, Edell WS, Norris M, et al.：Attentional vulnerability indicators, thought disorder, and negative symptoms. Schizophrenia Bulletin 12：408-426, 1986.
7) Baddeley AD：Working Memory. Oxford University Press, New York, 1986.

8) 齊藤　智：短期記憶と作動記憶．記憶の臨床（臨床精神医学講座 S2），（浅井昌弘，鹿島晴雄編），中山書店，東京，pp7-20, 1999.
9) Owen AM, McMillan KM, Laird AR, et al.：N-back working memory paradigm：a meta-analysis of normative functional neuroimaging studies. Human brain mapping, 25：46-59, 2005.
10) Kobel M, Bechtel N, Weber P, et al.：Effects of methylphenidate on working memory functioning in children with attention deficit/hyperactivity disorder. European Journal of Paediatric Neurology, [in press].
11) Bueno S, Frenck-Mestre C：Rapid activation of the lexicon：a further investigation with behavioral and computational results. Brain and Language, 81：120-130, 2002.
12) Manschreck TC, Maher BA, Milavetz JJ, et al.：Semantic priming in thought disordered schizophrenic patients. Schizophrenia Research, 1：61-66, 1988.
13) Spitzer M, Weisbrod M, Winkler S, et al.：Ereigniskorrelierte Potentiale bei semantischen Sprachverarbeitungsprozessen schizophrener Patienten. Nervenarzt, 68：212-225, 1997.
14) Moritz S, Woodward TS, Küppers D, et al.：Increased automatic spreading of activation in thought-disordered schizophrenic patients. Schizophrenia Research, 59：181-186, 2003.
15) Vinogradov S, Ober BA, Shenaut GK, et al.：Semantic priming of word pronunciation and lexical decision in schizophrenia. Schizophrenia Research, 8：171-181, 1992.
16) Chapin K, McCown J, Vann L, et al.：Activation and facilitation in the lexicon of schizophrenics. Schizophrenia Research, 6：251-255, 1992.
17) Pomarol-Clotet E, Oh TM, Laws KR, et al.：Semantic priming in schizophrenia：systematic review and meta-analysis. The British Journal of Psychiatry, 192：92-97, 2008.
18) Neely JH：Semantic priming effects in visual word recognition：a selective review of current findings and theories. In：Besner Derek．・Humphreys, Glyn W.（eds.）, Basic Progress in Reading-Visual Word Recognition. Erlbaum, Hillsdale, pp264-333, 1991.
19) Weisbrod M, Maier S, Harig S, et al.：Lateralized semantic and indirect semantic priming effects in people with schizophrenia. British Journal of psychiatry, 172：142-146, 1998.
20) Kumar N, Debruille JB：Semantics and N400：insights for schizophrenia. Journal of Psychiatry Neuroscience, 29：89-98, 2004.
21) 村田祥子，千葉達雄，和田雄司，他：健忘症状を有するてんかん患者の記憶過程におけるプライミング課題繰り返し効果．精神神経学雑誌 93：73-93, 1993.
22) 元村直晴：プライミング．記憶の臨床（臨床精神医学講座 S2），（浅井昌弘，鹿島晴雄編），中山書店，東京，pp125-136, 1999.
23) Blumstein SE, Milberg W, Shrier R：Semantic processing in aphasia：evidence from an auditory lexical decision task. Brain Language, 17：301-315, 1982.
24) Mimura M, Goodglass H, Milberg W：Preserved semantic priming effect in alexia. Brain and Language, 54：434-446, 1996.

（太田　克也）

IV. 眼球運動

はじめに

　眼球運動検査は、認知機能の異常を比較的簡便かつ非侵襲的に評価できることから、精神疾患の病態研究に盛んに用いられてきた。特に統合失調症においては、他の精神疾患ではみられない特徴的な所見が数多く得られており、本疾患の理解に重要な役割を果たしてきた。本稿では精神生理学の分野で重要と考えられる、閉瞼時眼球運動、アンチサッケード、追跡眼球運動、探索眼球運動の評価方法について概説するとともに、対象として最も盛んに研究の行われてきた統合失調症に関する知見を紹介する。また、これらの眼球運動の臨床および分子遺伝学的研究への応用についても触れる。

1. 閉瞼時眼球運動

　閉瞼時眼球運動（closed-eye eye movement）は、覚醒・安静閉瞼時の眼球運動で、緊張や眠気などの覚醒水準を反映するとされている。測定には眼電位図（electrooculogram：EOG）を用いる。眼球前面の角膜と後面の網膜との間には電位差が存在するため、両眼瞼外方および一側の眼の上下に電極を装着すると、眼の偏位角度に比例した水平・垂直方向の電位変動を脳波計で記録することができる。通常は水平成分について検討し、垂直成分は瞬きなどのチェックに用いる。一般に閉瞼時眼球運動の記録は覚醒・安静時に行うが、研究目的に応じて音刺激、言語刺激などを与えることもある。

　解析はShimazonoら[1]の基準に従い視察的に行う。記録紙上、基線からの立ち上がり点から頂点までの時間が250 msec未満の速い動きをR群（rapid eye movements）、250 msec以上の遅い動きをS群（slow eye movements）とする。さらに振幅から、R群のうち視覚度が1°以上3°未満をrタイプ、3°以上をRタイプと分類し、S群のうち3°以上7°未満をsタイプ、7°以上をSタイプと分類する。これら4タイプに、遅い動きの上に速い動きが重畳したR-Sタイプを加えることもある[2]（図1）。

　健常者の安静覚醒時の閉瞼時眼球運動を記録すると、はじめはRタイプが多く、その後Rタイプが減ってrタイプが中心となり、10分経過した頃にはrタイプも少なくなり、かわってsタイプが多くなってくる。さらに眠気が出現してくるとSタイプがみられるようになる[1]。種々の条件や刺激を与えた際の反応などから、Rタイプは顕在的な不安を、rタイプは内的な緊張を、sタイプはくつろぎやリラックスした状態を、Sタイプは眠気を反映すると考えられている。

　慢性統合失調症患者では、健常者と比較して安静状態でもR群の眼球運動が頻繁に出現しS群の眼球運動は出現しにくい[1,3]。また、慢性統合失調症患者、うつ病患者、健常者に反復音刺激を与えた際の閉瞼時眼球運動を記録すると、うつ病患者と健常者では経過とともにrタイプが減り、sタイプが増えるのに対して、慢性統合失調症患者ではrタイプの減少はみられず、sタイプもほとんど出現しない[4]。これらの所見から、統合失調症患者では比較的高い覚醒水準が持続しやすく、場に対する慣れ（habituation）が生じにくいと考えられている。

2. アンチサッケード

　アンチサッケードは、中心固視点が消えた後に呈示される刺激視標と反対方向の同位置をできるだけ早く頭を動かさずに見る課題であり、注意の切り替え、反射性眼球運動の抑制、随意性眼球運動などが要求される。眼球運動の記録には、閉瞼時眼球運動と同様にEOGを用いるか、赤外線による角膜反射法を利用したアイカメラを用いる。刺激呈示は、横一列に等間隔に置かれた3つの発光ダイオード、もしくはコンピュータディスプレイによって行う。

　統合失調症患者にアンチサッケード課題を行うと、指標に引きずられて同側を見てしまうというアンチサッケードエラーが多く（図2）、正しく対側を

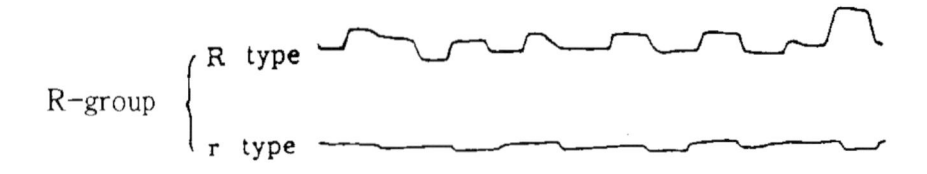

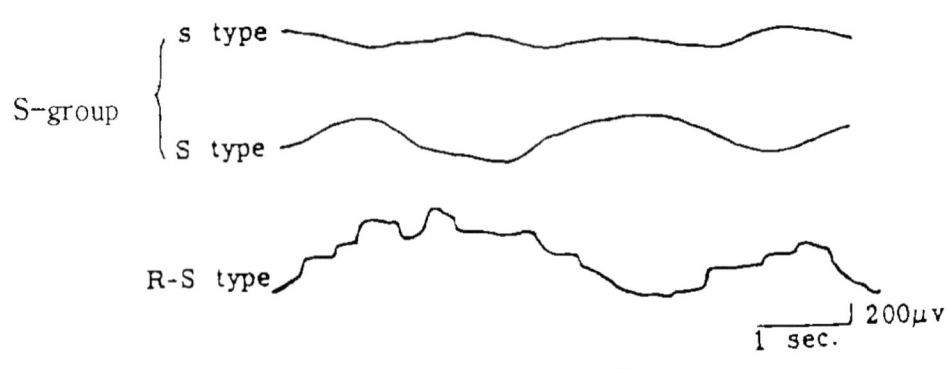

図 1 閉瞼時眼球運動の分類[2]

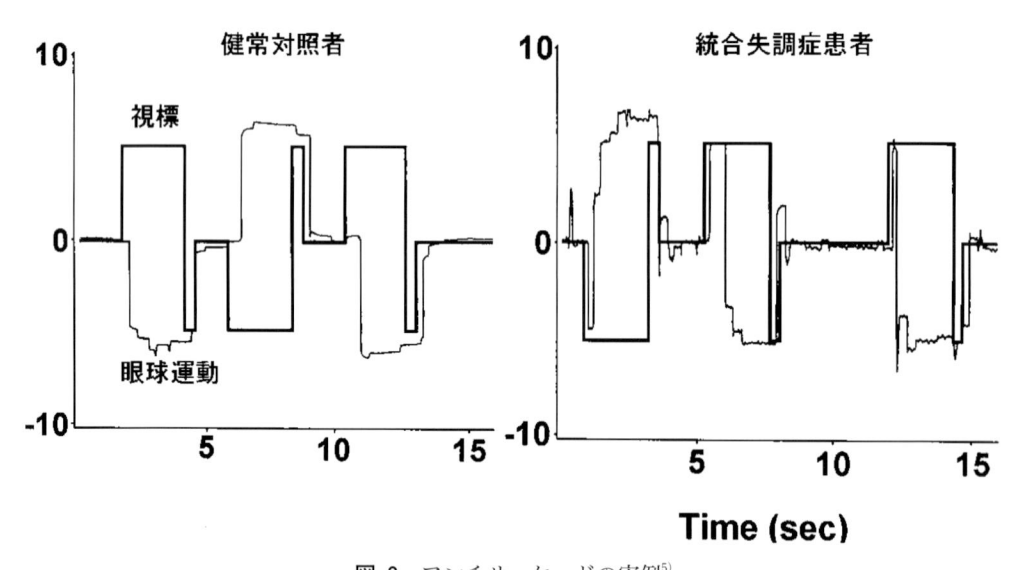

図 2 アンチサッケードの実例[5]
健常者は視標提示後すぐに視標と反対の方向を見るが、統合失調症患者は一度視標方向を見た後に反対方向を見ている。

みた場合でも、反応潜時の延長、振幅の低下、ピーク速度の減少が認められる[6,7]。これらの所見のうち、アンチサッケード潜時の延長は統合失調症に非 特異的であるが、アンチサッケードエラーは抗精神病薬の服用の有無と関連せず、統合失調症に特異性が高い[7]。また、アンチサッケードエラーは統合失

調症の第一度親族でも認められ、統合失調症の遺伝的脆弱性を反映すると考えられている[7,8]。

アンチサッケードの障害は、統合失調症患者でも前頭葉萎縮をもつものによくみられ[9]、Wisconsin Card Sorting Testの保続スコアとも相関する[10]。また、前頭葉損傷患者においても統合失調症患者と同様のアンチサッケード障害がみられることが確認されている[11]。これらの所見から、アンチサッケードの障害は前頭葉機能異常を反映すると考えられている。

3．追跡眼球運動（滑動性追跡眼球運動）

滑動性追跡眼球運動（smooth pursuit eye movement）は、ゆっくりと動く小さな視覚対象を追視するときに生じる滑らかな眼球運動である。通常、モニター上で左右に単振動する視標を首を動かさずに追視させ、そのときの眼球運動をEOGやアイカメラを用いて記録し検討する。

統合失調症で追跡眼球運動の異常が初めて報告されたのは、1908年と古い。DiefendorfとDodge[12]は、早発性痴呆（今日でいう統合失調症）患者に振り子様に動く視標を追視させた際、眼球運動が拙劣になることを観察し報告した。その後、この報告は長い間注目されることはなかったが、Holzmanら[13]は再びこの問題を取り上げ、統合失調症患者では滑動性成分に衝動性成分が混入するような異常な追跡眼球運動のパターンがみられることを再確認した。さらにHolzmanらは、その後も精力的に研究を行い、追跡眼球運動の異常は統合失調症患者のみならず、統合失調症の第一度親族の44～50％にもみられることや[14]、二卵性双生児よりも一卵性双生児において追跡眼球運動異常の一致率が高いことを確認した[15]。これらの所見から、追跡眼球運動の異常は統合失調症の脆弱性素因を反映すると考えられている。

追跡眼球運動の障害には大きく2つのタイプがあり、大きい振幅の衝動性成分が混入するタイプⅠと、小さな振幅の衝動成分が規則的に重畳するタイプⅡに分けられる[16]。タイプⅠは注意の欠如などが原因と考えられており、健常者でも疲労時や集中困難時に現れる。タイプⅡは随意的に制御しがたい不随意的注意の障害によるものと考えられており、統合失調症に特徴的とされている。

4．探索眼球運動

探索眼球運動（exploratory eye movement）検査は、幾何学的な図や絵図を見ている際の注視点の動きを調べる方法である。現在、最も一般的に行われているのは横S字図形を用いたKojimaら[17,18]の方法である。以下にその方法を説明する。

従来はビデオテープを基に手動で解析を行っていたが、現在は記録・解析が自動化された新装置EMR-NS（図3）が開発されたことにより、簡便に検査を実施できるようになった。刺激呈示部（図3右の白色ケース）内には15インチの液晶モニターが設置されており、そのモニターに呈示される図を見ている際の視点の動きを赤外線アイカメラによって検出する。検出された視点は2次元の座標値としてコンピュータ内に記録され、後述する測定値の算出に使用される。図4は液晶モニター上に呈示される3つの刺激図である。

検査は以下の手順で行われる。
(1) 自由課題

画面上に出てくる図を自由に見るよう指示した上で、標的図（図4a）を15秒間呈示する。
(2) 記銘課題

「今度の絵は後で描いてもらいますのでよく見てください」と指示した上で、再度標的図（図4a）を15秒間呈示する。
(3) 比較照合課題-1

(a) あとで標的図との違いを述べてもらうことを告げ、標的図と突起の位置が一部異なった図（図4b）を15秒間呈示する。

(b) 15秒経過後、図を呈示したまま標的図との異同を尋ね、異なると答えた場合はさらにどこが違うか質問する。

(c) 答えが出尽くした後、引き続き図を呈示したまま「他に違いはありませんか」と念押しの質問を行う。この質問は、被検者が「ありません」もしくは「わかりません」と答えるまで続ける。
(4) 比較照合課題-2

(3)の(a)～(c)を標的図と同一の図（図4a）につ

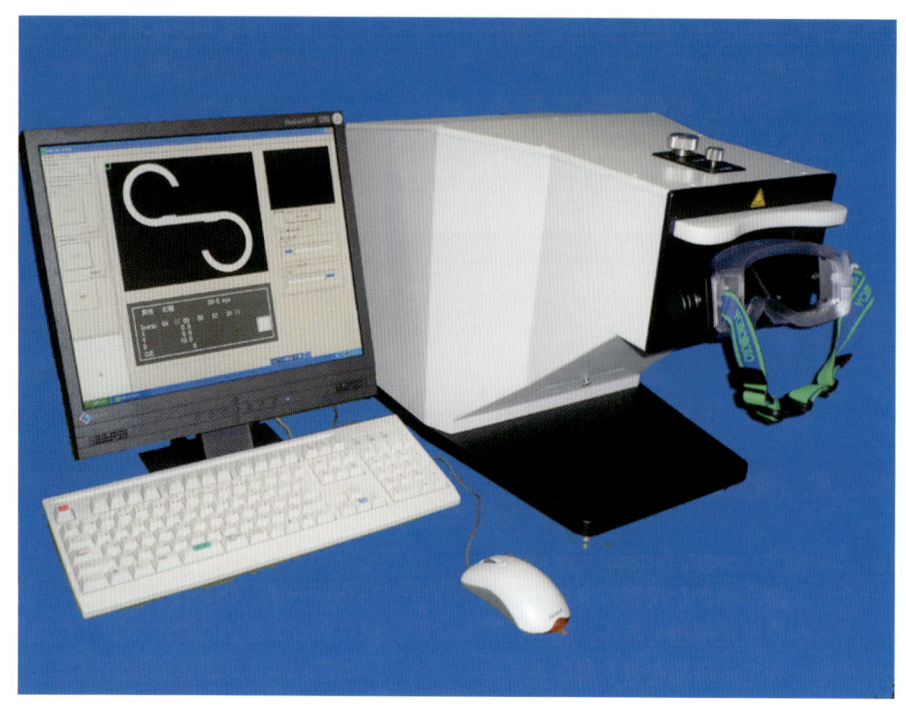

図 3 EMR-NS（nac Image Technology 社製）

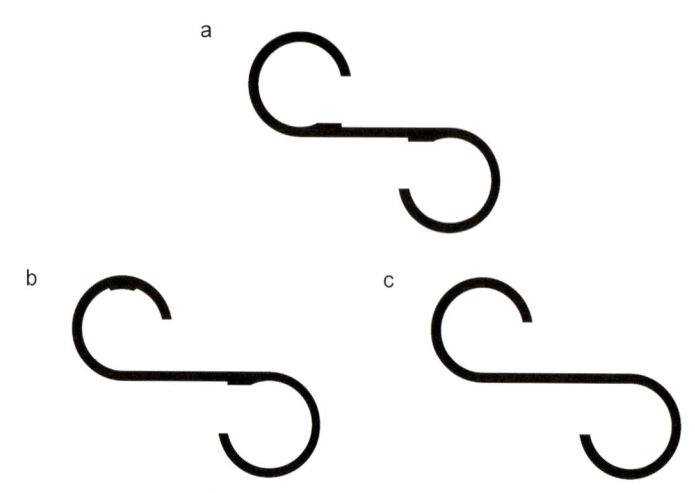

図 4 探索眼球運動検査に使用する刺激図

いて行う。
(5) 比較照合課題-3
　(3)の(a)〜(c)を標的図から突起部分を除いた図 (**図 4c**) について行う。
(6) 再生課題
　覚えた標的図を紙に描くよう指示する。
　EMR-NS では、得られた注視点の情報を基に以下の測定値が自動的に算出される。
1) 記銘課題時の指標
　(ⅰ) 運動数（number of eye fixations：NEF）：記銘課題中（15 秒間）の注視点の個数
　(ⅱ) 総移動距離（total eye scanning length：TESL）：記銘課題中（15 秒間）の視点の総移動距離
　(ⅲ) 平均移動距離（mean scanning length：

統合失調症	気分障害	神経症性障害	健常者
28歳 男性	26歳 女性	28歳 男性	26歳 男性
NEF: 20	NEF: 41	NEF: 39	NEF: 47
TESL: 555.8 mm	TESL: 2043.8 mm	TESL: 2277.8 mm	TESL: 2553.9 mm
MESL: 27.8 mm	MESL: 49.8 mm	MESL: 58.4 mm	MESL: 54.3 mm

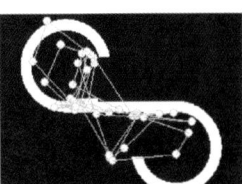

図5 記銘課題の結果の実例
統合失調症患者では注視点の数が少なく、見ている範囲も他の群と比較し限局している。

MESL)：TESL/NEF

2）反応的探索スコア（responsive search score：RSS）

比較照合課題-1、3において、標的図との異同を尋ねた後「他に違いはありませんか」と念押しの質問をし、そのときの5秒間に及んだ注視点の領域数をRSSとして算出する。標的図と一部異なる2つの図は、それぞれ7領域に分けられ、このうち注視点が及んだ領域数をRSSとする。各図の最高得点は7であり、被検者1人あたりの最高得点は14となる。

図5、図6は、それぞれ記銘課題と比較照合課題の結果の実例である。これまでの研究[17-19]から、統合失調症患者は健常者と比べて、①記銘課題において、注視点が少なく、その移動距離も短いこと、②比較照合課題において、RSSが低値を示すことが明らかとなっている。特に、RSSの異常は他の精神神経疾患患者（気分障害患者、神経症性障害患者、覚醒剤精神病患者、側頭葉てんかん患者、前頭葉損傷患者、パーキンソン病患者）ではみられないことから、統合失調症に特異的と考えられている[20]。また、家族研究や双生児研究の結果から、RSSは統合失調症の素因依存的な指標と考えられている[20]。

ナイサー[21]によると、人がものを見るときには既に何らかの準備と構えをもっており、それに基づいて対象に対して探索行動が行われ、得られた情報から構えが修正され、また探索が行われる。そしてこのような循環の中で知覚が生じるという。小島ら[22]はこのナイサーの知覚モデルに従って、統合失調症の探索眼球運動に関する一連の研究結果を検討し、統合失調症の構えの特徴として、①外界に対する積極性が乏しい（記銘課題の運動数の低値など）、②指示などが加わり条件が変わっても構えが変わりにくい（「後で描いてもらうのでよく見て下さい」という指示に反応しない）、③自己の行動を吟味・確認する（自己監視機能）ことが乏しい（反応的探索スコアの低値）、④全体を見ようとせず部分に拘泥する、という4つの特徴を見出した。構えは能動性や注意をもって対象に向かう態度と言い換えることができるが、探索眼球運動検査では被検者に「他に違いはありませんか」などの注意レベルを高める声かけを行うため、より構えの障害を抽出し易くしていると考えられる。

5. 眼球運動の臨床における応用

これまで述べてきたように、各種眼球運動の研究から統合失調症に種々の認知機能の異常が存在することが示唆されてきた。従来より、統合失調症の診断は主として症状の組み合わせによってなされていたが、これらの認知機能の異常が統合失調症に特異的なものであれば、客観的指標として統合失調症診断への応用が可能と考えられる。筆者ら[23]は、探索眼球運動の異常が他の精神疾患には殆どみられないことに注目し、統合失調症251名と非統合失調症

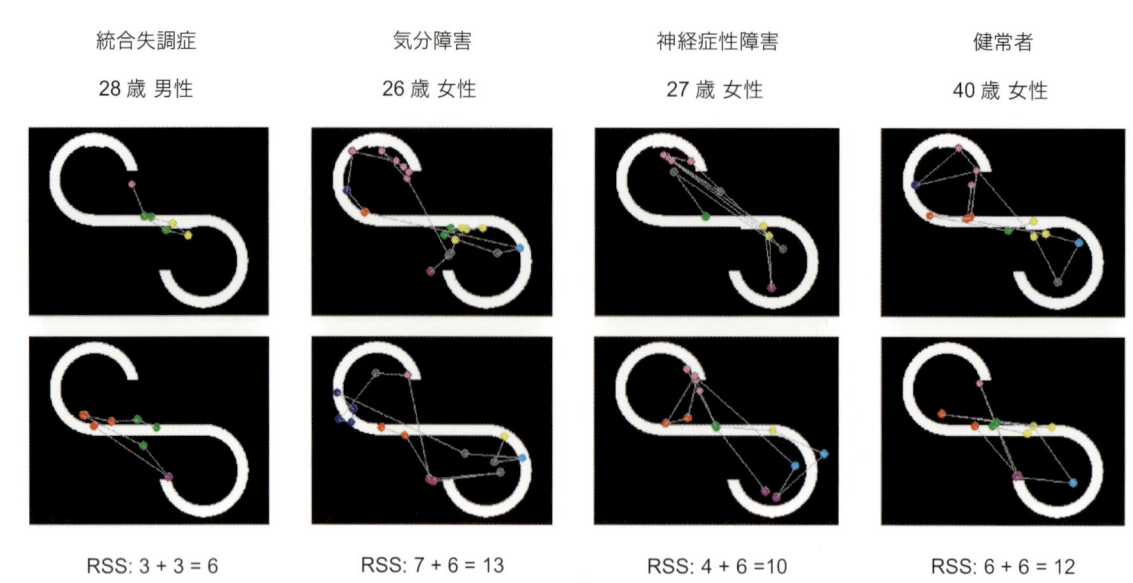

統合失調症	気分障害	神経症性障害	健常者
28歳 男性	26歳 女性	27歳 女性	40歳 女性
RSS: 3 + 3 = 6	RSS: 7 + 6 = 13	RSS: 4 + 6 = 10	RSS: 6 + 6 = 12

図6 比較照合課題の結果の実例

上段は標的図と突起の位置が一部異なった図を呈示した際の結果であり（比較照合課題-1）、下段は標的図から突起部分を除いた図を呈示した際の結果である（比較照合課題-3）。呈示した図と標的図との異同を述べさせた後に「他に違いはありませんか」と念押しの質問を行った際、健常者、気分障害患者、神経症性障害患者は自らの答えを確認するかのように図の全体を見回すが、統合失調症患者は図の一部しか見ない傾向にある。

389名（気分障害111名、神経症性障害28名、健常者250名）を対象に探索眼球運動を用いて判別分析を行った。その結果、約75％の感受性、約80％の特異性で両者を判別することができた。探索眼球運動検査は簡便かつ非侵襲的に実施できることから、今後臨床診断への応用が期待される。

6．眼球運動の分子遺伝学への利用

これまで盛んに統合失調症のゲノム解析が行われてきたが、未だ感受性遺伝子の同定には至っていない。その理由の一つとして、統合失調症の臨床診断自体が複数の異種の統合失調症を包含している可能性が指摘されている。

近年、生物学的マーカーのうち、遺伝的素因を反映するものは中間表現型（endophenotype）と呼ばれ、追跡眼球運動、アンチサッケード、探索眼球運動もその候補として注目されている。これらを用いることによって、より成因的に限定された統合失調症についての解析が可能になると考えられ、すでに追跡眼球運動では6pとの間で連鎖が[24]、また探索眼球運動では22q11との間で連鎖が確認されている[25]。

おわりに

精神生理学において主要な眼球運動の検査方法ならびに各眼球運動検査における統合失調症の所見について概説した。眼球運動は精神疾患、殊に統合失調症の認知機能の異常を客観的に評価できるだけでなく、多くの眼球運動異常は統合失調症の遺伝的素因も反映する。今後、臨床面では客観的指標としての診断への応用が、研究面では中間表現型としての分子遺伝学的研究への応用や、脳（機能）画像との組み合わせによる解剖学的研究への応用が期待される。

文　献

1) Shimazono Y, Ando K, Sakamoto S, et al.：Eye movements of waking subjects with closed eyes. A comparison between normals and chronic schizophrenics, Archives of general psychiatry, 13：537-543, 1965.
2) 小島卓也，一瀬邦弘，渥美義賢，他：意識障害患者

の眼球運動と脳波—縦断的観察を中心として—, 臨床脳波, 19：177-184, 1977.
3) 島薗安雄監修, 安藤克巳, 安藤晴延, 小島卓也編：眼とこころ—眼球運動による精神疾患へのアプローチ—, 創造出版, 1991.
4) 小島卓也：内因性うつ病患者の閉瞼時眼球運動に関する研究—慢性分裂病患者, 神経症患者, 正常者との対比—, 精神神経学雑誌, 74：511-537, 1972.
5) 松田哲也, 松島英介：入門講座　眼球運動からみた脳機能（1）, 臨床脳波, 47：453-463, 2005.
6) Fukushima J, Fukushima K, Chiba T, et al.：Disturbances of voluntary control of saccadic eye movements in schizophrenic patients, Biological psychiatry, 23：670-677, 1988.
7) McDowell JE, Clementz BA：The effect of fixation condition manipulations on antisaccade performance in schizophrenia：studies of diagnostic specificity, Experimental brain research, 115：333-344, 1997.
8) Thaker GK, Cassady S, Adami H, et al.：Eye movements in spectrum personality disorders：comparison of community subjects and relatives of schizophrenic patients, The American journal of psychiatry, 153：362-368, 1996.
9) Clementz BA, McDowell JE, Zisook S：Saccadic system functioning among schizophrenia patients and their first-degree biological relatives, Journal of abnormal psychology, 103：277-287, 1994.
10) Crawford TJ, Haeger B, Kennard C, et al.：Saccadic abnormalities in psychotic patients. I. Neuroleptic-free psychotic patients, Psychological medicine, 25：461-471, 1995.
11) Fukushima J, Fukushima K, Miyasaka K, et al.：Voluntary control of saccadic eye movement in patients with frontal cortical lesions and parkinsonian patients in comparison with that in schizophrenics, Biological psychiatry, 36：21-30, 1994.
12) Diefendorf AR, Dodge R：An experimental study of the ocular reactions of the insane from photographic records, Brain, 31：451-489, 1908.
13) Holzman PS, Proctor LR, Hughes DW：Eye-tracking patterns in schizophrenia, Science, 181：179-181, 1973.
14) Holzman PS, Proctor LR, Levy DL, et al.：Eye-tracking dysfunctions in schizophrenic patients and their relatives, Archives of general psychiatry, 31：143-151, 1974.
15) Holzman PS, Kringlen E, Levy DL, et al.：Smooth pursuit eye movements in twins discordant for schizophrenia, Journal of psychiatric research, 14：111-120, 1978.
16) Holzman PS, Levy DL, Proctor LR：Smooth pursuit eye movements, attention, and schizophrenia, Archives of general psychiatry, 33：1415-1420, 1976.
17) Kojima T, Matsushima E, Ando K, et al.：Exploratory eye movements and neuropsychological tests in schizophrenic patients, Schizophrenia bulletin, 18：85-94, 1992.
18) Kojima T, Matsushima E, Ohta K, et al.：Stability of exploratory eye movements as a marker of schizophrenia-a WHO multi-center study, Schizophrenia research, 52：203-213, 2001.
19) Kojima T, Matsushima E, Nakajima K, et al.：Eye movements in acute, chronic, and remitted schizophrenics, Biological psychiatry, 27：975-989, 1990.
20) Kojima T, Matsushima E, Ando K：Eyes and The Mind-Psychophysiological Approach to Psychiatric Disorders through Visual and Ocular Functions, Scientific Societies Press and Karger, 2000.
21) ナイサー U（古崎敬, 村瀬旻訳）：認知の構図（Cognition and Reality）, サイエンス社, 1978.
22) 小島卓也, 松島英介：精神分裂病における認知機能障害—探索眼球運動による解析. 精神神経学雑誌, 102：445-458, 2000.
23) Suzuki M, Takahashi S, Matsushima E, et al.：Exploratory eye movement dysfunction as a discriminator for schizophrenia：A large sample study using a newly developed digital computerized system, European archives of psychiatry and clinical neuroscience, 259：186-194, 2009.
24) Arolt V, Lencer R, Nolte A, et al.：Eye tracking dysfunction is a putative phenotypic susceptibility marker of schizophrenia and maps to a locus on chromosome 6p in families with multiple occurrence of the disease, American journal of medical genetics, 67：564-579, 1996.
25) Takahashi S, Ohtsuki T, Yu SY, et al.：Significant linkage to chromosome 22q for exploratory eye movement dysfunction in schizophrenia, American journal of medical genetics. Part B, Neuropsychiatric genetics, 123：27-32, 2003.

〈鈴木　正泰・高橋　栄〉

V. 画 像

はじめに

コンピュータ技術の進歩により、画像診断を用いて脳の形態や機能を詳細に検討することが可能となり、認知機能を評価する手段の1つとして確たる地位を占めるようになった。画像診断の長所としては、①脳からの情報を直接に得ることができるため、認知機能検査や行動観察から神経活動を推測するような解釈過程を介さない、②縦断的な変化や介入効果の判定が可能なほどに検査―再検査の信頼性が高い、③機能画像により脳機能が低下したり、形態画像により脳が萎縮したりという変化が一目瞭然で、その程度を統計学的に示すことができる、ことなどが挙げられる。

認知機能を捉えるためには、神経活動を時間・空間的な広がりをもって直接に観察できる機能画像が最も優れた方法であろう。形態画像でも同時に評価された別の測定変数を解析に組み込むことで、認知機能の別の側面を評価することができる。本稿では機能的磁気共鳴画像（functional magnetic resonance imaging：fMRI）による認知機能の捉え方や評価法を紹介し、構造的磁気共鳴画像（structural magnetic resonance imaging：sMRI）を用いた認知機能評価法の可能性についても触れたい。

1. 機能的磁気共鳴画像 (fMRI)

a. fMRIの原理

非侵襲的脳機能計測法のなかで、fMRIは陽電子放出断層法（positron emission tomography：PET）や単光子放出コンピュータ断層法（single photon emission computed tomography：SPECT）と比較して放射線被曝がなく、造影剤が必須でないため非侵襲的などの長所がある。しかし、時間分解能は脳磁図（magnetoencephalography：MEG）や脳波（encephalography：EEG）と比較して良いとはいえない。

fMRI検査は神経活動亢進と局所脳血流増加が相

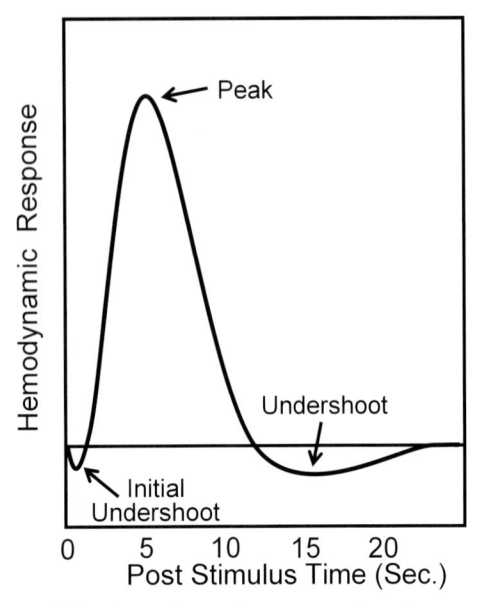

図1 hemodynamic response function
刺激に対して起こるBOLD信号の変化は、ゆっくりと立ち上がり、一度下降してから通常状態に戻る。

関するというカップリング原理と、1990年にOgawaらによって提唱されたBOLD（blood oxygen level-dependent）効果を基礎にしている。BOLD信号は神経細胞内の活動電位よりも、脳波や脳磁図と同様に後シナプス電位と関連しており、大脳皮質への入力と領域皮質内処理を反映していると解釈されている（Logothetisら、2001；Mukamelら、2005）。BOLD信号は神経活動と血行動態の変化の複合したもの（hemodynamic response）として観察されるため、神経活動を引き起こすための刺激呈示後にゆっくりと立ち上がり、4～6秒後に最大となり神経活動が終了したのち6秒ほどかけて下降し、通常状態に戻るのに15から20秒ほどかかる（**図1**）。このため、撮像時間が短縮されても秒単位以下の時間分解能を獲得することは困難だろう。空間分解能についても、血液中に存在する脱酸素化ヘモグロビンの局所脳血流量に対する相対的信号変化を利用し

ているため，血管自体の分布も変化の情報に含まれてしまう．さらに局所の血流変化は神経細胞の単位よりもはるかに大きな単位（数ミリメートル）で起きるため，それよりも狭い領域での変化は解析できない．

b．fMRIの測定

　fMRIの測定方法は大きく分けて2つの方法に分類される．1つはブロックデザイン（block design）と呼ばれる方法で，PETなどで従来から行われている脳機能計測のスタンダードといえる賦活方法である．ブロックデザインでは20〜30秒ほどの標的課題のブロックと，コントロール課題のブロックを交互に数回繰り返し，各課題遂行中のMR信号を測定する．この標的課題のブロックとコントロール課題のブロックを何回か繰り返す間に，高速撮像法であるecho planar imaging（EPI）法（すなわちT2*強調画像）で全脳の画像を撮像しつづける．標的課題遂行中のEPI画像のMR信号とコントロール課題遂行中の画像のMR信号の差を統計学的に解析すれば，標的課題遂行中に神経活動が賦活された脳部位を推定することができる．この方法は課題に関連する脳部位でS/N比が高く，強いMR信号が得られるため，対象数が少なくても高い統計値を得ることができる．統計学的に得られる所見は，課題遂行中の神経活動の総和としての結果であり，1回の刺激に対応した神経活動や課題の一部を構成する神経活動のみを観察することはできない．

　もう1つの測定法である事象関連デザイン（event-related design）では，安静時などのコントロール状態の後に比較的短い所要時間のイベント（事象）を行わせ，その際のhemodynamic responseを測定する．統計的効率を高く保つためにイベントの開始時刻と1回のスキャンの開始時刻を常に一致させず，適切にずらす（stimulus onset asynchronicity）ことが必要で，ブロックデザインよりも実験計画や統計解析が複雑であるが，以下のような利点がある．すなわち，標的課題とコントロール課題の提示順を完全にランダム化できる．反応時間や反応内容など被検者の反応に則った解析が可能である．ブロックデザインにできないオドボール課題の測定が可能である．脳磁図や脳波ほどではないが，課題に関連した脳機能の時系列的な解析が可能である．

c．fMRIの解析

　データの解析に最も多く使われているのはUniversity College LondonのKarl Fristonらが開発したStatistical Parametric Mapping（SPM）というフリーウエアである．SPMはhttp://www.fil.ion.ucl.ac.uk/spm/からダウンロードでき，市販の行列計算ソフトであるMatlab（Mathworks社）上で作動する．

　SPMによる統計解析は，脳画像はボクセル（voxel）と呼ばれる数mm立方の大きさの立方体の集合としてあらわせるが，その単位ごと（通常2mm立方）に検定が行われる．被検者1人のデータから賦活部位を抽出する方法は固定効果解析（fixed effect analysisないしfirst level analysis）と呼ばれる．固定効果解析には課題開始から終了までの時間経過に沿って撮像された連続脳画像のシリーズを用いる．賦活領域を検出するには，ボクセルごとに標的課題中のMR信号とコントロール課題中のMR信号の2群比較（t検定）を行うのが最も簡単な方法であるが，SPMでは回帰分析を用いている．すなわち，課題刺激に相応して変動するであろうMR信号のパターン（predicted response）を後述する実験デザイン（design matrix）をもとに計算し，それと実測値（observed response）との差が最小になるように，一般線形モデル（general linear model：GLM）と最小二乗法を用いて検定される（**図2**）．

　ボクセルごとに行われる検定に対する統計的有意性の判定は，隣接するボクセルが独立ではなく何らかの関連性を持つと考えられるので，多重比較の補正を行う必要がある．SPMではBonferroni型の補正を用いており，ランダム場理論を用いて関連性のあるボクセルの集合をリセル（resel）として定義し，有意水準を決定している．この補正はfalse positive（第1種の過誤）を減らすFWE（family wise error）補正と呼ばれる．FDR（false discovery rate）補正はfalse negative（第2種の過誤）を減らすもので，各ボクセルが独立であると仮定した場合にはuncorrectedの検定が行える．SPMで選択できる3種の検定水準の厳しさはFWE＞FDR＞noneの順である．

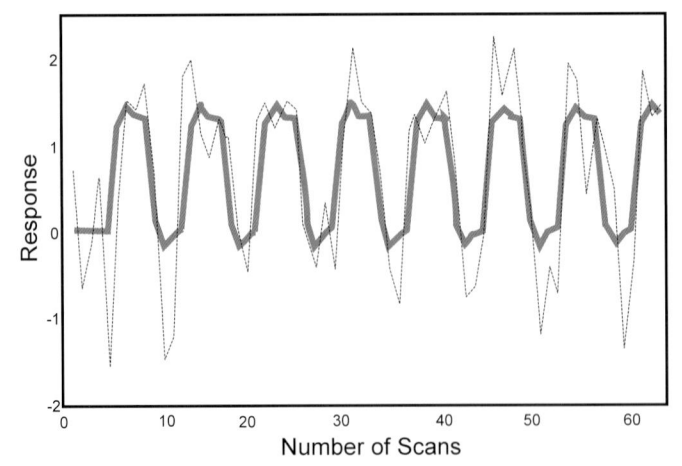

図2 刺激により賦活されたボクセルにおけるスキャンごとの
MR信号パターン
灰色の実線は予測された反応、点線は実測値を示す。

d．fMRIの実験デザイン

SPMでは課題に関連した脳賦活部位を知るために実験デザインを作成し、統計解析を行うが以下のようなデザインが用いられる。

1）categorical design

categorical designのうちsubtraction法はPETなどで従来から用いられている実験デザインである。認知過程Xと認知過程Yが完全に独立している場合、認知過程XとYを含むような標的課題と、Xを含まずYのみを含むコントロール課題を設定する。標的課題からコントロール課題を減算する（cognitive subtraction法）ことで、認知過程Xという目的の認知過程を抽出できる。

subtraction法を連結したようなデザインはconjunction法と呼ばれる。この方法はいくつかの課題の組み合わせの中に隠れている認知過程を抽出する方法である。認知過程X、A、B、C、Dが完全に独立しており、未知の過程Xを抽出しようとする場合に、はじめにsubtraction法にてXを含む認知過程A＋Xを抽出するために、A＋XとBを含む標的課題と、A＋Xを含まずBのみを含むコントロール課題を作成する。つぎにXを含むが別の認知過程であるC＋Xを抽出するために、C＋XとDを含む標的課題と、C＋Xを含まずDのみを含むコントロール課題も同時に作成する。これら2つの課題のsubtraction法の結果のうち共通する部分（conjunction）を認知過程Xとして抽出しようとするのが、conjunction法である（図3）。

2）factorial design

categorical designと異なり、認知過程Xと認知過程Yが独立していない場合、認知過程に含まれる1つの要因が他の要因に及ぼす影響を抽出することができる。すなわち課題としては認知過程Xと認知過程Yをともに有する課題（Dとする）と両方とも有さない課題（Aとする）、XまたはYだけを有する課題（それぞれB、Cとする）を作成する。4課題を遂行中の画像を検定するときに（A－B）－（C－D）として残る部分は、2要因の分散分析の交互作用に相当するとみなされ、認知過程Xの関与が強いと認知過程Yの関与が弱まる、または認知過程Xの関与が弱まると認知過程Yの関与が強まる脳領域と考えられる（図4）。

3）parametric design

認知や感覚、運動などの要因を連続的に変化させ、MR信号強度の変化との相関を検討するものである。個人データの解析においては課題の難易度や提示頻度を変化させたり、被検者の反応時間の変動を用いたりできる。グループ解析では、各被検者の年齢や知的機能、心理状態など直接に課題と関連しないような要因でも検討可能である。逆に、この結果を共変量として用いるなら被検者間の個体差を除外

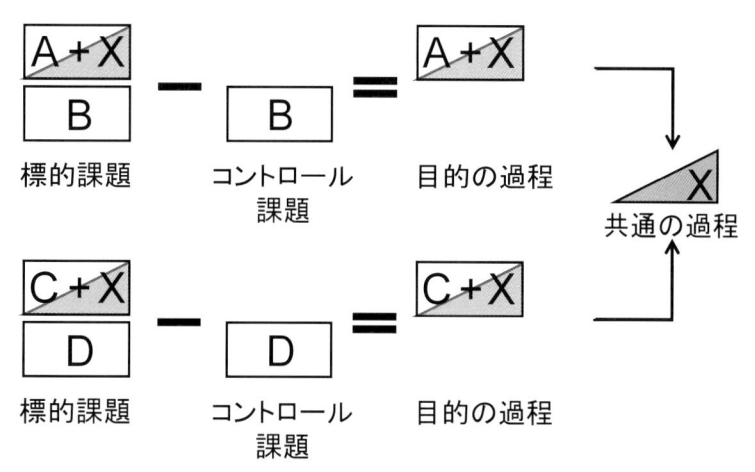

図3 categorical design（conjunction 法）
各認知過程が独立している場合、2つの標的課題の共通する部分（conjunction）を認知過程 X として抽出する。

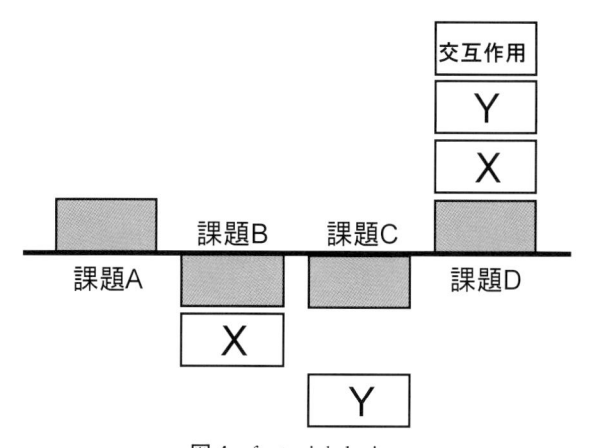

図4 factorial design
各認知過程が独立していない場合、認知過程 X と Y の交互作用に相当する認知過程が抽出される。

した解析が可能となる。変数との相関解析はパラメトリック、ノンパラメトリック両方で解析できる。

e．fMRI の先進的解析

複数の被検者のデータがあり、被検者間のばらつきも考慮する解析は変量効果解析（random effect analysis ないし second level analysis）と呼ばれ、各対象の first level analysis の結果である回帰係数（β値による画像）を用いて群内解析（one-sample t-test）、群間解析（two-sample t-test）、ANOVA における主効果や交互作用の分散分析が行われる。変量効果解析により、課題遂行に関わる神経活動を構成する脳部位を検証することにはなるが、見出された神経系の中で神経活動がどのように統合されて機能するのかは検証されていない。

異なる脳部位の活動の関連を調べるには functional connectivity と effective connectivity という2つの方法が知られている。functional connectivity は空間的に離れた脳部位の活動の時間的な相関を見る方法で、時系列の画像データに対してボクセル単位で主成分分析を行っていると考えるとわかりやすい。時間経過の中で賦活パターンが同じように変化している脳部位の分布を principal component analysis（PCA）、singular value decomposition（SVD）、multivariate linear model（MLM）、partial least squares（PLS）などの多変量解析を用いて eigenimage として得るのが eigenimage analysis である。別の解析方法としては独立成分分析 independent component analysis（ICA）を用いる方法も知られている。

effective connectivity はある神経系の要素が他の部位にどう影響を与えるかを見る方法で、変化のモデルを設定し、そのモデルパラメータを推定する。たとえば、神経系の変化は共時的ではないとすると、時間的構造をモデルに導入する必要があり、multivariate autoregressive model（MAR）による部位間の時間遅れを考慮した解析、volterra 級数を用いた部位間のレスポンス関数を推定する方法が試みられている。時間的構造を用いず、脳部位間の活動を回

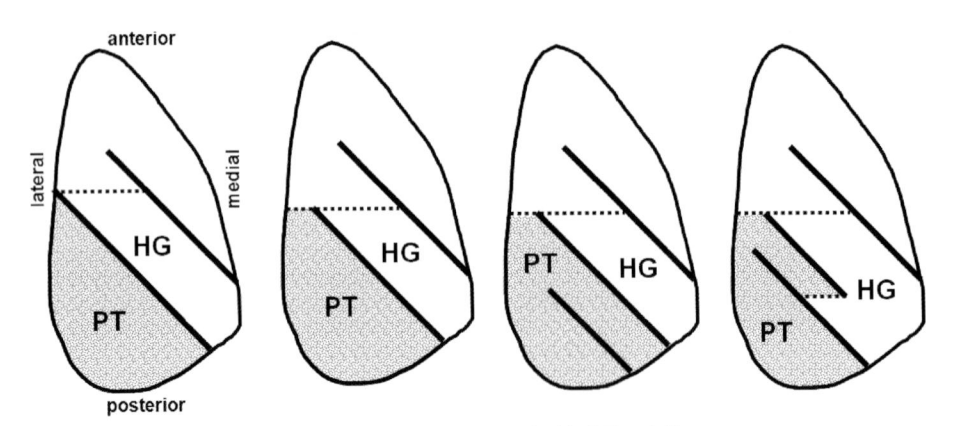

図5 関心領域法で用いる側頭平面の定義
側頭平面（PT）は横側頭溝（ヘシュル溝：HS）と横側頭回（ヘシュル回：HG）の配置により定義される。

帰させる際に、たとえば注意機能などの注目したい機能が関与しているとして、心理モデルを構築する psychophysiological interactions（PPI）（Büchel と Friston、1997）という方法や、解剖学的構造、生理学的な神経活動を考慮して2ヵ所以上の脳部位のBOLD信号の変化モデルを作成し、異なる脳部位の活動の関連を検討する dynamic causal modeling（DCM）（Friston ら、2003）などの方法が検討されている。

2．構造的磁気共鳴画像（sMRI）

a．sMRIの解析方法

sMRI の普及により脳部位を解剖学的に細分化し、灰白質と白質を分割して評価する詳細な検討が可能となった。sMRIを用いた形態脳画像研究における解析法には、手書き manual tracing により関心領域を設定する region of interest（ROI）法と voxel-based morphometry（VBM）に代表される統計画像解析がある。

ROI法は脳解剖に習熟した測定者により行われる必要があり、関心領域の定義を吻側、尾側、内側、外側、上側、下側の6方向において個体間のバリエーションを考慮してあらかじめ設定する。定義はわかりやすく追試可能で、妥当性を有している必要がある。Kim ら（2000）が提唱し、われわれ（Takahashi ら、2006）も用いている側頭平面の定義を図5に示した。尾側はシルビウス裂の最後方である。吻側は横側頭溝（ヘシュル溝）により隔てられた横側頭回（ヘシュル回）が認められる最吻側までとしているが、2本の横側頭回が並走する場合には内側のみを横側頭回とみなす。これ以外の定義を用いる研究もあるため、結果に違いが生じる一因となる。

統計画像解析法とは各個人により大きさも形も違う脳の情報を、基準となる脳（標準脳）に合致するように変形（解剖学的標準化：spatial normalization）することで形態的個人差をなくしたうえで、全脳領域において画像を構成しているボクセル単位で統計解析を行う技術をいう。統計画像解析法の利点は、評価者の恣意性を排除しきれない視察評価や関心領域法よりも客観性に優れ、仮説に基づかずに全脳を一括に探索でき、統計学的有意性を算出できることである。

VBMの応用例として脳形態の左右差の評価法（Kawasaki ら、2008）を説明する。左右差を評価する場合には lateralization index =（右－左）/（右＋左）を用いることが知られているが、これをMR値の3次元行列である脳画像に応用する。すなわち、各対象の脳を左右半球が対称（鏡像）になるように解剖学的標準化する。標準化された画像からオリジナル画像と左右を反転させた鏡像画像を作成する。これらを行列計算式に代入し lateralization index image を作成する。この画像を用いると、側頭平面の左右差などの形態的左右差を、全脳にわたり一括して評価することができる（図6）。

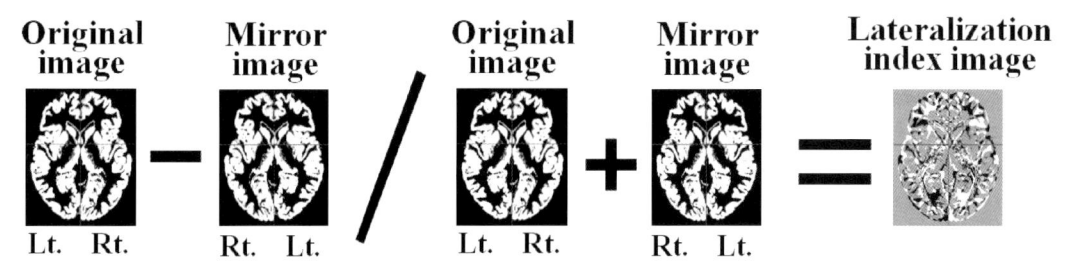

図6 統計画像解析による脳形態の左右差の評価法
オリジナル画像と鏡像画像を行列計算式に代入し lateralization index image を作成する。

b．脳構造と認知機能

　脳構造と認知機能の関連も脳形態を従属変数とした回帰分析を用いて報告されている。知能指数などの知的機能と脳体積の正の関連の報告は、1993年のAndreasenらによる健常者での灰白質体積との相関をはじめとし、前頭葉での相関を強調した報告や、機能に関連する部位での相関の報告がみられる。これらの脳形態と脳機能の関連の基盤として、元来有している脳形態の個体差が能力に関連している、または後の修練が形態を変化させた、という可能性が考えられている（Paus, 2005）。

　思春期・青年期の脳形態と認知機能の発達的関連を調べた研究は少ないが、直線的に増加を続ける白質とピークを迎えた後に減少する灰白質という、健常な発達に関連する特徴が認知機能自体にも影響しているようである（Paus, 2005）。この特徴が実際の灰白質減少なのか、白質が増えてくることによる相対的な変化であるのかは明らかではないが、それぞれシナプスの刈り込み現象（pruning）や皮質間の髄鞘化などが背景にあると考えられている。

　sMRIにより認知機能が障害される疾患の病態の基盤にある構造的な脆弱性や可塑性を評価することも可能であろう。たとえば、認知症においては認知機能と脳構造の変化の関連が明らかである。また統合失調症やうつ病においても既存の治療薬や効果が期待されている神経保護作用薬などが脳構造に影響を与えるだけでなく、認知機能の改善をもたらしうるかという点は、今後の検討課題であろう。

おわりに

　本稿では、機能画像では先進的解析により時間・空間的な神経ネットワークのダイナミズムをとらえるための様々な工夫が試みられていること、形態画像により認知機能の基盤にある脳構造の評価が可能なことなどを紹介した。紹介した技術のほかに、たとえばMEGやEEG、近赤外線スペクトロスコピー（near-infrared spectroscopy：NIRS）、磁気共鳴スペクトロスコピー（magnetic resonance spectroscopy：MRS）、拡散テンソル画像（diffusion tensor imaging：DTI）など、多くのモダリティの検査を組み合わせることで、新しい視点を持った研究が続々と報告されている。また、functional connectivity（Fristonら、1993）に代表されるように、解析方法自体があらたな神経機構の捉え方を創出するに至っていることは、特筆すべきであろう。

文　　献

1) Ogawa S, Lee TM, Kay AR, et al.：Brain magnetic resonance imaging with contrast dependent on blood oxygenation. Proc Natl Acad Sci USA 87：9868-9872, 1990.
2) Logothetis NK, Pauls J., Augath M, et al.：Neurophysiological investigation of the basis of the fMRI signal. Nature 412：150-157, 2001.
3) Mukamel R, Gelbard H, Arieli A, et al.：Coupling between neuronal firing, field potentials, and fMRI in human auditory cortex. Science 309：951-954, 2005.
4) Büchel C, Friston KJ：Modulation of connectivity in visual pathways by attention：cortical interactions evaluated with structural equation modeling and fMRI. Cereb Cortex 7：768-778, 1997.
5) Friston KJ, Frith CD, Liddle PF, et al.：Functional connectivity：the principal-component analysis of large (PET) data sets. J Cereb Blood Flow Metab. 13：5-14, 1993.
6) Friston KJ, Harrison L, Penny W：Dynamic causal modeling. Neuroimage 19：1273-1302, 2003.

7) Kim JJ, Crespo-Facorro B, Andreasen NC, et al.：An MRI-based parcellation method for the temporal lobe. Neuroimage 11：271-288, 2000.
8) Takahashi T, Suzuki M, Shi-Yu Zhou, et al.：Morphologic alterations of the percellated superior temporal gyrus in schizophrenia spectrum. Schizophr Res. 83：131-143, 2006.
9) Kawasaki Y, Suzuki M, Takahashi T, et al.：Anomalous cerebral asymmetry in patients with schizophrenia demonstrated by voxel-based morphometry. Biol Psychiatry 63：793-800, 2008.
10) Andreasen NC, Flaum M, Swayze V, et al.：Intelligence and brain structure in normal individuals. Am J Psychiatry 150：130-134, 1993.
11) Paus T：Mapping brain maturation and cognitive development during adolescence. Trends Cogn Sci. 9：60-68, 2005.
12) Friston KJ, Frith CD, Liddle PF, et al.：Functional connectivity：the principal-component analysis of large (PET) data sets. J Cereb Blood Flow Metab. 13：5-14, 1993.

〈川﨑康弘・鈴木道雄〉

B．認知機能の評価

I．統合失調症者の精神生理学的情動の評価：多面的検討

1．研究1：閉眼反応時間を用いた研究

はじめに

表情認知および情動は、対人交流における基本的機能であり社会生活で極めて重要である。情動反応は、不快情動（恐怖、怒りなど）または快（喜びなど）による逃避や接近行動などとともに自律神経反応として表現される。しかし、人は対人交流で瞬時に表情を判別し、情動反応を生じる可能性もある。研究1では、統合失調症者に、赤ん坊の｛泣き｝｛笑い｝の表情写真を見せ閉眼反応時間を健常者と比較検討した。

a．対象と方法

1）対象

久留米大学精神神経科に通院中・入院中のICD-10により統合失調症と診断された48名（妄想型：24名、非妄想群：24名）と健常群（24名）を対象にした。すべての被験者に、研究の主旨を書面にて説明し同意を得た。当研究は久留米大学倫理委員会の承認を得ている（以下も同様である）。

2）方法

被験者には、前方のスクリーンに映る赤ん坊の｛泣き｝｛笑い｝写真を見てもらい、「泣いているか、笑っているか判ったら直ぐ目を閉じてください」と指示し表情判別時間を計測した。次に「少しでも悲しくなったら直ぐ目を閉じてください」または「少しでも楽しくなったら直ぐ目を閉じてください」と指示し音声の有る条件と無い条件で情動惹起時間を計測した。閉眼反応時間は、アイマークレコーダー（EMR 8）でアイマーク軌跡より解析した[1]。

3）精神症状評価と抗精神病薬

PANSS（陽性陰性評価尺度）[2]を用いて閉眼反応時間計測時に評価した。抗精神病薬はクロールプロマジン換算で計算し、妄想型（246±113 mg/日）、非妄想群（206±103 mg/日）であった。

4）統計処理

群別に条件で1元配置分散分析を行い多重比較検定にはFisherのPLSDにて5％以下を有意とした（以下も同様に解析）。

b．結果

1）非妄想群

｛泣き｝｛泣き｝で、表情判別時間が有意に音声の無い情動喚起時間および音声の有る情動喚起時間より短縮した。｛笑い｝で、音声有りが無しより有意に延長した。

2）妄想型群

｛泣き｝｛笑い｝で、判別時間が有意に音声無し喚起時間および音声有り喚起時間より短縮した。｛笑い｝喚起時間は、音声有りが無しより有意に延長した。

3）健常群

｛泣き｝｛笑い｝で、判別時間が有意に音声無し喚起時間および音声有り喚起時間より短縮した。｛笑い｝喚起時間は音声有りが無しより有意に短縮した。

c．考察

人は、0.2～0.3秒ほどで表情判別を行い、「悲しい」という陰性情動や「楽しい」という陽性情動も1秒以内で惹起される短時間の情動反応を生じる事が示唆された。健常者は、｛笑い｝という陽性表情では、音声｛笑い｝声により情動喚起時間が有意に短縮され、対人関係における｛笑い｝声の重要性が示唆された。統合失調症群では、｛笑い｝声により喚起

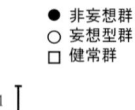

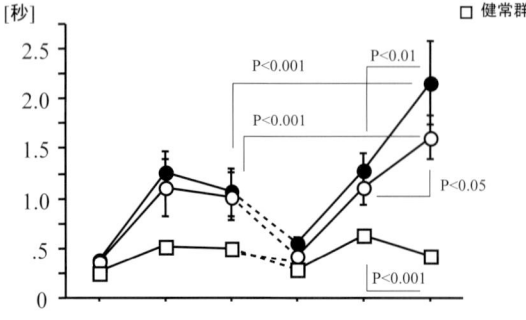

閉眼反応時間：刺激間差

図1 健常群（□）と統合失調症群（妄想型群：○、非妄想群：●）の閉眼反応時間を縦軸に、条件を横軸にとる。

される「楽しい」という陽性感情が起き難く、「おれを馬鹿にして笑っている」などの被害的な感知をする。表情は「笑っている」とは判別するも、その後の情動関連情報処理過程において「笑っている。楽しそう」という健康な陽性感情過程とは異なる情動を喚起（ミスマッチ）することにより音声によって反応が延長するのかもしれない。

2．研究2：探索眼球運動の研究

はじめに

探索眼球運動は、視覚認知機能を反映する精神生理学的指標である。小島ら[3]は、統合失調症者の探索眼球運動の特性として、注視点停留時間の延長、注視点総数の減少および注視点移動距離の低下が特徴と報告している。我々も、赤ん坊の表情写真を用いて同様な結果を報告してきた[4]。「喜び」や「悲しみ」などの感情は、人の言動を左右する重要な現象であるが、認知機能に対する影響は未だ不明な点が多い。今回、探索眼球運動を用いて、音声を併用した赤ん坊の｛笑い｝｛泣き｝写真を提示し検討した。

a．対象と方法

1）対象

統合失調症者（36名）と年齢をマッチさせた健常者（65名）であった。

2）探索眼球運動計測方法

研究1と同様にアイマークレコーダを使用し、被写体として2つ対称に並べた赤ん坊の｛笑い｝、｛泣き顔｝を使用した。より強い情動を惹起させる目的で｛泣き声｝と｛笑い声｝｛70 dB｝を同時に流した。すべての被験者に、自由に視てもらう｛自由条件｝とよく覚えてもらう｛覚え条件｝、と同じ写真を見せ、同じかどうか確認し比較照合してもらう｛確認条件｝で施行した。注視停留点を解析要素とした[4]。

3）統計処理

確認条件で各表情、各群、左右のスクリーンにおいて解析した。

b．結果

右スクリーンの注視点は群間にも刺激間にも有意差が観察されなかった。左スクリーンの注視点は、健常群では、表情間に有意差があり、｛笑い｝が｛泣き｝より有意に大きい値であった。統合失調症群では、表情間に有意差があり、｛泣き｝が｛笑い｝より有意に大きい値であった。健常群と統合失調症群に｛笑い｝と｛泣き｝で有意差が観察された。

c．考察

小島ら[3]は、統合失調症では動機・構えの欠如や注意の幅の狭さや持続障害があり、反応探索スコアは右半球障害が関与していると報告している。健常者の目は認知する場合にかなりランダムに広く動き｛笑い｝時の確認条件に「なごみ」として反映される。統合失調症者は刺激の強いところだけ（目の部分）のみ動き「ゆとり。なごみ」がないようであるSchwartzら[5]は、健常者では情動的な場合、左へ視線をむけることは右大脳半球へ視覚情報を入れようとしていることから、右脳と情動との関係を報告している。以上のことから、確認時に陽性感情の｛笑い｝に対して情動認知の歪み（ミスマッチ）を生じて、特に左スクリーンの視方に障害が強く、部分しか見てなく、全体が把握できないのであろう。

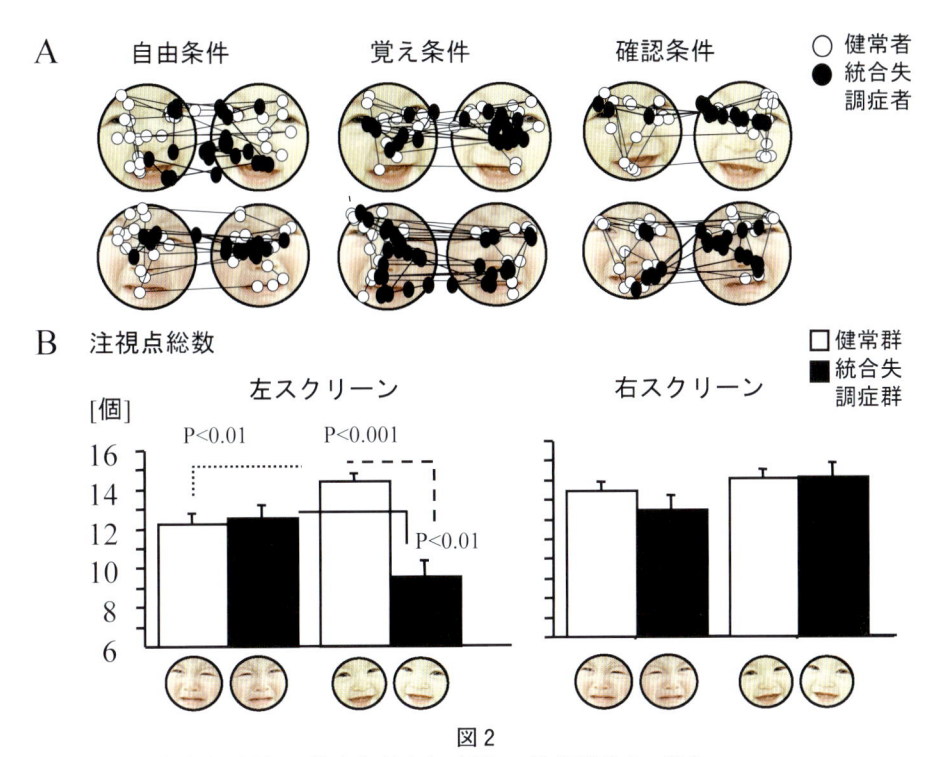

図2
A：健常者（○）と統合失調症者（●）の注視停留点の動き。
B．健常群と統合失調症群の注視停留点総数を縦軸に条件を横軸にとる。

3．研究3．事象関連電位（P300成分）の研究

はじめに

事象関連電位（以下 ERP）は、人の認知機能を客観的に観察・評価するのに広く用いられている。統合失調症者は、一般に P300 振幅の減少と P300 潜時の延長が特徴とされている。抗精神病薬は認知機能に対する影響の可能性もあり、まず、服薬中か未服薬か大きな問題である。我々は、未服薬の統合失調症者の ERPs の P300 成分を検討した。さらに、情動に関連のある扁桃体に関して課題関連 P300 成分において LORETA 解析を行った。

a．対象と方法
1）対象

未服薬（未治療）の統合失調症者（26名）と健常者（26名）を対象とした。LORETA 解析では、服薬中の統合失調症者（30名）と健常者（30名）を対象とした。

2）ERP 計測方法

視覚 Oddball 課題として高頻度の非標的刺激（｛無表情｝の写真）と低頻度の標的刺激（｛泣き｝または｛笑い｝の写真）の2写真弁別課題を用いて ERP を測定した。課題として、低頻度の「赤ん坊写真」に対して「できるだけ早くボタンを押し、赤ん坊の写真を数える」ように指示した。脳波記録は、国際10-20法に基づき Fz、Cz、Pz、Oz、T_3、T_4 より記録した。P300 成分は時間枠（250-600ms）に出現する最大陽性成分として、頂点同定法によりその振幅と潜時を計測した[5]。LORETA 解析は、国際10-20法に基づき18導出部位から記録し、LORETA Explorer を用いた[7]。さらに、Lehmann ら[8]による microstate segmentation 法を用い P300 segment を算出した。

b．結果
1）P300 振幅

健常群では、有意に｛泣き｝が｛笑い｝より大きい値であった。｛泣き｝では統合失調症群が有意に

図3

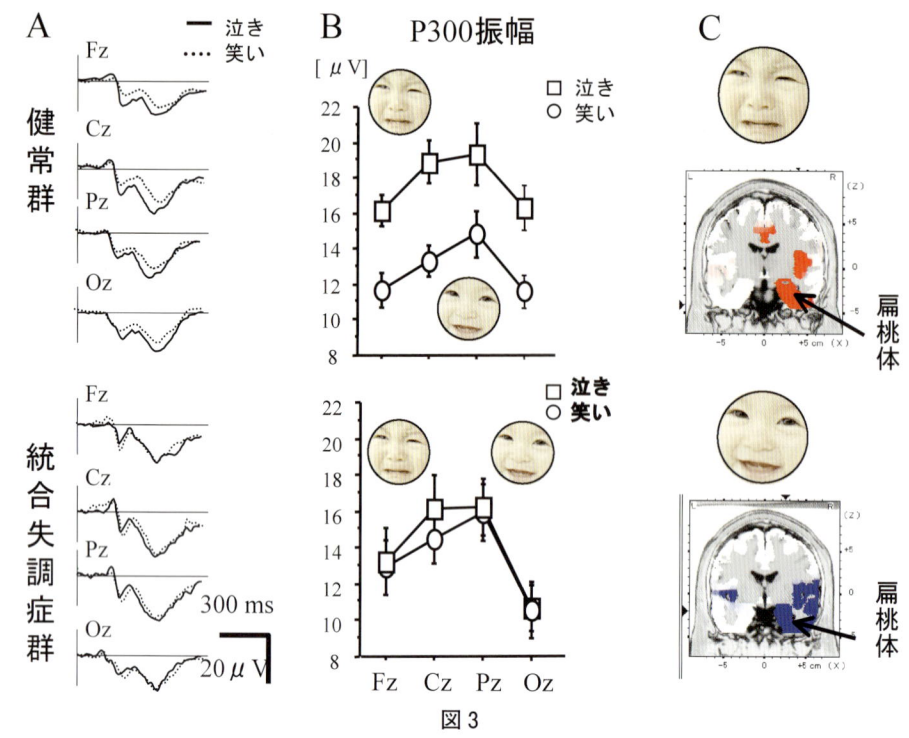

A：統合失調症群と健常群の総平均加算波形を各記録電極毎に示した。
B：P300振幅（健常群：上段）（統合失調症群：下段）を各記録電極に対して示した。
C：LORETA解析による扁桃体の賦活を矢印（→）で示す（健常群：上段）（統合失調症群：下段）。

健常群より小さい値であった。{笑い}では、2群間に有意差は観察されなかった。

2）LORETA解析

健常群では、{泣き}で右扁桃体が賦活されたが、{笑い}では賦活されなかった。統合失調症群では、{笑い}で右扁桃体が賦活されたが{泣き}で賦活されなかった。

c．考察

Polich[6]は、P300成分は情報処理資源の再配分を反映し、さらに、課題、刺激条件のみならず主体の心理的状態（構え、情動など）により変動すると報告している。今回P300振幅は、未服薬統合失調者と健常者間に有意差はなかった。P300振幅は、統合失調症者では素因マーカーとも報告されている。我々も{泣き}という「陰性表情」標的時では、有意なP300振幅の低下が未服薬統合失調者で観察された。しかし、{笑い}という「肯定的表情」時に

は、健常者との差は観察されなかった。LORETA解析で、健常者に観察されない{笑い}による扁桃体の賦活が統合失調症群では観察された。以上から、健常者で惹起される情動覚醒レベルの変動（{泣き}：覚醒レベルの亢進、{笑い}覚醒レベルの低下）が、未服薬の統合失調症者では、奇異な情動反応（ミスマッチ）を生じ、「なごみ」のない状態を検出しているのかもしれない[9]。

4．研究4：多チャンネルNIRSによる研究

はじめに

しりとりは、遂行機能を反映する日本特有の課題である。近赤外線トポグラフィ（NIRS）は、非侵襲的な脳機能を画像化する新しい手法である[11,12]。機能的MRI（fMRI）やスペクトと同様に脳の神経活動による脳局所血流の変動を酸化ヘモグロビン（OxyHb）等の変化量という指標で測定できる。今

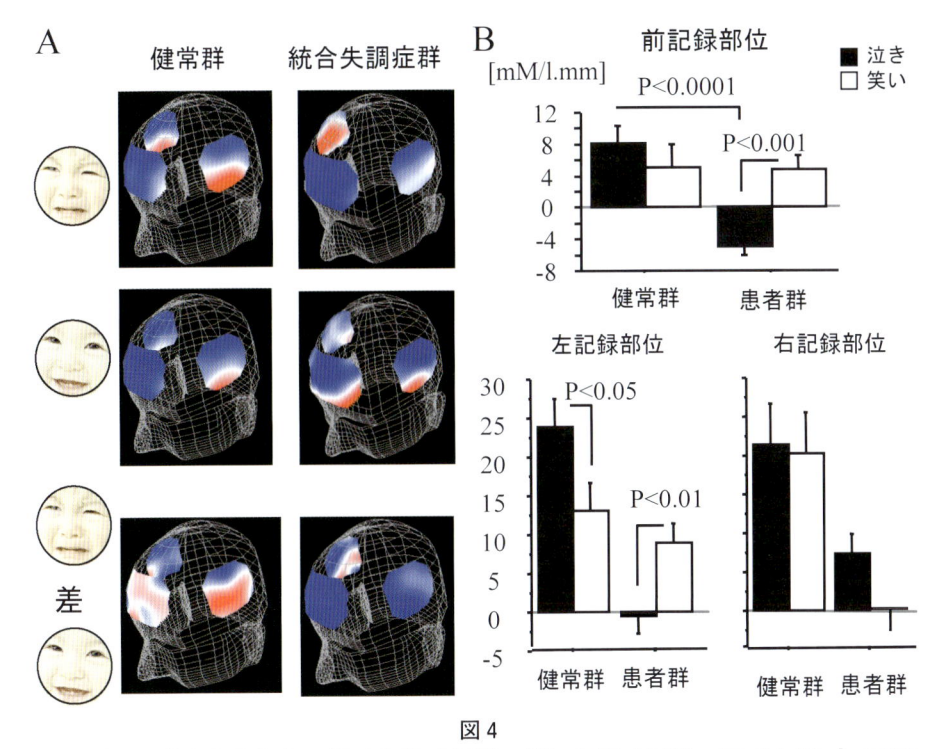

図4
A：健常群と統合失調症群の｛泣き｝時（上段）、｛笑い｝時（中段）、｛泣きと笑い｝の差を画像化した。赤色は、｛泣き｝または｛笑い｝課題時のOxy-Hb変化量を示す。下段では、青色が｛笑い｝課題時のOxy-Hb変化量を示す。
B．前、左右記録部で、縦軸にOxy-Hb量を横軸に条件を示す。■：泣き課題条件、□：笑い課題条件。

回、光トポグラフィを用いて陰性・陽性表情条件時の脳血流動態を検討した。

a．対象と方法

統合失調症者12名と健常者12名で、日立トポグラフィ（EGT4000）を用いて研究を行った。すべての統合失調症者は抗精神病薬（ハロペリドール換算：6.3 ± 1.8 mg/日）を服用している。赤ん坊の｛泣き｝または｛笑い｝を視てもらい、しりとり課題を遂行した。5回施行の加算平均した酸化ヘモグロビン（以下、Oxy Hb）変動を左右記録部、前記録部のROI（Region of Interest）を決め解析した（文献[10]抄録参照）。

b．結果

｛泣き｝では、左右記録部、前記録部とも健常群が統合失調症群より有意に増大した。｛笑い｝では、右記録部のみ健常群が患者群より有意に増大した。健常群では、しりとり課題中に左記録部で、｛泣き｝が｛笑い｝より有意に増大したが、統合失調症群では、｛笑い｝が｛泣き｝より有意に増大した。前記録部では、統合失調症群で｛笑い｝が｛泣き｝より有意に増大した。

c．考察

統合失調症者は、健常者に比べ課題遂行機能が低下していることが示唆された。注目すべきは、課題遂行時の表情の影響が健常者と逆転しており、陽性情動を喚起させる｛笑い｝がより活動性が高いと考えられた。

5．研究5：脳機能画像（fMRI）の研究

はじめに

我々は健常者と統合失調症者に対し、赤ん坊の｛泣

A 健常群　　　　B 統合失調症群

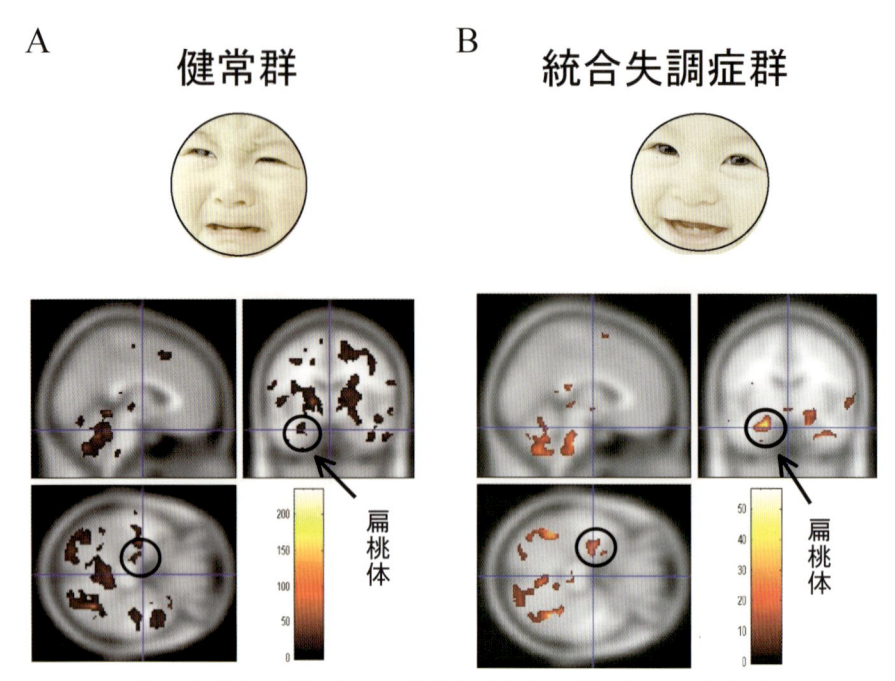

図5 健常群の｛泣き｝時と統合失調症群の｛笑い｝時の賦活部位
扁桃核部を○で示す。

き｝と｛笑い｝の写真を用いて、脳機能の視覚化に適している機能的MRI（fMRI）を用いて脳内の賦活部位を撮像・検討した。

a．対象と方法
1）対象
　抗精神病薬（ハロペリドール換算：6.8±2.6 mg/日）を服用中の統合失調症者14名と健常者16名を対象とした。

2）脳画像測定方法
　1.5TのMRIスキャナー用いた。被験者にはヘッドフォンをした状態でスクリーンを見てもらうようにした。全脳撮像60回を順番に10撮像ずつ6つのブロックに分けた。第1、第3、第5ブロックは開眼安静にて施行した。第4ブロック、第6ブロックは赤ちゃんの｛泣き｝または｛笑い｝写真を提示した。また、ヘッドフォンから音声（泣き声、笑い声：70 dB）を流した（文献[13]参照）。

3）脳画像解析方法
　fMRIで撮像した60回分の全脳の画像をSPM2を用いて解析・検定し、P値が0.01以下のボクセルを有意とした。賦活領域の座標はMNI座標として得られTalairachの座標からBroadmann領野の推定を行った。

b．結果
　健常群の｛泣き｝条件では両側の視覚野、側頭葉、小脳とともに左側の扁桃体に賦活が認められたが、｛笑い｝条件では扁桃体の賦活は認められなかった。統合失調症群では｛笑い｝条件で、視覚野、側頭葉、小脳とともに左側の扁桃体の賦活が認められたが｛泣き｝条件では扁桃体に賦活は無かった。

c．考察
　健常者では、不快な刺激に際しては、扁桃体が関与し、快の刺激には扁桃体は影響されないと報告されている。統合失調症群では｛笑い｝写真で扁桃体の賦活が観察された。これは健常群では快刺激である｛笑い｝を統合失調症群は不快刺激と認識していると考えられる。この扁桃体の不適切（ミスマッチ）な賦活が統合失調症の特性と強く考えられた。

6．まとめ：統合失調症者の情動特性

1．｛笑い｝で情動喚起時間が延長している。
2．｛笑い｝で探索眼球運動の確認条件時に左スクリーンで障害が強く観察された。
3．｛笑い｝でP300成分が過剰反応を生じる。
4．｛笑い｝に対して過剰な血流の増大がある。
5．｛笑い｝で不快となり扁桃体が賦活される。

　以上の精神生理学的な多面的指標から、統合失調症者の情動認知機能の特性として、｛笑い｝という陽性情動認知に歪み（ミスマッチ）が存在すると考えられる。今後、この情動特性を理解しリハビリテーションを含めた加療が重要である。

文　　献

1) 倉掛交次：統合失調症者の情動関連反応時間の特徴 統合失調症圏障害者、健常者との比較検討．九州神経精神医学 53：177-185, 2007.
2) Key SR, Opler LA, Fiszbein A (translated by Yamada H, Masui K, Kikumoto K)：Positive and Negative Syndrome Scale (PANSS) Rating Manual. Tokyo：Seiwa Shorten Publishers. 1991.
3) Kojima T, Matsushima E, Nakajima K, et al.：Eye Movements in acute, chronic and remitted schizophrenics. Biol Psychiatry 27：975-989, 1990.
4) Nishiura S, Morita K, Kurakake K, et al.：Characteristics of left and right scanning on schizophrenia patients using exploratory eye movements：Comparison with healthy subjects. Psychiatry and Clin. Neurosci 61：487-494, 2007.
5) Schwartz GE, Davidson RJ, Maer F：Right hemisphere lateralization for emotion in the human brain：uneractions with cognition. Science 190：86-88, 1975.
6) Polich J：P300 in clinical application：Meaning, method, and measurement. Amer J EEG Technol 31：201-231, 1991.
7) 兒玉隆之, 森田喜一郎, 森圭一郎, 他：ERPのMicrostate法を用いたLORETA解析．臨床脳波 50；10-14, 2008.
8) Koenig T, Lehmann D：Microstate in language related brain potential maps show noun-verb diffrefences. Brain Lang 53：169-182, 1996.
9) 前田久雄, 森田喜一郎, 上野雄文：統合失調症の情動障害と扁桃核．Clinical Neroscience 26：447-450, 2008.
10) Shouji Y, Morita K, Yamamoto A, et al.：Effects of affective stimuli in patients with Schizophrenia during Shritori Task measured by NIRS. (Abstruvt) 2nd WFSBP Asia-Pacific Congress and 30th Annual Meeting of JSBP. 2008.
11) 石井洋平, 森田喜一郎, 小路純央, 他：近赤外線スペクトロスコピーとアイマークを用いた統合失調症者の情動関連血流変動の特性―健常者との比較検討．臨床神経生理学 36：219-225, 2008.
12) Suto T, Fukuda M, Ito M, et al.：Multichannel near-infrared spectroscopy in depression and schizophrenia. cognitive brain activation study. Biological Psychiatry, 55：501-511, 2004.
13) 井上雅之, 森田喜一郎, 上野雄文：fMRIによる急性期及び回復期の統合失調症者における表情認知の研究．脳と精神の医学 17：73-77, 2006.

〈森田喜一郎・小路純央〉

II. 記憶の評価

はじめに

　記憶の分類はさまざまであるが、情報の保持時間による分類方法では、短期記憶と長期記憶に分けられる[1]。短期記憶は情報の保持時間が30秒～1分程度とされ、それ以上は長期記憶に入る。これらは認知心理学領域の分類方法であり、神経心理学的分類では、即時記憶、近時記憶、遠隔記憶に分けられる。即時記憶は短期記憶にほぼ相当し、数秒から数10秒以内の記憶である。厳密に言えば、刺激が呈示された直後に、何らの干渉もおかず直ちに出力される記憶をさす。近時記憶は長期記憶に相当し、数分から、数日、数週間程度の保持時間を有する記憶である。遠隔記憶は数ヵ月から年単位にわたる記憶をさす。短期記憶についてはさらに発展した概念として、Baddeley[2]による作動記憶（ワーキングメモリー）の概念がある。作動記憶とは複数の情報の一時的保持と、それらの情報を使用した認知的処理活動に関与するシステムにことである。作動記憶はシステム全体をコントロールする中央制御系 central executive と下位システムである音韻ループ phonological loop（聴覚的情報の保持）および視空間スケッチパッド visuospatial sketchpad（視覚的情報の保持）から構成される。

　長期記憶はさらに陳述記憶と非陳述記憶に分けられる[3]。陳述記憶は言葉やイメージとして意識的に想起することが可能であり、その内容を言葉で表現できる記憶である。陳述記憶はさらにエピソード記憶と意味記憶に分けられる。エピソード記憶とは、時間や場所が定位できる過去の出来事の記憶であり、物語性を持った記憶と表現でき、意識的に想起できるため、顕在記憶として捉えられる。それに対して意味記憶は、知識に相当する記憶であり、単語、概念、事実などを含み、いつどこで憶えたのかを特定できない記憶である。ただし、エピソード記憶については従来自伝的記憶と同義と考えられてきたが、近年、両者の使い分けが提唱されている[4]。両者の相違は、自伝的記憶が過去の個人的経験における時間的広がりと、記憶内容を問題とするのに対して、エピソード記憶は単語リストなどの学習・再生といった場面において、自己の主観的経験として情報を保持し想起するという特質があり、情報の内容よりも想起の際の意識状態を表す概念として捉えられるようになってきている[5]。

　非陳述記憶については下位分類として、手続き記憶[6]などがある。手続き記憶とは、運動技術の習熟や課題の処理スピードが速くなるなど行為として表される記憶である。水泳や自転車の乗り方、楽器演奏などの習熟でみることができる。これらは、その習得技術を意識下において、言葉で上手く説明することが困難であるため潜在記憶と考えられる。

　本稿では上述した記憶項目の中から、主なものについてその検査と評価について概説する。

1. 記憶の検査および評価

a. 短期記憶

　短期記憶（即時記憶）の評価は、その記憶容量をみることであり、digit span によって確認できる。最もよく使用される検査はウェクスラー成人知能尺度改訂版 Wechsler Adult Intelligence Scale Revised（WAIS-R）[7]の下位検査の数唱課題である。この課題では聴覚的に提示された3桁から始まる数列を復唱してもらい、順に桁数を増やしていき（9桁まで用意されている）、被検者の最大記憶容量を測定する。健忘症候群では短期記憶（即時記憶）は保たれており、もし成績の低下があるようであれば意識障害や認知症が疑われる。したがって臨床の場面では digit span はむしろ注意力の検査といっても差し支えない。

b. 作動記憶

　Baddeley ら[8,9]はアルツハイマー病患者に対して二重課題 dual task を行い、対照群に比し特異的な成績低下を示したと報告している。2つの課題のうち第1課題は tracking task（カラーモニター上をラ

ンダムに動く白い四角を light-sensitive pen で追う）であり、同時に行う第2課題は phonological suppression（1～5までを、1秒に2つずつ数える）、simple reaction time to a tone（4～6秒間隔で呈示される音にできるだけ速く反応してフットスイッチを押す）、auditory digit span（1秒に1つ聴覚的に呈示される数字の即時再生）の3つのうちから1つが施行された。その結果 digit span または reaction time が tracking task と同時に施行される場合に、患者群において成績の低下が認められた。Baddeley らはこの結果からアルツハイマー病では中央制御系において選択的注意を要する同時遂行能力に障害があると推測した。

c．陳述記憶
1）言語性記憶

単語を用いた記憶検査には、対連合学習課題とリスト学習課題がある。対連合学習課題としてよく用いられるものに三宅式記銘力検査[10,11]やウェクスラー記憶検査法 Wechsler Memory Scale-Revised（WMS-R）[12]の中の言語性対連合がある。三宅式記銘力検査では、刺激はそれぞれ10対の有関係対語と無関係対語とからなる。検者は10対の言葉を言った後、最初に戻り対の前の言葉を呈示して、もう一方の語を想起してもらう。全部で10対3組を3回行う。1回目が全て正答の場合は2回目以降は全て正答と見なし省略できる。無関係対語検査についても同様の方法で行う。成績は、想起された語数で評価される。WMS-R の中の言語性対連合課題は有関係対語4対と無関係対語4対からできており合計8対語によって構成されている。被検者が1回で8つの単語対全てに正答できるまで6回まで検査される。

リスト学習課題としては、認知機能評価検査である Mini-Mental State Examination（MMSE）や改訂長谷川式簡易知能評価スケール（HDS-R）の中に、3つの単語を再生させるという課題が含まれている。また臨床的に簡便なものとして7語記銘検査[13]がある。本検査は、船、山、犬、川、森、夜、自転車の7語を、約1秒間に1語ずつ読み上げ、直後再生を求める検査である。同一課題を最大5回まで繰り返し、最大単語想起数で評価する。

比較的難度の高いものに Rey Auditory Verbal Learning Test（RAVLT）[14,15]がある。本検査は15語（リストA）の単語を聴覚的に呈示し即時再生させることを5回反復したのちに、干渉課題として別の15語（リストB）の即時再生を行い、その後に最初の15語に対して干渉後再生課題と干渉後再認課題を行うというものである。再認検査では、検者は被検者に対して、45語の単語を聴覚的に呈示し、その中から最初のリストの単語をできるだけ多く見つけるよう求める。これら45語の単語には、リストAに含まれる全ての単語と、リストAの単語と意味的に関連する単語や音韻的に類似する単語が含まれている（**表1**）。各施行の得点は、正しく再生された単語の数によって求められ、総得点として第1から第5試行の合計を計算することもできる。

2）非言語性記憶

非言語性記憶検査は通常、視覚性記憶検査として施行される。WMS-R の下位検査として用いられるが、その他に比較的簡単な幾何学図形を覚えるベントン視覚記銘検査 Benton Visual Retention Test（BVRT）[16]と複雑で難度の高い Rey-Osterrieth 複雑図形検査 Rey-Osterrieth Complex Figure Test（ROCFT）[14]がある。

BVRT や ROCFT では模写の課題があり、課題遂行のためには視覚性記憶だけではなく、視覚性注意や視空間構成機能も動員される。

BVRT には難易度の等しい3つの図版形式（形式Ⅰ・Ⅱ・Ⅲ）が用意されている。どの形式を使用しても構わないが、このように複数ある理由は、練習効果と習熟の可能性を避けて、同一被検者に繰り返し検査を行えるようにするためである。各図版形式は10枚の図版からなっており、始めの2枚には大きい図形が1つ、残りの8枚には2つの大きい図形と1つの小さい図形の3つが配置されている。小さい図形は左右どちらかの端にある（**図1**）。施行法は4つ（施行A・B・C・D）あり、各図版の呈示時間、再生までの遅延時間、記憶負荷の有無によって分類されている。①施行A：それぞれの図版を10秒間呈示し、直後に記憶を頼りに図形を描く。②施行B：それぞれの図版の呈示時間が5秒間になる以外は施行Aと同じ手順。③施行C：それぞれの図版を見ながら、図形を模写する。④施行D：それぞれの図版を10秒間呈示し、その後15秒経ってから記憶

表1　RAVLTの単語リスト

リストA	リストB
太鼓	机
カーテン	警察
鈴	鳥
コーヒー	靴
学校	ストーブ
親	山
月	コップ
帽子	タオル
庭	雲
農夫	船
鼻	灯り
アヒル	包丁
色	鉛筆
家	神社
湖	魚

再　認

鼻	数字	石	鴨	窓
カーテン	色	丘	毛布	公園
土地	孫	紙	コーヒー	にかわ
庭	法事	先生	楽器	太陽
鈴	笛	太鼓	嵐	親
はんだ	湖	農業	入り江	カーペット
アヒル	家	農夫	耳	帽子
手袋	海	積み木	月	紅茶
水着	大砲	学校	鐘	花壇

を頼りに図形を描く。採点法は、正確数と誤謬数で評価される。各図版は「全か無か」に則って採点され、正確数は誤りなく完全に描けた図版に対して1点が、1つでも誤りがあった図版に対しては0点が与えられる。誤謬数は特定の誤りのパターンによって描画の誤りが分類され、その数を数える。誤謬数となる型は大きく以下の6つに分類される。①省略および追加、②ゆがみ、③保続、④回転、⑤置き違い、⑥大きさの違い、これら6つの主要な分類を基本に、その下位に計63種類の特殊誤謬がある。本検査は、健常被検者において、検査成績（施行A）と知能水準、年齢の間に有意な関係が認められており、検査成績の評価に当たっては、年齢および予想される発病前の知能水準に対応した標準的基準と被検者の検査成績を比較して評価を行う。

ROCFTでは、はじめ被検者に図形（図2）を模写してもらい、その後刺激図形を取り去り、直後再生を指示する。この後3分後の遅延再生をしてもらうこともあるが、一般的には即時再生から40分後に遅延再生を行う。遅延再生の時間については研究者間で若干のばらつきがあるが、1時間程度の範囲内であれば、遅延の長さはほとんど結果に影響しないといわれている。原法では、模写の前に被検者に対して何も告げずに検査を施行しているが、何も告げずに模写をさせると、健常者でも再生時にほとんど覚えていない人がいるという指摘があり、「後でまた描いてもらいますから間違わないようにコピーしてください」と言ってから模写をさせるのがよいという指摘がある[17]。

採点方法（表2）は図形を18のユニットに分け、それぞれの形と位置により採点する。ここでいうユニットとは、特定の領域あるいは図形の細部で、それぞれに便宜上番号が振られている。それぞれの単位の再生は2点満点なので、最高点は36点である。

この検査も BVRT と同様に健常者でも年齢の上昇とともに、得点が低下するため、評価の際には被検者と年齢を合わせた健常者群のデータと比較する必要がある。

3) 記憶検査バッテリー

記憶のさまざまな側面を包括的に検査するための記憶バッテリーには、ウェクスラー記憶検査法 Wechsler Memory Scale-Revised（WMS-R）[5]やリバーミード行動記憶検査 Rivermead behavioural Memory Test（RBMT）[18]がある。

WMS-R は記憶を多方面から測定できるように、13 の下位検査（表3）から構成されている。13 の下位検査の内訳は以下の通りである。①情報と見当識：この下位検査は、本人に関すること、見当識、および長期記憶から引きだされる一般的な知識についての簡単な質問からできている。②精神統制：20 から 1 まで逆に数える。1 に 3 を加えていく計算などこの検査は注意・集中力を構成する下位検査の 1 つである。③図形の記憶：一組の抽象的な模様が呈示され、記憶するよう求められる。そして一組の抽象的な模様が取り除かれたあとで、それらの模様をもっと数の多い一組の模様の中から選び出すことが求められる。④論理的記憶Ⅰ：物語 A と物語 B の 2 つの短い物語から構成されている。検者が読み上げた物語を直後に再生させる。⑤視覚的対連合Ⅰ：6 つの抽象的な線画の各々と連合する色を学習することが求められる。⑥言語性対連合Ⅰ：4 種類の有関係対語と 4 種類の無関係対語を検者が口頭で呈示し、その後検者が最初の単語を 1 つずつ口頭で呈示し、その語と対になっていた語を答えさせる。⑦視覚性再生Ⅰ：被検者は 10 秒間呈示された幾何学図形を、記憶を頼りに再生する。⑧数唱：順唱と逆唱の 2 部からなり、順唱では最高 8 桁まで、逆唱では最高 7 桁まで検査をする。⑨視覚性記憶範囲：同順

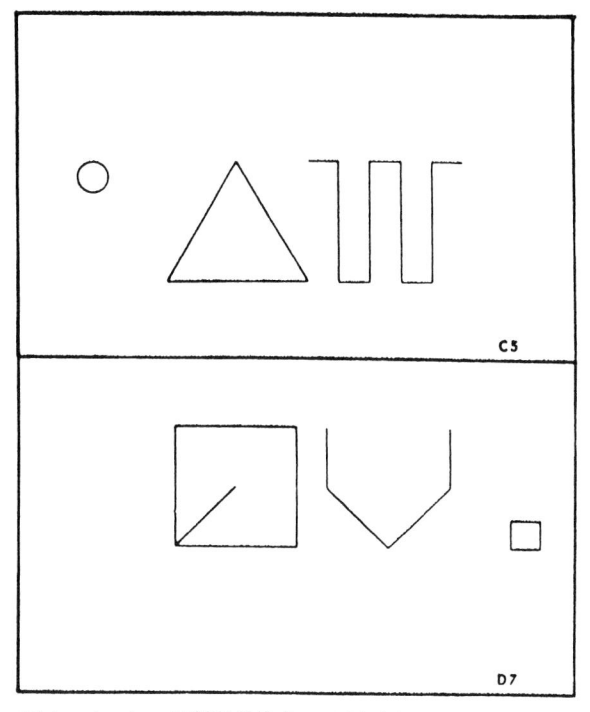

図1　ベントン視覚記銘検査の図版（文献 14 より引用）

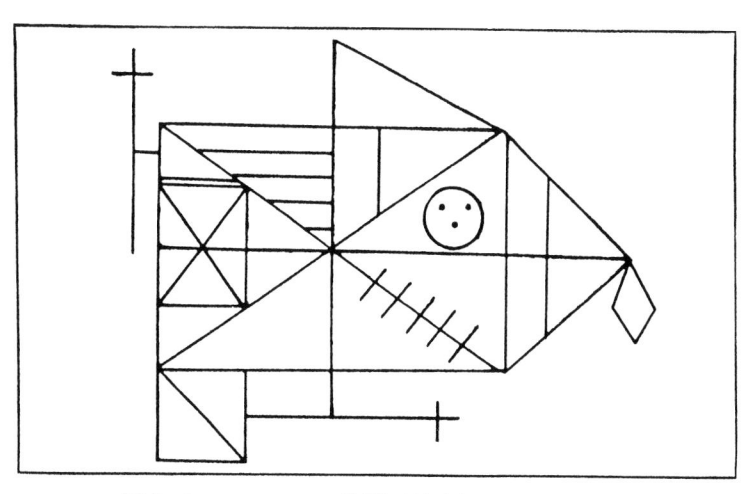

図2　Rey-Osterrieth 複雑図形（文献 14 より引用）

表2 Rey-Osterrieth 複雑図形の採点法（文献 14 より引用）

単位
(1) 長方形の外側の左上端にある十字形
(2) 大きな長方形
(3) 交差する対角線
(4) (2) の水平な中央線
(5) 垂直な中央線
(6) (2) の左内部にある小さな長方形
(7) (6) の上方の短い線分
(8) (2) の内部の左上方にある4本の平行線
(9) (2) の上、右上方にある三角形
(10) (9) の下方、(2) の内部にある短い垂直線
(11) (2) の内部、3個の点を有する円
(12) (2) の内部の右下方、(3) に交差する5本の平行線
(13) (2) の右側面に接する三角形
(14) (13) に接する菱形
(15) (13) の三角形内部の垂直線
(16) (13) の内部にあり、(4) の右端につながる水平線
(17) (2) の下方、(5) に接する十字形
(18) 左下方にあり、(2) に接する正方形

採点法
上記の18単位を別々に検討する。各単位の正確さと図形全体の中における相対的な位置を評価する。各単位については以下のように得点する。

正確	位置が正しい	2点
	位置が正しくない	1点
歪曲あるいは不完全だが認識できる	位置が正しい	2点
	位置が正しくない	1/2点
欠損あるいは認識できない		0点
最高点		36点

序タッピングと逆順序タッピングの2つの検査からなり、同順序タッピングは検査者がはじめに示したのと同じように、一連の色のついた四角形に触れることが被検者に求められる。逆順序タッピングでは検査者が触れた順序とは逆の順序で四角形に触れていくよう求められる。これまでの9つの下位検査の後に、⑩論理的記憶Ⅱ、⑪視覚性対連合Ⅱ、⑫言語性対連合Ⅱ、⑬視覚性再生Ⅱの4つの下位検査が遅延再生検査として行われる。情報と見当識に関する下位検査を除く12の下位検査は、視覚性記憶、言語性記憶、注意/集中力、遅延性記憶の4つの下位検査群にまとめられ、4つの指標としてあらわされる。さらに視覚性記憶指標と言語性記憶指標は一般的記憶指標にまとめられる。採点方法は各下位検査ごとの粗点を算出した後、最終的に5つの指標得点に換算される。

RBMTは記憶障害から生じる日常生活上の問題を予見し、その変化を観察するために開発された検査である。日常生活に必要とされる記憶には、注意や遂行機能など様々な認知機能が関与するが、本検査の特徴は、それらの認知機能を分離させて、記憶機能のみを抽出して評価しようとするものではなく、実際の日常生活にどのように記憶の障害が現われるかをみる点にある。下位検査は、呈示された顔写真の名前を覚える、物の隠し場所を覚える、約束事を覚えておく、絵カードの再認、道順を覚えるなど、11項目からなる。採点は検査項目ごとに粗点がつけられ、その粗点からスクリーニング点と標準プロフィール点が換算される。

表3 日本版 WMS-R の下位検査

情報と見当識
精神統制
図形の記憶
論理的記憶Ⅰ
視覚性対連合Ⅰ
言語性対連合Ⅰ
視覚性再生Ⅰ
数唱
視覚性記憶範囲
論理的記憶Ⅱ
視覚性対連合Ⅱ
言語性対連合Ⅱ
視覚性再生Ⅱ

4）意味記憶

Hodges[19]らが，アルツハイマー病患者の意味記憶障害を評価するために施行した意味記憶テストバッテリーを以下に示す。24の生物（動物，鳥，水中生物）と24の人工物（屋内物品，楽器，乗物）の計48項目について以下の5つの課題を行う。①カテゴリー流暢性：前記の各々のカテゴリーについて1分間にできるだけたくさんの名前を挙げる。②絵カードの呼称：48項目についてその線画を見て呼称する。③分類：48項目の線画を意味的階層の異なる3つのレベルで分類する。④語・絵マッチング：48項目の語を聴いて，同一カテゴリーのディストラクターの混ざった線画の中から各々に対応する線画を選ぶ。⑤定義：48項目のうち与えられる12項目についてそれぞれ1分以内に定義を述べる。

5）遠隔記憶

遠隔記憶検査は社会的なことがらを利用した検査と自伝的なことがらを利用した検査に分けられる。社会的なことがらを利用した検査では問われている内容が客観的な事実であるため，真偽の判定がしやすいという利点がある一方で，いくつかの方法論的な問題が指摘されている[20]。1つ目の問題として，被検者自身の興味や関心の個人差が成績に影響すると考えられ，興味や関心が無いことがらに関してはもともと学習していない可能性がある。2つ目として逆向健忘があって忘れていても，発症後に再学習している可能性がある。一般に興味や関心の個人差の影響を少なくしようとすると，健常者にとってはやさしい課題となり天井効果を生じる。逆に再学習しにくい課題にした場合には，難しすぎて健忘症患者の成績に床効果が生じてしまう可能性がある。これらが認められた場合には時間的傾斜（現在により近い記憶ほど想起困難で，より昔の記憶ほど想起が容易であるという現象）の評価が困難になる。

社会的なことがらを利用した検査では，有名な事件や有名人の名前や顔が用いられており，中でもAlbert[21]らが考案した有名人の顔を用いたBoston Famous Face Test がよく知られている。また Wilson と Cockburn[22] は現在の物価を尋ねることにより遠隔記憶の障害を簡便に評価できる Price Test を考案している。この検査のポイントは昔の値段を尋ねるのではなく，今の値段を尋ねることにあり，逆向健忘を有する患者がその期間に見合った昔の価格を答えることを利用している[23]。例えば現在のタクシーの基本料金が280円（1970年代の料金）と答えれば，約30年間の逆行性健忘があると推測できる。

自伝的なことがらを利用した検査では，Kopelman[24]らが考案した Autobiographical Memory Interview（AMI）や Borrini[25]らによる Autobiographical Memory Enquiry（ABME）が知られている。AMI は自伝的出来事の記憶（時間と場所を特定でき，詳細を語ることができるような出来事，思い出）と個人的意味記憶（出身小学校の名前など，自己の生活史に関する事実の記憶）を評価する検査である。それぞれ人生を3つのブロックに分けることにより，時間的傾斜の評価が可能になっている。

ABME は人生の区分など検査構造が AMI と似ているが，個人的意味記憶を評価する項目が含まれていないなど相違点もある

吉益らは[26,27]，AMI の質問事項の中で，現在の出来事を聞いているものがあり，逆向健忘の検査とは言いがたい点や，ABME における質問事項で日本の現状では答えられない項目が含まれているなどの問題点を挙げ，日本で使いやすい自伝的記憶検査である，慶應版自伝的記憶検査を作成している。自伝的出来事に関する人生の区分，およびそれぞれの質問項目は以下の通りである。①子供時代（～15歳）：学校，買物，家族，病気，遊びのそれぞれについてのエピソード，②成人期初期（16～40歳）：買物，旅行，結婚/旅行，子供/病気，仕事/家事のそれぞれに

ついてのエピソード、③成人期後期（41歳～発症）：買物、仕事/家事、病気、家族、旅行のそれぞれについてのエピソード。個人的意味記憶については背景情報（両親や兄弟姉妹の名前や生年月日、自己の生年月日など）を聞いた後、前述の人生区分に従って、子供時代であれば小・中学校の名前や場所、先生の名前など、成人期初期であれば大学・各種学校/会社の名前や、先生/上司の名前などを聞いていく。

d．非陳述記憶
1）手続き記憶

手続き記憶[6,28]は病前に患者が習熟していた技術に関して、発病後その腕前が落ちていないか、あるいは発病後にも新たな手順や技術を習得できるかという観点から評価する。手続き記憶を定量的に評価する検査がいくつか考案されており、検査課題としては運動的要素が強いものと、知覚的要素が強いものとに分けられる。前者に属する課題としては、回転する円盤上の標的触れ続ける回転盤追跡や鏡に映った星印をペンでなぞっていく鏡映描画などがよく知られている。一方知覚的要素が強い課題としては反転した文字や単語を読ませる鏡映読みやひらがなで書かれた昔話を音読する、ひらがな文音読課題がある。さらに認知的技能、問題解決的技能の獲得を評価する課題として、遂行機能検査として用いられるハノイの塔やその変法であるトロントの塔がある。

以上、日常の臨床において比較的よく用いられる記憶検査について、その検査法と評価について述べたが、記憶の病態をより詳しく知るためには検査を施行するだけではなく、患者本人、さらには家族から日常の様子をよく聞くことが重要と考える。

文　献

1) 大槻美佳, 相馬芳明：短期記憶, 臨床精神医学講座 S2　記憶の臨床, 49-60, 中山書店, 1999.
2) Baddeley A：Working memory, Science, 255 (31)：556-559, 1992.
3) Squire LR：Memory and Brain, Oxford University Press, 1978―河内十郎（訳）：記憶と脳, 医学書院, 1989.
4) 小松伸一：エピソード記憶と意味記憶, 失語症研究, 18：182-188, 1998.
5) Wheeler MA, Stuss DT & Tulving E：Toward a theory of episodic memory；The frontal lobes and autonoetic consciousness, Psychological Bulletin, 121：331-354, 1997.
6) 池田学, 博野信次：Procedural Memory, 脳と精神の医学, 7：383-388, 1996.
7) 品川不二郎, 他：日本版 WAIS-R 成人知能検査法, 日本文化科学社, 1990.
8) 坂村雄, 鹿島晴雄：精神疾患と Working Memory―Alzheimer 型痴呆と精神分裂病における研究―, 脳と精神の医学, 8：89-94, 1997.
9) Baddeley A, Logie R, Bressi S, et al：Dementia and working memory, Q J Exp Physiol, 38A：603-618, 1986.
10) 三宅式記銘力検査：千葉テストセンター.
11) 尾形和毅, 他：三宅式対語検査法, 老年期痴呆, 12：85-90, 1998.
12) Wechsler（著）, 杉下守弘（訳著）：日本版ウエクスラー記憶検査法（WMS-R）, 日本文化科学社, 2001.
13) 鹿島晴雄：神経心理学のリハビリテーションへの応用, 総合リハ, 13：11-18, 1985.
14) Lezak MD（著）, 鹿島晴雄（総監修）, 三村將ほか（監訳）：レザック神経心理学的検査集成, 創造出版, 2005.
15) 若松直樹, 穴水幸子, 加藤元一郎：認知機能障害の個別的評価に関する神経心理学的検査　記憶障害 Rey Auditory Verbal Learning Test (RAVLT), 日本臨牀, 61：279-284, 2003.
16) 高橋剛夫（訳）：ベントン視覚記銘検査使用手引増補2版, 三京房, 1985.
17) 田中康文, 橋本律夫：エピソード記憶, 臨床精神医学講座 S2　記憶の臨床, 75-87, 中山書店, 1999.
18) 綿森淑子, 他：日本版リバーミード行動記憶検査（RBMT）, 千葉テストセンター, 2002.
19) Hodges JR, Salmon DP, Butters N：Semantic memory impairment in Alzheimer's disease；Failure of access or degraded knowledge?, Neuropsychologia, 30：301-314, 1992.
20) 三村將：記憶の分類と検査法, 臨床精神医学講座 21　脳と行動, 257-271, 中山書店, 1999.
21) Albert MS, Butters N, Levin J：temporal gradient in the retrograde amnesia of patients with alcoholic Korsakoff's syndrome, Arch Neurol, 36：211-216, 1979.
22) Wilson BA, Cockburn J：The Price Test；A simple test of retrograde amnesia. Practical Aspects of

Memory, Current Research and Issues 2:46-51, John Wiley, London, 1988.
23) 吉益晴夫, 加藤元一郎, 鹿島晴雄:プライステストについて―簡便な逆向性健忘検査のコルサコフ症候群への応用, 精神医学, 39:729-733, 1997.
24) Kopelman MD, Wilson BA, Baddeley AD:The autobiographical memory interview;A new assessment of autobiographical and personal semantic memory in amnesic patients, Clin Exp Neuropsychol, 11:724-744, 1989.
25) Borrini G, Dall'Ora P, Della Sala S, et al.:Autobiographical memory;Sensitivity and education of a standardized enquiry, Psychol Med 19:215-224, 1989.
26) 吉益晴夫:自伝的記憶(遠隔記憶), 臨床精神医学講座 S2 記憶の臨床, 88-100, 中山書店, 1999.
27) 吉益晴夫, 加藤元一郎, 三村將, 他:遠隔記憶の神経心理学的評価, 失語症研究, 18:205-214, 1998.
28) 三村將, 加藤元一郎, 師岡えりの, 他:痴呆における手続き記憶と運動性記憶, 老年精神医学雑誌, 8:138-143, 1997.

〔大川原浩・吉野文浩〕

Ⅲ．注意の評価

はじめに

加藤[1]は、注意を維持機能（vigilance、alertness、sustained attention）、選択機能（selective attention）、制御機能（control、capacity）の3つに分類しているが、一方Posnerら[2]は、覚度（alerting）、方向（orienting）、実行（executive）の3つに分類している。このように注意はその機能をもって様々な分類が提案されているが、ここでは、注意の評価について簡単に解説するために簡略化して強度、選択、コントロールの3つに分類して解説することにする。

1．注意機能の障害

注意機能の分類は、主に神経心理学的にみられる注意障害がもとになされているところもある。強度（維持機能や覚度）に対応するものとして、注意を喚起する信号を与えても十分喚起されない、もしくはすぐに注意が弱まってしまうといった障害が、選択（選択機能や方向）に対応するものとして、対象物に対し一定の注意を払い続けることができない、対象が変わった時に瞬時に注意の対象を変更することができない障害が、コントロール（制御機能、実行）に対応するものとして、指示や課題内容に合わせて注意をコントロールできない障害がある。

2．注意機能と脳機能

注意の機能と脳機能の関連性についても数多く報告されているものを簡単にまとめると、強度については、強度に応じて活動が変化する左前頭葉と左頭頂葉が[3][4]、方向については上頭頂小葉[5]、側頭-頭頂連合野[5][6]が、コントロールについては前部帯状回[7][8][9]、外側前頭前野[9]が関連していると考えられている。

3．注意の機能とその検査法

注意の"強度"、"選択"、"コントロール"のそれぞれの機能について、評価できる検査法の例を加藤による分類[1]をもとに紹介する。

a．強度

1）単純反応時間検査

視覚刺激や聴覚刺激に、できるだけ早く反応する課題。平均反応時間、反応時間のばらつき（変動係数、標準偏差等）などで評価する。視覚刺激よりも聴覚刺激を用いた検査のほうが反応時間が短い。

2）弁別反応課題

視覚刺激や聴覚刺激を用い、2種類以上からなる刺激に対して、指示通りに弁別し反応する課題。弁別正答率、反応時間、反応のばらつきなどで評価する。

3）即時記憶検査

視覚刺激や聴覚刺激を用い、呈示された刺激をできるだけ正確に再生させる課題である。視覚刺激を用いたものにはベントン視覚記銘検査、聴覚刺激を用いたものはDigit Span（数字再生）などがある。ベントン視覚記銘検査は周辺図形を含めどれだけ正確に再生できているか、Digit Spanは何桁の数字まで正確に再生できるかで評価する。

4）文字抹消検査

視覚刺激や聴覚刺激を用い、被験者は連続的に呈示されている刺激の中から標的刺激をできるだけ正確に選択する課題。視覚刺激では、視覚的文字抹消検査（letter cancellation test）などが用いられる。正答率により評価する。

5）持続的注意検査

Continuous Performance Test（CPT）は、PC画面上に呈示される文字、数字に対し、標的刺激にだ

けできるだけ早く反応する課題。刺激が出現した時にできるだけ早く指定された反応ボタンを押すCPT-SRT（CPT-Simple Reaction Task）、何種類かの刺激の中に標的刺激を1つ設定し、ランダムに呈示される刺激の中から標的刺激が呈示された時に反応するCPT-X課題、第1標的刺激と第2標的刺激を設定し、第1標的刺激の後に第2標的刺激が引き続いて呈示された時に反応するCPT-AX課題、標的刺激には反応しないCPT-notX課題、AX課題等をしている状況で画面上にドットなどを散らし、刺激を不鮮明な画像で呈示するDegraded-CPT課題などがある。誤答数（お手つき数、見逃し数）、反応時間のばらつきにより評価する。CPTの課題の種類によって、強度だけでなく選択の評価にも用いられる。

b．選択

1）トレイルメーキング課題A（Trail Making Test：Part A）

画面上に空間的にランダムに呈示されている数字を1から順番に結んでいく課題。正答率と所用時間により評価する。

2）Continuous Performance Test（CPT）

CPT-X課題やCPT-AX課題などが用いられる。誤答数（お手つき数、見逃し数）、反応時間のばらつきにより評価。強度の評価にも用いられるが、CPTの課題の種類により選択の評価にも用いられる。

c．制御

1）トレイルメーキング課題B（Trail Making Test：Part B）

画面上に空間的にランダムに呈示されている数字とアルファベットを、A→1→B→2→・・・というように順番に結んでいく課題。正答率と所用時間により評価する。

2）ストループ課題

2つの情報が干渉することで、認知的に葛藤を引き起こす課題。例えば、青色インクで書かれた"赤"という文字があり、インクの色を答えさせる課題と、文字の意味を答えさせる課題がある。正答率と反応時間により評価する。

3）ウィスコンシンカードソーティング課題

Wisconsin Card Sorting Test（WCST）は、抽象的行動（abstract behavior）とセットの転換（shift of set）に関する検査。主に仮説生成と反応切り替え機能の測定を行う。達成された分類カテゴリー数と、保続数、保続性誤り数によって評価する。

4．総合的に評価できる注意機能検査法

a．標準注意検査法（Clinical Assessment for Attention（CAT）

日本高次脳機能障害学会が開発した注意検査法である。この検査は、1. Span、2. Cancellation and Detection Test（抹消・検出課題）、3. Symbol Digit Modalities Test（SDMT）、4. Memory Updating Test（記憶更新検査）、5. Paced Auditory Serial Addition Test（PASAT）、6. Position Stroop Test（上中下検査）、7. Continuous Performance Test（CPT）、の7つのサブテストからなっている。

Spanは、読み上げられた数を同じように読み上げるDigit Span（数唱）、視覚的に呈示された順序にタッピングするTapping Span（視覚性スパン）から成り立つ。Cancellation and Detection Testは視覚性抹消課題と聴覚性抹消課題がある。Symbol Digit Modalities Test（SDMT）は9つの記号に1桁の数字を対応させた後、その記号に対応する数字を書き込む検査である。Memory Updating Testは、読み上げられた数列の末尾3桁もしくは4桁を復唱させるテストである。Paced Auditory Serial Addition Testは、読み上げられる1桁の数字の前後の数字を暗算で加算していくテストである。Position Stroop Testは、画面に上中下の3種類のうち1つの漢字が上段、中段、下段のうちいずれかに呈示され、漢字の意味と関係なく、呈示された場所を答えるテストである。Continuous Performance Testは反応時間課題、X課題、AX課題からなる。

b．観察法による注意評価スケール

頭部外傷患者を対象に臨床的注意評価スケールとして開発された、日常生活観察によるPonsford and Kinsella注意度尺度がある。これを先崎ら[10]が日本語化したものがある。観察項目は14項目あり、各

項目毎に、全く認めない：0点、時として認められる：1点、時々認められる：2点、ほとんどいつも認められる：3点、絶えず認められる：4点、の5段階で評価を行い、総得点が56点となる。

チェック項目は、
・眠そうで活力（エネルギー）に欠けてみえる
・すぐに疲れる
・動作がのろい
・言葉での反応が遅い
・頭脳的ないし心理的な作業（例えば計算など）が遅い
・言われないと何事も続けられない
・長時間（15秒以上）宙をじっと見ている
・ひとつのことに注意を集中するのが困難である
・すぐに注意散漫になる
・一度に2つ以上のことに注意を向けることができない
・注意をうまく向けられないために、間違いをおかす
・なにかする際に細かいことが抜けてしまう（誤る）
・落ち着きがない
・1つのことに長く（5分間以上）集中して取り組めない

の14項目である。脳損傷患者、脳卒中患者に適用した結果、信頼性と妥当性が示されている。

c．Bruce・Posner注意課題[7]

これまでは主に、それぞれの機能に対応する既存の注意検査を用いて機能の評価を行っていたが、Bruce、Posnerらは、1つの課題で覚度（alerting）、方向（orienting）、実行（executive）の機能を評価できる課題を作成している[8]。図1（c）に示すように、注視点400 msec〜1600 msec、手がかり刺激（cue）100 msec、注視点400 msec、標的刺激（target）が1700 msec以内で被験者の反応終了時まで呈示される。標的図形は図1（b）に示すように5本の線もしくは矢印で構成されており、被験者はその中心の矢印の向きが右か左かをボタンで選択させる。標的刺激は、中心のみ矢印になっている（neutral）、中心以外の矢印が中心と同じ向きの矢印からなる（congruent）、中心以外の矢印が中心と逆向きの矢印からなる（incongruent）の3種類ある。手がかり刺激（cue）は図1（a）に示すように、手がかり刺激なし（no cue）、中心（center cue）、両側（double cue）、片側（special cue）の4種類ある。手がかり刺激なし（no cue）と、空間的情報は含まれないが一時的に覚度を上げることができる中心（center cue）条件間の反応時間比較により、覚度（alerting）の評価ができる。また空間的情報は含まれないが覚度を一時的に上げることができる両側（double cue）と空間情報と覚度を上げる片側（spatial cue）条件間の反応時間の比較により、方向（orienting）の評価ができる。

まとめ

我々は課題を実行する前、予め注意の強度、方向、コントロールについて計算し、構え（set）として保持する。この構えは、実行を繰り返す度にフィードバック信号を受けて必要に応じて修正を繰り返す。この構えの修正を繰り返すことで、次のパフォーマンスを改善させ、より洗練した行動を引き起こす。この構えが頑強になると、その行動を目的的思考（goal directed）から習慣化（habit）させ、意識的な情報処理から無意識的な情報処理に向ける。つまり、無意識的な情報処理になるほど脳の活動もパターン化したネットワークを用いることになるので、神経も活動領域が小さくなり、より少ない活動で制御できるようになる。これらの注意機能の障害により、統合失調症では課題に対する頑強な構えを作ることができないため、パフォーマンスが洗練されにくく、脳活動の過剰賦活が見られる場合もある。

このように、注意はいくつかの機能がすべて正しく機能することではじめて、我々の思考、行動を洗練させることができるのである。注意検査により、注意の障害をできる限り正確に見いだし、それを治療、リハビリテーションに結びつけることで、その症状をより改善できる可能性は十分ある。その上でも、注意の評価法について理解することは重要なことである。

文　献

1) 加藤元一郎：注意の概念—その機能と構造．理学療法ジャーナル．37：1023-1028．2003．
2) Posner MI, Petersen SE：The attention systems of the human brain. Annual Review of Neuroscience,

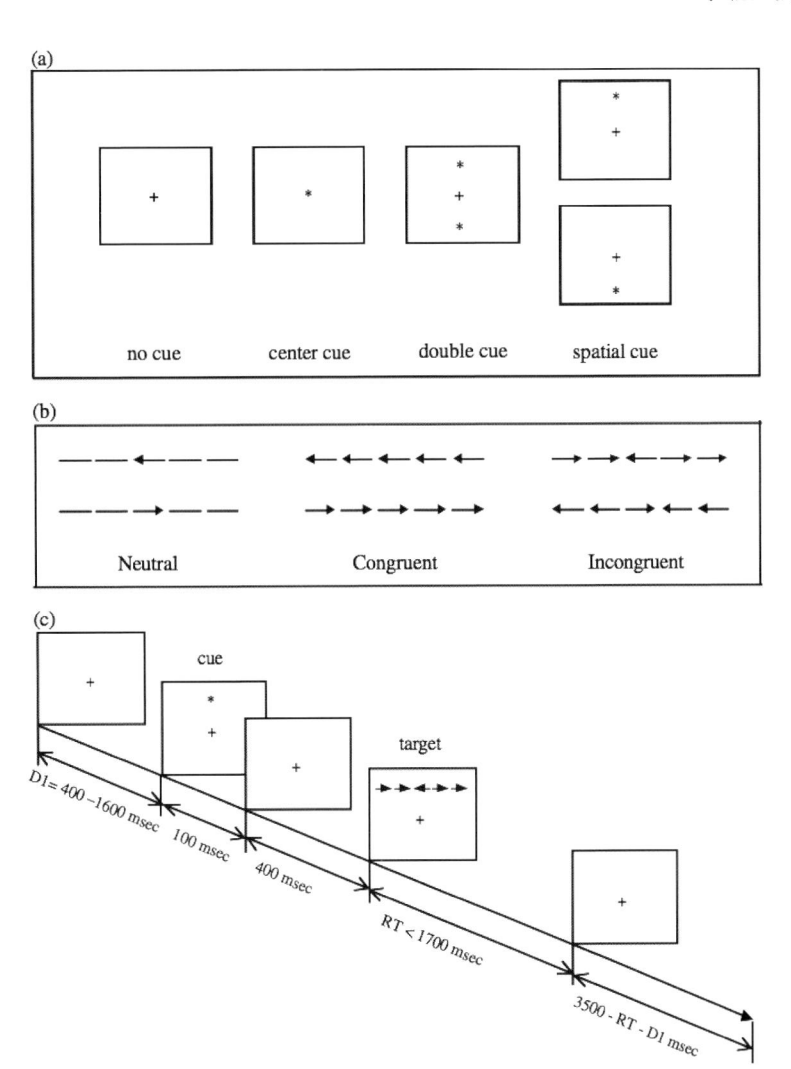

図1 Posner、Petersen の課題詳細（文献[7]の Figure1 を転載）
(a) cue 条件（4条件） (b) 標的図形（3条件） (c) 課題手順

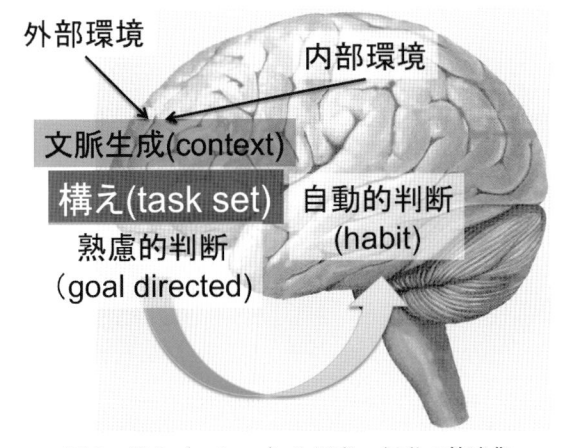

図2 構え（task set）と思考・行動の熟達化

13:25-42, 1990.
3) Coull JT, Frith CD, Frackowiak RSJ, et al.: A fronto-parietal network for rapid visual information processing: A PET study of sustained attention and working memory. Neuropsychologia, 34:1085-1095, 1996.
4) Marrocco RT, Witte EA, Davidson MC: Arousal systems. Current Opinion in Neurobiology, 4:166-170, 1994.
5) Corbetta M, Kincade Jm, Ollinger JM, et al.: Voluntary orienting is dissociated from target detection in human posterior parietal cortex. Nature Neurosci, 3:292-297, 2000.
6) Friedrich FJ, Egly R, Rafal RD, et al.: Spatial attention deficits in humans: A comparison of superior parietal and tempero-parietal junction lesions. Neuropsychology, 12:193-207, 1998.
7) Buch G, Luu P, Posner ML: Cognitive and emotional influences in the anterior cingulate cortex. Trend in Cognitive Science, 4:215-222, 2000.
8) Fan J, McCandliss BD, Sommer T, et al.: Testing the efficiency and independence of attention networks. J Cognitive Neurosci, 14(3):340-347, 2002.
9) MacDonalds AW, Cohen JD, Stenger VA, et al.: Dissociating the role of the dorsolateral prefrontal and anterior cingulate cortex in cognitive control. Science, 288:1835-1838, 2000.
10) 先崎章, 枝久保達夫, 星克司, 他：臨床的注意評価スケールの信頼性と妥当性の検討. 総合リハビリテーション, 25(6):567-573, 1997.

〔松田哲也・山本愛実・伊藤岳人〕

IV. 運動機能の評価

はじめに

運動は、認知がさまざまな異なったレベルで知覚と運動の双方向の系に影響を与えその相互作用より生じる。感覚、知覚化、解釈、概念化、戦略・計画、起動、実行系があり、そのひとつひとつが幾多の処理の階層なのである。運動制御の基礎となっている脳構造は、一般的に脊髄、脳幹、小脳、大脳皮質、基底核などの多数の処理レベルに分割される。運動解釈は頭頂葉などの高次感覚処理領域、運動概念化は前頭前野、戦略・計画には補足運動野・基底核・小脳が、起動には一次運動野が関連することが、動物実験やヒトの脳研究により明らかとなってきた。運動には、このように実に様々な処理階層や脳内ネットワークが影響することを念頭に置いていただき、詳細は成書を参照されたい。本稿では、随意運動における運動機能評価法として非侵襲的脳機能計測法を中心に解説する。

1. 神経学的機能評価

運動関連神経系の特定の部位に損傷が生じるとそれに関連した行動的兆候と症状の固有パターンを生じる。神経学的障害の徴候は、理学的検査によって病態の客観的所見として認識される。運動系機能障害として、筋力低下、筋緊張の異常、協調運動障害、不随意運動が挙げられる。筋力は等張性、等尺性、等運動性の3つの方法により計測できる[1]。臨床で最も一般的なアプローチは、求心性収縮中の等尺性もしくは等運動性筋力の計測である。徒手筋力測定が最も一般的なアプローチであり、このテストは、対象者が重力に抗してあるいは外から加えられる抵抗に対して、可動域の範囲内においての身体分節を動かす能力を評価するものである。筋力のグレートを0（収縮なし）から5（重力と最大抵抗下で十分な運動）とする5段階の順位尺度が用いられている。筋緊張は、他動的伸展に対する抵抗によって特徴づけられ、ある一定レベルの筋緊張は正常な筋に一般的に存在する。筋緊張の範囲の上限は、痙縮や固縮として現れる過剰な緊張であり、もう一方が低緊張や弛緩である。客観的等級尺度としては、アッシュワース尺度改訂版（MAS）が用いられている[2]。協調運動には、滑らかで効率的で正確な運動が生じるように、適切なときに適切な量の力で活性化される多重関節と筋が含まれる。協調運動障害は通常、運動野、基底核、小脳および固有感覚系の障害によって生ずる。協調性の検査は、平行機能に関連するものと関連しないものという副分類によって分けられている[3]。不随意運動は中枢神経障害、特に大脳基底核疾患の共通の徴候であり、ジストニア、振戦、舞踏病、ミオクローヌスやアテトーゼのような様々な形態を取る。不随意運動は、影響を受けている身体部分と不随意運動がおこっている状況を臨床的観察を通じて明確にさせる。不随意運動の強度は独自の尺度によって段階付けられ、不随意運動が増加もしくは減少するコンディションも記録するのが望ましい。

2. 脳波・誘発電位による評価

随意運動の評価法として脳波による脳電位記録や脳電図二次元分布（トポグラフィー）によって評価される。随意運動に先行する脳電位の記録は、1964年、ドイツのコルンフーバーとデーケ博士が、運動開始の約1-1.5秒前から前頭部皮質に準備電位が出現することを明らかとした[4]。その後、柴崎らは、手指の随意運動を約5秒に1回の自己ペースで繰り返す際の筋電図と脳波を同時記録し、その筋放電を基準として脳波を時間的に逆向きに50-200回加算平均した（逆行性加算平均法）[5]。このように記録される脳電位は、運動関連脳電位（movement-related cortical potential；MRCP）と呼ばれる。正常波形では、随意運動開始の1-2秒前から、頭蓋頂に最大で、左右対称性に広く分布する緩やかな陰性電位が出現する（準備電位；Bereitschaftspotential；

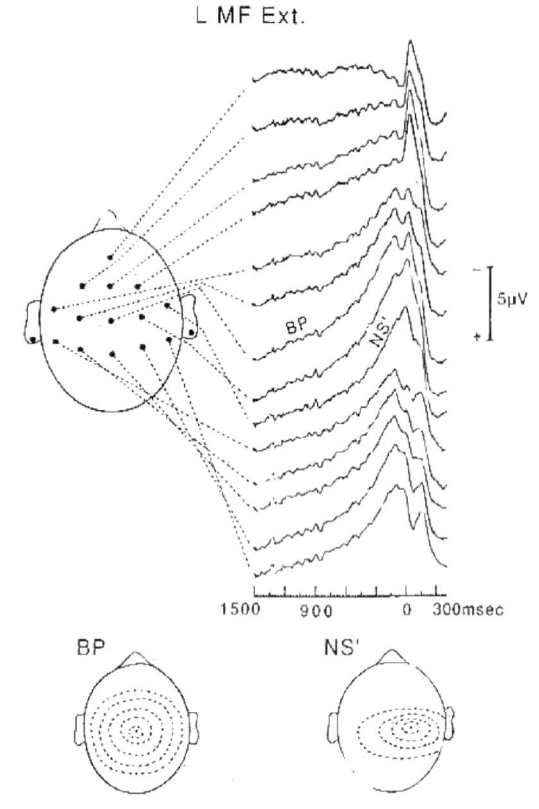

図1 (Shibasaki H. ら、Electroenceph. clin. Neurophysiol. 1980, 49：213-226 より)

BP)。そして運動開始の約300ミリ秒前となると、運動と反対側の中心前部で最大となる、やや急峻な陰性電位が出現する（negative slope：NS'）（**図1**）。さらに、運動の5-60ミリ秒前から、一次運動感覚野で最大となる急峻な陰性電位が出現する（motor potential：MP）。BPは、不随意運動や手指の受動運動では出現せず、随意運動に対する準備状態を反映すると考えられている。さらに、池田らは、外科的手術治療を要するてんかん患者手術時に、大脳皮質表面に電極を置いてその電位を記録した[6,7]。その結果、MRCPでみられるBPは両側の一次感覚運動野の手の領域と、同じく両側の補足運動野の手の領域から発生した電位の総和であり、NS'は対側の一次感覚運動野の手の領域と両側の補足運動野の手の領域から発生した電位の総和であることが明らかとなった。

不随意運動の評価法としては、前項で述べたように第一に不随意運動がおこっている状況を臨床的観察を通じて明確にさせることが重要である。第二に表面筋電図を用いて多数筋の活動を同時に連続して記録する。この際に、障害部位と目的に応じ記録する筋を選ぶ。四肢筋では、拮抗筋である屈筋と伸筋は必ず一対として同時に記録し、頸部・体幹の筋は、左右対称の部位から同時に記録するのを原則とする[8]。記録される筋放電の持続時間、筋放電量、出現の頻度、誘発・抑制条件より、それぞれに特徴的な筋収縮パターンを検討し、前述したジストニア、振戦、舞踏病、ミオクローヌスやアテトーゼのどの不随意運動に分類されるかを検討する。

不随意運動の脳電位に関しては、1975年に、柴崎らが、四肢のミオクローヌス筋放電と頭皮上脳波を多チャンネル同時記録し、ミオクローヌス筋放電の立ち上がり時点をトリガーとして、その前後の脳波を加算平均する方法を開発した。これがJerk-locked back averaging（JLA）と呼ばれる方法であり、本手法を用いるとミオクローヌスに関連した脳電位が証明される[9]。例えば、ミオクローヌスてんかんの患者では、正中神経を手首で電気刺激して対側の一次運動感覚野の脳波を記録する体性感覚誘発電位（Somatosensory evoked potential；SEP）にて、巨大な皮質反応を示す。この巨大SEP成分と、JLAで記録されたミオクローヌスに先行する棘波は、振幅に差はあるものの波形も時間間隔も類似しており、少なくとも部分的には同様の生理学的機序で発生していると考えられる[10]。さらに、これらを脳電図二次元トポグラフィーにすると、P27/N27は、中心溝後壁の3b野で、接線方向に生じた脳電位の結果であると考えられている。ミオクローヌスてんかん患者の場合、N20/P27成分が異常に巨大となっており、これは、中心溝の感覚運動皮質が刺激に反応して興奮しやすくなっており、それが巨大SEPとなって現れ、反射性にミオクローヌスが出現すると考えられる。

3. 経頭蓋的磁気刺激法による評価

大脳運動野を含めた皮質脊髄路（錐体路）の機能は経頭蓋的磁気刺激法を用いて評価される。英国のバーカー博士らは、1985年に頭部に経頭蓋的磁気刺激（Transcranial Magnetic Stimulation；TMS）を

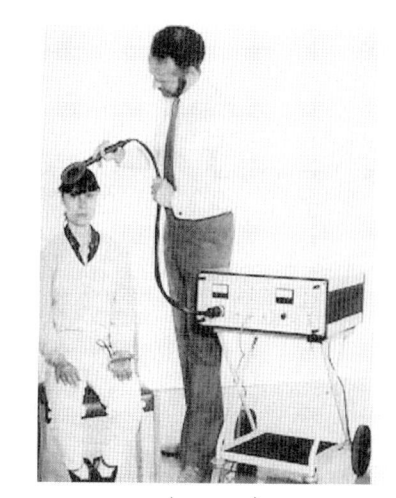

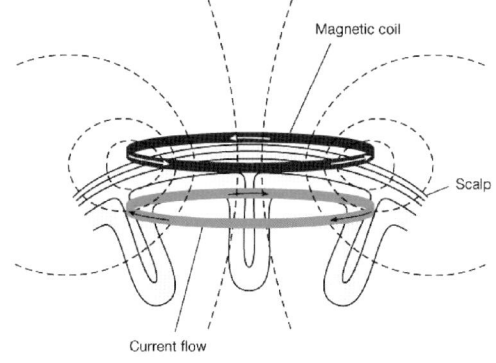

図2
a：(Barker AT ら，Lancet. 1985, i：1106-1107 より)
b：(Hallett M, Nature. 2000, 406：147-150 より)

与え手内筋から誘発電位を記録することに成功した（図2a)[11]。TMSの原理は、頭蓋上においたコイルに高電流パルスを流すと、その磁束変化に応じて、コイルに流した電流とは逆向きの誘導電流（渦電流）が生体に生ずる（図2b)[12]。渦電流は、それと同方向に走行する大脳介在ニューロンを優先的に興奮させ、シナプスを介して錐体細胞を間接的に興奮させる。すなわち、TMSは磁気を媒介にした電気刺激であるといえる。磁場は脳表面の様々な組織によって減衰されにくいので、電気刺激と異なり比較的弱い磁場でも神経細胞を刺激するのに十分な電流を流すことが可能であり、被験者の痛みと苦痛が少ない。

運動機能の評価法としては、一次運動野を刺激して、潜時約20ミリ秒で対側の手に誘発される筋放電である運動誘発電位（motor evoked potential；MEP）を記録するのが一般的である。中枢伝導時間すなわち皮質脊髄伝導時間の測定は、一次運動野刺激による誘発筋電図の立ち上がり潜時から頸椎刺激のそれを差し引いた時間であらわす。磁気刺激はこれまでに神経疾患に応用され、MEP潜時や振幅、大脳一次運動野の運動域値により、錐体路障害の有無や大脳一次運動野の脳の興奮性異常を評価することができる[13]。それ以外にも、大脳一次運動野のマップを描いたり、2連続刺激を組み合わせることによって大脳一次運動野内の神経回路（グルタミン酸を介する興奮性やGABAを介する抑制性神経回路）の機能評価や条件刺激を組み合わせることで様々な領域から運動皮質に及ぼす抑制効果を評価することも可能である[13-16]。磁気刺激法を用いた研究はこの20年間で飛躍的に進歩し、特にTMSを連続して脳に与える経頭蓋的反復磁気刺激法（repetitive Transcranial Magnetic Stimulation；rTMS）の手法が開発されたことによって、一次運動野の生理機能検査法としてのみならず、高次運動機能を含めた新たな高次脳機能評価法として応用研究が行われている[17-20]。rTMSの詳しい手法や、本手法を用いて我々が行った「意識」と「随意運動」に関連する研究に関して、最近の知見を加えて後ほど詳しく述べたい。さらに、rTMSは、中枢神経系の機能変化を長期的に引き起こす、すなわち脳の可塑性変化を引き起こす手法としても注目されている[21,22]。高頻度の繰り返し電気脳刺激では、長時間持続するシナプス増強効果や、逆に1ヘルツ以内の刺激では、シナプス長期抑制効果が誘導され、これらはシナプス効率が変化したことによると考えられている[23,24]。同様のシナプス長期増強・抑制効果はrTMSによっても誘導されることが知られている[25]。サルを用いた動物実験では、rTMSによる脳機能抑制効果が、少なくとも1週間以上持続することが報告されている[26]。また、ヒトでも脳機能イメージング手法を用いた研究で、rTMSによる脳機能増強、抑制効果が数時間から数日間持続することが報告されており[27-29]、治療効果としての可能性が期待されている。

4．脳機能イメージング法による評価

運動に関連する脳部位や脳内ネットワークは、脳機能イメージングを用いて評価される。1970年代

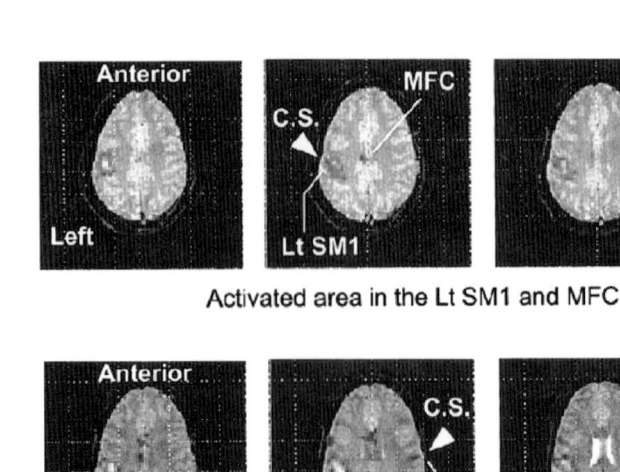

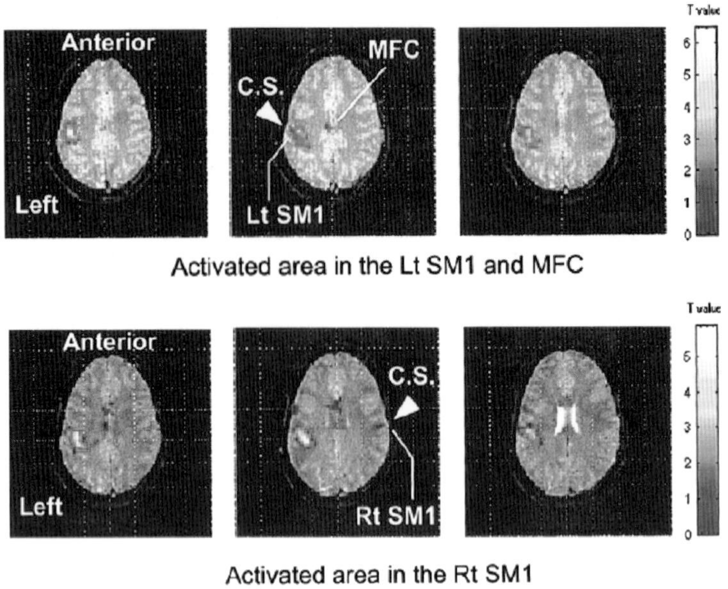

図3 (Toma K ら、J Neurosci. 1999, 19：3527-3534)

後半からポジトロン断層法（positron emission tomography：PET）、1990年より核磁気共鳴機能画像法（functional magnetic resonance imaging：fMRI）が出現して、ヒトを対象とした脳機能局在の研究に広く用いられるようになった。動物実験においては、一次感覚野の神経活動と血流動態を同時に測定した結果、両者が相関すること、そして神経電気活動の中では活動電位よりもシナプス後電位の大きさとより高く相関することが明らかとなった。従って、脳機能イメージングの基盤として、脳血流動態は神経電気活動の中でもニューロンの発射よりもシナプス活動をより反映していると考えられている[30]。中でもfMRIは、時間分解能・空間分解能共にPETよりも優れている上に、PETとは異なり放射性同位元素を必要としないため反復検査が可能という利点がある。したがって、現在は運動機能評価にもfMRIがPETよりも主流として用いられている。fMRIは、撮像の装置は通常臨床で用いられるMRI装置と同一のものを用い、脳機能マッピングでは、blood oxygenation level dependent（BOLD）コントラストを画像化している[31]。BOLDとは、脳のある部位の神経活動が高まった際に、その部位の酸素消費量の増加と血流量の増加のアンカップリングに伴う現象である。脳血流は増加するが酸素消費量の増加の程度は血流の増加ほど大きくないために、その結果として同部のデオキシヘモグロビンの濃度が低下する。その状態で、高磁場環境のもとでT2強調MR画像を高速で求めると、同部が高信号領域として画像化されるという原理に基づくものである。

随意運動に関連する脳部位や脳内ネットワークを評価するため、當間らは、本稿2.で述べた運動関連脳電位（MRCP）課題を用いて、fMRIと脳波の同時記録を行い、右手指の単純運動課題中のBOLD変化を計測した[32]。その結果、右手指の随意運動に伴い、運動開始の1.2秒前から、両側内側前頭葉と中心前回に活性化が出現し、運動開始の約500ミリ秒前となると、運動と反対側の左中心前溝が活性化し、さらに運動の100ミリ秒後に運動と反対側の左中心後溝に活性化が出現した。同様の左半球の一次感覚運動野と補足運動野を含む複数の脳部位の活性化は、手指の運動緩和や、運動の複雑性・頻度、及び両手協調運動でも出現し、運動制御に重要な役割を果たしていることが明らかとなっている（図3）[33,34]。さらに、単純な手指運動であっても運動戦略・計画、起動までの段階で、一次運動野、補足運動野や前運動野のみならず、前部帯状回、側頭葉紡錘回や小脳背外側などの実に様々な脳内ネットワークが関与していることが解明されている[35]。また、近年のdiffusion tensor tractographyを用いれば、

Self-initiated act: sequence

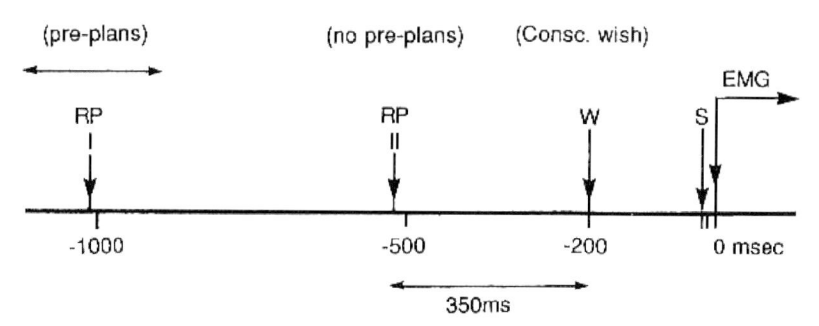

```
   (pre-plans)        (no pre-plans)    (Consc. wish)
                                                      EMG
      RP                  RP              W        S
      ↓                   ↓               ↓        ↓
   ─────┼───────────────┼───────────────┼────────┼──→
     -1000              -500            -200      0 msec
                             ←── 350ms ──→
```

図4（ベンジャミン・リベット，マインド・タイムより）

生体内における水分子の拡散特性および有髄神経線維に沿ったその拡散の方向依存性の原理に基づいた解析法で，特定の脳機能に関連した解剖学的線維連絡を画像化できるようになった[36,37]。本手法を用いれば，運動機能に関連した皮質脊髄路を一次運動野からの遠心性線維として可視化することができ，すでに脳梗塞患者への臨床応用が開始されている[38]。神経学的な運動機能評価と皮質脊髄路の病巣との関係を直接比較検討できるため，今後の神経疾患の治療計画や運動機能予後の予測に重要な役割を果たすことが期待される。

5．「意志」と「随意運動」に関するリベット実験と最近の話題

単純な手指の随意運動であっても，運動解釈は頭頂葉などの高次感覚処理領域，運動概念化は前頭前野，戦略・計画には補足運動野・基底核・小脳が，起動には一次運動野がというように，様々な脳内ネットワークが関連することが明らかとなっている。しかし，随意運動を駆動すると思われる脳内の「意志」に関しては，脳科学分野の最難関の問題として未だ解明されていない。本稿2．で述べた運動準備電位（MRCP）の研究によれば，自発的意志により運動開始を決定して動作をする場合，運動開始の1-2秒前から，準備電位が出現する。しかし，日常生活において，動作をすると決意して実行するまでに1-2秒間かかっているとは理解し難い。1950年代，カリフォルニア大学サンフランシスコ校のリベット博士は，脳活動の始動時点と，意識を伴った意志の現れる時点との時間的差異を確定するため，時計の文字盤を使った巧妙な生理学的実験を行った[39]。被験者は脳波を記録されながら，2.56秒で小さな点が素早く1周する時計の前に座り，自分が好きなときにボタン押し課題を施行した。運動の意識を伴う意志は主観的経験なので，運動という行動や準備電位という脳内現象と異なり，外部からは観察できない。そこで，被験者は時計の位置を時計の回転終了後に報告した。W（wanting, wishing, willing）課題では，自分が動作を開始しようと意志した瞬間，すなわち自発的にボタン押しをすることを「欲した」ことを意識した瞬間を報告した（W時間）。M課題では，自発的にボタン押しを行って，「実際に自分の体が動いた」ことを意識した瞬間を（M時間），S課題では，皮膚に電気刺激がきたことを意識した瞬間を報告した（S時間）。その結果，被験者の脳内準備電位が運動開始1秒前に出現するのに対して，W時間は200ミリ秒前にS時間は50ミリ秒前に出現することが判明した（図4）[40]。すなわち，自由意志で行われる自発的運動であっても，意図という意識の心的経験の350ミリ秒前からすでに脳内の準備電位が発生しているのである。リベット博士によれば，自由意思は意思プロセスを起動しないが，意思プロセスを積極的に拒否し，行為そのものを中断したり，行為を実行させる（または誘因となる）ことで，最終成果を制御するとしている。人間の意思を拒否権とみるリベット説への反論や，実験条件への批判などの論争は現在も行われており，さらに新たな脳機能イメージングを用いた追試が相次いで報告されている。例えば，リベット課題中の脳活動をfMRIで計測すると，W課題では，前補足運動野

の活動が、M課題では、帯状回運動野の活動が高い傾向が見られ、意思開始と運動開始を区別する実験条件そのものが、自発的運動開始に影響している可能性が挙げられる[41]。松橋らは、自発的な随意運動を繰り返している最中にトーン音を聞かせ、運動をその瞬間に意図していた場合には中止するという脳波実験を行い、拒否権のW時間は運動開始の1.4秒前であることを報告している[42]。さらに、局所脳損傷患者の脳波実験では、頭頂葉に病変のある患者では、W時間がM時間と同様に運動直前に変化したとされているが[43]、健常者と有意な差を認めなかったとの報告もある[44]。このように、リベット説に対する反響や反論は現在も様々な脳機能計測法を用いて行われているが、「意識」と「随意運動」に関連する脳部位は依然として解明されていないのである。

6．rTMSを用いた「意志」と「随意運動」の当研究室の研究

本項では、rTMS手法を用いた研究の一例として、我々の研究室で行った「意識」と「随意運動」に関する研究を紹介する。まず、rTMSを用いた研究手法を簡単に解説する。

a．rTMSによる研究手法

rTMSを用いた研究手法は、ターゲットになる脳部位にTMSを与えることで同部位の脳機能を一過性にブロックし、それに伴う行動上の変化を観察してその機能を逆推定するというものである。したがって、局所脳損傷患者での臨床研究に類似しており、局所脳損傷患者と同様の状態を健常者に非侵襲的・人工的に作り出すことができる新しい研究方法（virtual lesion patient study）として注目を集めている[45,46]。このTMSによる一過性脳機能抑制作用は主に一次野（運動野、感覚野および視覚野）で報告されてきたが、連合野を含めた高次脳機能での応用研究が行われている[47]。rTMSによる研究手法は、まず、特定の脳部位機能に関与すると推定される運動・認知課題を選択した上で、正常被験者に行わせ、事前に行動上のパラメータ（反応時間や正答率）を測定する。次に、ターゲットとなる脳部位に対して、局所脳刺激が可能な8の字コイルを用いて、約1Hzの連続経頭蓋的磁気刺激（rTMS）を10〜20分間施行する。rTMS直後で脳機能が一過性にブロックされている時間内（数分〜10分）に、rTMSを与える前と同じ課題を行わせる。そして、rTMSにより反応時間の遅れや正答率の低下等の行動上のパラメータの変化を認めれば、ターゲットとなる脳部位がその課題に関わる情報処理をしていると考えることができる。事前にfMRIによって賦活化される脳部位が明らかであれば、特定の脳部位とその課題に関わる情報処理機構との直接の因果関係を調べることができる[48]。

b．rTMSによる「意識」と「随意運動」に関する研究

実際に当研究室で行ったrTMS研究を紹介する。上述した局所脳損傷患者の脳波を用いた臨床的研究やfMRIによる研究に基づけば、左一次運動野、補足運動野や頭頂葉皮質領域の活動が、右手の随意運動をする際の運動開始の意図を意識する過程に重要であることが想定される。そこで、我々は同部位の活動が運動開始の意図を意識する際に必要不可欠であるかどうかを、0.9Hz rTMS法を用いて検討した。課題は前述したリベット課題（W課題、M課題）を用いた。対象は右利き健常者9名（男性1名、女性8名、19〜38歳：平均年齢25.6歳）とした。なお、実験計画は京都大学医学研究科の倫理委員会の承認を得たものであり、事前に被験者に文書によるインフォームドコンセントを得ている。

実験パラダイムとしては、被験者は、100cm前方のモニター画面に提示される2.56秒で針が素早く1周する時計盤を見て、自発的に右手の親指でボタン押しを行った。時計の回転が終了した後、W課題では自分が右手の親指を動かそうと意志した瞬間を、M課題では実際に自分の右手の親指が動いたことを意識した瞬間を、時計の針が止まった後に報告した。1セッションでW、M課題をそれぞれ25回ずつ行い、事前にベースラインとして2セッションを施行した。次に我々は、左大脳一次運動野に0.9HzのrTMSを20分間与えた。rTMSはMagstim Super Rapidコイル（Magstim Super Rapid Magnetic Stimulator MRS 1000/50, Magstim Co., Whitland, Dyfed, U.K.）を使用して、刺激強度は手

M-judgment(25 trials) ×2 times
W-judgment(25 trials) ×2 times

M-judgment(25 trials)
W-judgment(25 trials)

M-judgment(25 trials)
W-judgment(25 trials)

15-30 minutes　　20 minutes　　　　　　　　　　15 minutes after rTMS

baseline　　rTMS over Lt M1 or SMA　　post1-rTMS　　post2-rTMS
　　　　　(0.9Hz, total 900 pulses)

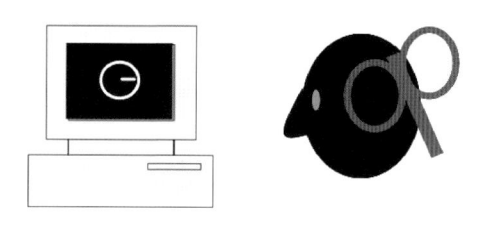

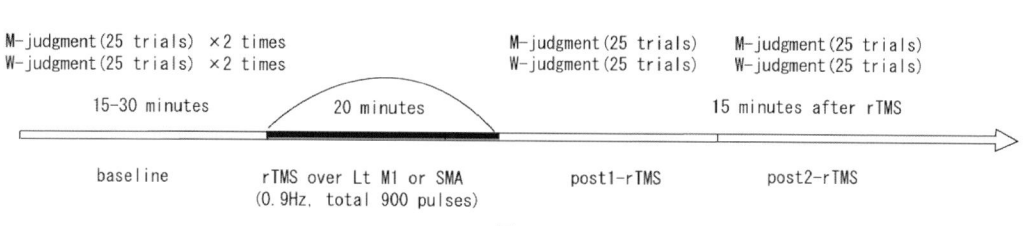

図 5

内筋での安静時運動閾値の 90％、刺激回数は 900 回とした。rTMS 終了直後（rTMS による一過性脳機能阻害作用が持続している時間内）と終了 15 分後（rTMS の効果が終了した後）に、先程と同じ課題を 1 セッション再度施行し、rTMS 前後での W 時間と M 時間の変化を比較検討した（図 5）。rTMS を補足運動野もしくは左頭頂葉皮質領域にそれぞれ別の日に数日間以上の間隔をあけて繰り返した。rTMS の頭頂葉刺激部位は、コイル中心の位置と、各被験者の解剖学的 MRI とを重ね合わせる 3 次元イメージガイドシステム（Brain Sight, Rogue Research Inc., Montreal, Canada）を用いて決定した。

結果は、左一次運動野に rTMS を与えた直後は rTMS を与える前と比較して、W 時間が有意に延長していたが、rTMS を与える 15 分後には rTMS 前の状態に戻っていた。すなわち、左一次運動野に rTMS を与えた直後のみ運動開始意図のタイミングがよりさかのぼっていた（図 6）。M 時間は rTMS の前後で全く変化なかった。また、補足運動野や左頭頂葉皮質に rTMS を与えてもその前後で W 時間、M 時間共に変化は認めなかった。以上の rTMS の結果より、補足運動野や頭頂葉の活動変化では、運動意図・運動の開始時間に変化はなかったが、一次運動野の活動低下によって、意識的な運動意図の開始から実際の運動開始までの時間が延長することが明らかとなった。したがって、一次運動野は、運動意図から運動開始を司る神経回路で重要な役割を果たすことが解明された。

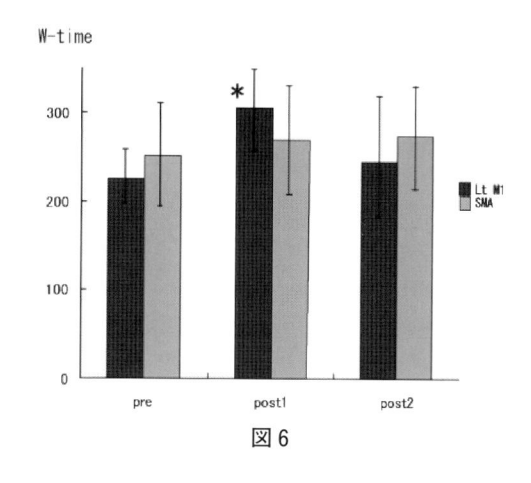

図 6

おわりに

運動機能評価法として、神経学的機能評価法から新しい脳機能イメージング手法に至るまで幅広く解説した。様々な非侵襲的脳機能画像法を組み合わせることにより、単純な運動機能のみならず、「意識と随意運動」に関連するような高次運動機能評価が可能となってきた。それぞれの検査法の性質を利用して、さらに運動機能の詳細が明らかとなれば、今後の神経疾患の新たな検査や治療法の確立に貢献することが期待される。

文　　献

1) Buchner DM, DeLateur BJ. : The importance of skeletal muscle strength to physical function in older adults. Annals of Behavioral Medicine. 13 : 1-12, 1991.

2) Bohannon RW, Smith MB：Inter-rater reliability of a modified Ashworth scale of muscle apasticity. Phys Ther. 67：206-207, 1987.
3) Schmitz TJ：Coordination assessment. Physical rehabilitation：assessment and trearment. In；O'Sullivan S, Schmitz TM, eds. 1994；3rd Edition.
4) Kornhuber HHaD, L：Hirnpotentialanderungen bei Willkurbewegungen und passiven Bewegungen des Menschen：Bereitschaftspotential und reafferente Potentiale. Pflugers Arch. ges. Phyiol. 284：1-17, 1965.
5) Shibasaki H, Barrett G, Halliday E, et al.：Components of the movement-related cortical potential and their scalp topography. Electroenceph. clin. Neurophysiol. 49：213-226, 1980.
6) Ikeda A, Luders HO, Burgess RC, et al.：Movement-related potentials recorded from supplementary motor area and primary motor area. Role of supplementary motor area in voluntary movements. Brain. 115：1017-1043, 1992.
7) Ikeda A, Shibasaki H：Invasive recording of movement-related cortical potentials in humans. J. Clin. Neurophysiol. 9：509-520, 1992.
8) 柳澤信夫，柴崎浩：表面筋電図．神経生理学を学ぶ人のために．43-57, 1990.
9) Shibasaki H, Kuroiwa Y：Electroencephalographic correlates of myoclonus. Electroenceph. clin. Neurophysiol. 39：455-463, 1975.
10) Shibasaki H, Yamashita Y, Kuroiwa Y：Elactroencephalographic studies of myoclonus. Myoclonus-related cortical spikes and high amplitude somatosensory evoked potentials. Brain. 101：447-460, 1978.
11) Barker AT, Jalinous R, Freeston IL：Non-invasive magnetic stimulation of the human motor cortex. Lancet. i：1106-1107, 1985.
12) Hallett M：Transcranial magnetic stimulation and the human brain. Nature. 406：147-150, 2000.
13) 眞野行生，辻貞俊：磁気刺激法の基礎と応用．2005.
14) Levin BE, Llabre MM, Reisman S, et al.：Visuospatial impairment in Parkinson's disease. Neurology 41：365-369, 1991.
15) Kujirai T, Caramia MD, Rothwell JC, et al.：Corticospinal inhibition in human motor cortex. J. Physiol. 471：501-519, 1993.
16) Ugawa Y, Uesaka Y, Terao Y, et al.：Magnetic stimulation over the cerebellum in humans. Ann. Neurol. 37：703-713, 1995.
17) Epstein CM, Lah JJ, Meador K, et al.：Optimum stimulus parameters for lateralized suppression of speech with magnetic brain stimulation. Neurology. 47：1590-1593, 1996.
18) Gaymard B, Pierrot-Deseilligny C, Rivaud S：Impairment of sequences of memory-guided saccades after supplementary motor area lesions. Ann Neurol. 28：622-626, 1990.
19) Kanayama R, Bronstein AM, Shallo-Hoffmann J, et al.：Visually and memory guided saccades in a case of cerebellar saccadic dysmetria. J Neurol Neurosurg Psychiatry. 57：1081-1084, 1994.
20) Muri RM, Vermersch AI, Rivaud S, et al.：Effects of single-pulse transcranial magnetic stimulation over the prefrontal and posterior parietal cortices during memory-guided saccades in humans. J Neurophysiol. 76：2102-2106, 1996.
21) Siebner HR, Auer C, Ceballos-Baumann A, et al.：Has repetitive transcranial magnetic stimulation of the primary motor hand area a therapeutic application in writer's cramp? Electroencephalogr Clin Neurophysiol Suppl. 51：265-275, 1999.
22) Wassermann EM, Lisanby SH：Therapeutic application of repetitive transcranial magnetic stimulation：a review. Clin Neurophysiol. 112：1367-1377, 2001.
23) Iriki A, Pavides C, Keller A, et al.：Long-term potentiation of thalamic input to the motor cortex induced by coactivation of thalamocortical and corticocortical afferents. J Neurophysiol. 65：1435-1441, 1991.
24) Linden DJ：Long-term synaptic depression in the mammalian brain. Neuron. 12：457-472, 1994.
25) Pascual-Leone A, Valls-Sole J, Wassermann EM, et al.：Responses to rapid-rate transcranial magnetic stimulation of the human motor cortex. Brain. 117 (Pt 4)：847-858, 1994.
26) Hayashi T, Ohnishi T, Okabe S, et al.：E. Long-term effect of motor cortical repetitive transcranial magnetic stimulation induces. Ann Neurol. 56：77-85, 2004.
27) Bestmann S, Baudewig J, Siebner HR, et al.：Subthreshold high-frequency TMS of human primary motor cortex modulates interconnected frontal motor areas as detected by interleaved fMRI-TMS. Neuroimage. 20：1685-1696, 2003.

28) Siebner HR, Rothwell J : Transcranial magnetic stimulation : new insights into representational cortical plasticity. Exp Brain Res. 148 : 1-16, 2003.
29) Siebner HR, Takano B, Peinemann A, et al. : Continuous transcranial magnetic stimulation during positron emission tomography : a suitable tool for imaging regional excitability of the human cortex. Neuroimage. 14 : 883-890, 2001.
30) Logothetis NK, Pauls J, Augath M : Neurophysiological investigation of the basis of the fMRI signal. Nature. 412 : 150-157, 2001.
31) Ogawa S, Lee TM, Kay AR, et al. : Brain magnetic resonance imaging with contrast dependent on blood oxygenation. Proc Natl Acad Sci. 87 : 9868-9872, 1990.
32) Toma K, Matsuoka T, Immisch I, et al. : Generators of movement-related cortical potentials : fMRI-constrained EEG dipole source analysis. Neuroimage. 17 : 161-173, 2002.
33) Sadato N, Yonekura Y, Waki A, et al. : Role of the supplementary motor area and the right premotor cortex in the coordination of bimanual finger movements. J Neurosci. 17 : 9667-9674, 1997.
34) Toma K, Honda M, Hanakawa T, et al. : Activities of the primary and supplementary motor areas increase in preparation and execution of voluntary muscle relaxation : an event-related fMRI study. J Neurosci. 19 : 3527-3534, 1999.
35) Hanakawa T, Dimyan MA, Hallett M : Motor planning, imagery, and execution in the distributed motor network : a time-course study with functional MRI. Cereb Cortex. 18 : 2775-2788, 2008.
36) Alexander DC, Barker GJ, Arridge SR : Detection and modeling of non-Gaussian apparent diffusion coefficient profiles in human brain data. Magn Reson Med. 48 : 331-340, 2002.
37) Alexander DC, Pierpaoli C, Basser PJ, et al. : Spatial transformations of diffusion tensor magnetic resonance images. IEEE Trans Med Imaging. 20 : 1131-1139, 2001.
38) Newton JM, Ward NS, Parker GM, et al. : Non-invasive mapping of corticofugal fibers from multiple motor areas-relevance to stroke recovery. Brain. 129 : 1844-1858, 2006.
39) Libet B, Wright EW, Jr., Gleason CA : Readiness-potentials preceding unrestricted 'spontaneous' vs. pre-planned voluntary acts. Electroencephalogr Clin Neurophysiol. 54 : 322-335, 1982.
40) ベンジャミン・リベット，（下條信輔訳）：マインド・タイム　脳と意識の時間．岩波新書．2005年．
41) Lau HC, Rogers RD, Haggard P, et al. : Attention to intention. Science. 303 : 1208-1210, 2004.
42) Matsuhashi M, Hallett M : The timing of the conscious intention to move. Eur J Neurosci. 28 : 2344-2351, 2008.
43) Sirigu A, Daprati E, Ciancia S, et al. : Altered awareness of voluntary action after damage to the parietal cortex. Nat Neurosci. 7 : 80-84, 2004.
44) Lafargue G, Duffau H : Awareness of intending to act following parietal cortex resection. Neuropsychologia. 46 : 2662-2667, 2008.
45) Pascual-Leone A, Walsh V, Rothwell J : Transcranial magnetic stimulation in cognitive neuroscience--virtual lesion, chronometry, and functional connectivity. Curr Opin Neurobiol. 10 : 232-237, 2000.
46) Kosslyn SM, Pascual-Leone A, Felician O, et al. : The role of area 17 in visual imagery : convergent evidence from PET and rTMS. Science. 284 : 167-170, 1999.
47) Chen R, Classen J, Gerloff C, et al. : Depression of motor cortex excitability by low-frequency transcranial magnetic stimulation. Neurology. 48 : 1398-1403, 1997.
48) Ueki Y, Mima T, Nakamura K, et al. : Transient functional suppression and facilitation of Japanese ideogram writing induced by repetitive transcranial magnetic stimulation of posterior inferior temporal cortex. J Neurosci. 26 : 8523-8530, 2006.

（植木美乃・美馬達哉・福山秀直）

V. 知覚の評価（視覚認知に関する検査）

本稿では、比較的近年考案された、臨床応用可能な2つの新しい視覚認知検査を主に紹介する。1つは、部分から全体へという視知覚の統合についての、視覚失認に関する検査であり、もう1つは物体の視点依存的認知過程についての検査である。前者は、視覚認知における部分と全体における議論に、後者は、知覚対象の恒常性という問題に関連している。両者とも、認知心理学的背景を持ち、検査の結果から神経科学的な神経基盤が示唆される可能性がある検査である。また従来から、視覚失認をその代表とする高次視覚障害の症例研究では、検査の種類や項目、さらにその方法が報告によってまちまちであるために症候の相互比較が困難であることがしばしば指摘されてきた。この問題を克服するためには、簡便かつ包括的で標準化された視知覚障害に関する検査が必要である。そこで本稿では、この目的のために本邦で開発された標準高次視知覚検査（VPTA）をあわせて紹介する[16]。

1．従来の視覚失認に対する検査

視覚失認とは、「見えるのにわからない」という病態である。ただし、聴覚・触覚など他の感覚を介せば認知が可能であることが条件である。この、視覚失認は、Lissauer 以来、知覚を形態に統覚する段階での障害である統覚型（apperceptive type）と、形態を意味に連合する段階における障害である連合型（associative type）の2つに分類されてきた[1,4]。

統覚型視覚失認は、知覚を形態に統合する段階の障害である。すなわち、物の模写をすることが不可能である[2]。連合型視覚失認は、物の模写は可能だが、模写した物が何であるかわからない。したがって、形態を意味と連合する段階の障害と解される[3]。

このような、従来の視覚失認例に対する神経心理学的な検査では、実際の物体やその線画そのものが刺激として用いられ、その刺激に対する呼称、口頭での言語的説明・定義、模写、マッチング、などが行われてきた[6]。

鑑別として、連合型と類似している視覚失語があげられることがあるが、視覚失語とは、「見えていて、わかっているが、言葉で表現できない」状態である。従って本来失認ではなく、口頭での言語的説明・定義は可能であることで区別される。

2．統合型視覚失認に関する検査

以上の統覚型、連合型という分類は、視覚認知理論としては明快であるが、臨床的にはいずれの型にも分類し難い例も多く、この二分法を修正しようとする立場もある。HumphreysとRiddoch[7,8]は、視覚認知において部分を全体に統合する過程に注目し、この過程の障害を統合型視覚失認（Integrative Visual Agnosia）と命名し、いくつかの検査を考案している。これらの検査では、刺激図形自体に工夫が行われている。すなわち、検査における視覚刺激を変形することにより、視知覚の統合過程を検出しようとする試みである。

a．キメラ図を用いた判断課題

この課題では、実在物とキメラ図がランダムに視覚呈示される[6,7]。キメラ図とは、例えば図1の左に示したように2枚の実在物の部分を組み合せた線画である。部分だけに着目すれば実在するが、全体としては実在しない線画である。被検者には、刺激図形が実在物か否かを判断することが要求される。Humphreysらの両側後頭葉損傷による統合型視覚失認の症例 H.J.A では、このキメラ図（実在しない線画）を実在物として分類する傾向、すなわち部分に着目して答える傾向が認められたと言う。そして、このことは部分を全体に統合することの障害を示しているとされる。本邦でも、同様の症例にこの検査を試み、ほぼ類似した結果を確認した報告もなされている[9]。さらに、この検査にはもう1つの修正法がある。この修正法では、同じ実在物とキメラ

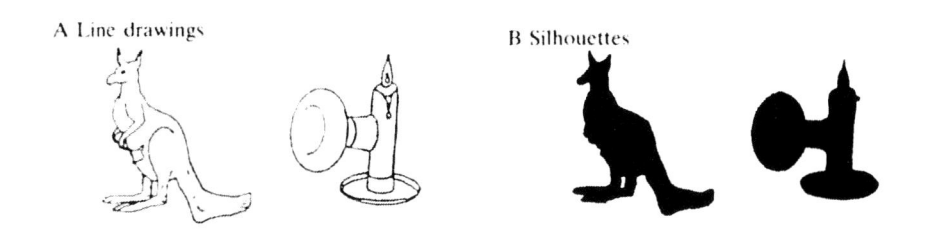

図1 キメラ図を用いた判断課題（文献8より）
A　線画　　B　シルエット画

図2　合性文字課題

図が、黒く塗り潰したシルエット画として提示され、同様に実在物か否かの判断が問われる(**図1右**)。H.J.Aでは、このシルエット法で実在物か否かの判断が改善する傾向が示されている。これをHumphreysらは、線画では部分の情報を誤って利用するためにかえって不成績となるが、シルエットにすると部分にとらわれることがなくなり成績が改善すると解釈している。

近年の認知心理学的研究では、視覚認知は段階を経て成立するという理論が提唱されている[4)5)]。つまり、まず最初に局所的要素がインプットされ、これが順次統合されて形態として把握され、最終的に記憶されているイメージと照合されて視覚認知が成立するという理論である。統合型視覚失認では、要素的知覚が全体としての像へ統合されるメカニズムが障害されていると考えられている。

b．合成文字検査（Compound letter task）

小さな文字（local letter）で構成された、大きな文字（global letter）が視覚呈示され、被検者には文字を音読することが要求される課題である。合成文字の1例を、**図2**に示す[10)]。local letter が部分（S）であり、global letter が全体（H）に相当する。統合型視覚失認のケースでは、global letter は音読できるが、これを構成している local letter は音読できない。要因としては、全体的な情報を精緻化する段階に問題があると考えられる[9)]。

3．視点依存的認知過程（viewpoint-dependent recognition process）の検査

我々は通常、物体をどの方向（どの視点）からみても、その物体をそれであると認知することができる。この現象は、知覚対象の恒常性（object constancy）の問題として論じられてきた。物体認知過程に関する考え方には、2つのアプローチがある。1つは、物体に関する観察者の視点に依存した複数の景観（view）があり、新たな視点から観察された物体の認知は、学習された景観間の補間処理、例えば、心的回転（mental rotation）などにより生じるとするものである。この立場は、視点依存的（viewpoint-dependent）アプローチと呼ばれ、物体は観察者中心（viewer-centered）座標系で脳内に表現されると考えられる。もう1つの立場は、Marr[11)]が提唱したもので、物体は観察者の視点に依存しない物体中心（object-centered）座標系で記述できるとする立場であり、視点非依存的（viewpoint-independent）アプローチと言われる。

近年、後者の視点非依存的物体認知が保持されているにもかかわらず、前者の観察者中心脳内座標系に障害が認められるケースが後頭頭頂葉障害例で報告されている[12)14)]。つまりこの症例では、物体の線

画（自転車や椅子）が何であるかはわかっているにもかかわらず、その線画の典型的向き（canonical orientation）を示すことができず、さらに、線画が傾けられて（時計回転90度、反時計回転90度、180度の逆転）呈示されると、その2つの同じ線画の向きのマッチングをすることができない。このことは、これらのケースが物体の典型的な向きに関する知識を喪失していることを示唆している。また別の、両側頭頂葉障害例では、鏡像物体の弁別に障害が認められている[13]。すなわち、3つのうちの1つが鏡像になっているトリプレットの中から1つの違ったものを選択する（odd-one-out）課題で、50%以上に誤りが認められたという。

以上の2例では、損傷部位に後頭側頭領域が含まれず、物体中心の認知は2つの視覚システム論における腹側系で担当されるという考えを支持するものである。また、観察者中心の物体認知と背側系との関連を示唆する。

さらに、これらのケースでは、まず最初に、図形の模写課題において、図形を自発的に回転して描くという現象（spontaneous rotation）が観察されている。この自発的回転模写の有名なケースは、Solms[15]により報告されているが、Reyの複雑図形の即時再生の際に、図形が180度回転して描かれたと報告されている。線画の模写は、高次視知覚障害例では必ず施行される検査である。この簡単な検査でも、詳細な定性的観察が新たな症候の発見とそれを検出する検査を生む可能性があることを示している。

4. 標準高次視知覚検査（VPTA）

標準高次視知覚検査（Visual Perception Test for Agnosia：VPTA）は、日本高次脳機能障害学会（旧：日本失語症学会）により、高次の視知覚障害を臨床的かつ包括的にとらえることを目的とし作成された検査である[16]。

ターゲットとされた高次視知覚障害は、大脳性弱視（仮性同時失認）、物体失認・画像失認（統覚型・連合型）、同時失認、相貌失認（統覚型・連合型）、大脳性色覚障害、色彩失認、失読を中心とした各種のシンボル認知障害、半側空間無視・視覚性注意障害をその代表とする視空間の認知と操作障害、および地誌的見当識障害である。

検査バッテリーは、上記のそれぞれの障害に対応する、視知覚の基本機能・物体・画像認知・相貌認知・色彩認知・シンボル認知・視空間の認知と操作・地誌的見当識の7つの大項目から成り立っている。予備研究により、分布が非常に偏っている検査、臨床的妥当性のない検査、極めて相関の高い検査は削除され、各失認症に関する代表的検査が集められており、その内的整合性も確認されている。また、各検査にはマニュアルと時間的限界も含めた評価法が整備されている。健常例では、ほぼ全ての検査で誤答は認められず、高次視知覚障害の有無に関する弁別力は良好である。また、各失認症の代表的障害パターンも検出可能である。失認例の臨床的検討の際には、画像失認と色彩失認の合併のように、障害される視知覚の領域（ドメイン）が重複していることが多い。しかし、このVPTAの各項目の障害パターンを見ることにより、まずそのケースの高次視知覚障害の概要を知ることができる。さらに、各々の項目について点数が算出可能な半定量的な検査であるため、その重症度を知ることも可能である（ただし、前述した失認症の合併の問題や典型的な失認症の出現頻度が低いこともあり、各失認症の基準値は示されていない）。以下に、VPTAの施行例を具体的に示す。

図3に、キメラ図や合成文字検査により統合型視覚失認と考えられた症例のVPTAの成績プロフィールを示す[9]。MRIでは、左側の後頭回、舌状回、紡錘状回、および右後頭回に脳梗塞が認められた。まず、2. 物体・画像認知の項目では、触覚および聴覚による呼称に比べて視覚による絵および物品の呼称と分類が不良であることがわかる。このことは、このケースの呼称障害が視覚に特異的であることを示している。また使用法の説明の成績が良好なことから物品の知識には問題がないことがわかる。以上の所見は、このケースが視覚失認を有していることを示している。3. 相貌認知と4. シンボル認知の項目の成績低下より、重度の相貌失認と失読を合併していることがわかる。さらに、1. 視知覚の基本機能では、線分の長さや傾き、数、単純な図に関する視覚認知は正常であるが、錯綜図の認知の成績が不良であった。さらに、2. 物体・画像認知の項

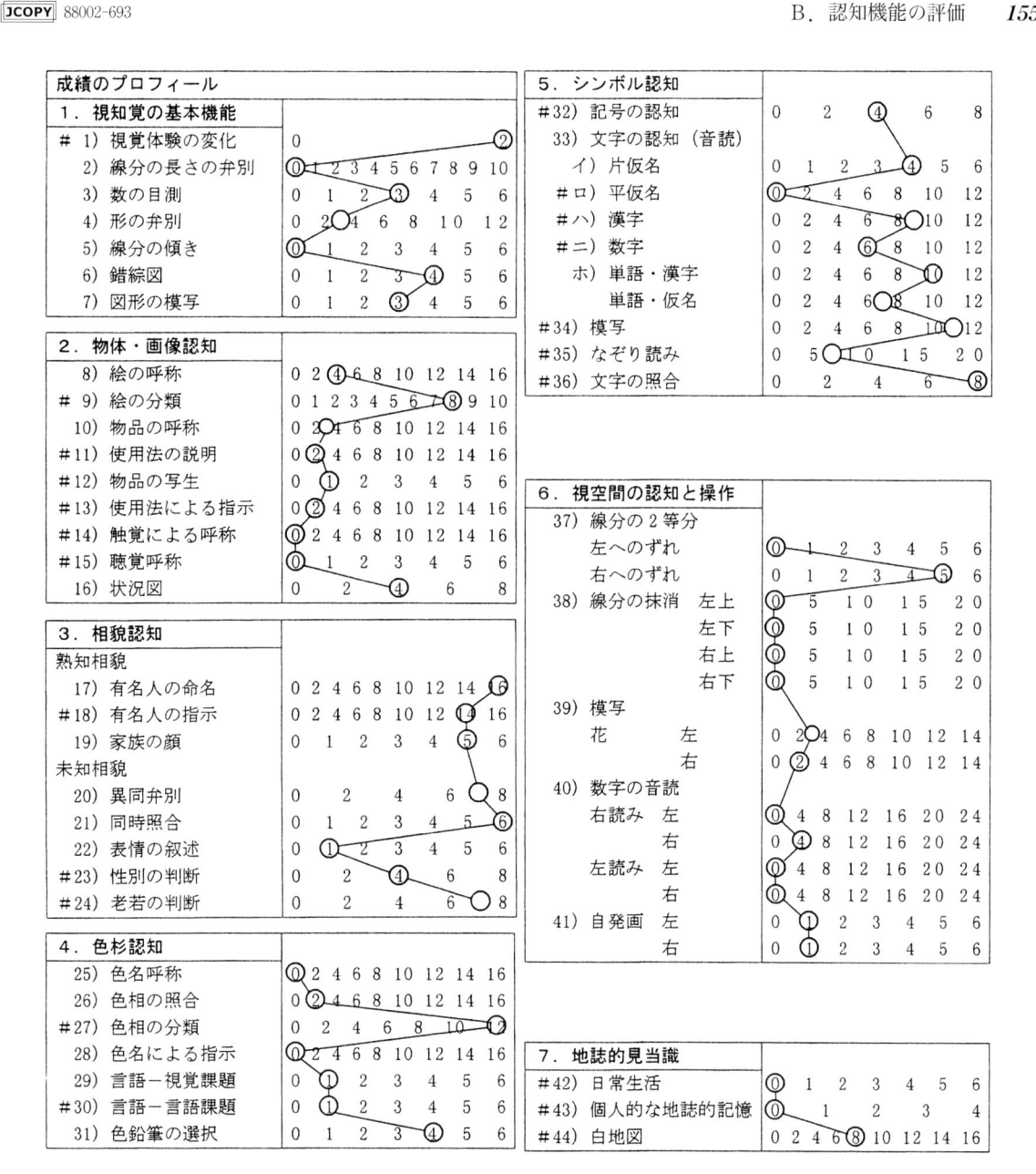

図3 統合型視覚失認例のVPTAの成績プロフィール

目をより詳細にみると、まず状況図の説明が不良であり、絵に含まれる要素間の関係の把握が不良であることが示唆される。また、物品の写生（模写）は良好であるが、その際の定性的分析では、模写の際に部分ごとに少しずつ写すという方略（feature by feature strategy）が用いられていた。これらの所見より、視覚認知における部分と全体との関連に障害が想定され、統合型視覚失認が疑われた。

以上、臨床的な観点から、高次視知覚検査について述べた。

文　献

1) Lissauer H：Ein Fall von Seelenblindheit nebst einem Beitrage zur Theorie derselben, Archiv Psychiat Nervenkrankh., 21, 222-270, 1890.（翻訳　波多野和夫, 浜中淑彦, 精神医学, 24：93-106, 319-

325, 433-444, 1982)
2) Benson DF, Greenberg JP：Visual form agnosia；a specific defect in visual discrimination, Arch Neurol, 20：82-89, 1969.
3) Rubens AB, Benson DF：Associative visual agnosia, Arvh Neurol, 24：305-316, 1971.
4) Farah MJ：Visual agnosia；Disorders of object recognition and what they tell us about normal vision, MIT Press, 1990.（河内十郎, 福沢一吉訳：視覚失認―認知の障害から健常な知覚を考える―, 新興医学出版社, 1996）
5) Farah MJ：Visual agnosia 2nd edition, MIT press/Bradford Books, 2004.
6) レザック（総監修；鹿島晴雄, 監訳；三村將, 村松太郎）：神経心理学的検査集成, 創造出版, 2005.
7) Humphreys GW, Riddoch MJ：To see but not to see；A case study of visual agnosia, Lawrence Erlbaum Associates, 1987.（河内十郎, 能智正博訳：見えているのに見えてない？, 新曜社, 1992）
8) Riddoch MJ, Humphreys GW：A case of integrative visual agnosia, Brain 110：1431-1462, 1987.
9) 藤永直美, 村松太郎, 加藤元一郎, 他：Integrative visual agnosia を呈した一例, 神経心理学, 15（3）：187-194, 1999.
10) Riddoch MJ, Humphreys GW：Visual agnosia, Neurol Clin N Am, 21：501-520, 2003.
11) Marr D：Vision, San Francisco, WH Freeman, 1982.
12) Turnbull OH, Laws KR, and McCarthy RA：Object recognition without knowledge of object orientation, Cortex, 31（2）：387-95, 1995.
13) Turnbull OH and McCarthy RA：Failure to discriminate between mirror-image objects；A case of viewpoint-independent object recognition?, Neurocase, 2：63-72, 1996.
14) Turnbull OH, Beschin N and Della Sala S：Agnosia for object orientation, implications for theories of object recognition. Neuropsychologia, 35（2）：153-163, 1997.
15) Solms M, Kaplan-Solms K, Saling M, et al.：Inverted vision after frontal lobe disease, Cortex, 24（4）：499-509, 1988.
16) 日本高次脳機能障害学会編：標準高次視知覚検査改訂版（Visual Perception Test for Agnosia：VPTA）, 新興医学出版社, 2003.

（坂村　雄・加藤元一郎）

VI. 意識の評価

はじめに

　意識（consciousness）はさまざまに定義されているが、一般には、意識とは精神生活の全般をさし、知覚、感覚、認知、思考、記憶、感情、意欲など、人間のあらゆる心的機能の基盤をなすものといえよう。さらに、認知過程に関わる意識には、覚醒（arousalまたはvigilance）、アウェアネス（awareness）、自己意識の3つの働きがあるといわれている[1]。覚醒は目覚めた状態で、刺激の受容に対して準備ができた状態ともいえ、睡眠と対にして扱われる。アウェアネスは特定の対象や事象に向かう意識で、注意や知覚を含んでおり、刺激を受容している状態をさす。自己意識は対象が自分の意識そのものである場合で、自己に向かう意識である。このうち、アウェアネスについては、注意や知覚の評価の項で論じられると考えられ、また自己意識はさらに高次の認知機能になるため、この項ではおもに覚醒の評価について解説する。

　ところで、こうした覚醒の変化を生理学的な指標を用いてなるべく簡便に測定しようと考えたとき、一番鋭敏に反応するのは脳波と閉瞼時眼球運動の組み合わせであろう。そこで、まず閉瞼時眼球運動について説明し、その上で意識水準の変化と意識内容の変化（意識変容）の際の脳波と閉瞼時眼球運動の所見について概説する。

1．閉瞼時眼球運動（Closed-eye eye movements：CEEM）

　閉瞼時眼球運動は、両眼外角の外方1cmおよび両眼の上下にそれぞれ皿電極をつけ、各電極から導出した電位を脳波計で主として時定数3.0秒で記録すると、眼の動きの偏位角度に比例した水平および垂直方向の電位変動という形で記録することができる（眼電位図 Electrooculogram：EOG）。Shimazono[2]、小島ら[3]はその眼球運動のうち、基線からの立ち上がり点から頂点までの時間が250msec未満の速い動きをR群（Rapid eye movements：REMs）、250msec以上の遅い動きをS群（Slow eye movements：SEMs）とし、さらに視角度の大きさによりそれぞれを2つに分けて、R、r、S、sに分類した。視角度の分類は、R群では1°以上3°未満をsmall rタイプ、3°以上をlarge Rタイプ、S群では3°以上7°未満をsmall sタイプ、7°以上をlarge Sタイプとした。それに、遅い動きの上に速い動きが重なるR-Sタイプを加え、全5タイプに分類した。それぞれのパタンを図1に示す。

　閉瞼時眼球運動は、一般に意識レベルの変化、すなわち覚醒水準を反映する指標とされている。例えば覚醒から睡眠への移行期にはゆっくりした眼球運動（SEMs）がみられ、脳波のα波の抑制に数秒から1分ほど先立って現れる[2,4]。図2に示すように覚醒水準の低下に伴いREMsは減少しSEMsは増加する。また定量解析した結果では、small sタイプよりもlarge Sタイプのほうが被験者間のばらつきが少なく眠気尺度として有用であると報告されている[5]。さらにShimazonoら[6]は、同じ覚醒時でも実験場面や刺激に対する反応などから、被験者が心的緊張状態を示すときには速い眼球運動が多く出現し、くつろいだ状態では振幅の小さい遅い動き、そして少し眠気が生じると大きく遅い眼球運動が出現するとしている。

　この閉瞼時眼球運動は、意識内容の変化すなわち、意識変容を示す指標としても用いられる。小島ら[3]は肝疾患や尿毒症など全身疾患の際に起こる症候性の意識障害の閉瞼時眼球運動を観察し、せん妄を示している時は急速眼球運動R、rタイプが増加し、またゆっくりした動きの上に速い動きの重畳したR-Sタイプの出現が見られることがわかった。

　これらの結果および精神疾患や薬物投与時の所見をもとに島薗[7]は、図3に示すように、閉瞼時眼球運動のうちR群を不安・緊張、S群を意識・覚醒水準を反映するものと考え、さらにR軸は大脳辺縁系、S軸は脳幹網様体賦活系の機能と近い関係があることを推測している。

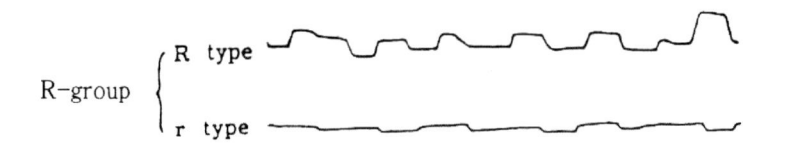

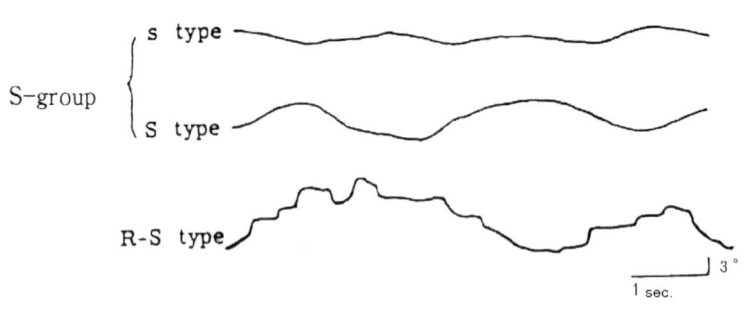

図1 閉瞼時眼球運動の分類[2,3]

覚醒・閉瞼時にみられる水平方向の眼球運動の各タイプの実例を示してある。速い動きR群と遅い動きS群に分け、さらに視角度の大きさによりそれぞれを2つに分けて、R、r、s、Sタイプに分類した。また、S群の上にR、rタイプが重畳する動きをR-Sタイプとした。

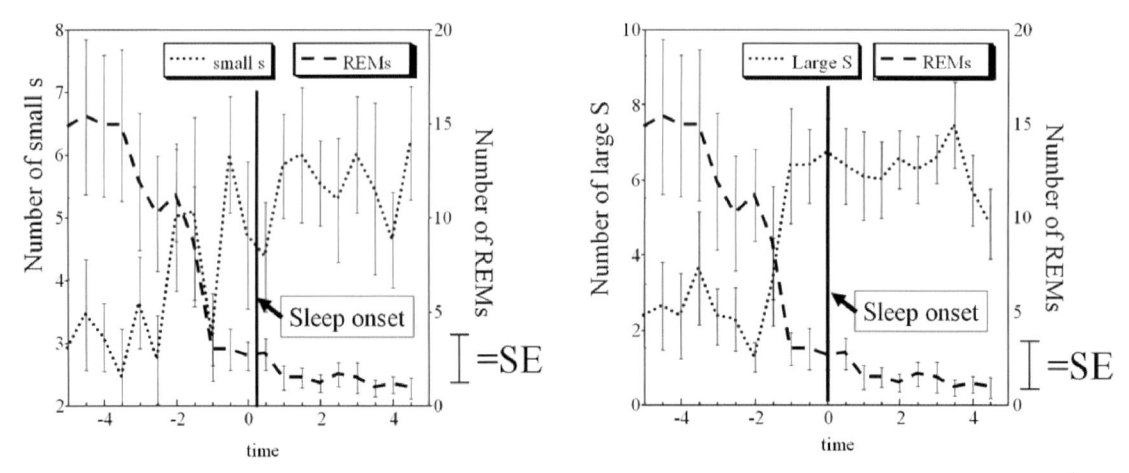

図2 覚醒から入眠過程にともなってみられる速い眼球運動（REMs）と遅い眼球運動（SEMs）の変化[5]

small s タイプと REMs との関連（左）と Large S と REMs の関連（右）を示す。sタイプとSタイプともに睡眠過程の始まり（sleep onset）の2分前から増加しているが、Sタイプのほうがばらつきは少ない。

2．意識水準の変化に伴う脳波と閉瞼時眼球運動

目を醒ましている時、瞼を閉じた状態の脳波を観察すると、一般には後頭部に8〜13 Hzのα律動が見られる。被験者が緊張や興奮している時、例えば暗算をさせたり、音刺激をしたりすると後頭部αは抑制され、不規則低振幅な波形に変化する。この直後の安定した後頭部優位のα律動が出現している時期を「直接的な刺激のない状態で最も覚醒水準の高い時期（alert）」として、それから自然に寝入っていく前までの過程を観察していると、まず後頭部に

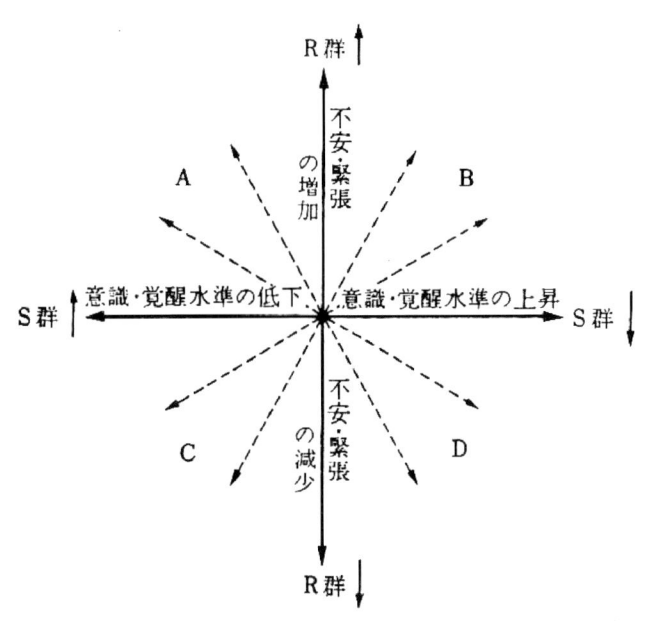

図3 閉瞼時眼球運動R群とS群の関連性とその精神状態[7]
閉瞼時眼球運動のR群の変動を縦軸に、S群の変動を横軸にとった。R群は不安・緊張の増減、S群は意識・覚醒水準の高低と一時的に関連して変動する。破線はいろいろな角度をもった変動が起こりうることを示したものである。

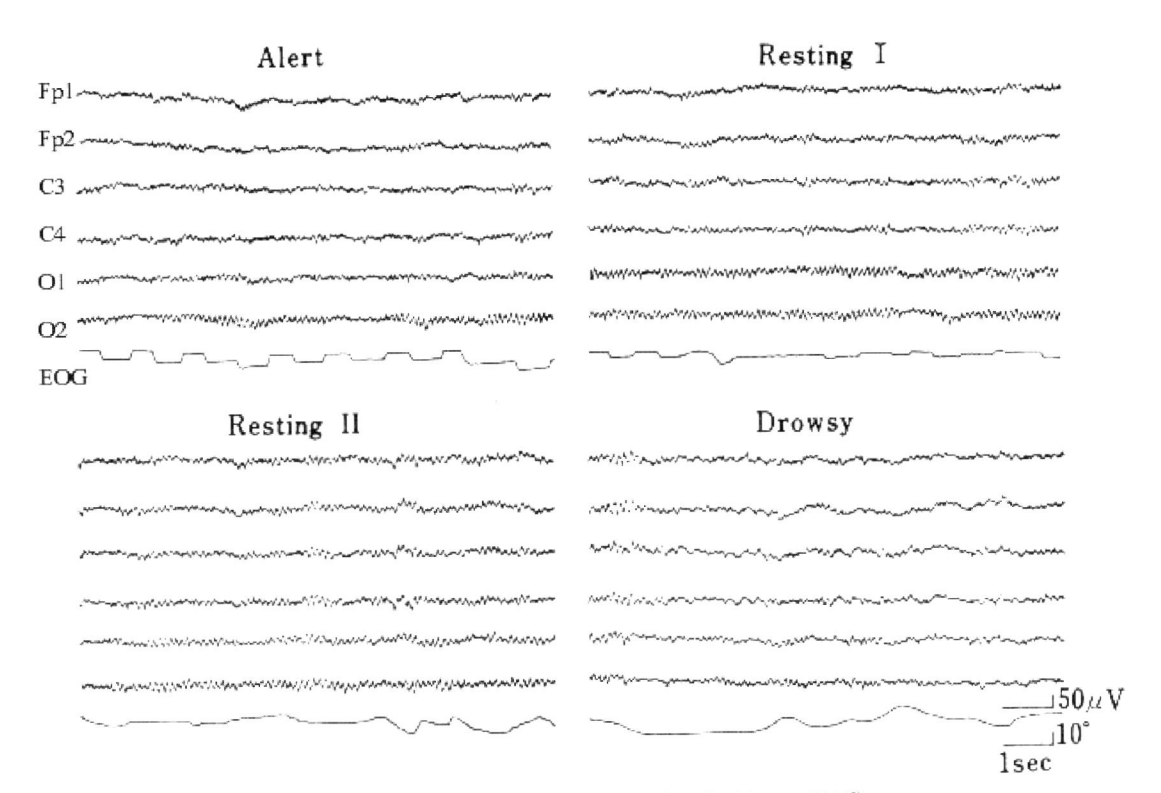

図4 覚醒水準の変化と脳波、閉瞼時眼球運動との関係[8]
alert→resting I →resting II →drowsy の各段階の脳波とそれに対応した閉瞼時眼球運動を示した。

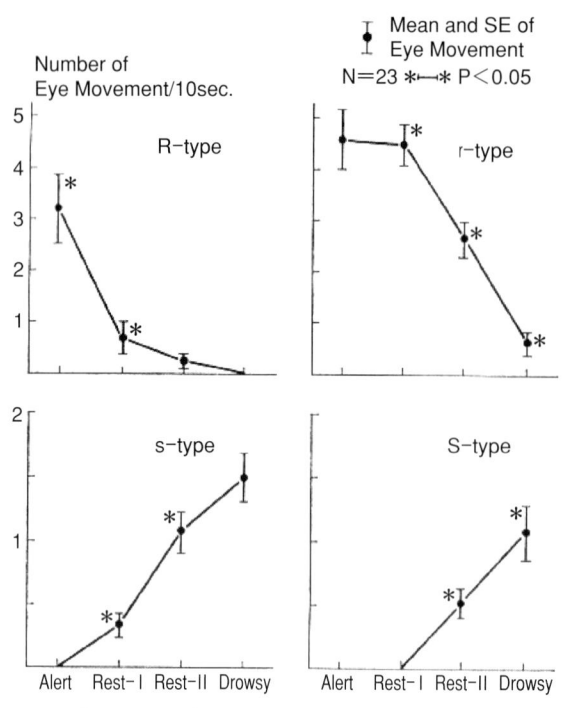

図5 覚醒水準の変動に伴う各タイプの閉瞼時眼球運動の変化[8]

各タイプの眼球運動の10秒ごとの出現個数と覚醒水準の段階との関係を示す。左上段はRタイプ、右上段はrタイプ、左下段はsタイプ、右下段はSタイプについてのものである。＊印をつけたもの同士の間には5％の危険率で有意差がある。

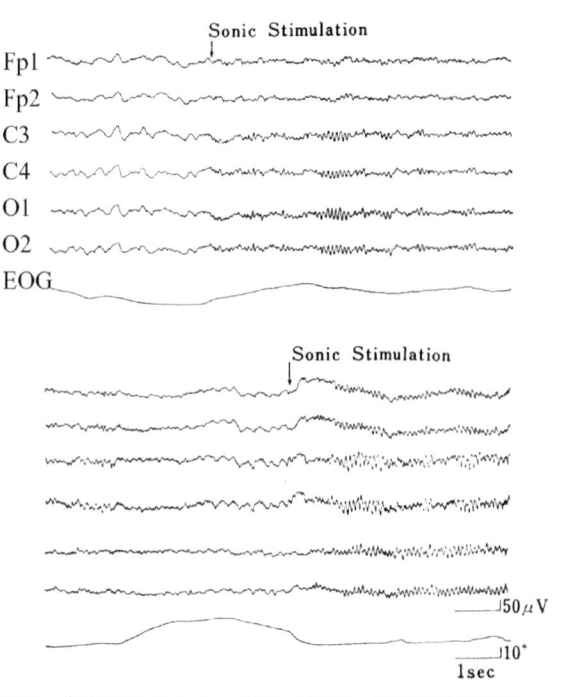

図6 覚醒刺激を与えた場合の脳波と閉瞼時眼球運動の変化

高い覚醒水準から入眠する過程において、覚醒刺激を与えた時の閉瞼時眼球運動は脳波の変化に対応しないことがある。

出現が限られていたα波が頭頂、中心、前頭部へと頭部前半にも波及し（resting Ⅰ）、それからα波の連続性が低下する（resting Ⅱ）。さらに、α波の出現量が次第に減り、全体が低振幅の不規則パタンに変化し、また3〜7Hzの徐波が増加する（drowsy）。この段階は安静覚醒時と明瞭な睡眠状態との移行期と考えられている。そのため、この時期を「最も覚醒水準の低い時期」とした。一般に見られる、緊張の状態→はっきりした覚醒→くつろいだ状態→まどろみの状態は、脳波の上で、alert→resting Ⅰ→resting Ⅱ→drowsyに対応する。図4に各段階の脳波の実物を示した。

高い覚醒水準ないし緊張状態から自然に入眠していく前までの過程で、脳波上の各段階に対して、どのような閉瞼時眼球運動が見られるのかを一瀬ら[8]が観察した。図5は覚醒水準の変動に伴う各タイプの眼球運動の変化を示したものである。速い眼球運動は覚醒水準の低下に伴って減少し、まどろみの状態ではほとんど見られなくなる。これに対して、遅い眼球運動はalertではほとんど見られず、覚醒から入眠するに従って増加する。このように、高い覚醒水準から自然に入眠していく過程では脳波と閉瞼時眼球運動は一定の対応を示して変化するが、図6のように観察中に覚醒刺激を与えたときには、この対応に食い違いが出てくる。図の上は軽睡眠期初期に音刺激をした時のもので、脳波は刺激によってα波が出現し覚醒時のものに変化しているが、閉瞼時眼球運動では変化がなくSタイプが持続して出現する。図の下は別の被験者のものであるが、まどろみの状態から音刺激によって脳波はdrowsyからresting Ⅱに変化しているものの、閉瞼時眼球運動はresting Ⅰに相当するものに変わっている。これは、脳波を調節する脳内の機序と閉瞼時眼球運動の制御機構には相違があり、自然な入眠の際にはそれが同期し、覚醒刺激による急な覚醒過程では両者の食い違いが見られるものと考えられる。おそらく緊

張や不安を伴う高い覚醒水準の状態では、中脳網様体や橋上部にある眼球運動の調節機構が、大脳皮質や辺縁系の影響を受けて活動して速い眼球運動を示し、くつろいだ状態からまどろみの状態となって脳の活動水準が全体として低下すると、脳幹にある中枢は皮質からの抑制から解放されて固有の律動的振子様眼球運動が出現するものと考えられる。

大久保ら[9]は脳波と閉瞼時眼球運動を自動分析装置によって定量分析し、その対応を調べた。その結果でも覚醒から入眠過程に伴い、まず大きくて速いRタイプの眼球運動が消失し、遅い眼球運動は覚醒時には見られず、入眠過程の早い時期から出現するという所見を得た。また、眠気の指標として閉瞼時眼球運動を考えた場合、R群の眼球運動がα律動の漸減過程と並行して減少し、α律動の見られなくなる前に消失すること、S群がα律動の安定して出現している時期にすでに一定の水準で出現することを考えると、眠気を検出する上で閉瞼時眼球運動は脳波より敏感な指標と考えられる。

3. 意識変容に伴う脳波と閉瞼時眼球運動

小島ら[3]の症候性意識障害、一瀬ら[10]のアルコール離脱症候群、渥美ら[11]の抗コリン剤 biperiden 服用時など、それぞれ意識変容時の脳波や閉瞼時眼球運動には、共通した特徴的な所見が認められることがわかった。**図7**は中島ら[12]が観察した CCU（coronary care unit）に入院中の患者のせん妄出現前後の脳波と閉瞼時眼球運動を示したものである。せん妄発症前日の日中の脳波では低振幅のθ波が目立ち、α波はほとんど出現していない。このときの閉瞼時眼球運動はSタイプの動きが見られる。さらに、せん妄が出現している日の脳波ではθ波がやや減少して代わりにα波が少量出現してくる。また閉瞼時眼球運動はR群やR-Sタイプの動きがみられる。一方、せん妄が治まって意識清明になった日の脳波はθ波が目立たなくなってα波が律動的に出現し、閉瞼時眼球運動は安静覚醒時に見られるrタイプの動きが出現している。

このように、意識の変容、特にせん妄状態の際の脳波と閉瞼時眼球運動では、安静覚醒時に比べて脳波はθ波の増加などの所見から脳機能の低下が示

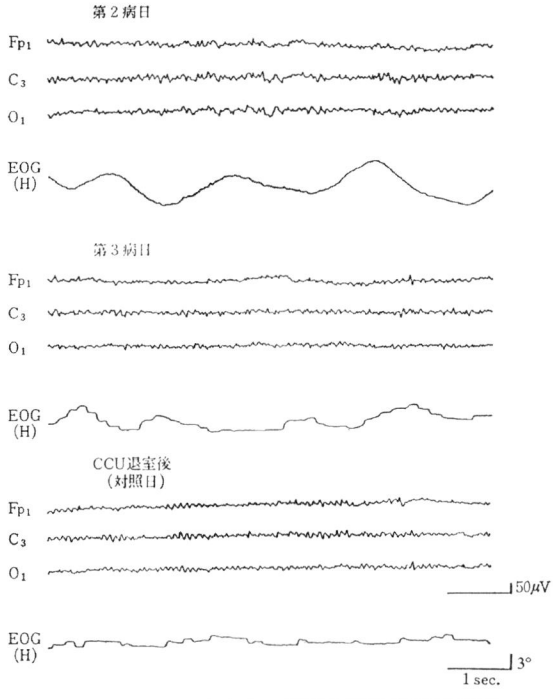

図7 CCU 入室患者の脳波と閉瞼時眼球運動
上段より入室後第2病日（せん妄発症の前日）、第3病日（せん妄が出現している日）そして対照日の脳波と閉瞼時眼球運動の所見を示す。

唆される一方、閉瞼時眼球運動では大きく速い動きが増加して不安・緊張など覚醒レベルの高まった時に見られる所見が得られた。これは、通常の脳波と閉瞼時眼球運動との関係からみると食い違った状態にあるといえ、せん妄の脳内メカニズムを表していると思われる。すなわち、脳波で示されるように脳のある部分は機能が低下した状態にあると同時に、速い眼の動きの頻発に示されるような一部の脳内機構の異常に高い活動を示しており、脳内の活動水準が乖離した状態にあると考えられよう。

平沢ら[13]は術後せん妄を示す老人では外科侵襲以前に、また Matsushima ら[14] も CCU でせん妄を起こす心疾患患者では平常時より、閉瞼時眼球運動上R群の頻発や R-S タイプの動きの出現という異常所見が見られ、すでに subclinical な準備因子（脳機能の低下）が存在している可能性を示唆している。

まとめ

意識、とくにその障害と脳波所見との対応については、わが国でも笠松と島薗の研究[15]にはじまり、

これまで多くの検討がなされてきた。今回、意識水準および変容を測定する指標として、閉瞼時眼球運動を中心に取り上げ、脳波との対応について概説した。しかし、脳波と同様に閉瞼時眼球運動も個体差があり、これらの個体差を乗り越えて共通の基準値を設定することは難しい。むしろ個人内の意識の変動をとらえることになろう。ただし、こうした点を考慮しても、閉瞼時眼球運動の測定はその簡便性、非侵襲性、長時間の安定性などから有用な指標であり、さらに閉瞼時眼球運動に関する基礎的知見がより解明され、脳波と対応させることで、脳機能の解明につながるものであると考えられる。

文献

1) 芋阪直行：注意と意識の心理学，認知科学9 注意と意識（安西祐一郎，芋阪直行，前田敏博，彦坂興秀編），岩波書店，1994, pp1-52.
2) Shimozono Y：Study on the ocular movements in normal subjects and psychiatric patients. Folia Psychiat Neurol Jpn Suppl. 7：339-342, 1963.
3) 小島卓也，一瀬邦弘，渥美義賢，他：意識障害患者の眼球運動と脳波―縦断的観察を中心として―．臨床脳波 19：177-184, 1977.
4) Dement WC, Kleitman N：Cyclic variations in EEG during sleep and their relation to eye movement, body motility and dreaming. Electroenceph Clin Neurophysiol 9：673-690, 1957.
5) 鈴木博之，松浦雅人，森口和彦，他：入眠期における閉瞼時眼球運動の定量解析．第30回日本臨床神経生理学会抄録集：京都，2000.
6) Shimazono Y, Ando K, Sakamoto S, et al.：Eye movements of waking subjects with closed eyes. A comparison between normals and chronic schizophrenics. Arch Gen Psychiat 13：537-543, 1965.
7) 島薗安雄：精神生理学の一指標としての眼球運動．臨床精神医学 8：1153-1164, 1979.
8) 一瀬邦弘，小島卓也，安藤晴延，他：覚醒水準の変動に伴う閉瞼時眼球運動の性質．精神医学 20：537-544, 1978.
9) 大久保善朗，松浦雅人，小島卓也，他：入眠期の脳波と眼球運動の数量的研究―波形認識法による分析装置を用いて―．脳波と筋電図 13：159-168, 1974.
10) 一瀬邦弘：アルコール離脱症状群の臨床神経生理学的研究―覚醒および睡眠ポリグラフィを用いて―．お茶の水医誌 31：31-51, 1983.
11) 渥美義賢：中枢性抗コリン剤による意識変容状態の臨床神経生理学的研究―覚醒時（昼間）および睡眠時（夜間）の両面からの検討．お茶の水医誌 30：155-167, 1982.
12) 中島一憲，守屋裕文，松島英介，他：CCU症候群の神経生理学的研究．精神経誌 90：453-468, 1988.
13) 平沢秀人：老人の術後せん妄の臨床的研究―せん妄の発現機序について―．精神経誌 92：391-410, 1990.
14) Matsushima E, Nakajima K, Moriya H, et al.：A psychophysiological study of the development of delirium in coronary care units. Biological Psychiatry 41：1211-1217, 1997.
15) 笠松　章，島薗安雄：意識障害の臨床概念とその神経生理学的基礎．精神経誌 57：969-999, 1957.

（松島英介）

Ⅶ. 広認知機能とQOL・社会機能評価

1. 認知機能の評価

本稿においては、広認知機能と生活の質（QOL）・社会機能の評価について概括する。

まず、認知機能の評価においては、認知の各領域を評価する幾つかの検査を目的に応じて組み合わせた神経心理学的テストバッテリー（NTB）が用いられている。しかしながら、NTBは使用する研究者や施設間でのばらつきが大きく、得られた結果の比較をしばしば困難にしている。米国では、国立精神保健研究所（NIMH）が中心となり、米食品医薬品局（FDA）、学界および製薬企業が参加する統合失調症の認知機能障害を改善するための治療法の開発を目指してMeasurement and Treatment Research to Improve Cognition in Schizophrenia（MATRICS）イニシアチブが組織された。MATRICSイニシアチブは、統合失調症の標準的な認知機能評価法としての包括的なNTB（MATRICS Consensus Cognitive Battery, MCCB）の確立を目的に、これまでに行われた統合失調症の認知機能評価の解析結果から、「処理速度」、「注意/覚醒」、「ワーキングメモリー」、「言語記憶」、「視覚記憶」、「推論および問題解決」そして「社会認知」の7つの認知機能領域を主要な要素として抽出した。そして、この7つの要素の各々を評価するための検査方法の選別を行いMCCBの開発を行った[28]。MCCBの所要時間は約60-90分で、総合得点は、7つの各認知機能領域のT-scoreより算出される。MCCBはFDAが認知機能障害の改善薬の評価法として推奨したことから、国際標準の認知機能障害の評価法の1つと認められ、MCCB日本語版の開発が進められている[20]。

その他のNTBとしては、統合失調症認知機能簡易評価尺度（BACS）[27]やアーバンス（Repeatable Battery for the Assessment of Neuropsychological Status, RBANS）[31]、CogState社によるNTB[30]、Cambridge Neuropsychological Test Automated Battery（CANTAB）、IntegNeuroなどが知られている。

表1 統合失調症認知機能簡易評価尺度（BACS）[25,27]

認知機能領域	テスト
言語性記憶と学習	言語性記憶課題
ワーキングメモリー	数字順列課題
運動機能	トークン運動課題
言語流暢性	意味（カテゴリー）流暢性課題
	文字流暢性課題
注意と情報処理速度	符号課題
遂行機能	ロンドン塔検査

BACSは、従来の専門的、高価で時間を要するといったNTBの弱点を克服するためにKeefeらによって開発された。BACSは、「言語性記憶」、「ワーキングメモリー」、「運動機能」、「注意」、「言語流暢性」および「遂行機能」を評価する6つの検査で構成され、所要時間は約30分である（表1）。BACSの総合得点は、6つの各検査のz-score平均で算出される。BACSの日本語版に関しては、その信頼性、妥当性を検討した上で[24]、公表されている[25]。BACSは、抗精神病薬の認知機能への影響を評価する上で、Clinical Antipsychotic Trials of Intervention Effectiveness（CATIE）で用いられたNTBと比較して、感度と効率において同等であった[15]。

アーバンスは、Randolphにより開発された、種々の脳疾患に合併する高次脳機能障害を短時間で繰り返し評価しうるNTBである。アーバンスは12の下位検査から「即時記憶」、「視空間構成」、「言語」、「注意」そして「遅延記憶」の5つの認知領域を測定するものであり、統合失調症にも応用されている[7,16]。アーバンスは、松井を中心として日本語版が作成され[38]、所要時間は約30分である。

CogState社は、オーストラリアの精神科医や心理学者らにより創業されたベンチャー企業で、パソコンを用いた認知機能測定の開発を手がけている。その中に、抗精神病薬の治験用ツールであるCogState Schizophreniaバッテリー[30]がある。CogState Schizophreniaバッテリーは、MATRICSイニシアチブで提案されている全ての認知機能領域をカバー

しており、MCCBとの相関も検討されている[30]。また、所要時間は約35分とされ、現在日本語版の妥当性が検討されている。

以上に加え、Cognitive Neuroscience Treatment to Improve Cognition in Schizophrenia (CNTRICS) イニシアチブ[5]も組織され、今後の動向が注目される。

2．QOLの評価

次に、QOLの評価であるが、近年医療現場において、疾病の治療のみならず病者のQOLが注目されており、精神障害者においても、重要な関心事の1つとなっている。QOLの評価尺度も多岐にわたるが、Medical Outcomes Study 36-item short-form health survey questionnaire (SF-36)[36] やHeinrichsらのQuality of Life Scale (QLS)[14]、WHO/QOL-26、EuroQoL (EQ-5D) などがよく知られている。

SF-36は、1980年代にアメリカで行われた医療評価研究である Medical Outcome Study (MOS) に伴って作成された自己評価式の包括的尺度であり、身体機能、日常役割機能（身体）、日常役割機能（精神）、全体的健康感、社会生活機能、体の痛み、活力、心の健康の8つの概念を測定するための複数の質問項目から成り立っている。現在、SF-36v2が標準版として使われており、日本語版として標準化も終了している[6]。

一方、QLSはHeinrichsらによって開発された半構造化面接評価法で、統合失調症の欠損症状の評価と欠損症状から生じた機能低下の評価を行う尺度である。QLSは「対人関係と社会的ネットワーク」、「仕事、学校、家事などの役割遂行」、「精神内界の基礎」および「一般的所持品と活動」の4因子からなる21の評価項目を評価し、所要時間は約45分とされる。QLS日本語版およびその実施法は、宮田らの手引き[13]を参照されたい。

さて、QOLの評価に関しては、疾病特異的で自己評価式の尺度の重要性が指摘されており、そこで開発されたのがSchizophrenia Quality of Life Scale (SQLS)[37]である。SQLSは、Wilkinsonらによって作成された、統合失調症患者の認知と関心を測定す

表2 Schizophrenia Quality of Life Scale 日本語版 (SQLS-J)[23]

1．何かをする気力に欠けていることがある
2．震（ふる）えに悩まされいる
3．歩いていて不安定に感じる
4．怒っている
5．口が乾いて困る
6．しないですむなら何もしたくない
7．将来のことが心配だ
8．寂（さび）しく感じる
9．希望がもてない
10．筋肉がかたくなる
11．びくびくしたり、いらいらしたりする
12．日課をこなす事ができる
13．楽しい活動に参加する
14．人の言う事を誤解する
15．先の事を好んで計画する
16．集中するのが難しい
17．家にこもりがちである
18．人との交際を苦手に感じる
19．気分が落ち込んで、ゆううつになる
20．ひとりでやっていけるように思う
21．眼がかすむ
22．とても混乱して、自信が持てなくなる
23．よく眠れない
24．気分にむらがある
25．筋肉がピクピクする
26．今以上に良くならないのではと心配する
27．なにかと心配する
28．人が自分を避けているように思う
29．過去の事を考えると心が乱れる
30．目まいがする

る、妥当で実用的な自己記入式質問票である。SQLSは、30項目からなり、各項目は0点から4点で採点される（表2）。SQLSは、3つの領域（心理社会関係、動機/活力そして症状/副作用）を評価し、臨床試験や治療介入の評価を主な目的としている。SQLSの日本語版に関しては、その信頼性、妥当性を検討した上で[22]、公表されている[23]。

なお、認知機能とQOLの関係については、肯定的な報告と否定的な報告が混在しているが、いわゆる主観的なQOLには抑うつ症状が、また客観的なQOLには陰性症状が認知機能以上に重要な影響を与えているようである[39]。

3. 社会機能の評価

　最後に、社会機能の評価であるが、英国では脱施設化が進行した 1950 年代に社会生活能力評価尺度が開発された。以降、様々な評価尺度が作成されてきたが、それらの使用に際しては想定される対象や目的を明確にしておく必要がある。代表的なものに、機能の全体的評定（GAF）[1]、社会機能評価尺度（SFS）[4]、社会適応尺度（SAS-Ⅱ）[33]、Life Skills Profile（LSP）[32]、Social-Adaptive Functioning Evaluation（SAFE）[12]、精神障害者社会生活評価尺度（LASMI）[19]、精神科リハビリテーション行動評価尺度（REHAB）[2]などがある。SFS、SAS-Ⅱ、LSP、SAFE、LASMI、REHAB に関しては、池淵の総説[17)18)]を参照されたい。

　最近では、認知機能の変化に加え、認知機能の評価尺度以上の表面的妥当性を持ち、機能的に意味がある co-primary な評価尺度の候補として、MATRICS（前述）アウトカム委員会のエキスパート推薦に基づき、4つの尺度が評価された。そのうち、能力の評価尺度としては Maryland Assessment of Social Competence（MASC）[3]と University of California at San Diego（UCSD）Performance-Based Skills Assessment（UPSA）[29]の2つが、また、面接に基づく認知機能評価尺度としては統合失調症認知評価尺度（SCoRS）[26]と統合失調症における認知機能障害の臨床的総合評価尺度（CGI-CogS）[35]の2つが選択され、計量心理学特性はどれも容認できるものであったと報告されている[11]。

　まず、UPSA は、患者にある課題を行ってもらうことで彼らのパフォーマンスを評価し、コミュニティで機能するために必要な技能の能力を評価する。技能は、家事、コミュニケーション、家計、移動そしてレクリエーション活動立案の5領域で評価される。Overall score は、各領域得点の平均で算出される。所要時間は約30分とされ、優れた信頼性を有すると報告されている[29]。

　また、SCoRS は、患者の日常生活機能と直接関連する認知機能障害の程度を評価する目的で開発され、患者用、介護者用および評価者用の3部で構成される、面接に基づく新しい検査法である。SCoRS は、記憶、学習、注意、ワーキングメモリー、問題解決、処理/運動速度、社会認知および言語の8つの

表3　統合失調症認知評価尺度日本語版（SCoRS-J）[21,34]

1. 知人あるいは面識のある人の名前を覚える
2. 場所への行き方を覚える
3. テレビ番組の筋を追う
4. 物を置いた場所を覚える
5. 用事や責務を覚える
6. 道具や機器の使用法を学び、使う
7. 与えられたばかりの情報および、あるいはまた教示を覚える
8. 言おうとしていたことを覚えておく
9. お金を管理する
10. 混乱せずに話す
11. 集中して新聞あるいは本を読む
12. 慣れた作業を行う
13. 集中を持続させる
14. 新しい事を学習する
15. 考えを言葉にして、思ったとおり迅速に話す
16. 物事を迅速に行う
17. 日課の変更に対応する
18. 話かけられていることの意味を理解する
19. 他人が物事をどう感じているか理解する
20. 集団の中で会話についてゆく

領域を評価する20項目と全般評価からなり、各項目はそれぞれ4段階で評価される（表3）。所要時間は約30分で、SCoRS の日本語版に関しては、その信頼性、妥当性が発表されている[21)34)]。

　社会機能を含んだ機能的アウトカムは、統合失調症の中核症状ともいえる認知機能障害が、精神症状以上に重要な要因であると考えられつつあるが、詳細は Green らの総説[8)～10)]を参照されたい。

文　献

1) American Psychiatric Association：Diagnostic and Statistical Manual of Mental Disorders 4th ed, text version（DSM-Ⅳ-TR）, Washington, D.C., American Psychiatric Association, 2000.
2) Baker RD, Hall JN：REHAB：Rehabilitation Evaluation Hall And Baker, Aberdeen, Vine Publishing, 1984.
3) Bellack AS, Sayers M, Mueser KT, et al.：Evaluation of social problem solving in schizophrenia, J Abnorm Psychol, 103：371-378, 1994.
4) Birchwood M, Smith J, Cochrane R, et al.：The Social Functioning Scale. The development and

validation of a new scale of social adjustment for use in family intervention programmes with schizophrenic patients, Br J Psychiatry, 157：853-859, 1990.
5) Carter CS, Barch DM：Cognitive neuroscience-based approaches to measuring and improving treatment effects on cognition in schizophrenia：the CNTRICS initiative, Schizophr Bull, 33：1131-1137, 2007.
6) 福原俊一, 鈴鴨よしみ：『SF-36v2™日本語版マニュアル』, 健康医療評価研究機構, 2004.
7) Gold JM, Queern C, Iannone VN, et al.；Repeatable battery for the assessment of neuropsychological status as a screening test in schizophrenia Ⅰ：sensitivity, reliability, and validity, Am J Psychiatry, 156：1944-1950, 1999.
8) Green MF：What are the functional consequences of neurocognitive deficits in schizophrenia?, Am J Psychiatry, 153：321-330, 1996.
9) Green MF, Kern RS, Braff DL, et al.：Neurocognitive deficits and functional outcome in schizophrenia：are we measuring the "right stuff"?, Schizophr Bull, 26：119-136, 2000.
10) Green MF, Kern RS, Heaton RK：Longitudinal studies of cognition and functional outcome in schizophrenia：implications for MATRICS, Schizophr Res, 72：41-51, 2004.
11) Green MF, Nuechterlein KH, Kern RS, et al.：Functional co-primary measures for clinical trials in schizophrenia：results from the MATRICS Psychometric and Standardization Study, Am J Psychiatry, 165：221-228, 2008.
12) Harvey PD, Davidson M, Mueser KT, et al.：Social-Adaptive Functioning Evaluation (SAFE)：a rating scale for geriatric psychiatric patients, Schizophr Bull, 23：131-145, 1997.
13) Heinrichs DW 他著, 宮田量治, 藤井康男訳：増補改訂クオリティ・オブ・ライフ評価尺度—解説と利用の手引き—, 星和書店, 2001.
14) Heinrichs DW, Hanlon TE, Carpenter WT, Jr.：The Quality of Life Scale：an instrument for rating the schizophrenic deficit syndrome, Schizophr Bull, 10：388-398, 1984.
15) Hill SK, Sweeney JA, Hamer RM, et al.：Efficiency of the CATIE and BACS neuropsychological batteries in assessing cognitive effects of antipsychotic treatments in schizophrenia, J Int Neuropsychol Soc, 14：209-221, 2008.
16) Hobart MP, Goldberg R, Bartko JJ, et al.：Repeatable battery for the assessment of neuropsychological status as a screening test in schizophrenia, Ⅱ：convergent/discriminant validity and diagnostic group comparisons, Am J Psychiatry, 156：1951-1957, 1999.
17) 池渕恵美：社会生活能力(Independent Living Skills)の評価, 臨床精神医学, 増刊号, 358-368, 1999.
18) 池淵恵美：社会機能のアセスメントツール, 精神科治療学, 18：1005-1013, 2003.
19) 岩崎晋也, 宮内勝, 大島巌, 他：精神障害者社会生活評価尺度の開発 信頼性の検討 (第1報), 精神医学, 36：1139-1151, 1994.
20) 兼田康宏, 曽良一郎：MATRICSコンセンサス認知機能評価バッテリー (MCCB) 日本語版の開発, 第4回日本統合失調症学会, 大阪, 2009.
21) 兼田康宏, 上岡義典, 住吉太幹, 他：統合失調症認知評価尺度 (SCoRS) 日本語版の開発, 第27回日本精神科診断学会, 徳島, 2007.
22) Kaneda Y, Imakura A, Fujii A, et al.：Schizophrenia Quality of Life Scale：validation of the Japanese version, Psychiatry Res, 113：107-113, 2002.
23) 兼田康宏, 今倉章, 大森哲郎：The Schizophrenia Quality of Life Scale 日本語版 (JSQLS), 精神医学, 46：737-739, 2004.
24) Kaneda Y, Sumiyoshi T, Keefe R, et al.：Brief assessment of cognition in schizophrenia：validation of the Japanese version, Psychiatry Clin Neurosci, 61：602-609, 2007.
25) 兼田康宏, 住吉太幹, 中込和幸, 他：統合失調症認知機能簡易評価尺度日本語版 (BACS-J), 精神医学, 50：913-917, 2008.
26) Keefe RS, Poe M, Walker TM, et al.：The Schizophrenia Cognition Rating Scale：an interview-based assessment and its relationship to cognition, real-world functioning, and functional capacity, Am J Psychiatry, 163：426-432, 2006.
27) Keefe RSE, Goldberg TE, Harvey PD, et al.：The Brief Assessment of Cognition in Schizophrenia：reliability, sensitivity, and comparison with a standard neurocognitive battery, Schizophr Res, 68：283-297, 2004.
28) Nuechterlein KH, Green MF, Kern RS, et al.：The MATRICS Consensus Cognitive Battery, part 1：test selection, reliability, and validity, Am J Psychiatry, 165：203-213, 2008.

29) Patterson TL, Goldman S, McKibbin CL, et al.：UCSD Performance-Based Skills Assessment：development of a new measure of everyday functioning for severely mentally ill adults, Schizophr Bull, 27：235-245, 2001.

30) Pietrzak RH, Olver J, Norman T, et al.：Construct and criterion validity of the CogState cognitive test battery in patients with stable schizophrenia, New Clinical Drug Evaluation Unit (NCDEU) Annual Meeting, Phoenix, 2008.

31) Randolph C, Tierney MC, Mohr E, et al.：The Repeatable Battery for the Assessment of Neuropsychological Status (RBANS)：preliminary clinical validity, J Clin Exp Neuropsychol, 20：310-319, 1998.

32) Rosen A, Hadzi-Pavlovic D, Parker G：The life skills profile：a measure assessing function and disability in schizophrenia, Schizophr Bull, 15：325-337, 1989.

33) Schooler N, Hogarty G, Weissman M：Social Adjustment Scale II (SAS-II), In Hargreaves WA, Attkisson CC, Sorenson JE eds：Resource materials for community mental health program evaluators, Rockville, MD, United States Department of Health, Education, and Welfare, 290-303, 1979.

34) 上岡義典, 兼田康宏, 住吉太幹, 他：統合失調症認知評価尺度 (SCoRS) 日本語版, 第7回精神疾患と認知機能研究会, 東京, 2007.

35) Ventura J, Cienfuegos A, Boxer O, et al.：Clinical global impression of cognition in schizophrenia (CGI-CogS)：reliability and validity of a co-primary measure of cognition, Schizophr Res, 106：59-69, 2008.

36) Ware JE, Jr., Sherbourne CD：The MOS 36-item short-form health survey (SF-36). I. Conceptual framework and item selection, Med Care, 30：473-483, 1992.

37) Wilkinson G, Hesdon B, Wild D, et al.：Self-report quality of life measure for people with schizophrenia：the SQLS, Br J Psychiatry, 177：42-46, 2000.

38) 山嶋哲盛, 吉田真奈美, 熊橋一彦, 他：「アーバンス (RBANS)」神経心理テストによる高次脳機能評価, 脳神経, 54：463-471, 2002.

39) Yamauchi K, Aki H, Tomotake M, et al.：Predictors of subjective and objective quality of life in outpatients with schizophrenia, Psychiatry Clin Neurosci, 62：404-411, 2008.

〔兼田　康宏〕

C. 認知機能の評価にあたって留意すべきこと

はじめに

　認知機能とは、一般的には理解・判断・記憶・論理などの知的活動に関する脳機能の総称と考えられているが、たとえば精神科領域において「うつ状態」時にみられるような否定的で自責的な歪んだ外界のとらえ方を「認知の歪み」などというように、こころのありかたとしての「認知機能」が論じられることもある。そのため、認知機能を厳密に定義することは容易ではないが、Lezak[1]によれば、認知機能は、①受容機能（receptive functions）、②記憶と学習（memory and learning）、③思考（thinking）、④表出機能（expressive functions）の4つの要素から構成され、これらを通じて情報が伝達され作用を受けると説明されている。

　認知機能障害は、記憶障害・失語・失行・失認などのように比較的限局された範囲で認められることもあるし、意識障害のように広範に障害が認められることもある。急性・一過性の障害もあれば、慢性・進行性に障害を認めることもある。認知機能障害患者を診察するためには、まず面接により病歴・現症などを確認し、外来場面でも行えるような簡便なテストなども利用しながら評価が進められる。その後に必要に応じてさまざまな神経心理学的検査などが施行され、さらに画像検査や生理機能検査の結果も踏まえて全般的な評価が行われる。しかしこれらを利用して評価を行う際には、検査成績や結果が持つ意味をよく考えることが重要である。たとえば、ある患者にいわゆる前頭葉機能検査を施行して成績低下が認められたことだけを取り上げて、「前頭葉機能の低下が認められる」と結論づけることは全くの的外れといえる。本稿では患者の認知障害を評価する際に気をつけるべきことがらについて説明する。

1. 認知機能評価にあたって

　認知機能障害が疑われる患者を評価する際には、必ずしも認知機能障害とは関連しない全般的・非特異的な障害の存在を確認しなければならない。これらを見落とすと、要素的な認知障害を分析していく際などに大きな誤りを招くことがある。もちろん意識障害や精神疾患の合併・既往などの情報は重要であるが、特に高齢者の場合には感覚器や運動器の障害を持っているとか、身体合併症や既往がある場合も多い。これらの障害の存在は、しばしば神経心理検査などの結果に大きな影響を及ぼす。また認知機能評価のための検査等を施行する場合には、検査の方法・手続きなどにも気を配る必要があるだろう。さらに症状評価をする際には、以下に示す原理を踏まえることが重要である。

a. 意図性

　ある患者が何らかの行為をするように求められて、その行為を遂行することができない場合でも、行為を遂行する能力が全く失われていないことがよくある。たとえば失行患者において指示動作をすることができなくても、一連の行為の流れの中ではそれらの動作をすることはしばしば可能である。失語症患者などにも同様の状況が認められることもよく知られており、意図的な行動の障害が必ずしも日常生活の中での障害となっていないことがあることに注意しなければならない。

b. 二重乖離

　二重乖離の原則とは、ある認知機能障害を病巣と結びつける際に気をつけるべき重要な方法論であり、Teuber[2]によりはっきりとした形で提唱された。たとえば、左側（優位半球）の側頭葉に病巣を持つ患者に言葉の理解の障害（流暢性失語・感覚性失語）が生じたが、発語の障害（非流暢性失語・運動性失語）がほとんど生じなかった場合、どのように解釈できるだろうか。このことだけから「左側頭葉に病巣がある場合には言葉の理解の障害が生じる」とはいえない。「脳に障害が起こった場合には言葉の理解に障害が生じやすい」と言うこともできるだろう。このように脳の病巣によってある種の障害が生じる

が、別のタイプの障害が生じないような乖離を単純乖離と呼ぶ。一方で、「左側頭葉の病巣では言葉の理解の障害が生じるが、発語の障害はあまり認められない」ことが証明され、さらに「左前頭葉の病巣では発語の障害が生じるが、言葉の理解の障害はあまり認められない」といったように、単純乖離に加え相対する別の単純乖離が同時に起こるような場合を二重乖離と呼ぶ。この二重乖離が認められれば、それぞれの脳部位と生じた症状との間の関係(局在)を論じることができる。

c．離断

　脳機能の局在を評価するためには、二重乖離だけでなくさまざまな原理・原則を考慮しなければならない。その1つが離断症状であり、Geschwindによる解説が有名である[3]。離断症状とはある脳機能と別の脳機能の連絡が断たれることにより生じる症状で、脳梁損傷がある患者の例を考えるとわかりやすい。脳梁損傷がある患者の場合には、左視野・左半身の運動といった右半球が関わる機能と、右視野・右半身の運動・言語など左半球の関わる機能との間の乖離が起こる。たとえば脳梁離断のある患者の場合、右視野にあるものの名前を答えることはできるが、左視野にあるものの名前を答えることができない。右手で触ったものの名前を答えることができるが、左手で触ったものの名前を答えることができないなどである。脳梁離断は2つの独立した脳機能の連絡が断たれた場合に起こる障害の典型例であるが、それ以外でも2つの独立した脳機能の間で生じる可能性がある。

d．階層構造

　いわゆる前頭葉機能と呼ばれている機能についてはこれまで述べてきたような並列する2つの機能としての二重乖離や離断といった考え方でなく、階層的な考え方を用いる必要がある。前頭葉機能は他の後部脳機能に対して管理的な機能であると言われてきた[4,5,6,7]。たとえば前頭葉機能を反映するといわれる遂行機能は、認知的階層構造の中で上位に位置づけられるシステムであり、記憶や知覚・運動・言語などの要素的な認知機能を制御・監督・統合していると考えられる。遂行の実現のためにはもちろんこれらの要素的な認知機能が不可欠であるが、遂行機能自体は、これらの下位システムのどの機能にも属さない。前頭葉機能などを考える際には、これらの階層構造を考慮する必要がある。前頭葉機能検査の成績低下は、前頭葉損傷だけでなくそれらの機能の達成に必要な機能を持つ後部脳の損傷によっても認められるため、必ずしも前頭葉機能低下を示しているわけではない。

2．診察場面において

a．意識状態

　診察をはじめるにあたって、まず意識障害の有無を調べることが必要である。精神活動を大きく低下させるような意識障害の場合は比較的判断が容易だが、ごく軽度の意識障害の場合、患者の状態を把握するのが難しい。このような場合は「見当識が保たれているか」「思考のまとまりや注意力は問題ないか」などを確認したり、「幻覚・妄想といったような精神症状はないか」「多幸的であったり、易刺激的であったり、情動の変化はないか」「睡眠・覚醒リズムはどうか」等の状況も確認しながら、意識障害を調べていく。注意力の検査としては、数唱が簡便で利用しやすい。数唱は、言ったとおりの数字を繰り返してもらう順唱と、逆から数字を言ってもらう逆唱を行う。高齢者の場合それぞれ6桁、4桁程度できれば健常といえる。意識障害の場合、数唱検査の結果の成績低下を招くことが多いが、数唱の障害はさまざまな原因で生じるため、必ずしも注意障害や意識障害を意味しない。

b．精神状態

　うつ状態・疲労といった精神状態の変化は認知機能評価に大きな影響を及ぼす。アルツハイマー病に限らず、高齢者の患者の場合にはうつ状態を合併していることも多く、また診察や神経心理検査場面などで疲労しやすい傾向があり、実際の認知機能低下以上に機能障害が評価されることも少なくない。このような誤った解釈を避けるために、診察や検査場面で得られた所見と、患者本人や家族から得られた日常生活上の観察所見を照らしあわせていくことが望ましい。さらに、記憶障害を主訴にアルツハイマー病などを心配して来院する患者のなかには、う

つ病をはじめとする精神疾患患者が多く含まれていることにも留意する必要がある。一般的にうつ病患者の場合には、障害の他覚的評価に比べて自覚的評価が過大であることが多い。たとえば「何もわからなくなってしまった。ひどい物忘れになってしまった」と訴え来院した患者に記銘障害がほとんどなく、これらの訴えがうつ病による症状（微少妄想）である場合もしばしばある。精神科外来を受診するうつ病患者の場合は「抑うつ気分」が主訴であったり、家族から指摘されて受診することが多いため、抑うつに関する質問もしやすく、診断もそれほど難しくない。ところが、たとえば「もの忘れ」を主訴に受診したような患者の場合は、抑うつ気分を隠しているようなこともあり「うつ」が合併していると判断することがより難しいように思われる。

c．訴えと客観的評価

うつ病患者の場合には他覚的評価に比べて自覚的評価が過大になりがちであることを述べたが、認知症患者の場合にはその逆の現象がよく起こる。しかしより難しいのは、自覚的には認知機能障害を感じているが、他覚的・客観的にはそれらを確認することができないような認知症患者の場合である。このような状態を示す状態として Subjective Cognitive Impairment（SCI）という概念が提唱されており[8,9]、アルツハイマー病のごく初期を反映するとされる Mild Cognitive Impairment（MCI）の、さらなる前駆症状として注目されている。これらの時期においては他覚症状に比べ自覚症状の方が実際の認知機能を反映する可能性が高いことなどが示唆されている[8]。

さらに遂行機能障害をもつ患者などの場合、神経心理検査においては全く成績低下を示さないが、実生活上においては多くの障害を抱えていることがしばしばある。遂行機能障害患者においては、障害を自覚していないこともよくあるが、このような場合は患者をよく知る家族・近親者からの情報が有用である。神経心理検査において認知機能が「問題ない」ということと、実生活上の障害がないことは同等ではない。逆に、神経心理検査ではっきりとした検査成績の低下が認められても、実生活上にはほとんど問題を訴えない患者や家族もいる。

d．通過症候群

通過症候群とは、頭部外傷などの回復過程においてみられる可逆性・回復可能な亜急性の病像全てを含む状態のことを示し、心理的・精神的諸機能の低下の程度に応じて、軽度（情動障害など）、中度（自発性欠如、記憶障害など、時に幻覚・妄想）、重度（健忘症候群・発動性欠如）などに区別される[10]。より重症の状態が意識障害といえる。頭部外傷後の認知機能検査などを施行する際には、たとえはっきりとした意識障害を認めなくても、患者は何らかの影響を受けている可能性を考慮する必要があると思われる。この時期に施行された神経心理検査などを用いた評価は、意欲・発動性の低下などにより実際の能力をうまく反映できていないことがよくある。

3．神経心理検査について

a．検査施行時の注意

神経心理検査において、検査の手順や手続きは非常に重要な意味を持つ。以下の項でも述べるがこれらは信頼性と密接に関係する。しかし、手続きの重要性は必ずしも評価者間の信頼性（inter rater reliability）を高めるためだけでなく、同一検者が同一検査を施行する際にも考慮されなければならない。確立されたマニュアルに従って検査を進めず、検者の理解による大まかな説明で検査が行われた場合には、必ずしも同一の結果が得られるとは限らない。ちょっとした説明不足や言葉の欠如により、結果に大きな差が生じることになる。これは検査・再検査間の信頼性の問題（test-retest reliability）以前の問題であり、検査施行にあたって慎重な態度が要求される。熟練した検査者とマニュアルを読みながら検査を進めているようなあまり慣れていない検査者間においては、同じ言葉・マニュアルに従いながら検査を進めていても、結果に差が生じることも予想される。

b．信頼性・妥当性

臨床的に有用な検査法には、高い信頼性（その検査が測定した結果の等質性、等価性、正確さ、安定性）と妥当性（その検査が測定しようとしている機能をどの程度適格に表しているか）が求められる。

また、検査結果を比較検討するためには、その基準が明確に示されている必要がある。標準化の手続きがなされている検査には、ウェクスラー記憶検査（Wechsler Memory Scale-Revised）や日本標準失語症検査、標準高次視知覚検査、標準高次動作性検査などがあり、遂行機能障害症候群の行動評価法（Behavioural Assessment of the Dysexecutive Syndrome；BADS）なども原板において標準化の手続きがなされている。しかし、現在使用されている神経心理学的検査の多くは、標準化されておらず基準値が明記されていない。これは、年齢や性別、教育歴などの様々な要因が検査成績に影響するためである。さらに、高次脳機能障害においては、その損傷部位（領域）の範囲や症状の重症度によって、検査成績の個人差が非常に大きい。したがって、健常被検者による標準値との検査成績の比較も重要であるが、むしろアウトカム評価としてリハビリテーション前後やある一定期間をおいての経時的な評価が有用であると考えられる。また、検査成績として得られる数値（定量的データ）だけでなく、誤りのパターンなどの検査遂行過程に観察される反応形式（定性的データ）も結果評価において重要である[11]。

c．定量評価と定性評価

認知機能障害のスクリーニング検査としては、改訂版長谷川式痴呆スケール（HDS-R）、Mini Mental State Examination（MMSE）などがあげられる。これらは、簡単な道具の使用が必要になるが、短時間（15分程度）でおおまかな機能障害を評価することができるため、よく外来診察時でも利用されている。MMSEは元来英語圏で使用されていたものだが、我が国での利用も問題ないことが確かめられており、世界中で広く利用されているため他国データとの比較に優れている。HDS-Rも我が国ではよく使われていて、膨大なデータからカットオフ値が明確に定められている。しかし、これらの検査はあくまでも痴呆のスクリーニングを目的として作成されたもので、診断を確定するのに利用したり、重症度を判定するのに利用するといった使用方法には問題があると考えられる。これらを利用して患者の認知機能の定量評価を行うことには慎重になるべきであろう。

d．神経心理検査と画像所見

神経心理検査の成績と画像所見の関係については、上記に示した二重乖離の問題など気をつけなくてはならないことがらがいくつもある。さらに加えて近年ではfMRIなどを用いた機能画像検査が広く行われ、さまざまな脳機能の局在（課題と脳活動の賦活部位との関係）が論じられている。しかし、これらの結果は病巣（脳損傷部位）と症状の関係による局在論とは異なるものである。同様に、病巣と症状による局在論から正常の脳機能を論じることもできない。特に、脳機能の中でも高次の過程になればなるほどさまざまな代償機能が働くため、関係はさらに複雑なものとなることに留意する必要がある。

おわりに

認知機能を正しく評価するためには、いろいろな角度から注意を配ることが必要である。一例を挙げる。近年、非定型抗精神薬が「陰性症状や認知機能の改善に役立つ」と言われるようになり、統合失調症の認知機能評価が盛んである。従来からある前頭葉機能検査などを利用して統合失調症における前頭葉の脆弱性を論じるような手法が広く行われている。しかし、ここで利用されている検査のほとんどは、前頭葉損傷患者において低下する脳機能をうまく捉えるために作成された検査である。それをすぐに統合失調症患者に用いて、検査成績の低下を前頭葉の問題と直結させることには問題があるように思われる。検査成績の低下が、前頭葉損傷患者と同じメカニズムで生じているというはっきりとした証拠はない。実際に著明な前頭葉機能検査であるWisconsin Card Sorting Testにおいては、前頭葉損傷患者・統合失調症患者の両群で成績の低下が認められるが、質的にやや異なることが示唆されている[12]。繰り返しになるが、認知機能を評価する際にはその検査の持つ意味や手続きを充分に理解することが重要である。

文　献

1) Lezak MD：Neuropsychological Assessment, 3rd edition. Oxford University Press, New York, 1996.
2) Teuber HL：Physiological psychology. Annu Rev Psychol. 6：267-296, 1955.
3) Geschwind N：Disconnexion syndrome ina animals

and man. Brain, 88（2）：237-94, 1965.
4) Luria AR：Higher cortical Function in man. Tavistock. 1966.
5) Shallice T：Specific impairments of Planning. Philosophical Transactions of the Royal Society London. Series B 298：199-209, 1982.
6) Baddeley A：Working memory, Oxford：Clarendon Press, 1986.
7) Baddeley A：The episodic buffer；a new component of working memory? Trends in cognitive Sciences, 4：417-423, 2000.
8) Reisberg B and Gauthier S：Current evidence for subjective cognitive impairment（SCI）as the pre-mild cognitive impairment（MCI）stage of subsequently manifest Alzheimer's disease. Alzheimers Dement. 4：S98-S108, 2008.
9) Reisberg B, Prichep L, Mosconi L et al.：The pre-mild cognitive impairment, subjective cognitive impairment stage of Alzheimer's disease. Int Psychogeriatr. 20（1）：1-16, 2008.
10) 濱中淑彦：通過症候群, 精神医学辞典, 弘文堂, 東京 p554, 1992.
11) 宮森孝史：総合的評価法—神経心理学的検査のすすめ方, Journal of Clinical Rehabilitation 別冊　高次脳機能障害のリハビリテーション Ver.2（江藤文夫・他編）, 医歯薬出版株式会社, 2004, pp152-158.
12) 鹿島晴雄, 加藤元一郎：Wisconsin Card Sorting Test（Keio Version）（KWCST）. 脳と精神の医学 6：209-216, 1995.

〔田渕　肇、鹿島晴雄〕

第4章　精神・神経疾患と認知機能

A．精神疾患における認知機能

はじめに

本書の精神・神経疾患と認知機能の項目では、統合失調症、気分障害、認知症、強迫性障害、発達障害、てんかん、神経変性疾患、高次脳機能障害を取り上げてそれぞれの領域の知見がまとめられている。従来の認知機能研究は、病巣の比較的明確な器質性脳障害や認知症における神経心理学として発展してきたが、近年では特に統合失調症での認知障害が注目されるようになり、精神疾患全般にわたり認知機能研究が活発に行われている。統合失調症、気分障害などの精神疾患は、器質性脳疾患と比較して限局性の脳病巣としてではなく、広範な脳システムの機能的偏倚として表れるため、脳の障害領域の把握が難しく、従来の神経心理検査では十分に把握できないこともしばしばある。しかし、脳画像や精神生理学の発展も加わりこうした複雑な精神疾患での、認知障害と精神・行動変化の関連が明らかになってきた。

ここでは、精神疾患における認知機能研究を行う際の方向性や考慮すべき問題点を中心にまとめる。

1．認知障害の定義[28]

認知 cognition あるいは認知機能 cognitive function という用語は、認知症や高次脳機能障害の領域で頻繁に使用され、その際の評価方法となる神経心理検査での異常を認知障害と同義に用いることが多い。日常臨床において、認知障害を認知症や高次脳機能障害の代名詞のように用いることがあり、痴呆を認知症と呼ぶようになった昨今、本邦では認知症以外の精神疾患において認知障害という用語を使用する際には誤解を受けないような配慮が求められる。また、後述するように現在使用されている神経心理検査だけでは認知機能を十分には評価できないということにも留意する必要がある。

認知障害のとらえ方について、米国精神医学会の診断基準であるDSM-Ⅳ-TR[1]を見ると、認知症を定義する際の「記憶障害、失語、失行、失認、実行機能障害」を"認知欠損"、せん妄を定義する際の「記憶欠損、失見当識、言語障害など」を"認知変化"と呼んでいる。また、WHOの診断基準であるICD-10[46]（57頁）では、器質性精神障害全般の定義において「…障害の本質的な病像は2つの主要な症候群を形成している。一方には、常に存在し最も顕著な特徴が、記憶、知能、学習のような認知機能の障害か、あるいは意識や注意のような知覚（sensorium）の障害である症候群がある。他方には、最も目立つ症状が、知覚（perception）（幻覚）、思考内容（妄想）、気分や情緒（抑うつ、高揚、不安）の領域、あるいは人格と行動の全体的なパターンに認められる…」とあり、記憶、知能、学習を認知障害として、意識、注意、個々の精神症状はそれに含めていない。

近年、認知障害研究が急速に進展している統合失調症の領域では、臨床症状としての思考障害自体あるいは陰性症状自体を認知障害と呼ぶ場合がある。DSM-Ⅳ-TR[1]（292～293頁）では、「統合失調症の特徴的症状には、広範囲の認知および感情の障害が含まれ、それらは、知覚、論理的思考、言語および意志の疎通、行動の統御、感情、思考と会話の流暢さや豊かさ、楽しみを享受する能力、意志と欲動、注意力に及ぶ」と記述しており、感情以外の症状自体を広く認知障害としている。一方、陽性症状、陰性症状と並列して認知障害を1つの症状次元と位置づけることもある。例えば、ICD-10[46]（97頁）では「統合失調症の障害は、一般的には、思考と知覚の根本的で独特な歪曲、および不適切なあるいは鈍麻した感情によって特徴付けられる。ある程度の認知障害が経過中に進行することはあるが、意識の清明さと知的能力は通常保たれる」と記述しており、上述のICDにおける器質性精神障害の定義を考慮すると、思考、知覚、感情の症状と並列して、おそらく

記憶や学習などの障害を認知障害ととらえているようである。

以上のように、様々な臨床領域において認知障害の定義が微妙にときに大幅に異なっていることがわかる。同様に基礎医学の領域においても、認知の定義は多様である。脳機能を感覚、知覚、認知、感情、運動などに分ける場合、認知は推理や思考に基づく高次の脳活動を意味する。しかし、心理学における知覚と認知の二分法の議論をみてもわかるように脳機能を画然と要素的に区別することは難しく、最近では、認知を"こころの働き"としてより広義に用いる傾向にある。なお、その際、"こころ"とは生体と外界の情報のやり取りを支える内的仕組みと定義される。例えば、意識的過程と無意識的過程を含んだ心的機能全体に関わる精神機能を認知と定義する立場、精神活動の理性的成分と情動的成分の総称を認知と定義する立場、情報処理の観点から情報の符号化、変換、貯蔵、利用に関わる行動調整のための一連の過程を認知と定義する立場があるが、いずれも認知を広くとらえている。2004年にGazzaniga[12]よって「認知神経科学Ⅲ」が上梓されたが、その中で取り上げられた項目は、「進化と発達」、「可塑性」、「感覚システム」、「運動システム」、「注意」、「記憶」、「言語」、「高次認知機能」、「情動と社会神経科学」、「意識」と多岐にわたっていることからも、認知の意味するものが広範囲であることがわかる。

2. 認知障害の病態論における位置付け

認知障害が精神疾患の病態論の中でどのように位置付けられるかは、認知の定義によって異なってくる。統合失調症を例にあげて、認知障害と臨床症状の関係についていくつかのモデルを検討する（図1）。前項でも述べたように、思考障害や陰性症状を認知障害と定義する場合は、図1のモデル1のように認知障害は臨床症状の1つとして扱われる。

しかし、Zubinの脆弱性仮説[47]、Ciompiの長期展開モデル[8]、Klosterkötterらの層構造モデル[18]、Andreasenの病態モデル[2]においては、それぞれ脆弱性、基本障害、情報処理障害、認知ジスメトリアなどと表現される"認知障害"を疾患の基本的病理としたことから[30]、モデル2のように認知障害を病

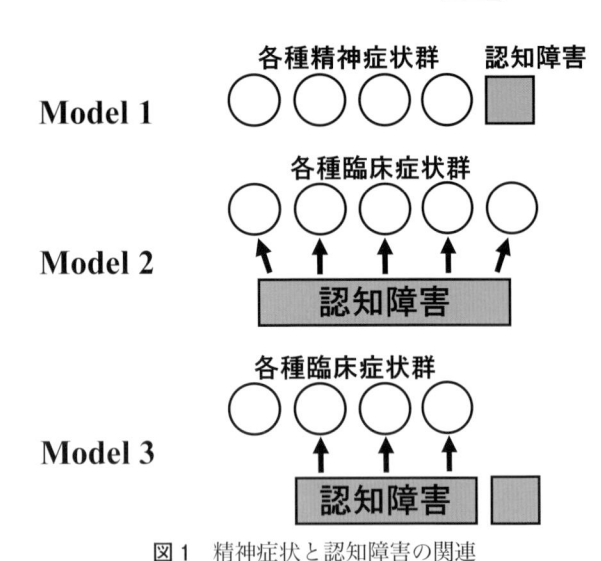

図1 精神症状と認知障害の関連
モデル1は、認知障害が精神症状の1つとして位置付ける概念。モデル2は、基本的障害としての認知障害を基に精神症状が形成されるという概念。モデル3は、モデル2と類似の概念だが、仮説エラーを避けるために、認知障害と関連しない精神症状、精神症状と関連しない認知障害もありうるという概念。

態の中核に位置づけて考えることが多い。さらに認知機能と統合失調症での精神症状との具体的な関連については多くの研究がある。例えば、(1) 知覚・注意の障害と幻覚・妄想（一部は欠陥症状）、(2) 実行機能と欠陥症状、(3) 作業記憶と欠陥症状、思考障害、一部の陽性症状（自己監視の障害と関連する作為体験や幻覚）、(4) 記憶と欠陥症状、思考障害との関連などが指摘されており、複数の認知障害が精神症状の病理に複雑に関与しているものと推定される[28,29]。また、認知障害から精神症状への発展過程について、例えば、Boschは[6]、調整的役割をもつ自動的な情報処理の破綻が、統御処理へ過剰な負荷をかけるために各精神症状が発現するという仮説を提唱している。筆者らは、幻覚・妄想、思考障害、欠陥症状をそれぞれ反映する精神生理指標を用いた研究を通して、各認知障害に統御処理系と調整系の障害が内在しており、調整系のさらなる破綻が精神症状を導くものと考えている[26]。このように、神経心理学、認知心理学、精神生理学などにおける研究から、統合失調症においてはモデル2のように認知障害がその病態の中核的病理として位置付けられるといえる。しかし、仮説エラーを避けるためには、

A．精神疾患における認知機能

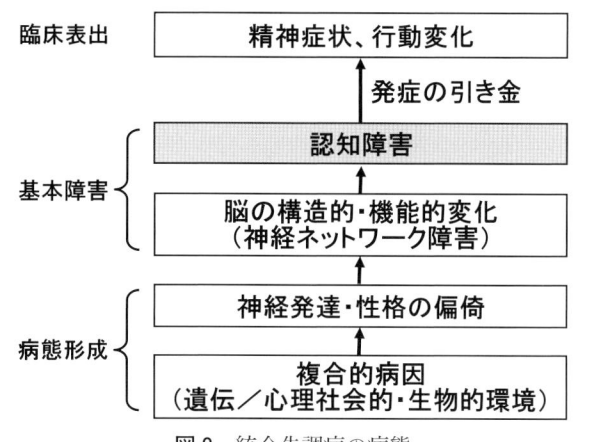

臨床表出：精神症状、行動変化
　↑発症の引き金
基本障害：認知障害／脳の構造的・機能的変化（神経ネットワーク障害）
病態形成：神経発達・性格の偏倚／複合的病因（遺伝／心理社会的・生物的環境）

図2　統合失調症の病態
Andreasen[2]の概念図を基に作成（詳細は本文参照）

モデル3のように認知障害によらない臨床症状群と、逆に臨床症状群に反映されない認知障害の可能性を常に念頭に入れておくべきである。

精神疾患の病態構造を検討する上で、病因による病態形成と基本障害そして臨床表出までの全体像を想定する必要がある。疾患によって異なる点も多いが、Andreasen[2]によって提唱された統合失調症の病態構造を参考にすると、図2のような全体像を描くことができる[28,29]。すなわち、病因には、遺伝的要因と環境要因が想定され、環境要因はさらに生物学的要因と心理社会的要因が区別される。こうした複合的病因によって神経発達などにおける偏倚を惹起し、最終的には脳の構造的変化や機能的変化に到達し、それがある種の神経ネットワークの障害に帰結する。これを基盤にして、基本障害としての認知障害が出現し、最終的に何らかの引き金によって精神症状や行動変化がもたらされるという考えである。これは主に統合失調症や気分障害に適用されると思われるが、それぞれの要因の重み付けを加減すれば他の精神疾患にも適用が可能かもしれない。基礎研究と臨床研究を統合していくトランスレーショナル・リサーチでは、基本障害としての脳の構造的・機能的変化や認知障害は、基礎と臨床をつなげるいわゆるエンドフェノタイプ[14]として有力視され、両者の架け橋的存在でもある。

3．認知障害概念の広がり：神経認知、社会認知、情動認知[28,29]

統合失調症においては、従来の神経心理検査ではおおよそ共通して注意、記憶、思考、判断・計画能力・予期、知的能力にわたり広く障害されており、その中でも注意、記憶、実行機能の障害がより際立つといわれ臨床的に重要な意味をもつことが明らかになり[13]、既に認知障害を統合失調症の診断基準に含めようという動きもある[17]。さらに、統合失調症で深刻な問題となる生活機能や社会的・職業的機能の障害に対して、陰性症状や陽性症状以上に認知障害が大きな影響力をもつことが明らかになってきた[32]。これに伴い社会的・職業的機能に対してより特異的に関連する認知機能の研究が進み、従来研究されてきた認知機能を神経認知 neurocognition と呼ぶのに対して、新たに社会認知 social cognition という認知機能領域が提唱されその生物学的背景も明らかになりつつある[9,10,28,29,38,41]。また、情動や感情に関して情動認知 emotion perception という立場で生物学的研究が進展しつつある[39,40]。ここでは、認知機能を神経認知、社会認知、情動認知と3つに分けたが、これらは相互に重複しており現時点では画然としないところもあり暫定的な考えである。

社会認知は、「自分自身と他人の間の関係についての表象を作り、その表象を社会行動を柔軟に導くために利用する能力」、「他人の意図や気持ちを理解する人間の能力を含むような、社会的相互作用の基底にある心的操作」、「他者に反応し行動に役立つ過程、特に、霊長類に見られる極端に多様で柔軟な社会行動に役立つより高次の認知過程」などと定義される[41]。統合失調症における社会認知の研究は急増しているが、その主な研究対象は、心の理論スキル、表情の感情認知、帰属スタイル（内的、外的事象に対してそれを自分または他人のどちらに帰属させ説明するかという心的様式）、社会的手がかりの認知などである。社会認知の脳局在に関する画像研究も増えており、内側前頭葉、上側頭回、紡錘状回、扁桃体などが重視されている[41]。

情動認知は上記の社会認知とかなり重複する概念であるが、情動の直接関係しない心の理論スキルもあれば、逆に対人関係とは関連しない情動もある[44]。

ここでいう情動認知は、①内的あるいは外的な刺激によって発生した情動の意味が評価され、②文脈や記憶情報をもとにある感情状態を惹起し、さらに、③それらの変化に対してフィードバック調整を行うといった一連の認知処理過程をいう。最近、この領域の生物学的な基礎研究が進展し、それと精神疾患との関連が検討されつつある[39,40]。研究対象としては、プロソディ[16,22]や表情の情動認識、情動体験の表現行動などである。Phillips らは[39]、これまでの基礎研究から、情動の認知処理過程が脳の腹側システム（扁桃体、島、腹側線条体、腹側前帯状回、前頭前野皮質）と背側システム（海馬、背側前帯状回、前頭前野皮質）とが関与するとした。前者の腹側システムは、刺激の情動的意味を評価し（上述の①に相当）、それによって感情状態が発生し自律神経系が反応し（上述の②に相当）、後者の背側システムは、感情状態とそれに伴う行動を意図的に制御する（上述の③に相当）。統合失調症、双極性障害、大うつ病性障害では、それぞれ異なる情動処理障害を示す[40]。

4．認知障害に関するいくつかの臨床的問題点

a．評価方法

前述のように認知障害が精神疾患の病態の中核であるとするなら、その疾患では全例で特異的な認知障害が検出される必要がある。認知機能は通常、神経心理課題を用い行動指標（正答率、誤答率、反応時間など）で評価される。しかし、行動指標を用いるような一般の神経心理検査では検査感度の問題に加えて、脳機能の時間的および空間的特性を評価できないため偽陰性の結果になる場合があり、神経画像や精神生理手法を組み合わせた評価方法の確立が望まれる[15]。実際、統合失調症において、知覚組織化過程に関して比較的単純な標的弁別課題（例えば、continuous performance test）を行うと、神経心理学的に行動指標だけで評価すると正常と判断される[35]。一方、精神生理学的には知覚処理に関する事象関連電位の頂点潜時が有意に遅延するため、知覚組織化過程には何らかの障害の存在が推定される[24]。また、統合失調症の潜在記憶に関しては神経心理学的には正常という報告が多いが、事象関連電位を用いた精神生理評価では異常と報告されている[25]。したがって、各検査方法の限界を十分に考慮して結果を解釈しなければならない。神経認知を評価する神経心理課題を網羅的に施行した場合、異常率の高い統合失調症でも15％程度は正常になる[42]。今後は、疾患特異的な評価法の開発も重要な課題である[29]。

b．認知障害の時間的変化

精神疾患の病態解明と治療開発には、認知障害の出現時期とその経過特性を明らかにすることが重要である。慢性期の統合失調症患者を対象とした後方視的研究[45]によると、①発症前より注意、実行機能・作業記憶の障害がごく軽度存在し発症後も安定して経過する群、②注意、実行機能・作業記憶に加え記憶、眼球運動の障害が発症前はごく軽度であるが発症前後から3～5年間の経過で悪化する群、③重度の注意、実行機能・作業記憶、記憶、眼球運動、言語、視空間知覚の障害が発達の早期から存在し発症後も安定して経過する群の三群に分けられた（文献[29]の図 3-4-3 参照）。これらより統合失調症での認知障害は発病以前から既に存在している可能性が高く、治療的には一次予防が必要となる。さらに、②の群は発症前後での悪化も加わるため、二次、三次予防の対象となる。

近年、早期精神病に対する介入研究が盛んに行われるようになり[23]、発病前において直接的に認知機能を評価することが可能となってきた。Simon ら[43]は、初回精神病エピソード群、超ハイリスク群、基底症状群、患者対照群の4群で神経心理検査を施行したが、認知障害の程度は、初回エピソード群が最も強く、次いで超ハイリスク群が強く、基底症状群と患者対照群は最も軽度でしかも同程度であったことから、認知障害は症状の出現するかなり前から（早期の神経発達異常）と前駆期付近（後期の神経発達異常あるいは神経進行性過程）において2重に形成されることが示唆された（**図3**）。Niendam ら[34]は、精神病の超ハイリスク群に対して包括的治療を行うことによって平均 8.3 ヵ月後で認知機能がどのように変化するかを調べ、20％以上認知機能が改善したのは約半数に及んだことを報告した。最近の画像研究でも前駆期から発病早期における脳構造変化が多数報告されており[37]、それらと認知障害の経過特性

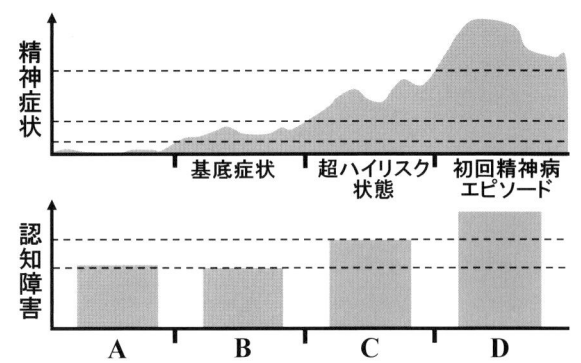

図3 早期介入研究からみた認知障害の形成時期
Simonら[42]のデータを基に、基底症状期以前（A）、基底症状期（B）、超ハイリスク期（C）、初回精神病エピソード（D）での認知障害の程度を示した。A、B以前での障害により認知障害（早期の神経発達障害）が決定され、さらにCからDにかけて認知障害（後期の神経発達障害または神経進行性過程）が悪化し、少なくとも2段階の過程を経て統合失調症での認知障害が形成される。

との関連が注目されている。この領域の研究は、病態と治療に関する重要な知見を提供すると同時に、精神疾患の予防という新たな医療の展開にもつながることが期待される[31]。

c．疾患間の比較

近年の遺伝研究の進展に伴い、統合失調症と感情障害の両疾患に感受性のある遺伝子が見出され[4,11,36]、様々な観点から両疾患の異同に関する議論が展開しており[21,33]、両疾患の神経心理プロフィールを比較する研究が注目されている。例えば、双極性障害と統合失調症における実行機能障害に関しては、診断ではなく症状プロフィールとより関連が深いことが示された（具体的には、躁状態をもつ患者と解体症状をもつ患者での類似性、うつ状態をもつ患者と陰性症状をもつ患者での類似性）[20]。また、気分障害でも精神病症状を伴っている場合は、程度の差異はあるにせよ、統合失調症と類似の記憶、注意と処理速度、実行機能の異常を認めた[42]。精神疾患における認知障害の研究を行う場合は、疾患カテゴリー以上に症状ディメンジョンにも注目して、例えば、縦断的経過での生涯にわたる精神病症状や気分症状の有無を検討するなど[5]、注意深い対象の評価と選択が求められるようになってきた。

前述のように（図3）、統合失調症では前駆期付近での認知的悪化に加えて前駆期以前からも認知障害の存在することが示唆されており[43]、統合失調症に限らず発病前の認知機能と精神疾患との関連は重要な問題である。最近、ニュージーランドで行われた前方視的出生コホート研究で、小児期のIQとその後の成人での精神疾患との関連が報告された[19]。これによると、小児期での低いIQが、統合失調症圏の障害、うつ病、不安障害の危険性増大と、さらに精神疾患の併存数やうつ病の持続期間とも関連し、一方で、小児期での高いIQは成人の躁病の危険性増大と関連していた。躁病は例外として、知能が疾患防衛的に作用している可能性があり、これらのデータは"認知予備力仮説 cognitive reserve hypothesis"を支持する[19]。早期精神病に対する介入研究が急速に進展し、微弱な精神病症状や非常に短期間の精神病症状などを示すような超ハイリスク群（"アットリスク精神状態"）が、精神病圏の疾患の診断基準に合致するような精神病に発展するのは2.5年の追跡で約35％であり[7]、発症しない例が大半であることを考えると、アットリスク精神状態からのレジリエンス（回復力）の意義が治療論において注目される。認知予備力は、最初に障害が発展したときから自らを防御し人生への精神疾患の衝撃を和らげていると仮定され[3]、この領域の研究の発展が期待される。

まとめ

認知障害は精神疾患全般においてそれらの病態の中核を構成している可能性があり、各精神疾患での認知障害を明らかにしていくことが病態解明に重要である。その際、認知の定義や評価法をさらに洗練していく必要がある。さらに、ここではふれなかったが、認知障害は、創薬、認知療法、リハビリテーションの標的となっているように、治療論においても重要な意義をもっている[27]。

文　献

1) American Psychiatric Association：Diagnostic and Statistical Manual of Mental Disorders, Fourth Edition, Text Revision（精神疾患の診断・統計マニュアル．高橋三郎，大野裕，染谷俊幸，訳），医学書院，東京，2002．
2) Andreasen NC：A unitary model of schizophrenia：

Bleuler's "fragmented phrene" as schizencephaly. Arch Gen Psychiatry 56:781-787, 1999.
3) Barnett JH, Salmond CH, Jones PB, et al.: Cognitive reserve in neuropsychiatry. Psychol Med 36:1053-1064, 2006.
4) Berrettini WH: Are schizophrenic and bipolar disorders related? A review of family and molecular studies. Biol Psychiatry 48:531-538, 2000.
5) Boks MPM, Leask S, Vermunt JK, et al.: The structure of psychosis revisited: The role of mood symptoms. Schizophr Res 93:178-185, 2007.
6) Bosch RJ van den: Context and cognition in schizophrenia. In: Advances in the Neurobiology of Schizophrenia: Clinical and Neurobiological Advances in Psychiatry Vol. 1 (ed by Den Boer JA, Westenberg HGM, Praag HM van). John Wiley & Sons, Chichester, pp343-366, 1995.
7) Cannon TD, Cadenhead K, Cornblatt B, et al.: Prediction of psychosis in youth at high clinical risk: A multisite longitudinal study in North America. Arch Gen Psychiatry 65:28-37, 2008.
8) Ciompi L: The dynamics of complex biological-psychosocial systems: Four fundamental psychobiological mediators in the long-term evolution of schizophrenia. Brit J Psychiatry 155 (suppl. 5):15-21, 1989.
9) Corrigan PW, Penn DL (eds): Social Cognition and Schizophrenia. American Psychological Association, Washington, D. C., 2001.
10) Couture SM, Penn DL, Roberts DL: The Functional significance of social cognition in schizophrenia: a review. Schizophr Bull 32:S44-S63, 2006.
11) Craddock N, Owen MJ: Rethinking psychosis: the disadvantages of a dichotomous classification now outweigh the advantages. World Psychiatry 6:84-91, 2007.
12) Gazzaniga MS: The Cognitive Neuroscience Ⅲ, The MIT Press, Massachusetts, 2004.
13) Goldberg TE, David A, Gold JM: Neurocognitive deficits in schizophrenia. In: Schizophrenia, 2nd edition (ed by Hirsch SR, Weinberger D). Blackwell Science, Oxford, pp. 168-184, 2002.
14) Gottesman II, Gould TD: The endophenotype concept in psychiatry: Etymology and strategic intentions. Am J Psychiatry 160:636-645, 2003.
15) Green RL, Gazzaniga MS: Linking neuroimaging and cognitive neuropsychiatry. Cognitive Neuropsychiatry 6:229-234, 2001.
16) 伊藤文晃，松本和紀，海老名幸雄，他：プロソディと統合失調症；プロソディの脳神経機構と統合失調症におけるその障害．脳と精神の医学 16：279-285, 2005.
17) Keefe RSE: Should cognitive impairment be included in the diagnostic criteria for schizophrenia? World Psychiatry 7:22-28, 2008.
18) Klosterkötter J, Gross G, Huber G: Das Konzept der Prozessactivität bei idiopathischen Psychosen. Nervenarzt 60:740-744, 1989.
19) Koenen KC, Moffitt TE, Roberts AL, et al.: Childhood IQ and adult mental disorders: A test of the cognitive reserve hypothesis. Am J Psychiatry 166:50-57, 2009.
20) Kravaritia E, Dixona T, Frith C, et al.: Association of symptoms and executive function in schizophrenia and bipolar disorder. Schizophr Res 74:221-231, 2005.
21) Marneros A, Akiskal HS: The Overlap of Affective and Schizophrenic Spectra. Cambridge University Press, Cambridge, 2007.
22) Matsumoto K, Samson GT, O'Daly OD, et al.: Prosodic discrimination in patients with schizophrenia. Br J Psychiatry 189:180-181, 2006.
23) 松本和紀：早期精神病の早期介入に向けた新たなアプローチ：アットリスク精神状態／前駆期を中心に．精神医学 49：342-353, 2007.
24) Matsuoka H, Matsumoto K, Yamazaki H, et al.: Delayed visual NA potential in remitted schizophrenia: A new vulnerability marker for psychotic relapse under low-dose medication. Biol Psychiatry 45:107-115, 1999.
25) Matsuoka H, Matsumoto K, Yamazaki H, et al.: Lack of repetition priming effect on visual event-related potentials in schizophrenia. Biol Psychiatry 46:137-140, 1999.
26) 松岡洋夫，松本和紀：精神分裂病の脆弱性とその臨床指標．精神医学 43：236-249, 2001.
27) 松岡洋夫：統合失調症における治療標的としての認知障害．精神経誌 107：89-93, 2005.
28) 松岡洋夫：統合失調症の認知機能障害に関する臨床的問題点．臨床精神薬理 10：1153-1160, 2007.
29) 松岡洋夫：認知障害仮説．統合失調症の治療；基礎と臨床（佐藤光源，丹羽真一，井上新平編）．朝倉書店，東京，pp54-64, 2007.
30) 松岡洋夫，佐藤光源：ストレス脆弱性仮説．統合失

調症の治療；基礎と臨床（佐藤光源，丹羽真一，井上新平編）．朝倉書店，東京，pp64-70, 2007.
31) 松岡洋夫，松本和紀：統合失調症の早期介入と予防．臨床精神薬理．（印刷中）
32) Mueser KT：Cognitive functioning, social adjustment and long-tern outcome in schizophrenia. In：Cognition in Schizophrenia：Impairments, Importance and Treatment Strategies（ed by Sharma T, Harvey P）. Oxford, New York, pp. 157-177, 2000.
33) Murray RM, Sham P, Van Os J, et al.：A developmental model for similarities and dissimilarities between schizophrenia and bipolar disorder. Schizophr Res 71：405-416, 2004.
34) Niendam TA, Bearden CE, Zinberg J：The course of neurocognition and social functioning in individuals at ultra high risk for psychosis. Schizophr Bull 33：772-781, 2007.
35) Nuechterlein KH, Dawson ME, Gitlin DM, et al.：Developmental processes in schizophrenic disorders；Longitudinal studies of vulnerability and stress. Schizophr Bull 18：387-425, 1992.
36) Owen MJ, Craddock N, Jablensky A：The genetic deconstruction of psychosis. Schizophr Bull 33：905-911, 2007.
37) Pantelis C, Velakoulis D, Wood SJ, et al.：Neuroimaging and emerging psychotic disorders；The Melbourne ultra-high risk studies. Int Rev Psychiat 19：373-381, 2007.
38) Penn DL, Corrigan PW, Bentall RP, et al.：Social cognition in schizophrenia. Psychol Bull 121：114-132, 1997.
39) Phillips ML, Drevets WC, Rauch SL, et al.：Neurobiology of emotion perception Ⅰ：The neural basis of normal emotion perception. Biol Psychiatry 54：504-514, 2003.
40) Phillips ML, Drevets WC, Rauch SL, et al.：Neurobiology of emotion perception Ⅱ：Implications for major psychiatric disorders. Biol Psychiatry 54：515-528, 2003.
41) Pinkham AE, Penn DL, Perkins DO, et al.：Implications for the neural basis of social cognition for the study of schizophrenia. Am J Psychiatry 160：815-824, 2003.
42) Reichenberg A, Harvey PD, Bowie CR et al.：Neuropsychological function and dysfunction in schizophrenia and psychotic affective disorders. Schizophr Bull doi：10.1093/schbul/sbn044, May 2008.
43) Simon AE, Cattapan-Ludewig K, Zmilacher S, et al.：Cognitive functioning in the schizophrenia prodrome. Schizophr Bull 33：761-771, 2007.
44) Völlm BA, Taylor ANW, Richardson P, et al.：Nueronal correlates of theory of mind and empathy：A functional magnetic resonance imaging study in a nonverbal task. NeuroImage 29：90-98, 2006.
45) Weickert TW, Goldberg TE, Gold JM, et al.：Cognitive impairment in patients with schizophrenia displaying preserved and compromised intellect. Arch Gen Psychiatry 57：907-913, 2000.
46) World Health Organization：The ICD-10 Classification of Mental and Behavioural Disorders；Clinical Descriptions and Diagnostic Guidelines.（精神および行動の障害；臨床記述と診断ガイドライン．融道男，中根允文，小見山実，監訳）．医学書院，東京，1995.
47) Zubin J, Spring B：Vulnerability：A new view on schizophrenia. J Abn Psychology 86：103-126, 1977.

（松岡　洋夫・松本　和紀）

B. 統合失調症と認知機能

I. 総論（導入）

はじめに

統合失調症における認知機能の研究の進歩は、大まかに3つの時期に分けられると思われる。まず、1960年代から1970年代を通じての認知心理学的研究がある。この時期の優れた研究としては、Kohら（1973）の統合失調症における記憶の組織化（体制化）についての研究がある。次は、1980年頃以降で、患者の脳に形態学的変化が生じていることが明らかになるのと平行して、神経心理学的（認知）機能が本格的に検討されるようになった。この時期の初期の代表的研究としては、感度の高い神経心理学的検査を統合失調症患者に施行したKolbとWhishaw（1983）の報告がある。第3は、2000年頃から現代までで、認知機能と転帰との関連が示され（Greenら、2000、2004）、非定型抗精神病薬が認知機能障害、さらに脳の形態と機能に対しても一定の改善効果のあることが明らかになり、統合失調症の認知機能障害は、精神科臨床における重要な課題となってきた。

このように統合失調症の認知機能障害の研究の進歩は、脳の形態学的変化への理解と表裏の関係にあることから、ここでは、まず、1. 統合失調症の脳の形態学的変化の概要を述べ、次いで、ISI web of scienceデータベースから、schizophreniaとneuropsychology、あるいはcognitive functionをキーワードとして論文を検索した結果を参考に、2. 統合失調症の認知機能障害、3. 統合失調症の認知機能障害が生じる時期、そして、4. 統合失調症の認知機能障害と脳の形態学的変化との関連について述べることにしたい。

1. 統合失調症の脳の形態学的変化

Kraepelin（1899）は、「早発性認知症（dementia praecox）」の臨床症状と機能障害から、前頭葉と側頭葉の病理学的変化を推定したが、それは長い間仮説に留まっていた。しかし、1976年にJohnstoneがX線CTを用いて、慢性統合失調症患者の脳室拡大を報告して以来、X線CT、次いで、磁気共鳴画像（MRI）を用いた多数の研究が行われた。その結果、統合失調症患者群では、健常対照群に比べて、軽度ながら、有意の形態学的変化が生じていることがほぼ確立されるに至った。

図1は、三次元MRIによるvoxel-based morphometry（VBM）の結果である（Kawasakiら、2004）。健常者（平均年齢24.0歳）に比べて、統合失調症患者（平均年齢25.8歳）では、左の中・下前頭回、両側の上側頭回（左優位）、内側前頭葉、眼窩前頭回、内側側頭葉構造、島回などに体積の減少が認められた。VBMを用いたMRI研究のメタ解析（Honea, 2005）でも、15報告中、半数以上で有意な体積減少が報告されている脳部位は、左右の上側頭回、左の内側側頭葉、下前頭回、中前頭回などであった。脳の体積測定のgold standardとされる関心領域法でもほぼ同様の結果が確認されているが（Suzukiら、2005；Takahashiら、2005、2006）、一次の聴覚野であるHeschl横回の体積減少も認められている（Kasaiら、2003；Takahashiら、2006）。

このように統合失調症では、主として、中・下前頭回と上側頭回（左優位半球の言語領野が含まれる）、内側前頭葉（前部帯状回、上前頭回など）、内側側頭葉構造（扁桃体、海馬、海馬傍回）と島回に体積減少が認められている。

神経心理学的視点からは、このような形態学的変化に対応して、どのような神経心理学的機能（認知機能）の変化が生じているかということが問題となる。なお、ここで、注意するべきことは、統合失調症の脳の形態学的変化はどの部位をとっても健常者との重なりが大きいことである。形態学的変化といっても患者群と健常群との統計学的有意差であ

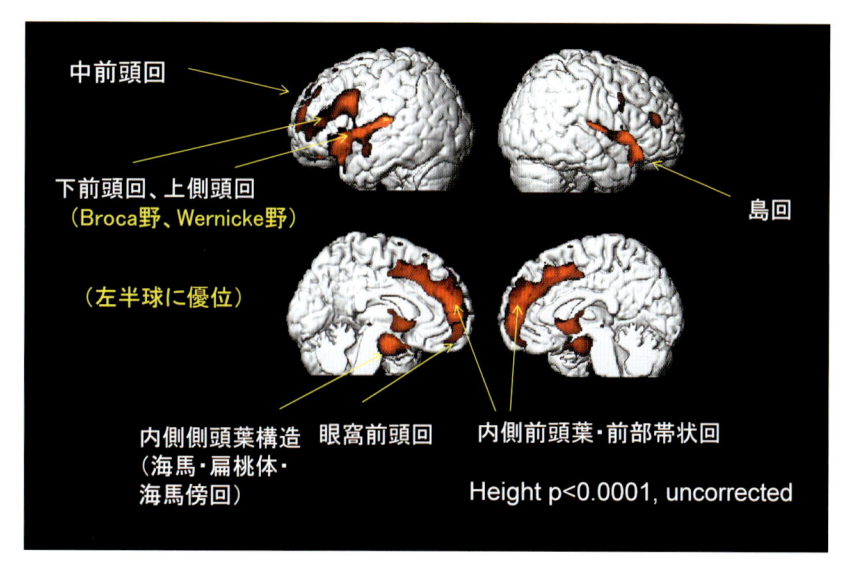

図1 統合失調症（N＝25）の脳灰白質密度の減少領域：三次元MRIによるvoxel-based morphometry
健常対照群（N＝50）と比べて、灰白質密度の減少していた領域を赤で示した（Kawasaki et al：Eur Arch Psychiatry Clin Neurosci, 2004）。

り、従来の神経心理学が主な対象としてきた粗大な局在的脳損傷とは病変の性質が異なる。

では、このような脳の形態学的変化はいつ生じたのだろうか。まず、左の海馬-扁桃体複合の体積減少は、統合失調症患者の家族成員にもみられ（Seidmanら、1999）、第一度親族の海馬体積は減少し、それは患者と有意差がなかった（Seidmanら、2002）。メタ解析でも、健常者に比べて患者の第一度親族に認められる変化は、海馬体積の減少であった（Boosら、2007）。したがって、海馬体積の減少は、疾患自体の病理学的変化というよりも、脆弱性に関連し、病前から存在していた可能性がある。

前駆期における脳体積の変化については、Sunら（2009）が、高危険グループを約1年間追跡調査した結果では、後に精神病に移行した群（12例、平均年齢19.5歳）では、この期間に右の前頭葉体積が有意に減少し、左の前頭葉体積には減少傾向が認められた。他方、精神病に移行しなかった群（23例、平均年齢20.2歳）では、有意の変化は認められなかった。このことから、前駆期において、前頭皮質の体積の減少が進行することが示唆された。

発症後については、未治療精神病期間が長い症例ほど、左側頭平面の体積が小さいことが報告されている（Takahashiら、2007）。Hirayasuら（1998）によれば、初回エピソード統合失調症（17例）の左後部上側頭回の体積は健常群（18例）に比べて、12.8%減少していた。同じくハーバード大学で同じ方法で、Kasaiら（2003）は、再受診した患者（13例、一部は、Hirayasuらの症例と重なる）について、平均1.5年後の縦断的測定を行った。その結果、この期間に左後部上側頭回の体積はさらに平均9.6%減少していた。慢性期の統合失調症に見られるこの部位の体積減少は、健常群の値の10数%であること（Shentonら、1992）を考慮すると、両報告を合わせると、治療開始後約1.5年で形態学的変化はプラトーに達している可能性が示唆される。実際に、同じ施設で同じ方法で、慢性期統合失調症（16例）について、平均3.1年後の縦断的測定がされたが、統合失調症患者のこの部位の体積変化は、健常群と有意差はなかった（吉田ら、2006）。これらの報告に基づけば、統合失調症患者の脳、とくに上側頭回の体積減少は、前駆期から発症後の平均1.5年までの比較的短期間に進行し、その後は、ほぼ安定するようである。

2. 統合失調症の認知機能障害

統合失調症の認知機能障害については、Bilder ら（2000）の論文がよく引用されている（引用回数 311）。これは、94 例の初回エピソードの統合失調症と 36 例の健常者に 41 の神経心理学的テストを施行した研究である。その結果、統合失調症患者は全般的な神経心理学的機能の低下を示したが、学習/記憶の障害が、患者と健常者をもっとも識別できた。実行/注意機能の障害が、全般的機能水準と転帰にもっとも関連した。統合失調症の認知機能障害としては、言語性記憶の障害がもっとも著しいことは、諸研究者によりほぼ一致して指摘されていて（Saykin ら、1994；Toulopoulou ら、2003）、effect size がもっとも大きいのも、言語性記憶の障害であった（Heinrichs と Zakzanis, 1998、引用回数 546；Matsui ら、2007；Mesholam-Gately ら、2009）。

認知機能障害の縦断的な変化については、Nopoulos ら（1994；引用回数 82）は、35 例の初発、あるいは最近発症した統合失調症について、一連の神経心理学的検査を施行し、1、ないし 2 年後に再検査した。その結果、運動速度、言語性・非言語性記憶や言語学習を含めて、多くの認知機能は安定していたが、複合的注意（Trails B）とセットの移行（Stroop）では、有意な改善がみられ、これらは、臨床症状の変化と相関した。Sweeney ら（1991；引用回数 98）は、39 例の統合失調症入院患者について、急性エピソード改善後と退院後 1 年に一連の神経心理学的検査を施行し、いくつかの検査値が改善することを報告した。横断的研究では、Hoff ら（1992）は、初回エピソードの統合失調症様障害（平均年齢 26.1±6.5 歳）と慢性統合失調症（平均年齢 31.1±8.5 歳）の神経心理学的機能は同程度に障害されていることを示した。

統合失調症の記憶障害についての Aleman ら（1999）の論文もよく引用されている（引用回数 257）。これは、70 研究についてのメタ解析で、その結果、統合失調症の記憶障害の程度は、年齢、処方、罹病期間、患者の状態、精神症状の重症度や陽性症状の影響はなかった。しかし、陰性症状は、記憶障害と軽度ながら有意に関連した。

では、統合失調症患者の認知機能は、健常者に比べて、どの程度低下しているのだろうか。Kolb と

表1 健忘症候群と統合失調症患者の記憶障害の比較

	健忘症候群	統合失調症
全般的知的機能	→	→↓
短期記憶	→	→
エピソード記憶	↓	↓
意味記憶[1]	→	↓
手続き記憶	→	→
プライミング効果	→	→
記憶のストラテジー	→	↓

[1] 語の意味や誰もがもっている共通の知識。Silly sentences test（文章の正誤判断：例．ネズミには歯がある；机は服を着る）
（倉知と住吉：精神分裂病と記憶障害、中山書店（1999）より引用）

Whishaw（1983）の研究では、統合失調症患者（男性 20 例、女性 10 例；平均年齢 28.5 歳）の論理的記憶の直後再生のスコアは、健常群（男性 15 例、女性 15 例；平均年齢 30.1 歳）の 61.5% であった。Toulopoulou ら（2003）のデータでは、統合失調症患者の論理的記憶のスコアは、健常群の 62.8% であった。Matsui ら（2007）は、統合失調症 35 例（男性 20/女性 15）と健常者 24 例（男性 16/女性 8）について一連の神経心理学的検査を施行した。この研究では、両群の男女比と平均年齢（患者群 28.1 歳；健常群 28.1 歳）だけでなく、教育年数も合わせてある（患者群 13.0 年；健常対照群 13.8 年）。その結果、患者群のスコアは、健常群の 60.1%（論理的記憶Ⅰ）と 56.7%（論理的記憶Ⅱ）であった。さらに低い値の報告もあるが（Egan ら、2001）、統合失調症患者群の言語性記憶は、健常群に比べて、6 割位に低下しているようである。

統合失調症患者の認知機能障害の中で、記憶障害がもっとも顕著で、その記憶機能がこれほど低下しているとすれば、それは健忘症候群とどう異なるのだろうか。McKenna グループを中心とする、健忘症候群と統合失調症の記憶障害の比較検討結果をまとめると**表1**のごとくである（倉知と住吉、1999）。Duffy と O'Carroll（1994）は、40 例の統合失調症患者のエピソード記憶と意味記憶を、18 例のアルコール性コルサコフ症候群患者と比較した。その結果、統合失調症患者のエピソード記憶は、全般的認知機能に比べて不釣り合いに低下しているものの、その

低下はコルサコフ症候群の患者の方が強かった。しかし、意味記憶課題（Silly sentences test）の遂行は、統合失調症患者の方で誤りが多く、正誤の判断も遅かった。この遅さは、他の速さに関する課題（WAISの符号問題）が両群でほぼ同じであることから、単なる反応の遅さからは説明できず、意味記憶の障害と解釈された。Silly sentences test とは、「ねずみには歯がある」とか「机は服を着る」のような50の文章の正誤判断を求める検査である。統合失調症の意味構造については、カテゴリー流調性（動物名の列挙）を用いて、Sumiyoshi ら（2001）が、優れた分析を行っている。

Iddon ら（1998）は、平均のWAIS言語性IQが102.9である統合失調症患者群について、記憶のストラテジーについて検討した。その結果、統合失調症患者は、言語性記憶課題（16単語4カテゴリー）で低値を示す点では、側頭葉切除患者と似ていたが、ストラテジーのスコア（同じカテゴリーの連続再生数）が低いという点では、前頭葉切除やパーキンソン病患者と似ていた。これらの所見から、統合失調症では、側頭葉領域と前頭葉-皮質下領域の双方の障害が推定された。

3．統合失調症の認知機能障害が生じる時期について

患者の家族の認知機能は、患者ほどではないが、軽度に低下していることが報告されている。Touloupoulou（2003）の論文の表によれば、論理的記憶スコアは、健常群の値に比べて、家族（主として第一度親族）は83.5％、患者群では62.8％であった。したがって、記憶機能の低下は、家族にもみられる第1段階に加えて、患者では、第2段階の変化が生じているとみなされよう。

前駆状態、あるいは前方視的には、こころのリスク状態についての認知機能については、いくつかの報告がある。記憶機能については、Brewerら（2005）の優れた報告がある。Brewerらは、健常群37例、超高危険群98例について認知機能検査を施行し、1年から3年の追跡調査を行った。その結果、後に精神病に移行した群（34例）と移行しなかった群（64例）の初回検査時の相違は、とくに言語性記憶にみられ、移行群の論理的記憶のスコアは、健常群の85.0％であったのに対して、非移行群では、健常群の94.1％でほぼ保たれていた。病前から論理的記憶のスコアの低い群が発病しやすいという可能性も否定できないが、疾患過程のはじまりが論理的記憶に鋭敏に反映されるのかもしれない。

未治療精神病期間と認知機能障害との関連については、Gayer ら（2009）らは、初回エピソードの精神病患者について、未治療精神病期間が deterioration index（WAISの下位検査から構成されている）と有意に相関することを報告した。そして、未治療期間が1ヵ月未満の群に比べて、6ヵ月を超える群では deterioration index が有意に低下していた。他方、Goldberg ら（2009）は、未治療精神病期間と認知機能が相関しなかったことを報告しているが、彼らの研究対象の未治療精神病期間は著しく長いようである。形態画像からは、精神病症状の発症後、一定期間は認知機能が低下し、その後は比較的安定する可能性が示唆される。したがって、今後、偏りの少ない対象群について、適切な認知機能検査で検討することが必要と思われる。

4．統合失調症の認知機能障害と脳の形態との関連

Antonova ら（2004）は、統合失調症の脳構造と神経認知との関連について、1991から2003年までの報告をまとめた（引用回数100回）。そのレビューによれば、上前頭回と前部帯状回の体積は実行機能の障害と関連する傾向があった。側頭葉体積は遂行速度および正確さと、海馬体積は記憶および実行機能と、そして、海馬傍回の体積は言語的能力および抽象/カテゴリー化と相関した。線条体の大きさは目的指向性行動に関連した。

Seidman ら（1994）は、17例の慢性期統合失調症患者について、認知機能と脳形態との関連を検討した（引用回数119）。その結果、前頭前野機能と背外側前頭前皮質体積とが有意に相関した。長期記憶も背外側前頭前皮質体積と相関し、統合失調症の記憶の再生の障害には、前頭前野が関与することが示唆された。Baare ら（1999）も統合失調症患者の言語性と視覚性記憶障害が左右の前頭前野の灰白質体積

と相関することを報告している（引用回数86回）。Matsuiら（2008）の研究も、統合失調症患者の記憶のストラテジー（組織化）の障害が、Noharaら（2000）の機能画像の所見が示唆していた下前頭回など前頭前野の体積と関連することを示唆している。したがって、統合失調症患者の記憶障害は、内側側頭葉構造の変化（第1段階）に、前頭葉の変化（第2段階）が加わって生じている可能性が高いと思われる。もし、そうであれば、それは側頭-前頭2段階発症仮説（Kurachi, 2003）を支持することになる。

最近のdiffusion tensor imagingを用いた研究によれば、統合失調症のエピソード記憶の障害は鈎状束（下前頭領域と前部側頭領域との結合線維）のfractional anisotoropy（FA）の減退と相関し（Nestorら、2008；Szeskoら、2008）、実行機能障害は帯状束（前頭領域と扁桃体や視床との結合線維）のFAの減退と相関したという（Nestorら、2008）。

おわりに

統合失調症では、主として、中・下前頭回と上側頭回（左半球優位；Heschl回を含む）、内側前頭葉（前部帯状回、上前頭回など）、内側側頭葉構造（海馬、扁桃体、海馬傍回）、島回などに形態学的変化が生じている。認知機能障害としては、記憶障害が顕著で、ついで実行機能や注意機能の障害が認められる。記憶障害は、内側側頭葉構造と背外側前頭前野の形態学的変化と関連するようであるが、形態学的変化に対応した認知機能の障害については、今後さらに検討される必要があると思われる。近年、統合失調症における社会認知や心の理論の障害の研究が進んでいるが、これについては、次節を参照されたい。

形態学的変化と同様に（Nakamuraら、2004；Kawasakiら、2007）、認知機能障害のパターンは、診断的にも有用となる可能性がある。現在の非定型抗精神病薬がある程度の認知機能改善作用を有することを考慮すると、被検者の認知機能の低下が少ない時期に早期介入を行えば、認知機能をかなり回復させることができるかもしれない。

文献

1) Aleman A, Hijman R, de Haan EHF, et al.：Memory impairment in schizophrenia：A meta-analysis. Am J Psychiatry 156：1358-1366, 1999.
2) Antonova E, Sharma T, Morris R, et al.：The relationship between brain structure and neurocognition in schizophrenia：a selective review. Schizophr Res 70：117-145, 2004.
3) Baare WFC, Pol HEH, Hijman R, et al.：Volumetric analysis of frontal lobe regions in schizophrenia：Relation to cognitive function and symptomatology. Biol Psychiatry 45：1597-1605, 1999.
4) Bilder RM, Goldman RS, Robinson D, et al.：Neuropsychology of first-episode schizophrenia：initial characterization and clinical correlates. Am J Psychiatry 157：549-559, 2000.
5) Boos HBM, Aleman A, Cahn W, et al.：Brain volumes in relatives of patients with schizophrenia. A meta-analysis. Arch Gen Psychiatry 64：297-304, 2007.
6) Brewer WJ, Francey SM, Wood SJ, et al.：Memory impairments identified in peoploe at ultra-high risk for psychosis who later develop first-episode psychosis. Am J Psychiatry 162：71-78, 2005.
7) Duffy L, O'Carroll R：Memory impairment in schizophrenia：A comparison with that observed in the alcoholic Korsakoff syndrome. Psychol Med 24：155-166, 1994.
8) Egan MF, Goldberg TE, Gscheidle T, et al.：Relative risk for cognitive impairments in siblings of patients with schizophrenia. Biol Psychiatry 50：98-107, 2001.
9) Gayer K, Dooley B, Lawlor E, et al.：Cognitive deterioration and duration of untreated psychosis. Early Intervention Psychiatry 3：157-160, 2009.
10) Goldberg TE, Burdick KE, McCormack J, et al.：Lack of an inverse relationship between duration of untreated psychosis and cognitive function in first episode schizophrenia. Schizophr Res 107：262-266, 2009.
11) Green MF, Nuechterlein KH：Should schizophrenia be treated as a neurocognitive disorder? Schizophr Bull 25：309-319, 1999.
12) Green MF, Kern RS, Braff DL, et al.：Neurocognitive deficits and functional outcome in schizophrenia：Are we measuring the "right stuff"? Schizophr Bull 26：119-136, 2000.
13) Green MF, Kern RS, Heaton RK：Longitudinal studies of cognition and functional outcome in

schizophrenia: implications for MATRICS. Schizophr Res 72: 41-51, 2004.
14) Heinrichs RW, Zakzanis KK: Neurocognitive deficit in schizophrenia: A quantitative review of the evidence. Neuropsychology 12: 426-445, 1998.
15) Hirayasu Y, Shenton ME, Salisbury DF, et al.: Lower left temporal lobe MRI volumes in patients with first-episode schizophrenia compared with psychotic patients with first-episode affective disorder and normal subjects. Am J Psychiatry 155: 1384-1391, 1998.
16) Hoff AL, Riordan H, Odonnell DW, et al.: Neuropsychological functioning of 1st episode schizophreniform patients. Am J Psychiatry 149: 898-903, 1992.
17) Honea R, Crow TJ, Passingham D, et al.: Regional deficits in brain volume in schizophrenia: A meta-analysis of voxel-based morphometry studies. Am J Psychiatry 162: 2233-2245, 2005.
18) Iddon JL, McKenna PJ, Sahakian BJ, et al.: Impaired generation and use of strategy in schizophrenia: evidence from visuospatial and verbal tasks. Psychol Med 28: 1049-1062, 1998.
19) Johnstone EC, Crow TJ, Frith CD, et al.: Cerebral ventricular size and cognitive impairment in chronic schizophrenia. Lancet ii: 924-926, 1976.
20) Kasai K, Shenton ME, Salisbury DF, et al.: Progressive decrease of left superior temporal gyrus gray matter volume in patients with first-episode schizophrenia. Am J Psychiatry 160: 156-164, 2003.
21) Kasai K, Shenton ME, Salisbury DF, et al.: Progressive decrease of left Heschl gyrus and planum temporale gray matter volume in first-episode schizophrenia. Arch Gen Psychiatry 60: 766-775, 2003.
22) Kawasaki Y, Suzuki M, Nohara S, et al.: Structural brain differences in patients with schizophrenia and schizotypal disorder demonstrated by voxel-based morphometry. Eur Arch Psychiatry Clin Neurosci 254: 406-414, 2004.
23) Kawasaki Y, Suzuki M, Kherif F, et al.: multivariate voxel-based morphometry successfully differentiates schizophrenia patients from healthy controls. NeuroImage 34: 235-242, 2007.
24) Koh SD, Kayton L, Berry R: Mnemonic organization in young nonpsychotic schizophrenics. J Abnorm Psychol 81: 299-310, 1973.
25) Kolb B, Whishaw LQ: Performance of schizophrenic patients on tests sensitive to left or right frontal, temporal, or parietal function in neurological patients. J Nervous Mental Disease 171: 435-443, 1983.
26) Kraepelin E（西丸四方，西丸邦夫訳）：精神分裂病，みすず書房，1986.
27) 倉知正佳，住吉太幹：精神分裂病と記憶障害．In：松下正明総編集：臨床精神医学講座 S2, 記憶の臨床，pp394-412, 中山書店，1999.
28) Kurachi M: Pathogenesis of schizophrenia: Part II. Temporo-frontal two-step hypothesis. Psychiatry Clin Neurosciences 57: 9-15, 2003.
29) Matsui M, Yuuki H, Kato K, et al.: Schizotypla disorder and schizophrenia: A profile analysis of neuropsychological functioning in Japanese patients. J International Neuropsychological Society 13: 672-682, 2007.
30) Matsui M, Suzuki M, Zhou S-Y, et al.: The relationship between prefrontal brain volume and characteristics of memory strategy in schizophrenia spectrum disorders. Prog Neuro-Psychopharmacology & Biol Psychiatry 32: 1854-1862, 2008.
31) Mesholam-Gately RI, Giuliano AJ, Goff KP, et al.: Neurocognition in first-episode schizophrenia: a meta-analytic review. Neuropsychology 23: 315-336, 2009.
32) Nakamura K, Kawasaki Y, Suzuki M, et al.: Multiple structural brain measures obtained by three-dimensional magnetic resonance imaging to distinguish between schizophrenia patients and normal subjects. Schizophr Bull 30: 393-404, 2004.
33) Nestor PG, Kubicki M, Niznikiewicz M, et al.: Neuropsychological disturbance in schizophrenia: A diffusion tensor imaging study. Neuropsychology 22: 246-254, 2008.
34) Nohara S, Suzuki M, Kurachi M, et al.: Neural correlates of memory organization deficits in schizophrenia. A single photon emission computed tomography study with ^{99m}Tc-ethyl-cysteinate dimmer during a verbal learning task. Schizophr Res 42: 209-222, 2000.
35) Nopoulos P, Flashman L, Flaum M, et al.: Stability of cognitive-functioning early in the course of schizophrenia. Schizophr Res 14: 29-37, 1994.
36) Saykin AJ, Shtasel DL, Gur RE, et al.: Neuropsy-

chological deficits in neuroleptic naïve patients with first-episode schizophrenia. Arch Gen Psychiatry 51：124-131, 1994.
37) Seeney JA, Haas GL, Keip JG, et al.：Evaluation of the stability of neuropsychological functioning after acute episodes of schizophrenia：one-year followup study. Psychiatry Res 38：63-76, 1991.
38) Seidman LJ, Yurgeluntodd D, Kremen WS, et al.：Relationship of prefrontal and temporal-lobe MRI measures to neuropsychological performance in chronic schizophrenia. Biol Psychiatry 35：235-246, 1994.
39) Seidman LJ, Farone SV, Goldstein JM, et al.：Thalamic and amygdala-hippocampal volume reductions in first-degree relatives of patients with schizophrenia：An MRI-based morphometric analysis. Biol Psychiatry 46：941-954, 1999.
40) Seidman LJ, Faraone SV, Goldstein JM, et al.：Left hippocampal volume as a vulnerability indicator for schizophrenia. Arch Gen Psychiatry 59：839-849, 2002.
41) Shenton ME, Kikinis R, Jolesz FA, et al.：Abnormalities of the left temporal lobe and thought disorder in schizophrenia. A quantitative magnetic resonance imaging study. New Eng J Med 327：604-612, 1992.
42) Sumiyoshi C, Matsui M, Sumiyoshi T, et al.：Semantic structure in schizophrenia as assessed by the category fluency test：Effect of verbal intelligence and age of onset. Psychiatry Res 105：187-199, 2001.
43) Sun D, Phillips L, Velakoulis D, et al.：Progressive brain structural changes mapped as psychosis develops in 'at risk' individuals. Schizophr Res 108：85-92, 2009.
44) Suzuki M, Zhou S-Y, Takahashi T, et al.：Differential contributions of prefrontal and tempololimbic pathology to mechanisms of psychosis. Brain 128：2109-2122, 2005.
45) Szeszko PR, Robinson DG, Ashtari M, et al.：Clinical and neuropsychological correlates of white matter abnormalities in recent onset schizophrenia. Neuropsychopharmacology 33：976-984, 2008.
46) Takahashi T, Suzuki M, Zhou S-Y, et al.：Volumetric MRI study of the short and long insular cortices in schizophrenia spectrum disorders. Psychiatry Res：Neuroimaging 138：209-220, 2005.
47) Takahashi T, Suzuki M, Zhou S-Y, et al.：Morphologic alterations of the parcellated superior temporal gyrus in schizophrenia spectrum. Schizophr Res 83：131-143, 2006.
48) Takahashi T, Suzuki M, Tanio R, et al.：Volume reduction of the left planum temporale gray matter associated with long duration of untreated psychosis in schizophrenia：A preliminary report. Psychiatry Res：Neuroimaging 154：209-219, 2007.
49) Toulopoulou T, Morris RG, Rabe-Hesketh S, et al.：Selectivity of verbal memory deficit in schizophrenic patients and their relatives. Am J Med Genetics Part B (Neuropsychiatric Genetics) 116B：1-7, 2003.
50) 吉田　猛, Niznikiewicz M, 中村元昭, 他：慢性統合失調症における上側頭回皮質および扁桃-海馬複合体体積における前方視的研究. 第28回日本生物学的精神医学会抄録, p407, 名古屋, 2006.

〔倉知　正佳〕

II. 統合失調症の認知機能障害研究——陽性症状の形成機構——

はじめに

近年、統合失調症の中核的障害として、認知機能障害への関心が高まりつつあり、統合失調症の神経科学が隆盛である。これまでの研究については、総論にて詳細に紹介されており、参照していただきたい。

統合失調症の認知機能障害研究の目的はさまざまであるが、あらゆる精神症状を導きうるような「基本障害」としての認知機能障害の解明が大きな目標であろう。しかしながら、認知機能障害と精神症状との関係についてはよくわかっておらず、「基本障害」としての認知機能障害については未だに不明である。今のところ、陰性症状や社会機能との関連が報告されてきているが、それらの症状がどのような認知機能障害からいかに導かれるかについてはよくわかっていない。また、一級症状などの陽性症状については、認知機能障害との関連は乏しいという見解に収束しつつあるようである。

統合失調症の「基本障害」としての認知機能障害について考えるとき、特異性の高い陽性症状をターゲットとした研究が重要であると考える。陽性症状との関連は乏しいとのことであるが、あくまでも既存の神経心理学的検査によって評価されるような認知機能障害との関連が乏しいというだけであることに留意すべきである。これまでの認知機能障害研究では、客観的・定量的に評価可能な症状のみを対象としてきており、陽性症状のような、主観的・定性的な症状については検討されてこなかった。というよりも、主観的体験を対象とし得るような方法論がなかったといえる。このような方法論的問題に因って、陽性症状との関連が乏しいとみなされてきた可能性が高いのである。

本稿では、陽性症状をターゲットとした認知機能障害研究について紹介する。統合失調症の認知機能障害研究において、"主観性（subjectivity）" をいかに扱っていくかは重要な課題であり、主観的体験を実証的に評価するための方法論について考えていかなければならない。

1. 認知機能障害研究の目的

臨床的な観点から、統合失調症の認知機能障害研究の目的について考えると、①治療効果判定（特に薬物療法）の客観的指標、②社会機能（社会機能予後）との関連、③あらゆる症状を説明しうる基本障害（基本病態）の解明など、いくつかの流れがある。

現在、最も盛んに行われているのが、薬効評価の客観的指標としての認知機能障害研究であろう。最近、米国の NIMH では、薬効評価のために MATRICS-CCB（Measurement and Treatment Research to Improve Cognition in Schizophrenia-Consensus Cognitive Battery）なる標準化検査バッテリーが作成され、認知機能障害の改善効果のある新規抗精神病薬の開発が進められている。認知機能障害について様々な側面から評価するように構成されており、今後、各抗精神病薬が、それぞれどのような認知機能障害の改善作用があるのかについての作用プロフィールも明らかになってくることであろう。MATRICS-CCB は、最近研究が進みつつある社会認知などの項目も組み入れられているが、基本的には既存の神経心理学的検査を組み合わせたものであり、新たな検査が考案されたわけではない。薬効評価の指標として、より客観的にはなることは間違いないが、基本障害研究という見地からは、今までにはない特異的な認知機能障害をとらえることができるかどうかについては疑問である。また、薬効評価としての認知機能障害研究の問題として、検査成績が良くなる場合に、臨床的には一体何が良くなるのかという大きな問題があり、薬物療法による認知機能の改善が、臨床的にどのような意味をもつのか、すなわち症状や社会機能などの臨床所見の改善とどのように関連しているかについての研究を同時に進めていくことが重要であろう。そのような観点からの研究も現れはじめている[1]。

社会機能（社会機能予後）との関連研究は、近年、トピックの1つとなっており、直接、認知機能障害へはたらきかけることによる社会機能の改善を目指

した認知機能リハビリテーションの開発が期待されている。しかし、どのような認知機能がどのような社会機能をどのように支えているのかについては今のところ研究段階であり、今後、より詳細な関連研究が望まれる。

最後に挙げた、あらゆる症状を説明しうる基本障害（基本病態）研究としての認知機能障害研究は、統合失調症のbiologicalな診断方法および治療方法がない現状にあっては、正しい診断のために、さらには基本障害をふまえた症状形成機構から治療について考えていくために極めて重要である。現在報告されている認知機能障害は数多くあるが、基本障害としての認知機能障害については未だに不明であり、診断や治療方略の開発のために有用なものは見つかっておらず、単に1つの指標となっているにすぎない。薬効評価研究にしても、社会機能との関連研究にしても、可能であれば、基本障害としての認知機能障害について検討すべきことはいうまでもない。

2. 主観的体験をいかに評価するか

認知機能障害研究において基本障害について考えるとき、特異性の高い症状である陽性症状を対象とした研究が重要であると述べたが、主観的体験である陽性症状を実証的に検討することは極めて難しい。本稿では、主観的体験を実証的に評価するための方法論について考えてみたい。

近年、神経科学では、従来からの客観的に定量可能な、いわゆる認知機能から、感情や社会認知（social cognition）、さらには、意識、自己意識、自由意志など、主観的体験をターゲットとした研究が展開されてきており、統合失調症の認知機能障害研究も、そのような流れを辿ろうとしている。神経科学において、こころと脳、すなわち主観的体験と客観的所見とをいかに結びつけるかについては様々な考え方があるが、現在の主流は、科学的還元主義（reductionism）、すなわち脳を研究すれば因果関係論的にこころがわかる、こころの病気もわかるという立場であろう。しかし、還元主義は意識研究の方法論の1つに過ぎず、実証的な方法論は、何も還元主義だけではない。

神経生理学者でありながら、還元主義的立場をとらず、主観の取り扱いに慎重に注意をはらいながら実証的な研究を進めてきた研究者としてLibet, Bがいる[2]。彼は、意識（意志）と脳活動の時間的関係について極めて重要な研究を行ったが、ここで紹介したいのは、心脳関係を研究する際の、その方法論である。彼は、脳活動と精神現象、すなわち客観と主観の関係について研究する際の原則として、次の2つの原則を設けている。①意識的な主観的体験としての内観報告（introspective report of conscious subjective experience）を客観的所見と同等のデータとして採用するということ。ただし、報告する際のことばの問題があるため、対象とする主観的体験を適切に選択すること（情動的な内容を含まないものにするなど）や報告方法の工夫（非言語的な回答など）が必要。②脳とこころの関係について、先験的なルール（還元主義、二元論、心脳同一説、double-aspect theoryなど）を認めないこと。外的に観察できる「物理的な（physical）」事象（脳活動・神経心理学的検査所見など）と、内的に観察される「精神的な（mental）」事象は、現象論的には互いに独立した異なるカテゴリ（範疇）であるということ。両者は関連してはいるが、関連を見出せるのは2つの異なる現象を同時に観察したときのみであり、また、どちらの現象も、もう一方によって還元可能、または説明可能なものではない。主観と客観とは、そもそも見方・記述の仕方が異なっており、どちらが正しいと言うことではなく、両者を因果関係論的に結びつけたり、統合したりすることは論理的にありえず、その混同はカテゴリ・ミステイクということになる。どんなに客観を精密に分析しても、主観を導くことはできないということである。無論、主観的体験が生じるのに脳活動は必要不可欠であるが、どのようにして生じてくるかについては全く不明なのである。

そのような原則のもと、彼は、随意的行為における脳活動と主観的体験とを時間軸上で厳密に対比して、「意志（will）」の問題を研究している。彼は、あくまでも主観と客観の対比により、その対応関係をみているだけであり、意志を脳活動から因果関係論的に説明しようと考えているわけではない。彼の手法は、主観的体験を客観との対比によって、あらためて見直してみるということであるが、このような

方法論は、還元論とは異なる実証的な方法論として重要である。脳のどこに主観的体験の中枢があるかということではなく、あくまでも主観を客観との対比で分析し直してみようということである。なお、この方法論は何も新しいものではなく、従来から錯覚研究で採られていた手法であるが、現在の神経科学では、客観的データが細密に得られるため、それとの対比により、主観的体験について、より精緻な症状分析を行うことができるのではないかと思う。統合失調症の認知機能障害研究においても、このような方法論で研究をすることが重要であると考えている[3,4]。症状を客観との対比であらためて検討することで、基本障害や症状形成機構のヒントが得られないかと考えている。

3．統合失調症における自我障害について

特異性の高い陽性症状の中でも、一級症状でみられるような自我障害（Ichstörung）は、統合失調症に極めて特異的かつ本質的な症状であると考えられており、認知機能障害研究のターゲットとして重要である。統合失調症の自我意識は様々な様式で障害されるが、特に重要と思われるのは、自らの行為や思考などが自分のものであるという感じや自分でやっているという感じが変質し、それらの感じが失われたり（離人症）、他からの影響を被っていると感じる被影響体験や作為（させられ）体験となることである。また逆に、自らの営為が周囲へ過剰に影響を及ぼしているように感じる自我漏洩的影響感あるいは支配感もみられる。これらの自我障害は、Jaspersの自我意識（Ichbewußtsein）でいえば、能動性意識（Aktivitätsbewußtsein）の障害に相当し[5]、Schneiderは、自己所属性（所有性）（Meinhaftigkeit）の障害としている[6]。我が国でも、島崎敏樹が、「自律性（Autonomie）の意識の障害」としてその重要性について強調している[7,8]。これらの体験の本質は、営為の主体が、「自」であるか「他」であるかについての主観的体験が不明瞭あるいは混淆状態となることと表現できよう。

自我障害の中でも、他者や外力のせいにされる被影響体験は、診断特異性の高いSchneiderの一級症状の1つであり、つまり発症の根拠となっているということでもある。このような自我障害にこそ基本障害のヒントが隠れていると考えられ、認知機能障害研究のターゲットとしようと考えるのは至極当然であろう。しかし、繰り返し述べているように、方法論的に主観的体験を評価することが難しいということと、実験条件において、このような自我障害をいかに現象させるかが問題なのである。

近年、意識の神経科学、特に自己意識（self-consciousness）に関する神経科学が進められつつあるが、統合失調症の自我障害との関連で注目されてきているのが、「sense of agency（意志作用感・自己主体感）」に関する研究である[9]。sense of agencyとは、自己が行為や思考の作用主体（agent）であるという感覚、すなわち自己の身体運動や外界で生じる事象を自己によって制御（control）できるという主観的体験のことである[10]。Haggardは、sense of agencyについて、自分の随意的行為（voluntary action）が自分の意図（intention）によって引き起こされたものと感じること、意図に伴う自己意識として、意図との関連性について強調している[11]。このパラダイムでは、離人症や作為体験については自己の作用の過小帰属（under-attribution）、自我漏洩的影響感については自己の作用の過大帰属（over-attribution）ととらえ、統合失調症の自我障害を認知機能障害研究のターゲットにすることができるのである。sense of agency研究が重要であるのは、概念のあいまいな自己意識のどのような側面について検討しているのかを明確に措定している点である。

Sense of agencyとは、何らかの行為を自分が行なっていると感じる意識のことであるが、その行為が自分のものであるという意識（sense of ownership）とは分けて考えられており、より限定された、より高次の自己意識（意志・意図レベル）といえる。精神病理学の自我意識の概念との対比では、Schneiderの自己所属性の概念はownershipとagencyを含む広い概念であり、Jaspersの能動性意識や島崎の「自律性の意識」は、より sense of agencyに近い概念といえる。島崎は両者を明確に分けて症状分析を行っている[7,8]。統合失調症では、agencyレベルとownershipレベルのどちらにおいても異常体験を来たし得ると思われるが、「自分がやっているんだけど、自分の意志でやっている感じがしない。何かにさせられている感じがする。」な

どと、両者が乖離して障害されることもあり、ターゲットをagencyに限定して検討することは意味のあることと考える。

4. 統合失調症のsense of agency研究

これまでに、いくつかのsense of agency課題が考案されてきたが、主として、随意的行為とその結果として生じてくる外的事象の因果連関に関して、時間軸上で主観と客観について対比するという実験系で行われている。その手法には、主観的体験をどのように評価するかにより、大きく分けて以下の2つの方法がある。

a. agency attribution課題：自己がagentであるか否かについて問う

1つは、随意的行為と外的事象との因果連関における物理的時間を操作し、それに応じたagencyに関する主観的体験の変化について問うという手法で、多くのsense of agency課題では、この方法をとっている。具体的には、コンピュータを用いて、被験者の操作（key press、joy stickなど）と画面上の反応に時間バイアス（delay）をプログラムしておき、被験者に自己がagentであると感じるかどうかについて問うものである。

例えば、Franckらの研究では、ジョイスティックを握る自己の画像をコンピュータ画面に作成し、実際にジョイスティックを操作させる。画像は操作と連動して動くが、この時、被検者の操作と提示される画像との間に、応答性に関してバイアスが入る。つまり、被験者の意図と視覚フィードバックの間にズレが生じるようにプログラムされている。バイアスとしては、角度のバイアス（シフト）と時間のバイアス（遅延）とが用いられた。健常例が画像を自己と感じる閾値は、角度では15度と遅延では150 msであったが、被影響体験のある患者では各々30度と300 msであった。すなわち、被影響体験のある統合失調症患者ではズレに気づく閾値が高く、agencyを自分に帰属させる過大帰属傾向が認められた[12]。

なお、主観的体験の問い方として、「画像の手の動きは、自分の手と同じように動いているか？」とい

う問い方をしており、厳密にagency課題といえるかという問題はあるが、ここで重要なのは、臨床上、過小帰属が認められる統合失調症において、課題成績上は過大帰属傾向が認められるという、一見相矛盾する結果が得られることである。また、他の研究でも、作為体験などの過小帰属が認められる患者で、agency課題上は、やはり過大帰属が認められるという結果が得られている[13]。この矛盾への明快な解答は、今のところ得られていない。今後、課題そのものの見直しを含めた詳細な検討が必要であろう。

b. 主観的時間体験について問う（Libet課題）

随意的行為とその結果生じてくる外的事象において、時間体験そのものを問う手法もある。一般に、主観的な時間体験を扱うことは極めて難しい。それは、客観的な物理的時間とは異なり、定量的に測定できる範疇のものではないからである。主観的時間は、その刹那、刹那に、当人に主観的に感じられているものであり、主体のありよう、外界への関わり方などによって、その感じ方は変化する。例えば、忙しなく動きまわっているときには、時間はあっという間に過ぎてゆくように感じられるであろうし、疲れきって放心状態にあるようなときには、時間は沈滞しているように感じられるであろう。客観的には、どちらの場合にも物理的時間は一定の速さで流れているものとされるが、このような抽象的な時間は、我々の実感に合うものではない。

このような時間体験は、通常、本人の訴えからしか窺い知ることはできないが、間接的に評価する方法がいくつかある。例えば、自己の行為とそれに引き続いて起きる外的事象との'時間的関連付け効果（Binding Effect）'に関するHaggardらの研究がある[14]。用いる課題はLibet課題で、被験者がボタンを押して250 msecのtime lagの後に音が鳴るようにしておき、被験者が主観的にはどれくらいのtime lagとして体験しているかについて問うものである[2]。時間体験の問い方については、スクリーン上を時計回りに一定のスピードで回転する点を見ながら、ボタンを押したと感じたタイミングと音が鳴ったと感じたタイミングで、点がどこに位置していたかについて報告させ、間接的に主観的時間体験を測定する。自分で能動的・意図的にボタンを押すことによって音を鳴らす場合、物理的時間よりも短く体

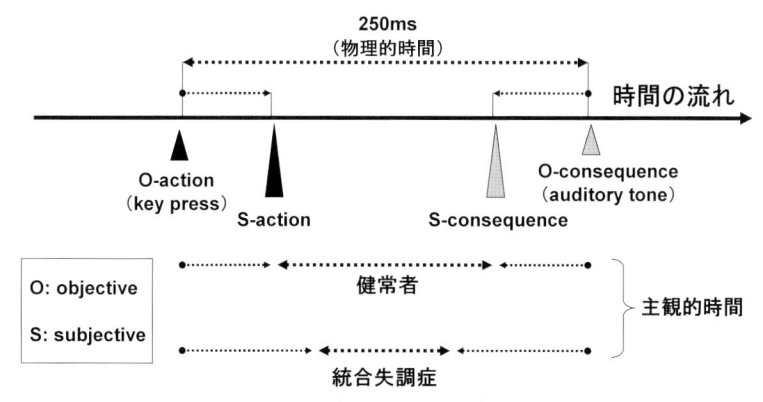

図1 'binding effect'
随意的行為において、主観的時間は物理的時間よりも短く体験されている。行為は結果により近づけて、結果はより行為に近づけて体験しており、主観的時間は、物理的時間からみれば'錯覚'ということになるのである。この binding effect は、主体が能動的・意図的に関与する条件で初めて現れる。統合失調症では、この効果が、より強く現れる。

験している。このとき、行為は結果により近づけて、結果はより行為に近づけて体験している。これを、'時間的関連付け効果 (Binding Effect)'という。図1に模式的に示す。この研究は、①主観的時間体験は、物理的時間からみれば、ある種の'錯覚'の構造を有していること (perceptual compression of subjective time)、②主体が能動的・意図的に関与する条件で初めてこのような'錯覚'が生じるということを示した点で極めて重要である。特に、後者の知見、すなわち意図的な状況でのみみられるという知見は重要であり、彼らは 'intentional binding' とも表現している[11]。

このように、主観的な時間体験は、主体の能動性の発動様態によって変化する。外界に対して能動的・意図的にはたらきかければ、外界は時間的に近しく感じられるし、能動的・意図的なはたらきかけをやめれば、遠く感じられるということである。これは、普段の我々の実感そのままである。客観的な物理的時間からみれば、このような主観的時間というものは'錯覚'ということになるが、'錯覚'であろうと何であろうと、その実感を否定することはできない。健常な時間体験は、意味のある'錯覚'として成立しているのである。当たり前のことであるが、実証的に示すことができた点が重要である。問題は、このような健常な'錯覚'が、統合失調症では、どのように変容しているのかということである。

統合失調症における'時間的関連付け効果'については、単なる外的事象の継起を静的に観察する場合には健常人と差はないが、能動性を発動した場合の'時間的関連付け効果'は、健常人よりも効果が強く現れる[15] (図1)。つまり、統合失調症では、能動性の発動様態によって時間的関連付けの意識が変化するが、能動性を発動する場合に、より強く関連付けられる傾向があるということである。この結果の意味するところは、統合失調症では、自己の行為と外界の事象とを異常に強く結び付けて、近づけて体験しているということである。

この研究が意味するところは、主体の能動性の発動様態が規定条件となって、自我障害の状態が動的に変化するということである。用いられた課題のように能動性を発動して取り組まなければならない条件では過大帰属がみられるという可能性が考えられ、能動性を必要としない条件では、自我障害は現れないということである。この所見は、統合失調症の病態を考える上で、極めて興味深いものと考える。なお、このことは、先の agency 判断課題における矛盾を説明することになるかもしれない。

c. 主観的時間と自己意識

agency 判断課題では、行為と外的事象の因果連関の time lag (delay) を長くしていった場合、それに比例して自己意識 (sense of agency) は変化 (減

弱）するが、どの長さの delay まで自己が agent であると感じるかについて問うことで、間接的に主観的時間について評価していることになる。一方、Haggard らの手法では、行為と外的事象の因果連関の time lag は一定にして、自己の意図的行為の有無（agency の有無）によって、主観的時間がどのように変化するかについて評価している。この手法では、主観的時間を直接評価しているが、自己の意図の有無で、主観的時間は変化、すなわち binding effect がみられるということである。このように、主観的時間と自己意識とは、密接に繋がっているのであり、両手法は、随意的行為と外的事象の因果連関において、自己意識（sense of agency）について問うか、あるいは主観的時間について問うかという、とらえ方の違いにすぎず、同じことを評価しているものと考える。このことは、今後、sense of agency 課題を考案していく上で、重要な認識といえよう。

なお、Haggard は、主観的時間の測定は意識下（implicit）で行われており、代償不可能であるため、言語で報告させる agency 判断課題よりも、より実証的な sense of agency の検査であるとしている[11]。

5．統合失調症の症状形成機構

以上のような方法論により、統合失調症の自我障害について実証的に検討することが可能となるが、自我障害の形成機構について考えてみたい。さらに、症状形成機構をふまえての治療方略について考えてみたい。

a．自我障害の形成機構

先に紹介した Haggard らの'Binding Effect'に関する研究によれば、統合失調症では、意図的・能動的に行為したときにのみ、健常人よりも強く binding effect が現れるということであった。これは、主体の態度、すなわち能動性の発動様態が規定条件となって、統合失調症の自我障害が dynamic に変化するということであり、自我障害は static なものではないということである。このことから、自我障害は基本障害から直接的に導かれるものではなく、能動性の発動状態という非特異的要因が症状形成的に作用しているものと考えられる。混乱している主体が、代償反応として能動的に対処しようとする試みが、かえって症状形成的に作用している可能性も考えられよう。この考えは、過大帰属と過小帰属という相矛盾する自我障害が併存するという現象を説明しうる。

症状と基本障害とは、単純には結び付けられないという可能性があり、このことは、統合失調症の認知機能障害研究において十分に留意しておくべき点であろう。

b．症状形成機構をふまえた治療論

現時点では、基本障害自体は不明であり、基本障害そのものを治療することは困難であるが、このような症状形成機構をふまえて考えると、症状形成に影響する因子、すなわち能動性について、その態度・構えを調整させることで、症状を変化させるという治療方略もありえようか？　例えば、主体にとっては、意図的・能動的にならない方が、自我障害が現れず、安全ということになる。

統合失調症では精神機能が不安定に揺らいでいるが、そのような状態にあるとき、主体のとりうる対処としては、以下の2種類の相矛盾する態度がありえよう。主体が、対処として過度に能動性を発動させると、むしろ過大帰属の危険性が増し、逆に、能動性の発動を控えれば安全ともいえるが、そのような対処も1つの症状となってしまっているともいえよう（ある種の陰性症状）。この辺りの機微を感じながら、主体の能動性の発動状態を適切なあり様に調整させることで、異常体験を軽減させることができないものだろうか。例えば、「無理をすると、ぐらりとくる病気だからむやみに考えたり動いたりしない方が安全である。考えれば考えるほど、動けば動くほど、変な感じも強まっていくから、適度に力を抜くことが大事。」など。このように力の入れ具合、入れどころを、調整していくことができれば症状形成の危険を減らし、より安全に過ごさせることができるのではないか。

この治療論の最大の特徴は、基本障害や陽性症状そのものに働きかけようとしているわけではなく、基本障害から症状を形成させる非特異的因子（能動性の発動様態）に働きかけ、症状の軽減を図ろうというものである。何より、非特異的な因子にはたらきかけようとするものなので、患者と共通のことば

でやりとりできるところがポイントで、患者にも理解されやすく受け入れられやすいものでなはいかと考えられる。統合失調症への、広義の精神療法的アプローチといえよう。その際、患者に、具体的にどのようにことばを教示するかは重要な問題である。なお、これに近い考え方としては、安永浩の「姿勢覚」なる治療論がある[16)17)]。

おわりに

本稿では、自我障害をターゲットにした認知機能障害研究の方法論について述べた。統合失調症の基本病態は、とらえがたく曖昧模糊としているので、認知機能障害研究に際しては、何を目的として、どのような方法論に則って、一体何を評価しているかについてきちんと認識しておくことは大事なことである。

統合失調症の基本障害については、陽性症状などの主観的な異常体験にこそ、そのヒントがあると考えられ、その精緻な症状分析が必要と考える。これまで陽性症状は、精神病理学により記述されてきたのみであるが、客観と主観との対比により、あらためて精緻な症状分析を行ない、基本障害について考えてみることが必要であろう。このとき、症状と客観的データ、すなわち、こころと脳とを対応付ける方法論が必要である。現在の主流は、科学的還元主義、すなわち脳を研究すれば因果関係論的にこころがわかる、こころの病気もわかるという立場であるが、こころと脳の関係について考える際の実証的な方法論は、何も還元主義だけではないという認識は精神医学においては極めて重要であろう。精神医学では、こころと脳の両方を扱っていかねばならないが、治療という観点からは、両者を結びつけて考えるための方法論が必要となるのである。

統合失調症の症状形成機構については、基本障害から直接的に導かれるものばかりではないという可能性について述べた。なお、基本障害というとき、何らかの脳機能障害が想定されているが、脳機能障害と症状の関連でも同じことが言える。神経科学の進歩により、脳機能画像などにおいて異常を示す報告は数多く得られているが、症状との結びつけが、単純かつ直接的過ぎないかという問題がある。精緻な症状分析により、基本障害および症状形成機構について、あらためて考えていく必要があろう。

文　　献

1) Keefe RS, Sweeney JA, Gu H, et al.：Effects of olanzapine, quetiapine, and risperidone on neurocognitive function in early psychosis：a randomized, double-blind 52-week comparison. Am J Psychiatry. 164（7）：1061-1071, 2007.
2) Libet, B：Mind Time. Cambridge, Harvard University Press, 2004.（下條信輔　訳：マインド・タイム．岩波書店，2005）
3) 鹿島晴雄：脳器質疾患にみるこころのしくみ—神経心理学の立場から—．臨床精神医学 30（1）：43-46, 2001.
4) 鹿島晴雄，前田貴記：精神病理学と神経心理学 —前頭葉損傷と統合失調症の検討をふりかえって—．臨床精神病理 26：107-121, 2005.
5) Jaspers K（内村祐之，西丸四方，島崎敏樹，岡田敬蔵　訳）：ヤスペルス精神病理学総論（上巻）．岩波書店，1953.
6) Schneider K（平井静也，鹿子木敏範　訳）：臨床精神病理学．文光堂，1957.
7) 島崎敏樹：精神分裂病における人格の自律性の意識の障害（上）．精神誌 50：33-40, 1949.
8) 島崎敏樹：精神分裂病における人格の自律性の意識の障害（下）．精神誌 51：1-7, 1950.
9) 前田貴記，加藤元一郎：統合失調症の認知機能障害と治療メカニズム—自己意識の障害について（sense of agency を中心に）．Schizophrenia Frontier 5（4）：232-236, 2004.
10) Gallagher S：Philosophical conceptions of the self：implications for cognitive science. Trends Cogn Sci 4：14-21, 2000.
11) Haggard P：Conscious Intention and the Sense of agency. (in) Disorders of Volition. (ed by Sebanz N and Prinz W) Cambridge, MIT Press, 69-85, 2006.
12) Franck N, Farrer C, Georgieff N, et al.：Defective recognition of one's own actions in patients with schizophrenia.：Am J Psychiatry. 158（3）：454-459, 2001.
13) Daprati E, Franck N, Georgieff N, et al.：Looking for the agent：an investigation into consciousness of action and self-consciousness in schizophrenic patients.：Cognition. 65（1）：71-86, 1997.
14) Haggard P, Clark S, Kalogeras J：Voluntary action and conscious awareness.：Nature Neuroscience. 2002 5（4）：382-385.
15) Haggard P, Martin F, Taylor-Clarke M, et al.：Awareness of action in schizophrenia.：Neurore-

port. 14（7）：1081-1085, 2003.
16）安永浩：解釈と言語．精神療法 19（1）：7-14, 1993.
17）安永浩：いわゆる病識から"姿勢覚"へ．精神科治療学 3（1）：43-50, 1988.

〈前田貴記・加藤元一郎・鹿島晴雄〉

C. 気分障害と認知機能

I. 気分障害の認知機能障害

はじめに

認知機能障害の研究は認知症以外では、統合失調症が研究対象となり膨大な研究が行われてきたが、気分障害については比較的最近まで、認知療法を除くとさほど多くはなされてこなかった。特に双極性障害についての研究は遅れたが、その理由のひとつには Kraepelin が「統合失調症（早発性痴呆）には認知の低下を伴うが躁うつ病には伴わない」と記載したことが関係するかも知れない。しかし、気分障害の認知機能障害はその症候学からは十分推測されるものである。例えば、うつ病の「無価値感」「罪責感」「決断困難」「自殺念慮」など、あるいは躁病の「誇大」「自尊心の肥大」などがこれに相当する。

うつ病を対象に神経心理学的アプローチが行われるようになったのは 1970 年代であり、1975 年の Miller の報告[1]が皮切りになったようである。ここではうつ病と双極性障害に分けて、認知機能障害のこれまでの研究結果を総説する。

1. 認知機能障害のテストバッテリーの概要

認知機能の障害を評価するためによく用いられる認知機能テストには**表1**[2]に記したようなものがある。これ以外にも多くのテストがあり、次項以後にはそれらのテストを用いた研究結果も紹介されることがあるが、ここではそれらの詳細については触れずに、よく使われるテストの概要のみを記載するにとどめる。

①：General intellectual function のテストで最も包括的で信頼性の高いテストは WAIS あるいは WAIS-R である。IQ に関しては様々な議論があるものの、全体的な認知機能をみるには有用である。一方、NART はもっぱら、病前の知的機能を測定するのに使われる。

②：Attention：どの神経心理学的テストを施行する場合にも、「注意」の要素は必ず含まれるが、特に注意の過程に重きを置いて調べるテストとしては CPT と SPAN がある。SCWT は注意の干渉を測定

表1 Cognitive tests commonly used in the included studies

Domain	Cognitive tests grouped under these variables
General intelligence	WAIS or WAIS-R
	NART IQ
Attention span	WAIS-R digit
	Trail making test：Parts A and B
	CPT
	SCWT
	SPAN
Verbal memory	CVLT
	RAVLT
	WMS and WMS-R
Nonverbal memory	ROCFT：recall trails score
	WMS, WMS-R
	BVRT：recall trials
Spatial ability	WAIS-R：block design score
Executive function	WCST
	Verbal fluency tests
	TOL

Abbreviations：CVLT, California Verbal Learning Test；RAVLT, Rey Auditory Verbal Learning Test；WMS, WMS-R, Wechsler Memory Scale-Revised；ROCFT, Rey-Osterrieth Complex Figure Test；BVRT, Benton Visual Retention Test；WAIS, WAIS-R, Wechsler Adult Intelligence Scale-Revised；TMT, Trials Making Test；CPT, Continuous Performance Test；SCWT, Stroop Colour and Word Test；NART, National Adult Reading Test；WCST, Wisconsin Card Sorting Test；Verbal Fluency；SPAN, Span of Apprehension Test；TOL, Tower of London.

するのに使われる。TMT には大きな注意測定のコンポーネントが含まれており、これを用いて注意を測定するが、TMT 自体は実行機能の測定系である。WAIS/WAIS-R で注意を測定することも可能である。

③、④：Verbal Memory は CVLT、RAVLT、WMS/WMS-R で測定され、Nonverbal Memory は ROCFT、WMS/WMS-R、BVRT で測定される。

⑤：Executive function（実行機能）は planning, motivation, self-regulation を含む広範な認知プロセスを含んでいる。実行機能を調べるテストとして最もよく使われるものは WCST と CWAT、Verbal fluency test である。TOL は主に planning 能力の評価に用いられる。

2．うつ病の認知機能障害

Miller の総説[1]以前は重症うつ病でさえ、認知機能の障害はわずかであると考えられていた。したがって、「軽症のうつ病も重症のうつ病も認知、運動、知覚、コミュニケーションのすべてのタスクにおいて著しい欠損がある」という Miller の報告は衝撃的であった。以後、うつ病の認知機能障害研究は加速されていったが、「うつ病の認知機能障害」とひとくちに言っても、様々な対象とレベルの研究があり、そのすべてを紹介するのは不可能である。ここでは精神病性 VS 非精神病性、高齢発症 VS 若年発症に限って総説する。

a．精神病性（PMD）と非精神病性うつ病（NPMD）の比較

WCST を用いて abstract reasoning と conceptual processing を検討した Kim の報告[3]では PMD の障害の方が NPMD よりも強かった。この場合、両群間に言語、記憶、精神状態の違いはなかった。Kim の対象は高齢のうつ病であるが、同様の検討は若い年齢のうつ病を対象にしても行われ[4]、WCST でやはり PMD の方が障害の程度が大きいと報告した。同時にテストした記憶関連のテスト（即時記憶、遅延記憶）では群間で差が認められなかった。このように記憶に関しては PMD で一定の結果は見られない。その理由は定かではないが、用いるテストの

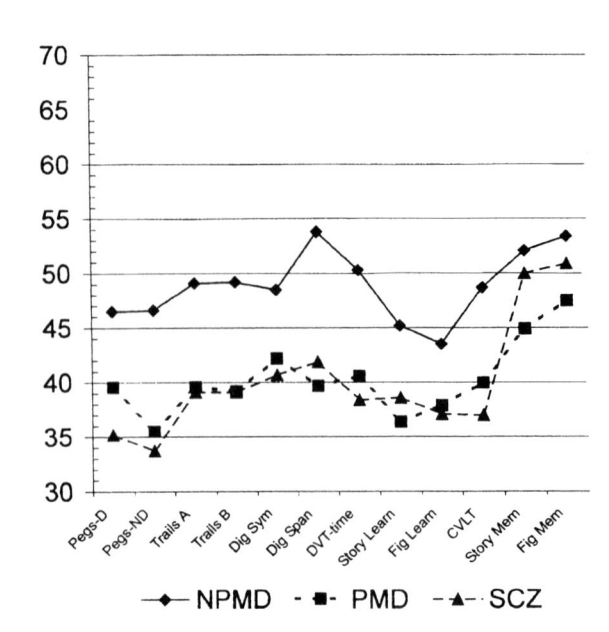

図1 Age and education-corrected T-scores of neuropsychological tests in non-psychotic major depression, psychotic major depression, and schizophrenia (Jeste, et al., 1996).

違い、対象選択の違い（服薬中、未服薬など）などが考えられる。

Processing Speed（処理速度）も検討されている[5)6)4)]がその結果は報告者間で一致しており、PMD の方が NPMD あるいは正常コントロールよりも障害されている。また、注意機能の障害も同様（Digit Span、による immediate auditory attention の検討；Stroop Color Word Test を用いた response inhibition の検討；Digit Vigilance test を用いた sustained attention and vigilance の検討）で、PMD の障害の程度が大であった。興味深いのは図1に示すように[5]、PMD と統合失調症（SCZ）の神経心理学的テストにおけるスコアのパターンが極めて類似しており、NPMD と明らかに異なる点である。

Fleming[7]は PMD と NPMD を対象に神経心理学的検討を行った以上の論文のデータをメタ解析している。データの数もまだ少なく、メタ解析としての評価は高くはないが、図2のような結果を得ている。この中で言語記憶（verbal memory）、実行機能（executive function）、精神運動速度（psychomotor speed）はいずれも 0.6 を超す Average Standard Difference を示す一方、Standard Error は極めて小

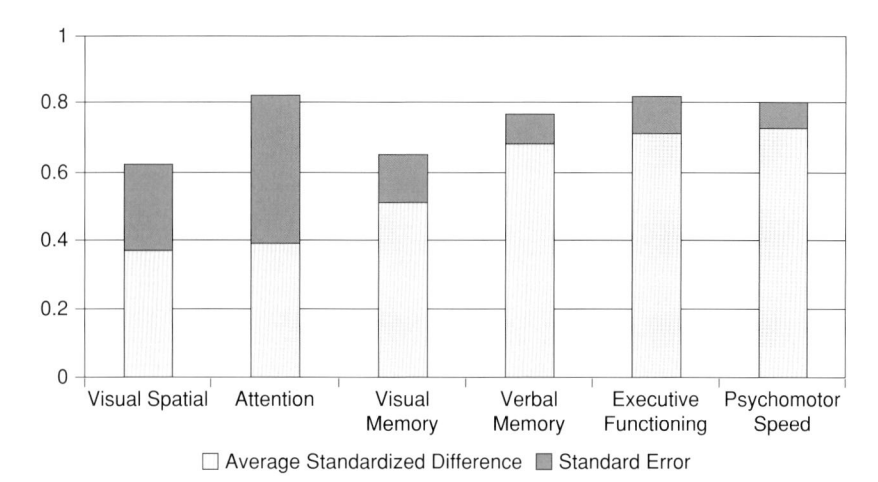

図2 Average standardized difference and standard error by neuropsychological domain.

さいので、それなりの意味を持つ（すなわちPMDの障害の程度がNPMDよりも大きい）と考察し、これらの機能が脳の海馬や前頭前野と関連することから脳の障害部位との関連で考察している点は興味深い。

以上を総括すると、PMDの神経心理学的機能の損傷は注意と処理速度において認められることが報告されている。また、実行機能においても損傷されると報告されているが、この領域はまだ報告が多くない。記憶については研究結果に一致が見られず、今後の研究に委ねられている。

b. 高齢発症うつ病（LOD）と若年発症うつ病（EOD）の認知機能障害は異なる

実行機能の障害が若年成人の特徴といえるいくつかの報告がある[8)9)10)]。また、注意の障害[11)12)]、短期記憶やワーキングメモリーの障害[10)]、精神運動スキルの障害[9)]なども報告されている。言語記憶や学習機能に関しては障害ありとする報告と異常がないとする報告が相半ばし、一定の結論は得られていない。PMDについては前項でまとめたが、若年成人のうつ病の研究においても、NPMDに比べて神経心理学的機能が広い範囲にわたって障害されていることが報告されている[13)]。また、これも前項で触れたが、PMDの神経心理学的機能の障害のパターンは統合失調症のそれに似ており、かつ障害の程度は軽いこと[9)]、したがって、神経心理学的にはPMDとNPMDは異なる臨床単位であり、PMDはむしろ他の精神病性障害に近いという考察もある[14)]。また、反復性うつ病で双極性障害の脆弱性を有する場合（例えば家族に双極性障害が存在するなど）に認知機能障害の程度が脆弱性のない場合に比べて強い[12)]ことが報告されている。

一方、early onset（EOD）と late onset（LOD）のうつ病の比較のレビューが行われている[15)]。その概要は次の通りである。10の研究報告が解析対象となった。両群の背景因子は**表2**に示した。対象の年齢はEODの平均年齢が67歳、LODの平均年齢が72歳である。4つの報告はLODとコントロールの比較、3つはLODとEODの比較、残る3つは3群比較である。LODもEODも現在うつ病相であり、その重症度はHAMDで22点程度で有意差はない。Effect size は**表3**に示す。Executive function と processing speed はLOD、EOD共にコントロールよりも劣っていた。しかし、LODはEODと比べても、あるいはコントロールと比べても実行機能は大きく低下していた、これに対して、エピソード記憶や意味記憶は共にコントロールよりも悪いが、LODとEODの間には差がみられなかった。また、MMSEに関しては3群間に差はみられなかった。

表2 Demographic characteristics of studies included in the meta-analysis

	Healthy controls	Patients with LOD	Patients with EOD	p value
n subjects (n studies)	413 (7)	351 (10)	174 (6)	
Mean age in years (S. D., n)	70.20 (9.12 ; 6)	72.25 (6.36 ; 9)	66.85 (11.38 ; 6)	0.519
Mean education in years (S. D., n)	11.31 (2.70 ; 6)	12.62 (4.45 ; 8)	14.58 (5.27 ; 5)	0.458
Mean HAMD score (S. D., n)	N. A.	22.28 (6.46 ; 6)	22.90 (11.83 ; 4)	0.916

LOD, Late-onset depression ; EOD, early-onset depression ; HAMD, Hamilton Depression Rating Scale ; S. D, standard deviation ; N. A., not applicable.

表3 Effect size

Cognitive function	Number of studies	n	Effect size (95% CI)	Comment
Executive function				
LOD/controls	7	266/413	0.56 (0.30-0.82)	Both LOD and EOD significantly worse than controls, and LOD worse than EOD
LOD/EOD	6	150/149	0.39 (0.16-0.63)	
EOD/controls	3	100/101	0.42 (0.13-0.71)	
Processing speed				
LOD/controls	3	89/98	0.58 (0.28-0.88)	LOD and EOD significantly worse than controls, but EOD significantly (although marginally) better than LOD
LOD/EOD	6	156/155	0.28 (0.05-0.51)	
EOD/controls	3	103/98	0.37 (0.08-0.66)	
Episodic memory				
LOD/controls	6	268/413	0.44 (0.24-0.64)	LOD and EOD perform significantly worse than controls, but no difference between LOD and EOD
LOD/EOD	5	130/134	0.04 (−0.25 to 0.32)	
EOD/controls	3	103/101	0.48 (0.20-0.77)	
Semantic memory				
LOD/controls	7	267/412	0.38 (0.21-0.55)	LOD significantly worse than controls, but not significantly different from EOD
LOD/EOD	3	87/100	0.04 (−0.26 to 0.34)	
EOD/controls	3	100/100	0.27 (−0.02 to 0.56)	
Mental state				
LOD/controls	3	115/261	0.16 (−0.08 to 0.41)	LOD not significantly different from EOD or controls
LOD/EOD	3	53/71	0.17 (−0.20 to 0.55)	

LOD, Late-onset depression ; EOD, early-onset depression ; CI, confidence interval.

3．双極性障害の認知機能障害

a．General intellectual function

Bipolar Disorder とコントロール対照の WAIS-R を用いた研究が4つある。

その結果はコントロールとの間に IQ の差はないとする報告[16)17)]と BD で低いとする報告（入院例）があり[18)]、BD の状態とも絡むところがあり、結論は得にくいが IQ のレベルでは大きな差はないようである。

BD と UP を WAIS あるいは WAIS-R を用いて比較した研究が4編あるが、いずれも両群間に差はみられなかったとしている[19)20)21)22)]。

b．Attention

注意の持続を評価するテストとしては CPT と SPAN が基本的である。CPT と SPAN を用いて注意の持続を評価した研究が3つある。いずれも症状の安定している外来通院中の BD 患者と健常対照および統合失調症とを比較したものである。結果はいずれの研究でも、BD 患者の成績は健常対照と統合失調症（明らかな低下を示す）の中間であったが、健常対照との間に有意差はつかなかった。一方、急性期で症状の明らかな BD を対象にした研究では、

SPANを用いた検討で、統合失調症と同様の注意の持続障害が認められた[23]が、これは臨床的にも十分予想できる結果と言えよう。

TMTは本来、実行機能を測定するテストであるが、その中には多くの注意機能を評価するドメインが入っており、それによってパフォーマンスを評価することが可能と言われる。BDのパフォーマンスはすべての研究報告で低下しているとされるが、統計的有意差には至っていない[24]。BDの重症度がこのテスト結果に影響するところが大きいものと思われる。UPと比較した報告もいくつかあるが、UPよりも悪いという報告[25]、良いという報告[24]、差がないという報告[21,22]など一定の結論は得られていない。

選択的注意（selective attention）についても研究されており、digit span testあるいはdichotic listening taskを用いて急性期あるいは寛解期のBDとUP、コントロールの比較ではコントロールとの間に差がない[26,27]あるいはMPとの間にも差がない[28]と報告されているが、他のテストを用いた研究では寛解期のBDにおいて低下しているとの報告もある[29]。

c．記憶 Memory

Verbal memory functionはCVLT、AVLT、RAVLT、WMS、WMS-Rによって評価されている。

一方、Nonverbal memory testsはWMSとWMS-RのサブスケールあるいはCambridge Neuropsychological Test BatteryやRey-Osterrieth Complex Figure taskなどで評価されている。Verbal memory functionに関しては、Van Gorpら[30]の厳密な研究計画に基づく研究がある。その結果は、BDのeuthymicな時期にCVLTで測定した成績はコントロールよりも悪い、その程度は病期の長さおよび過去のエピソードの回数と相関するというものであった。一方、Ferrierら[27]はVan Gorpとほぼ同様のプロトコルで研究しているが、Van Gorpの結果とは逆で、過去のエピソードの回数が少なく、病相間の回復のよいものほど成績が悪いという結果を報告している。

Nonverbal memory functionについてはeuthymicあるいは寛解したBDを対象にした研究ではコントロールとの間に差がないとする報告がほとんどである。ただ、精神病症状を伴ったBDを伴わないBDと比較したAlbusら[28]の研究では、精神病症状を伴うBDの方がvisual memoryの障害が大きく、統合失調症と同程度であったと報告しており、興味深い。

d．実行機能 Executive Function

実行機能はプランニング、モチベーション、セルフレギュレーションなど認知のプロセスの広い範囲のものを含んでいる。実行機能を評価するテストとしてはWCSTとCWATがVerbal fluency testと共によく使われている。ロンドン塔はもっぱらプランニングをテストするのに用いられる。

症状のあるBD患者では実行機能のすべての側面、すなわちプランニング、抽象的概念形成、セットシフティングにおいて機能低下が見られる。実行機能におけるパフォーマンス・テストは最も感度が良く、残遺症状があるだけでも低下を示すが、完全寛解している場合には正常である。

おわりに

気分障害の認知機能障害に関する研究は、最近では認知機能テストのみにとどまらず、脳機能画像との関係などを含めた幅広い研究内容になりつつある。精神疾患の場合、客観的指標が乏しく、診断自体臨床症状に頼らざるを得ず、しばしば成因解明の研究において限界が指摘されるところであるが、認知機能の測定や脳機能画像のデータを中間表現型として扱い、遺伝子解析研究が行われるようになってきており、その意味でも認知機能障害という切り口は重要と思われる。また、最近、向精神薬開発のターゲットのひとつとして認知機能障害が取上げられており、その評価がBACSやMATRIXなどのテストバッテリーを用いて行われるようになってきており、新たな治療薬の登場が期待されるところである。

以上のような点を含めて、気分障害の認知機能に関する研究が、今後更に進歩することを期待したい。

文　献

1) Miller WR : Psychological deficit in depression. Psychol Bull. 82（2）: 238-260, 1975.
2) Quraishi S, Frangou S : Neuropsychology of bipolar disorder : a review J Affect Disord. 72（3）: 209-226,

2002.
3) Kim DK, Kim BL, Sohn SE, et al. : Candidate neuroanatomic substrates of psychosis in old-aged depression. Prog Neuropsychopharmacol Biol Psychiatry. 23 (5) : 793-807, 1999.
4) Simpson S, Baldwin RC, Jackson A, et al. : The differentiation of DSM-Ⅲ-R psychotic depression in later life from nonpsychotic depression : comparisons of brain changes measured by multispectral analysis of magnetic resonance brain images, neuropsychological findings, and clinical features. Biol Psychiatry. 45 (2) : 193-204, 1999.
5) Jeste DV, Heaton SC, Paulsen JS, et al. : Clinical and neuropsychological comparison of psychotic depression with nonpsychotic depression and schizophrenia. Am J Psychiatry. 153 (4) : 490-496, 1996.
6) Schatzberg AF, Posener JA, DeBattista C, et al. : Neuropsychological deficits in psychotic versus nonpsychotic major depression and no mental illness. Am J Psychiatry. 157 (7) : 1095-1100, 2000.
7) Fleming SK, Blasey C, Schatzberg AF : Neuropsychological correlates of psychotic features in major depressive disorders : a review and meta-analysis. J Psychiatr Res. 38 (1) : 27-35, 2004.
8) Stordal KI, Lundervold AJ, Egeland J, et al. : Impairment across executive functions in recurrent major depression. Nord J Psychiatry 58 (1) : 41-47, 2004.
9) Hill SK, Keshavan MS, Thase ME, et al. : Neuropsychological dysfunction in antipsychotic-naive first-episode unipolar psychotic depressionSweeney Am J Psychiatry. 161 (6) : 996-1003, 2004.
10) Fossati P, Amar G, Raoux N, et al. : Executive functioning and verbal memory in young patients with unipolar depression and schizophrenia. Psychiatry Res. 89 (3) : 171-187, 1999.
11) Egeland J, Rund BR, Sundet K, et al. : Attention profile in schizophrenia compared with depression : differential effects of processing speed, selective attention and vigilance. Acta Psychiatr Scand. 108 (4) : 276-284, 2003.
12) Smith DJ, Muir WJ, Blackwood DH : Neurocognitive impairment in euthymic young adults with bipolar spectrum disorder and recurrent major depressive disorder. Bipolar Disord. 8 (1) : 40-46, 2006.
13) Basso MR, Bornstein RA. : Neuropsychological deficits in psychotic versus nonpsychotic unipolar depression. Neuropsychology. 13 (1) : 69-75, 1999.
14) Kendler KS, McGuire M, Gruenberg AM, et al. : The Roscommon Family Study. Ⅳ. Affective illness, anxiety disorders, and alcoholism in relatives. Arch Gen Psychiatry. 50 (12) : 952-960, 1993.
15) Herrmann LL, Goodwin GM, Ebmeier KP : . The cognitive neuropsychology of depression in the elderly. Psychol Med. 37 (12) : 1693-1702, 2007.
16) Coffman JA, Bornstein RA, Olson SC, et al. : Cognitive impairment and cerebral structure by MRI in bipolar disorder. Biol Psychiatry. 27 (11) : 1188-1196, 1990.
17) Morice R. : Cognitive inflexibility and pre-frontal dysfunction in schizophrenia and mania. Br J Psychiatry. 157 : 50-54, 1990.
18) Dalby JT, Williams R. : Preserved reading and spelling ability in psychotic disorders. Psychol Med. 16 (1) : 171-175, 1986.
19) Abrams R, Redfield J, Taylor MA : Cognitive dysfunction in schizophrenia, affective disorder and organic brain disease. Br J Psychiatry. 139 : 190-194, 1981.
20) Donnelly EF, Murphy DL, Goodwin FK, et al. : Intellectual function in primary affective disorder. Br J Psychiatry. 140 : 633-636, 1982.
21) Goldberg TE, Gold JM, Greenberg R, et al. : Contrasts between patients with affective disorders and patients with schizophrenia on a neuropsychological test battery. Am J Psychiatry. 150 (9) : 1355-1362, 1993.
22) Mojtabai R, Bromet EJ, Harvey PD, et al. : Neuropsychological differences between first-admission schizophrenia and psychotic affective disorders. Am J Psychiatry. 157 (9) : 1453-1460, 2000.
23) Strauss ME, Bohannon WE, Stephens JH, et al. : Perceptual span in schizophrenia and affective disorders. J Nerv Ment Dis. 172 (7) : 431-435, 1984.
24) Paradiso S, Lamberty GJ, Garvey MJ, et al. : Cognitive impairment in the euthymic phase of chronic unipolar depression. J Nerv Ment Dis. 185 (12) : 748-754, 1997.
25) Tham A, Engelbrektson K, Mathé AA, et al. : Impaired neuropsychological performance in euthymic patients with recurring mood disorders. J Clin Psychiatry. 58 (1) : 26-29, 1997.

26) Green M, Walker E.：Attentional performance in positive-and negative-symptom schizophrenia. J Nerv Ment Dis. 174（4）：208-213, 1986.
27) Ferrier IN, Stanton BR, Kelly TP, et al.：Neuropsychological function in euthymic patients with bipolar disorder. Br J Psychiatry. 175：246-251, 1999.
28) Albus M, Hubmann W, Wahlheim C, et al.：Contrasts in neuropsychological test profile between patients with first-episode schizophrenia and first-episode affective disorders. Acta Psychiatr Scand. 94（2）：87-93, 1996.
29) Ali SO, Denicoff KD, Altshuler LL, et al.：A preliminary study of the relation of neuropsychological performance to neuroanatomic structures in bipolar disorder. Neuropsychiatry Neuropsychol Behav Neurol. 13（1）：20-28, 2000.
30) van Gorp WG, Altshuler L, Theberge DC, et al.：Cognitive impairment in euthymic bipolar patients with and without prior alcohol dependence. A preliminary study. Arch Gen Psychiatry. 55(1)：41-46, 1998.

〔樋口　輝彦〕

Ⅱ．気分障害と認知機能研究とその所見

近年、認知機能障害は統合失調症を中心として精神科領域で広く知られるようになってきた。主に神経心理検査を用いて構成される認知機能検査は、個々の患者の社会適応の困難さの背景にある様々な認知領域の機能障害を定量的、客観的に評価する補助的診断ツールとして位置づけられつつある。認知機能障害は、記憶、言語、注意、流暢性、処理速度（運動速度）、実行機能（遂行機能）などといった情報処理的認知を包括する神経認知領域と、身振り手振りや表情といった非言語的コミュニケーションの理解や、他者の心理状態を推察する心の理論・共感化能力といった認知機能を包括する社会認知領域に大きく分けられる。認知機能検査が扱うこうした認知領域は日々の日常生活、すなわち就業、家事、学業、対人コミュニケーションなどを円滑に実行する社会生活機能を細分化したものである。認知機能検査では個別の認知課題を通して患者にそれぞれの認知領域の機能を駆動させるので、検査成績はその患者の社会生活機能を反映しており、診察場面での臨床的観察や患者からの聴取よりも直接的に機能レベル・社会生活機能を評価することができる。

こうした認知機能障害についてこれまで特に統合失調症で重篤であるとされ、精力的な検討が行われてきた。気分障害については統合失調症ほどではないが双極性障害、大うつ病性障害の知見が蓄積されている。本稿では大うつ病性障害、双極性障害の知見を紹介し、臨床的意義について述べる。

1．大うつ病性障害の知見

大うつ病性障害における情報処理的な認知領域に関する知見は、実行機能、記憶、注意、運動速度、流暢性とほぼ全てに渡る領域での低下が報告されており、特に実行機能と記憶に関する報告が多い[1,2]。寛解した大うつ病患者を対象とした検討では、実行機能（Behavioral Assessment of Dysexecutive Syndrome：BADS）と選択的注意・反応抑制（Stoop test）が低下しており、素因的側面が高いことが示された[3]。

薬物治療開始前の認知機能障害が薬剤反応性や精神症状、機能的予後を予測するかを検討した報告が幾つかあるが、薬物治療（SSRI）開始後の臨床評価においてノンレスポンダーでは治療開始前において実行機能（Wisconsin Card Sorting Test；WCST）と選択的注意・反応抑制（Stroop Test）が低下していた[4]。同様に、薬物治療（SSRI）開始後3ヵ月の評価においてノンレスポンダーは治療開始前ではレスポンダーよりもほとんどの認知領域で低下する傾向が見られたが、特に実行機能（WCST、Trail Making Test；TMT）、作業記憶（n-back課題）、言語流暢性において低下が見られた[5]。また、薬物治療（SSRI・SNRI）開始後4ヵ月後の精神症状（HAM-D）の改善を実行機能（WCST）が、そして社会適応（DSM-Ⅳ Social and Occupational Functioning Assessment Scale；SOFAS）を実行機能（WCST）と展望的記憶（未来に行おうと考えている行為の記憶）が予測した[6]。これらの先行研究ではレスポンダー群とノンレスポンダー群で臨床的背景は変わらなかったので、認知機能検査は臨床像からは窺えない個々の患者の薬物反応性や予後を規定する認知・神経生理的な表現型を浮き彫りにすることができ、認知機能検査は気分障害の治療において非常に有益であろう。

他方で、情報処理的な認知領域とは別に対人コミュニケーションに関わる社会認知について検討した報告も増えてきている。他者の意図や感情を推測する認知過程を心の理論（共感化能力）と呼ぶが、大うつ病ではユーモア課題の理解が不良であったことから心の理論が低下しているという報告がある[7]。また表情認知の理解については数多くの報告があるが、大うつ病では快感情の強度の評価が低下し、逆に不快感情への評価が過剰である傾向がある[8]。

2. 双極性障害の知見

双極性障害における情報処理的な認知領域に関する知見もかなり多く、最近では幾つかの総説が報告されている[9]。Robinsonらによる横断的研究をまとめた総説では、双極性障害では情報処理的な認知領域のほぼ全て（実行機能、選択的・持続的注意、運動速度、言語、記憶など）で低下しており、躁病相・うつ病相のエピソード回数や精神症状の重篤度、罹病期間との相関を認める研究が複数あったことを述べている[10]。特に躁病相のエピソード回数と言語記憶、実行機能との相関を認める研究が多く、これらは進行的側面の強い認知領域であると言える。なお、WCSTで評価される実行機能について病相別に検討した報告がある。気分安定状態、初発躁状態/混合状態、複数エピソードの躁状態/混合状態、対照健常者の4群で比較したところ、全ての患者群で低下していた[11]。これに関連して、寛解した双極性障害Ⅰ型患者を対象とした検討でも実行機能が低下していたという報告があり[12]、実行機能は双極性障害では素因的側面の強い障害であることが示された。

気分安定状態の患者とその第一度親等を対象に認知機能検査を行った研究をメタ分析したレビューによると、言語記憶、実行機能、注意などの領域で患者群と第一度親等で共通して低下していることがわかった（患者群の方がより重篤であった）[13]。このことは、認知機能障害は双極性障害において中間表現型、つまり遺伝的要因に由来する素因的側面が強い障害であることを示している。しかしこれらの認知領域については単極性の大うつ病でも低下が報告されており、双極性障害と背景にある神経基盤の異常が異なる可能性がある。今後の検討によって双極性障害と単極性うつ病の鑑別や病態理解に大きく貢献すると思われる。

社会認知領域については、気分安定状態の患者を対象として心の理論（Eye test）が低下しているという報告がある[14]。表情認知については最近の双極性障害Ⅰ型とⅡ型で比較した検討ではⅠ型において表情の同定が困難であった[15]。

3. 大うつ病と双極性うつ病とを比較した知見

大うつ病と双極性障害のうつ病相の認知機能障害を比較した報告は幾つかある。大うつ病と双極性障害Ⅱ型のうつ病相と比較した検討では、大うつ病で視空間的記憶、注意の変換が低下していた[16]。また大うつ病と双極性うつ病とで、様々な記憶機能の指標について比較検討したところ共に健常者群より低下していたが各指標のプロフィールでは違いが無く、これらの疾患で共通の神経基盤の異常が記憶障害に寄与している可能性があることが示された[17]。さらに、単極性障害を含まないが、大規模な例数で双極性障害、統合失調症、対象健常者で主に高次機能障害を対象とする包括的な認知機能検査であるRepeatable Battery for the Assessment of Neuropsychological Status（RBANS）を用いて比較したところ、健常者群よりも患者群は全体的に低下しており、統合失調症において最も重篤であった[18]。

4. 今後の方向性

本稿では取り上げなかったが、気分障害において認知課題遂行時の機能画像を計測した研究も数多く報告されてきている[19,20]。興味深いことに、Bermanらは、統合失調症と大うつ病でWCST遂行時の機能画像を計測したところ、統合失調症とは局所脳血流量の活動領域が異なっており、成績低下の背景にある神経活動が疾患によって異なることを示唆している[21]。今後は統合失調症、双極性障害、大うつ病それぞれにおいて包括的な認知機能検査を用いたプロフィール・表現型の一般的特徴の明確化と、それに対応する神経基盤が明らかにされることが望まれる。それに関連して、認知機能障害の各認知領域について素因性・中間表現型としての側面が強いもの（前駆期や寛解期でも低下する、未発症の親族で低下するなど）、進行的側面が強いもの（エピソード回数や罹病期間と相関するなど）、精神症状の変化や薬物反応性と相関する状態依存的なものによる分類が明確化されることが望まれる。それによって例えば素因的・中間表現型の側面の強い認知領域に注目することで双極性障害と単極性うつ病を鑑別で

きる可能性があり、状態依存的な認知領域に注目することで治療反応性の予測や薬剤の選択に寄与できる可能性がある。

また大うつ病では、これまで述べた神経心理学的視点に基づく認知機能障害とは別に、主にBeckらが提唱する抑うつの認知病理モデルによる精神病理的異常が存在し、その中の抑うつスキーマや自動思考、推論の誤りといった認知過程が外的な事象に対する悲観的・否定的解釈を誘導し、うつ病の症状形成に寄与すると考えられている。認知療法はこのモデルを元に開発され、薬物療法とほぼ同等の改善効果を示すことが報告されてきた[22]。特に自動思考や推論の誤りは非合理的な解釈を中心とする思考の障害であり、状態依存的側面が強いとされている。他方で、実行機能は目標に対して適切に情報を選択し、柔軟に評価し行動計画を立てていく過程であることから、精神病理過程である自動思考や推論の誤りと共通する認知処理過程を持つと言える。これら認知病理過程と実行機能との関係は検討されてこなかったが、実行機能は前述のように機能的予後の予測因子であることから、認知病理の改善を通して抑うつ症状や機能的予後の改善に寄与すると考えられる。大うつ病の認知機能障害と抑うつの認知病理モデルは独立して扱われてきたが、今後は認知機能障害を基本的障害とした認知病理、抑うつ症状の統合的理解が確立することが望まれる。

文　献

1) Nakano Y, Baba H, Maeshima H, et al.：Executive dysfunction in medicated, remitted state of major depression. J Affect Disord, 111：46-51, 2008.
2) Rose EJ, Ebmeier KP：Pattern of impaired working memory during major depression. J Affect Disord, 90：149-161, 2006.
3) Paelecke-Habermann Y, Pohl J, Leplow B：Attention and executive functions in remitted major depression patients. J Affect Disord, 89：125-135, 2005.
4) Dunkin JJ, Leuchter AF, Cook IA, et al.：Executive dysfunction predicts nonresponse to fluoxetine in major depression. J Affect Disord, 60：13-23, 2000.
5) Gorlyn M, Keilp JG, Grunebaum MF, et al.：Neuropsychological characteristics as predictors of SSRI treatment response in depressed subjects. J Neural Transm, 115：1213-1219, 2008.
6) Withall A, Harris LM, Cumming SR：The relationship between cognitive function and clinical and functional outcomes in major depressive disorder. Psychological medicine, 1-10, 2008.
7) Uekermann J, Channon S, Lehmkamper C, et al.：Executive function, mentalizing and humor in major depression. J Int Neuropsychol Soc, 14：55-62, 2008.
8) Gur RC, Erwin RJ, Gur RE, et al.：Facial emotion discrimination：II. Behavioral findings in depression. Psychiatry Res, 42：241-251, 1992.
9) Martinez-Aran A, Vieta E, Colom F, et al.：Cognitive dysfunctions in bipolar disorder：evidence of neuropsychological disturbances. Psychother Psychosom, 69：2-18, 2000.
10) Robinson LJ, Ferrier IN：Evolution of cognitive impairment in bipolar disorder：a systematic review of cross-sectional evidence. Bipolar Disord, 8：103-116, 2006.
11) Fleck DE, Shear PK, Madore M, et al.：Wisconsin Card Sorting Test performance in bipolar disorder：effects of mood state and early course. Bipolar Disord, 10：539-545, 2008.
12) Frangou S, Donaldson S, Hadjulis M, et al.：The Maudsley Bipolar Disorder Project：executive dysfunction in bipolar disorder I and its clinical correlates. Biological psychiatry, 58：859-864, 2005.
13) Bora E, Yucel M, Pantelis C：Cognitive endophenotypes of bipolar disorder：A meta-analysis of neuropsychological deficits in euthymic patients and their first-degree relatives. J Affect Disord, 113：1-20, 2009.
14) Bora E, Vahip S, Gonul AS, et al.：Evidence for theory of mind deficits in euthymic patients with bipolar disorder. Acta Psychiatr Scand, 112：110-116, 2005.
15) Derntl B, Seidel EM, Kryspin-Exner I, et al.：Facial emotion recognition in patients with bipolar I and bipolar II disorder. Br J Clin Psychol；2009. [Epub ahead of print]
16) Taylor Tavares JV, Clark L, Cannon DM, et al.：Distinct profiles of neurocognitive function in unmedicated unipolar depression and bipolar II depression. Biological psychiatry, 62：917-924, 2007.
17) Bearden CE, Glahn DC, Monkul ES, et al.：Patterns of memory impairment in bipolar disorder and

unipolar major depression. Psychiatry Res, 142：139-150, 2006.
18) Dickerson F, Boronow JJ, Stallings C, et al.：Cognitive functioning in schizophrenia and bipolar disorder：comparison of performance on the Repeatable Battery for the Assessment of Neuropsychological Status. Psychiatry Res, 129：45-53, 2004.
19) Rose EJ, Simonotto E, Ebmeier KP：Limbic overactivity in depression during preserved performance on the n-back task. NeuroImage, 29：203-215, 2006.
20) Harvey PO, Fossati P, Pochon JB, et al.：Cognitive control and brain resources in major depression：an fMRI study using the n-back task. NeuroImage, 26：860-869, 2005.
21) Berman KF, Doran AR, Pickar D, et al.：Is the mechanism of prefrontal hypofunction in depression the same as in schizophrenia? Regional cerebral blood flow during cognitive activation. Br J Psychiatry, 162：183-192, 1993.
22) DeRubeis RJ, Hollon SD, Amsterdam JD, et al.：Cognitive therapy vs medications in the treatment of moderate to severe depression. Arch Gen Psychiatry, 62：409-416, 2005.

　　　　　　　（豊巻敦人・久住一郎・小山　司）

D. 認知症と認知機能

I. 認知機能の加齢変化

はじめに

明治以来、Dementia（英）、Demenz（独）には「痴呆」の訳語が使用されてきた。旧字体では「癡呆」である。2004年以降は「痴呆」には差別的な意味合いがあるということで、これを廃止して「認知症」を使用するようになった。しかしながら、dementiaという原語は、脱、喪失を意味する接頭語（de-）と精神、知性を意味する語幹（-mentia）からなっており、dementiaには精神機能の喪失という意味合いが込められており、極めて不適当な用語ではある。dementia（英）、Demenz（独）（以下本稿では「認知症」の用語を用いる）は、すべての大脳機能の喪失ではなく、認知機能にかかわる大脳機能の一部が障害されている病態という理解に立てば「認知症」という用語は妥当なのかもしれない。

大脳における情報処理の概略を図1に示す。感覚情報は大脳後方の1次感覚野にまず入力する。そして、2次感覚野、感覚連合野に送られて、ここで大脳内部の記憶との照合を受けて、運動連合野での意志発動がなされる。そして、2次運動野、1次運動野を経由して出力される。認知症においては、感覚連合野、記憶、運動連合野が障害されるが、大部分の1次感覚野、2次感覚野、1次運動野、2次運動野の機能は維持されている（図1）。

1. 知能とは

認知症は、「後天的な脳の器質的障害により、いったん正常に発達した知能が低下した状態」と定義されてきた。これは、先天的な知能低下である精神発達遅滞と対比され、認知症は精神発達が完了し完成した知能が低下する疾患と考えられてきたからである。

知能（intelligence）とは何かが問題となるが、これは20世紀を通じて議論されてきた大きな問題であり、心理学領域と神経心理学領域とでは、知能という概念の取り扱いが大きく異なっている。知能とは、「推理、計画、問題解決、抽象思考、概念理解、学習などの精神機能をいう」との定義されることが多い。言葉を変えて言うと、知能とは、周囲の状況を理解し、問題を設定し、それに対する解決法を考える能力のことであるが（Gottfredson 1997）、どのような方法により知能を評価するかについては様々

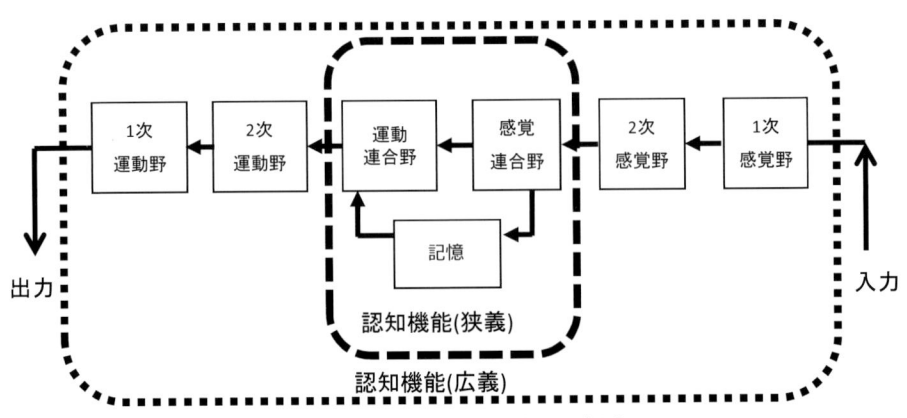

図1 大脳における情報処理の概略

に議論されてきた。

　知能検査として我が国でも広く使用されている鈴木・ビネー法は、もともと精神発達遅滞者のスクリーニングのために Alfred Binet と Théophile Simon により開発されたものである (Binet, 1905, 1908)。生物年齢に応じて到達すべき精神機能の尺度として「精神年齢」を規定しており、Binet-Simon 法の検査項目を評価することにより精神年齢が評価される。そして、精神年齢/生物年齢により算出される IQ が用いられるようになった (Stern, 1912)。この評価法は米国においてもスタンフォード大学の Terman らにより標準化され、Stanford-Binet 法として広く使用されるようになった (Terman, 1916)。

　その後も、知能評価のための心理検査方法が数多く考案されたが、それぞれの検査法により異なる精神機能が含まれたり省かれたり、あるいは、知能の階層構造について激しく議論されてきた。それぞれの知能検査で評価されている機能は、各種の知能検査を通じて共通して存在する因子 (general intelligence, g 因子) とそれぞれの知能検査に特徴的な因子 (s 因子) とにより規定されると考えられるようになった (Sperman, 1904, 1923)。

　知能の構造についての代表的な議論を紹介する。Thurnstone (1938, 1947) は、知能を 8 項目に分けて（空間認知、言語理解、言語流暢性、帰納、認知速度、演繹、機械的暗記、推論）、それぞれの機能は脳内の基本的神経回路に対応していると考えた。Vernon は知能の階層構造について、g 因子の基盤の上に、Verbal-Educational (v ; ed) と Spatial-Mechanical (k ; m) との上位構造を想定した。Cattell (1971) は、流動性知能 (Fluid Intelligence) と結晶性知能 (Crystalized Intelligence) とを区別し、流動性知能とは、生活の中で経験しながら学習される神経生理学的反応を、結晶性知能とは、個人の経験や文化的、教育体験により形成されるものを指していた。この考えは、Hebb (1942) のいう A 知能（知識を獲得するための基本的な生物学的能力）と B 知能（文化・教育。個人的経験の蓄積）とほぼ対応している。

　Sternberg (1985) は、知能を 3 つの下部理論の総合と考えて (triarchic theory)、Contextual subtheory、Componential subtheoty、Expreriential subtheory の概念を提出した。

表1　IQ 値と遺伝性の相関

関係	相関係数
一卵性双生児（同居）	0.86
一卵性双生児（別居）	0.72
二卵性双生児（同居）	0.60
同胞（同居）	0.47
同胞（別居）	0.24
いとこ	0.15

Bouchard TJ, McGue M：Familial studies of intelligence；a review. Science 1981；212；1055-1059 より抜粋

　現在、一般的に使用されている知能検査として Wechsler Adult Intelligence Scale Ⅲ がある (Wechsler, 1997)。これは 13 項目からなる検査であるが、因子分析により言語理解 (verbal comprehension)、知覚統合 (perceptual organization)、処理速度 (processing speed)、作動記憶 (working memory) の 4 つの因子が抽出され (Deary, 2001)、これらの因子はまったく独立したものではなく、お互いに平均 0.76 (0.63-0.83) の相関が示されている。

　上述したようにこれまで多くの知能検査法が提唱されてきたが、それぞれの検査法が様々な領域の精神機能を含むこととなり、知能とはなにかという基本問題は、ますます拡散してしまい、極論すれば、知能とは、それぞれの検査方法が評価している機能のことと言わざるを得ない状況になってしまった。

　しかしながら、知能検査に共通する g 因子は、概ね認知機能のばらつきの半分を規定しており (Carroll, 1993)、共通する一般知能に相当する生物学的基盤があるとの考えも依然として根強い。実際に IQ 得点はその約 50% が遺伝により規定されているといわれており (Petrill, 2004)、表1 に示すように、一卵性双生児、および、二卵性双生児における IQ 値の相関係数は、それぞれ 0.86 と 0.62 であり、遺伝的に同一性の高い関係ほど IQ 値の相関係数は高いことが報告されている (Bouchard, McGue1981)。また、IQ 値は、人の一生を通じてかなり安定していることが知られている。11 歳児の IQ 得点は 79 歳になっても相関係数 0.66 で一定していること (Deary, 2004)、IQ 得点は学業成績 (Neisser, 1996) や職業上の成功 (Schmidt, 1998) ともよく相関して

おり、興味深いことには、その個体の寿命とさえもよく相関している（Whalley, 2001）。

2. 認知機能とは

　心理学領域では「知能」について上に述べたような議論がなされてきたが、神経心理学領域では、このような伝統的な心理学領域の「知能」あるいはIQの概念を認めていない。もともと神経心理学は脳の部位とそれに対応する精神機能とに関心があり、脳全体の機能評価には極めて冷淡であった。脳障害は特定の精神機能を障害するものであり、神経心理学が明らかにしたいと思うのは脳各部位の機能であり、脳全体の機能としての知能にはあまり関心を示してこなかった（Lezak, 1995）。神経心理学の立場からは、むしろ知能を構成する脳内の各領域が、それぞれの障害に対応して障害されるという考えの方が受け入れられやすい。

　実際に、神経心理学的評価により認知機能障害を評価する場合には、言語機能、記憶、空間認知、概念形成、遂行機能などの機能に分けて評価されることが多い。それぞれの神経心理学的評価バッテリーによるが、見当識、注意、記憶、言語、空間認知、遂行機能などを評価することもある。Luriaは、認知機能を機能系として理解しており、それぞれを生物学的に規定された機能の統合として理解していた（Luria, 1966）。従って認知機能とは、一定の固定したものではなく、個体の状況、環境、課題ごとに変化しうる動的な機能系である。大脳のそれぞれの領域の動的な関与が必要とされる機能であり、課題ごとに必要とされる領域は異なり、固定したものではないと考えていた。このような個々の機能に注目する立場に立つと、単なる総合値としての知能、知性、IQという概念は受け入れられ難いものであろう。

　一般的に神経心理学が要求する認知機能評価の領域は、言語・記憶・空間処理・概念形成・遂行機能など多岐にわたるが、神経心理学的評価においても因子分析によるそれぞれの要素的機能の解析も進められている。Pontonらは10種類の神経心理学的評価の結果から因子分析により5つの因子が抽出されるとしたが、それらは言語因子（verbal fluency, namingにて評価）、学習因子（auditory verbal learning testにて評価）、情報処理速度（Digit symbol subtestにより評価）、視覚処理（Rey Osterrieth Complex Figure）、精神運動速度（Pin test）であった。同様の因子分析の結果を比較しても、多くの神経心理学的検査は、認知機能を評価するためには、言語、推論、空間認知、数概念、注意などが重要としている（Panton1994）。

　知能と認知機能の解離について、神経心理学的評価が明らかにしたことは、前頭葉障害者でIQ値がほとんど低下しないという事実であった。外傷、血管障害、脳疾患により前頭葉に障害を呈する患者では実行機能（executive function）の障害が認められるのであるが、このような患者においてもIQ値はさほど低下していない（Black, 1976）。前頭前野が関わる機能として、自己制御、認知の制御（meta-cognition）、動作の時間的整理、行動モニター、外界刺激の選択的抑制、企画、注意コントロールなどが想定されているが、これらは一般の心理学的知能テストでは評価できない。このような前頭前野を介した皮質-皮質下の領野の関与により機能している実行機能は、これまでのIQ値の概念から大きく逸脱しており、実行機能を評価することなしには、認知機能を評価することはできない。

3. 加齢と知能・認知機能

　前述したように、心理学領域において知能は、流動性知能と結晶性知能に分けられるCattell（1971）。流動性知能は、経験により学習される神経生理学的反応であり、問題解決、空間認知、処理速度、複雑関係の同定などにより評価される。これに対して、結晶性知能は、個人的経験や文化的、教育体験により形成され体験の集積として蓄積されるものであり、語彙、言語知識、一般常識、格言の理解、作業の習熟などの項目により評価できる。基本的には、長期記憶として蓄積された個人的・文化的経験の集積である。

　図2に示すように、こられ2つの知能（IQ）は大きく異なる加齢変化を示す。結晶性IQは70歳代を過ぎてもほとんど低下しない。例えば、語彙の意味を問う単語問題、一般常識を問う知識問題、理解問題では高齢者においても成績の低下は見られな

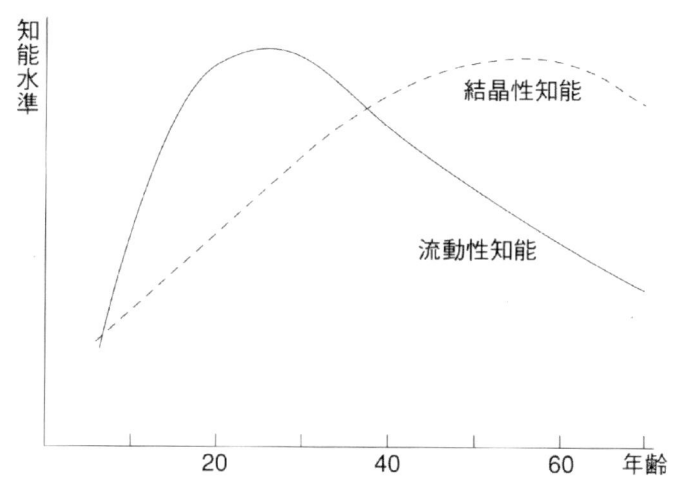

図2 知能の発達曲線（HornとCattellの理論）の模式図
(Horn JL, Cattell RB：Age differenes in fluid and crystallized intelligence. Acta Psychobiologica 26：107-129, 1967による)

い。これにたいして、流動性IQについては20歳から70歳の間に1-2SD（15-30ポイント）の低下を示し、さらに70歳を過ぎるとその低下の速度は速くなり、10年間で0.5SDの低下を示す。例えば、数唱問題において、25歳代では7桁の復唱が可能であるのに対して、65歳代では5桁となる（Mitrushina, 1999）。同様に符合問題では25歳の者が平均78個できるのに対して70歳代では平均51個という成績になる（図2）。

現在最も使用されている知能検査であるWAIS-Ⅲについて加齢変化を示す。これまで使用してきたWAIS-Rでは74歳までとされてきたが、WAIS-Ⅲでは89歳までその適用が延長された。WAIS-RにおいてもWAIS-Ⅲにおいても、粗点から評価点への換算を各年齢群毎に行うための表が用意されている（Wechsler, 1997）。下位検査の最高粗点が多い基準年齢（20歳～34歳）群の評価点換算表から、高齢者の知的機能が基準年齢群とくらべてどのように減衰しているかを把握することができる（図3）。

加齢に伴い全検査IQは低下し、動作性IQは言語性IQより顕著に低下している。言語性問題では「単語」「知識」「理解」等の言語理解はそれほど低下をきたしていないが、作動記憶や知覚統合・処理速度の動作性問題で低下を示している。この結果は、Cattell RB（1963）の一般知能因子の分析にもとづけば、過去の学習の結果として確立された言語や数などの認知的活動である「結晶性知能の因子：crystallized intelligence」よりも、新しい場面に適応する際に働く流暢さや空間の因子など、主として非言語的知能検査によって測定される「流動性知能の因子：fluid intelligence」のほうに老化による衰退があらわれていると考えられる。しかしながら、高齢者の知的機能の変化には、生物的要因（素質・加齢）だけでなく、心理社会的要因（教育歴・職歴・性格傾向・社会的経済的安定性など）も含まれており、個人差が大きいことも知られている。

一般に高齢者の知的機能の特徴として、全体的に反応時間が遅れること（Hultsch, 2002）、個人間の成績にばらつきが大きいこと、同一人の結果についても時間と場所と状態により検査結果が変動しやすいこと（Hultsch, 2000）、検査に対する注意集中が困難であることなどが指摘されているが、これらは前頭葉機能の実行機能の障害とも考えられる（Greenwood, 2000）

おわりに

近年、認知症の前段階として、MCI（mild cognitive impairment）（Petersen, 1997）や非認知症性認知障害（cognitive impairment no dementia（CIND）（Graham, 1997）の概念の有用性が検討されている。PetersenによるMCIの最初の定義は、(1) 物忘れの訴え、(2) 客観的な記憶障害、(3) 認知機能は正

WAIS-Ⅲ

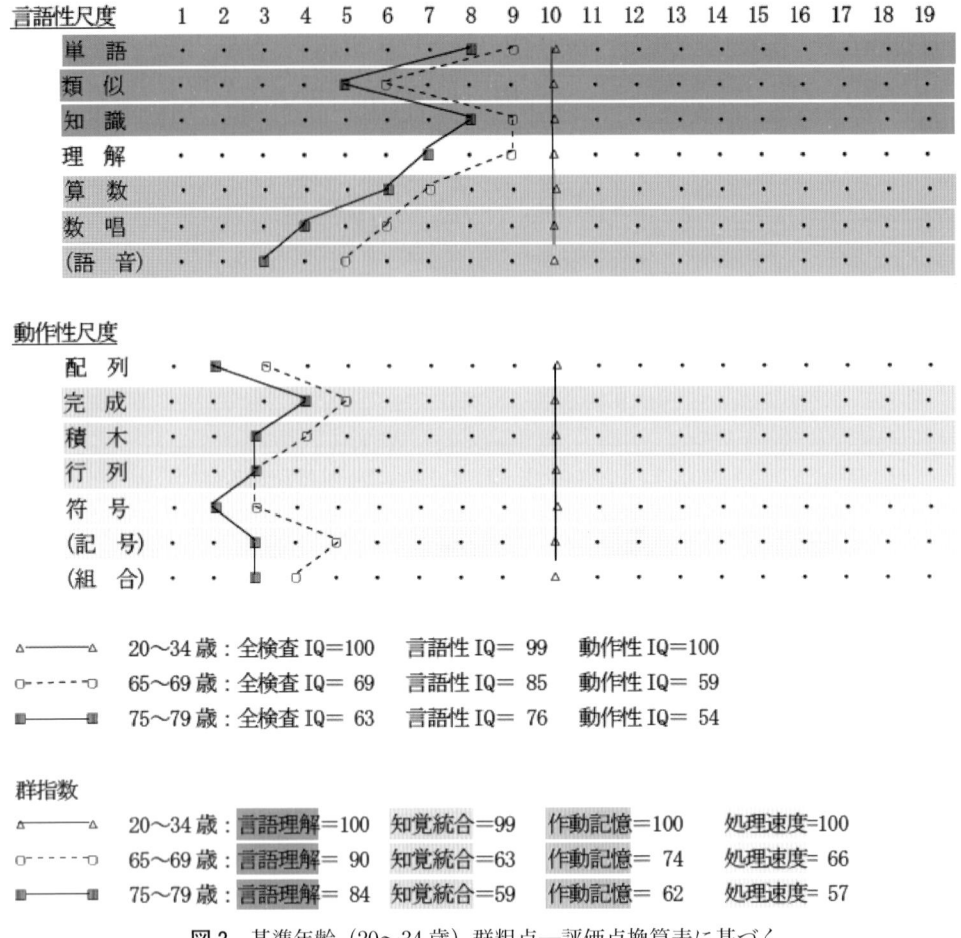

図3 基準年齢（20〜34歳）群粗点—評価点換算表に基づく
65〜69歳と75〜79歳年齢群の評価点10の粗点—評価点の比較図

常、(4) 日常生活は正常、(5) 認知症ではないの5項目であった。Petersenらはこの基準を用いて66名のMCI（平均年齢81歳）について4年間の経過観察から12%/年間の認知症の発症を報告した。この年間発症率は、年齢を一致させた一般人口の発症率（約3%）と比較すると有意に高い値であり、MCIは認知症の前段階と見なされうるようになった。同時期にヨーロッパでは、加齢に伴う認知力低下（Age-Associated Cognitive Decline（AACD）の概念が提出されたが（Ritchie, 2000）、記憶だけでなく、幅広く認知機能低下に注目している点が特徴である。AACDでは、記憶も含めて、認知機能（記憶・注意・空間認知・言語・推理）の5項目のいずれか1つで

も同年代一般平均よりも1標準偏差以上の低下があるものを規定しており、AACD基準では高齢者の19.3%をとらえることができ（同コホートに対してMCIは3.2%）、しかも3年間の経過観察によりMCIの11.1%が認知症に移行したのに対して、AACDの28.6%が認知症に移行することを報告し、AACDのほうが安定して認知症の前段階を規定しうるとしている。

近年さらにその以前の状態についての概念化が進められている（Reisberg, 2008；Takeda, 2008）。多くの人が30歳代を過ぎると記憶力の低下を体験する。もちろんこの記憶力の低下は、認知症のレベルと比較すると軽微なものであるが、実際に多くの人

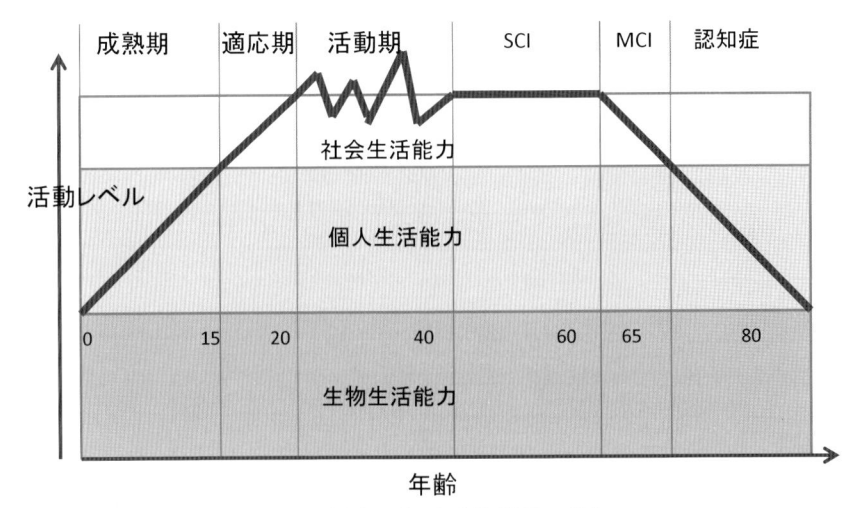

図4 生涯を通じた認知機能の変化

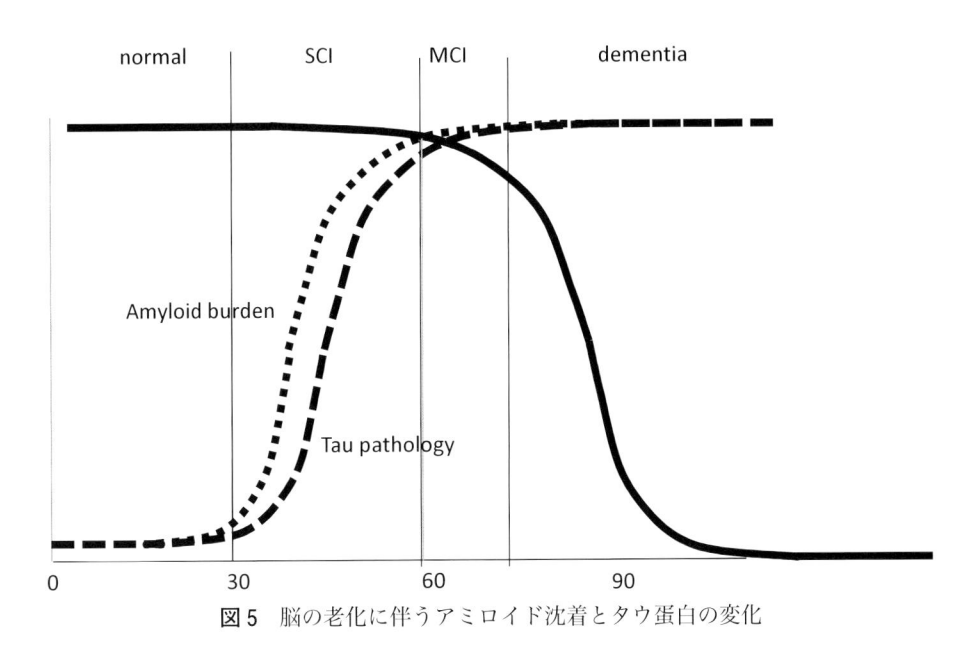

図5 脳の老化に伴うアミロイド沈着とタウ蛋白の変化

が自分自身の若い時と比較して、記憶力が低下していることを体験している。そして、このような記憶力低下は適切な尺度を選定すれば客観的にも定量化することが可能である。問題は、若い時の記憶力の最大値が個人個人により大きく異なることである。個人の最大の記憶能力は、それぞれの遺伝的背景、環境因子、学習経験によって規定されていると推察されるが、記憶能力の最大値には大きな個人差がある。このような個人間のばらつきをどのように評価するかという問題がある。

しかしながら、脳の老化に伴うアミロイド沈着とタウ蛋白の変化は既に30歳代から起こっていることが示されており、このような脳機能の低下を惹起させうる脳内変化の始まりは明らかにMCIの時期よりもさかのぼることは確実である（図5）。このような観点に立てばSCIの時期にこそ、脳内変化の最初期を同定すべく努力すべきであるという立場がある。このような意味ではSCIの時期こそ、脳科学の研究対象とすべきものであり、SCIの特徴を明らかにしていくべきであろう。

文　献

1) Gottfredson LS : Mainstream science on intelligence : an editorial with 52 signatories, history, and bibliography. Intelligence 24 : 13-23, 1997.
2) Binet, A. : Analysis of C. E. Spearman : The proof and measurement of association between two things and general intelligence objectively determined and measured. L'Anne Psychologique 11 : 623-624, 1905.
3) Binet, A. : Le developpement de l'intelligence chez les enfants. [The development of intelligence in children.] L'Anne Psychologique 14 : 1-94, 1908.
4) Stern, W. : Die psychologischen Methoden der Intelligenz prufung.[The Psychological Method to Measure Intelligence.]Leipzig : Barth, 1912.
5) Terman, L. M. : The Measure of Intelligence, Houghton-Mifflin, Boston, 1916.
6) Spearman, C. : "General intelligence" objectively determined and measured. American Journal of Psychology 15 : 201-293, 1904.
7) Spearman, C. : The Nature of "Intelligence"and the Principles of Cognition, MacMillan, London, 1923.
8) Thurnstone, L. L. : Primary Mental Abilities, University of Chicago Press, Chicago, 1938.
9) Thurnstone, L. L. : Multiple Factor Analysis, University of Chicago Press, Chicago, 1947.
10) Vernon, P. E. : The Structure of Human Abilities, Wiley, New York, 1950.
11) Cattell, R. B. : Abilities:Their Structure, Growth and Action, Houghton-Mifflin, Boston, 1971.
12) Hebb, D. O. : The effects of early and late brain injury upon test scores and the nature of normal adult intelligence. Proceedings of the American Phylosophical Society 85 : 275-292, 1942.
13) Sternberg, R. J. : Beyond IQ:A Triarchic Theory of Human Intelligence, Cambridge University Press, New York, 1985.
14) Wechsler, D. : WAIS-Ⅲ : Administration and Scoring Manual, Psychological Corporation, San Antonio, TX, 1997.
15) Deary IJ : Human intelligence differences : a recent history. Trends Cogn Sci 5 : 127-130, 2001.
16) Carroll JB : Human cognitive abilities : a survey of factor analytic studies. Cambridge, UK : Cambridge University Press, 1993.
17) Petrill SA, Lipton PA, Hewitt JK, et al. : Genetic and environmental contributions to general cognitive ability through the first 16 years of life. Dev Psychol 40 : 805-812, 2004.
18) Bouchard TJ, McGue M : Familial studies of intelligence ; a review. Science 212 ; 1055-1059, 1981.
19) Deary IJ, Whiteman MC, Starr JM, et al. : The impact of childhood intelligence on later life : following up the Scottish Mental Surveys of 1932 and 1947. J Pers Soc Psychol 86 : 130-147, 2004.
20) Neisser U, Boodoo G, Bouchard TJ, et al. : Intelligence : knowns and unknowns. Am Psychol 51 : 77-101, 1996.
21) Schmidt FL, Hunter JE : The validity and utility of selection methods in personnel psychology : practical and theoretical implications of 85 years of research findings. Psychol Bull 124 : 262-274, 1998.
22) Whalley LJ, Deary IJ : Longitudinal cohort study of childhood IQ and survival up to age 76. Br Med J 322 : 1-5, 2001.
23) Lezak, M. D. : Neuropsychological Assessment (2nd ed.), Oxford University Press, New York, 1995.
24) Luria, A. R. : Human Brain and Psychological Processes, Harper and Row, New York, 1966.
25) Ponton, M. O., Satz, P., and Herrera, L. : Factor analysis of a neuropsychological screening battery for Hispanics (NeSBHIS), 1994.
26) XVII European Meeting of the International Neuropsychological Society, June.
27) Black, F. W. : Cognitive deficits in patients with unilateral war-related frontal lobe lesions. Journal of Clinical Psychology 32 : 366-372, 1976.
28) Mitrushina MN, Boone KB, D'Elia LF. : Handbook of normative data for neuropsychological assessment. New York : Oxford University Press, 1999.
29) Hultsch DF, MacDonald SW, Dixon RA. : Variability in reaction time performance of younger and older adults. J Gerontol B Psychol Sci Soc Sci 57 : P101-P115, 2002.
30) Hultsch DF, MacDonald SW, Hunter MA, et al. : Intraindividual variability in cognitive performance in older adults : comparison of adults with mild dementia, adults with arthritis, and healthy adults. Neuropsychology 14 : 588-598, 2000.
31) Greenwood PM. : The frontal aging hypothesis evaluated. J Int Neuropsychol Soc 6 : 705-726, 2000.
32) Petersen RC, Smith GE, Waring SC, et al. : Aging, memory, and mild cognitive impairment. Int Psychogeriatr 9 : 65-69, 1997.

33) Graham JE, Rockwood K, Beattie BL, et al.：Prevalence and severity of cognitive impairment with and without dementia in an elderly population. Lancet 349：1793-1796, 1997.
34) Ritchie K, Touchon J.：Mild cognitive impairment：Conceptual basis and current nosological status. Lancet 355：225-228, 2000.
35) Reisberg B, Gauthier S.：Current evidence for subjective cognitive impairment（SCI）as the pre-mild cognitive impairment（MCI）stage of subsequently manifest Alzheimer's disease. Int Psychogeriatr 20：1-16, 2008.
36) Takeda M, Morihara T, Okochi M, et al.：Mild cognitive impairment and subjective cognitive impairment. Psychogeriatrics 8, 155-160, 2008.

〔武田雅俊・福永知子・数井裕光〕

II. 各 論

　認知症の認知機能障害は器質的および機能的な脳損傷によって生じる。一方で、認知症を引き起こす疾患には様々なものがあり、その原因疾患によっておかされやすい脳の損傷部位が異なる。このため特に初期には原因疾患によって異なる認知機能障害を呈する。本稿では、最初にアルツハイマー病（Alzheimer's disease：AD）を取り上げる。そしてここでいくつかの基本的な認知機能障害についての説明も行う。その後、その他の疾患の認知機能障害をADのそれと比較しつつ解説していく。

1. アルツハイマー病（Alzheimer's disease：AD）

　発症、進行は緩徐で、多くは記憶障害からはじまり、時間や場所の見当識障害、遂行機能障害、言語障害、失認、失行などが順次加わっていく。ただし、若年発症のADでは、高齢発症のADよりも記憶障害が軽度である反面、遂行機能障害、視空間認知障害、言語障害が顕著であることが指摘されている。

a．記憶障害

　個人の生活史の記憶のようなある特定の時間、空間に起こった出来事の記憶であるエピソード記憶の障害はAD患者の中心かつ初発となる症状である。ADでは他の認知障害が目立たない時期でも、数分前の出来事を全く覚えていないほど重篤な記憶障害を呈する。例えば、約束を忘れたり、財布や眼鏡などの物品を置き忘れたり、ある物を買ったことを忘れて同じものを何度も買ったりする。AD患者の物忘れは自ら想起できない再生の障害だけでなく、答えを言われてもそれが正しいと認識できない再認の障害も伴う。記憶障害は緩徐進行性であるが、進行の速度には高齢発症のADの危険因子であるアポEの4アリルが影響する。すなわちアポEの4アリルを有するADは海馬の萎縮の進行が早く[1]、記憶障害の進行も早い[2]。軽症のAD患者では、感動的な出来事や不快な感情を伴った出来事の記憶は情動を伴わない出来事の記憶に比べてよく記憶されるという情動による記憶の増強効果（情動性記憶）は健常者と同様に残存している[3]。またAD患者でも、記憶障害が顕著となるまでは自らの記憶障害に対して思い悩むことがある。しかし記憶障害がある程度進行してくると自らの障害を過小評価するようになる[4]。このAD患者の記憶障害に対する自覚の乏しさには、記憶障害と妄想の程度とが関連すると報告されている。

　AD患者の逆向健忘は前向健忘よりも遅れて明らかになることが多い。そして逆向健忘には古い出来事の方がよりよく覚えているという時間的勾配を認める[5]。そして疾患の進行とともに逆向健忘の期間は過去へと長くなっていく。逆向健忘が進行すると、患者は過去のある時代にタイムスリップしたかのように振る舞うことがある、すなわち自分はまだ実家に住んでいて女学校に通っていると思ったり、働いていると思ったりする。この誤った判断にひきずられるかのように、自分の子供を兄弟、配偶者を親などと言うこともある。

　即時記憶や意味記憶、手続記憶などは障害されにくい。これはADの前向性の記憶障害の責任病巣の中心が海馬、海馬傍回を含む側頭葉内側部であるからである[6]。また情動性記憶の障害については扁桃体[7]が、逆向性のエピソード記憶障害については側頭葉外側部の障害が責任病巣であると考えられている。

b．見当識障害

　記憶障害に続いて時間や場所の見当識障害も比較的初期から明確になる。見当識障害の原因の1つは記憶障害であるが、進行例では記憶障害だけでは説明がつかない見当識の障害を認めるようになる。すなわち、個々の情報や状況はある程度正しく把握しているにも関わらず、それらの情報を統合して正しい見当識にいたることができなくなる。例えば、外が明るいことを理解しているにもかかわらず、夜だ

と言い張り、明るいうちから雨戸を閉める患者がいる。AD患者の見当識障害には後部帯状回の障害が関わる可能性が指摘されている[8]。

c．遂行機能障害

遂行機能とはある目的を達成するために必要な複数の行動を効率的な方法および順序で適切に行う機能である。遂行機能はヒトの社会生活や日常生活のほとんどすべての活動において必要である。例えば、料理を作るためには、必要な食材を用意し、それらを適切な順序やタイミングで加工していかなければならない。その間、常に最初の計画通りにできているか否かをモニタリングし、できてない場合にはその時点でとりうる最善の対応策を考え当初の計画に変更を加えなければならない。遂行機能には注意の配分、維持、変換や方略の決定などが必要で、連合野の連合野といわれる前頭葉の働きが重要である。

d．言語障害

AD患者の病初期に認められる言語障害は自発話における語彙の減少である。そして進行とともに、「あれ」、「それ」というような指示語が多くなり、迂遠になる。患者が我々に何かを伝えようと話している様子はうかがえるのであるが、何が言いたいのかわかりにくい状態となる。これらは語想起能力の低下や喚語困難と関連している。そして物品の呼称障害も認めるようになる。また読解障害と書字障害も早期から認められる。そして聴覚的理解の障害も加わってくる。しかし発話における流暢性、復唱や音読などの音韻的側面、文法などは比較的末期まで保たれる。古典的な失語症の分類にあてはめると、初期には健忘失語、中等度から重度となると超皮質性感覚失語やウェルニッケ失語に分類される。しかし古典的な失語の範疇では捉えられない症例も存在する。非常に進行した段階では反響言語、同語反復が顕著となり、さらに進行すると無言となる。

e．失認

失認とは視覚や聴覚など特定の感覚系を通じて感じた対象が何であるかを判断できないことである。電話のベルや救急車のサイレンを聞いてもそれとわからないと聴覚失認と呼び、視覚的に物品を見てもわからないと視覚失認と呼ぶ。視覚失認のうち特に、動き、方向、奥行きなどの位置に関する認知が障害されると視空間認知障害と呼び、ADでは特にこれが顕著である。実際の臨床場面では、熟知しているはずの町や家の近所で迷うようになる。さらに重度になってくると自分の家の中でも迷う。また精神性注視麻痺、視覚失調、視覚性注意障害を3徴とするBálint症状群を認める患者もいる。以上のような症状は左右の視空間にかかわらず出現する。しかし稀ではあるが左右一方の半側空間に存在する対象を無視する半側空間無視を認める患者も存在する。多くは左半側空間無視である。このような症例では右側におかれた食事ばかり食べたり、左側にある物に気づかずにぶつかったりする。検査場面では絵の模写課題において絵の右部分のみを模写し左部分は描かないことがある。

2．レビー小体病（Dementia with Lewy bodies：DLB）

発症、進行は緩徐で、ADと同様に記憶障害、見当識障害、遂行機能障害、言語障害、視空間認知障害を認める。しかしADと比較すると記憶障害、特に再生の障害が軽い。これは海馬の萎縮の程度がADよりも軽いことが関連している[9]。一方、DLBではADよりも視覚認知障害が強い[10]。例えば、いくつかの物品の線画が重ねて描かれた錯綜図からそれぞれの線画を弁別することができなくなる。また図形の模写が苦手になる。そしてこの視覚認知障害がDLBの幻視や一部の誤認妄想の発現に関与している[11]と考えられている。さらにこれらの認知障害が変動することも特徴で数時間、数日、あるいは数ヵ月の経過で明らかな変動を認める。

3．前頭側頭葉変性症（Frontotemporal lobar degeneration：FTLD）

現在、FTLDは臨床的に前頭側頭型認知症、意味認知症、進行性非流暢性失語に分類されている[12]。全ての病型で発症、進行は緩徐である。そして人格変化、精神行動障害が顕著であるが、記憶障害、見

当識障害、視空間認知障害などADで認めやすい認知機能障害はないか、あっても軽度である。

a．前頭側頭型認知症（Frontotemporal dementia：FTD）

FTDの主たる損傷部位は前頭葉であるため、遂行機能障害、精神運動速度の低下、思考の柔軟性の障害、病識の低下、社会的対人関係の障害などの様々な前頭葉機能障害を呈する[13,14]。抽象的な思考ができず具体的にしか考えられなくなる。また自らの欲動を制止することができず、突発的で衝動的になる。アルコール中毒やニコチン中毒に陥る患者もいる。また非影響性が亢進するため、目に入る字を読まずにはおられなかったり、いくら制止しても診療者の真似をし続けたり、目の前の物品を使わずにはおられなかったりすることもある。常同行動や甘いものを好むようになるという食事の好みの変化も認める。その一方で、意欲低下、発動性の低下も認める。

b．意味認知症（Semantic dementia：SD）

SDでは初期には語義失語を認める。これは進行すると明らかになる意味記憶障害が言語の側面にのみに目立っている状態であると考えられる。発語は流暢で構音障害は認めない。復唱、文レベルの了解も良好である。しかし物の名前などの単語の意味がわからなくなる。例えば、「鉛筆」を眼前に提示して、これは何かと問うてもわからない。語頭音をヒントとして与えても正答を導き出すことは困難である。検者が「えんぴつ」と正答を言っても患者は「聞いたことがない」と回答し、この「えんぴつ」という音に既知感を持たない。場合によっては「えんぴ」と与えた語頭音をその物の名前と思い、「これはえんぴというのですね」と納得する。いくつかの物品を眼前に提示し、その中から「鉛筆」を指示するよう言っても指示できない。すなわち呼称と指示の二方向性の障害を認める。語義失語の段階では、「鉛筆」という名前がわからなくても、鉛筆が何をする物であるかを説明でき、正しく使うこともできる。しかし疾患が進行してくると、「鉛筆」が何をする物であるかがわからなくなり、使用することもできなくなる。また見たことがないと言い、視覚的情報からもその物品を同定できなくなる。この段階になると意味記憶障害と判断される。疾患の進行に伴い、既知感を持たず使えない言葉や物品は増えていく。SDの典型像は側頭葉優位に楔形の強い限局性の脳萎縮を呈する症例に認められるが、語義失語は左側頭葉優位例で顕著である。一方、右側頭葉優位例では、視覚的な情報が喪失されやすく、よく知っているはずの家族や有名人の顔を見ても、誰だかわからなくなる。さらに東京タワーなどの有名な建造物もわからず、既知感ももてなくなる。病初期では相貌などの視覚情報からそれを同定することは困難であっても、その人に関する知識や建物についての知識は保持されている。声を聞くと誰であるかわかる。従ってこの段階では連合型視覚失認と考えられるのであるが、疾患の進行に伴い、その人、建物、物品についての情報も失っていき、意味記憶障害のレベルへと至る。

c．進行性非流暢性失語（Progressive non-fluent aphasia：PA）

PAで最も目立つ認知機能障害は名前の通り非流暢性失語である。発語は努力性、プロソディー障害、構音障害を有し、錯語、失名辞、失文法、口部顔面失行を伴うことが多い。失語症は語想起障害で発症することが多く、音素性錯語も出現する。復唱の障害、書字障害、計算障害なども加わる。PAでは優位半球のブローカ領域、中心前回、縁上回、ウェルニッケ領域を含むシルビウス裂周囲に限局性の萎縮を認めることが多く、これら言語関連部位の損傷によって症状が出現していると考えられる。

4．特発性正常圧水頭症（idiopathic Normal Pressure Hydrocephalus）

iNPHの認知障害の中核症状は前頭葉機能障害である。軽症の患者でも精神運動速度の低下、作動記憶の障害、思考の柔軟性の低下、注意障害を認める[15]。患者の自覚的な訴えとしては物忘れが多いが、iNPHの記憶障害や見当識障害はADと比べると軽度である[16]。またiNPH患者では再生はできないことがあるが再認では改善することが多い。これもADの記憶障害と異なる点である。その他、巧緻運動障害、書字障害を認めるとの報告もある。iNPHの進行によって低下する認知障害は作動記憶

と記憶の障害である。

　iNPHではシャント術によって認知障害が改善しうる。しかし歩行障害が58〜90％の範囲で改善するのに対して、認知障害の改善率は若干低く29〜80％である[15]。また改善の程度も歩行障害ほどはっきりしないことが多い。しかしシャント術によって、精神運動速度、記憶、語想起、遂行機能、視空間認知機能が改善しうる。iNPHの認知機能障害の責任部位はまだ明らかにはなっていないが、前頭葉皮質下白質、帯状回、視床、基底核などの関与が指摘されている。

文　　献

1) Mori E, Lee K, Yasuda M, et al.：Accelerated hippocampal atrophy in Alzheimer's disease with apolipoprotein E epsilon4 allele. Ann Neurol, 51：209-214. 2002.
2) Hirono N, Hashimoto M, Yasuda M, et al.：Accelerated memory decline in Alzheimer's disease with apolipoprotein epsilon4 allele. J Neuropsychiatry Clin Neurosci, 15：354-358. 2003.
3) Kazui H, Mori E, Hashimoto M, et al.：Impact of emotion on memory. Controlled study of the influence of emotionally charged material on declarative memory in Alzheimer's disease. Br J Psychiatry, 177：343-347. 2000.
4) Kazui H, Hirono N, Hashimoto M, et al.：Symptoms underlying unawareness of memory impairment in patients with mild Alzheimer's disease. J Geriatr Psychiatry Neurol, 19：3-12. 2006.
5) Kazui H, Hashimoto M, Hirono N, et al.：A study of remote memory impairment in Alzheimer's disease by using the family line test. Dement Geriatr Cogn Disord, 11：53-58. 2000.
6) Mori E, Yoneda Y, Yamashita H, et al.：Medial temporal structures relate to memory impairment in Alzheimer's disease：an MRI volumetric study. J Neurol Neurosurg Psychiatry, 63：214-221. 1997.
7) Mori E, Ikeda M, Hirono N,. et al.：Amygdalar volume and emotional memory in Alzheimer's disease. Am J Psychiatry, 156：216-222. 1999.
8) Hirono N, Mori E, Ishii K, et al.：Hypofunction in the posterior cingulate gyrus correlates with disorientation for time and place in Alzheimer's disease. J Neurol Neurosurg Psychiatry, 64：552-554. 1998.
9) Hashimoto M, Kitagaki H, Imamura T, et al.：Medial temporal and whole-brain atrophy in dementia with Lewy bodies：a volumetric MRI study. Neurology, 51：357-362. 1998.
10) Shimomura T, Mori E, Yamashita H, et al.：Cognitive loss in dementia with Lewy bodies and Alzheimer disease. Arch Neurol, 55：1547-1552. 1998.
11) Mori E, Shimomura T, Fujimori M, et al.：Visuoperceptual impairment in dementia with Lewy bodies. Arch Neurol, 57：489-493. 2000.
12) Neary D, Snowden JS, Gustafson L, et al.：Frontotemporal lobar degeneration：a consensus on clinical diagnostic criteria. Neurology, 51：1546-1554. 1998.
13) Libon DJ, Xie SX, Moore P, et al.：Patterns of neuropsychological impairment in frontotemporal dementia. Neurology, 68：369-375. 2007.
14) Sjogren M, Andersen C.：Frontotemporal dementia--a brief review. Mech Ageing Dev, 127：180-187. 2006.
15) Ishikawa M, Hashimoto M, Kuwana N, et al.：Guidelines for management of idiopathic normal pressure hydrocephalus. Neurol Med Chir (Tokyo)；48 Suppl：S1-23. 2008.
16) Ogino A, Kazui H, Miyoshi N, et al.：Cognitive impairment in patients with idiopathic normal pressure hydrocephalus. Dement Geriatr Cogn Disord, 21：113-119. 2006.

〈数井裕光・武田雅俊〉

E．強迫性障害と認知機能

はじめに

強迫性障害（Obsessive-Compulsive Disorder、以下 OCD）は、強迫症状と不安を主要な症状とする不安障害である。本疾患では不安や恐怖をともなう思考（強迫観念）や行為（強迫行為）の過剰な繰り返しによって、重篤な機能障害を呈することも少なくない。

OCD は、不安そのものよりも不安によって増強される強迫観念や強迫行為によって特徴づけられるが、その基盤には情動の働きとともに認知機能障害の存在が考えられている。代表的な症状でいえば、血液恐怖に伴う洗浄強迫の患者は、壁のシミをみれば、それが血液でないことを確認することに多大なエネルギーを費やす。また、汚染の対象物に触れたか触れないか、その感覚は不確かなものとなり患者を悩ませる。あるいは過失不安をもつ確認強迫の患者は、外出の際コンセントやガス栓、あるいは窓や玄関などの鍵を全てにわたって執拗に確認し、火事や泥棒に入られる心配をなくそうとする。それでも不安はとれず、自分がきちんと全ての確認をしたかどうかの記憶が曖昧になってしまうという。このような状況は多くの OCD の患者で見受けられ、注意や空間認知、あるいは記憶といった認知機能になんらかの障害があるのではないかということが推測されている。

また、従来は代表的な心因性の障害と考えられていたが、今日集められた多くの知見、つまり思春期前後の早期発症例が多いこと、前頭葉損傷例において強迫症状類似の行動異常が出現すること、チック障害、トゥレット障害、シデナム舞踏病などの基底核に関連の強い神経疾患に OCD が高率に合併すること、などは OCD の生物学的素因の強さを示唆する。近年脳画像研究が活発に行われ、前頭葉、基底核の機能異常がよりはっきりと示されたことにより、いっそう OCD の生物学的特異性に注目が集まっている。

本稿では OCD における認知機能障害についてこれまでに得られた知見の概説を行う。また、認知機能はその基盤となる脳機能との関連についても研究が進められており、臨床症状と脳機能をつなぐ endophenotype（中間表現型）としても期待されている。そこで機能的脳画像と神経心理検査を用いた著者らの研究を紹介するとともに臨床症状―認知機能―脳機能の連関についても解説したい。

1．OCD の認知機能に関するこれまでの知見

これまでの研究から、OCD の認知機能障害は、知能レベルや教育歴、全般的な脳機能低下を反映したものではなく、ある特定の高次脳機能の障害であると推測されている。代表的な報告を**表1**にまとめ、以下に概説する。

a．注意機能

注意機能には、情報処理、注意範囲、選択的注意の各要素が含まれるが、前二者については OCD における明らかな異常は見いだされていない。これに対して、OCD では注意をむける対象物の切り替えに困難があるのではないかという仮説のもと、多くの研究が選択的注意機能に着目して調査を行っている。Stroop Test を用いた Martinot ら（1990）による調査では、OCD ではその成績が低下しており、Stroop Test のエラー数と、併せて施行された PET における前頭前野の脳代謝との間には負の相関が見られた。しかし、その後行われた他の研究者らによる追試では OCD の成績低下は示されなかったという。著者らの行った Stroop Test による健常者との比較でもやはり明らかな成績低下は認めなかった。しかし、同じ患者群に対し Stroop Test を応用した賦活課題を用いて functionalMRI(fMRI)撮影を行ったところ、OCD では背外側前頭前野、前帯状回、尾状核における賦活が健常者より低下していた（Nakao et al 2005）。このことから、神経心理検査上は鋭敏性の問題のために同等の成績であっても、実

表1 OCDの認知機能に関する報告

神経心理機能の種類	報告者（報告年）	用いられた主な心理検査	結果
注意機能	Martinot ら (1990)	Stroop Test（+PET）	PETにおける前頭前野の代謝率とStroop Testの成績に相関あり
	Nakao ら (2005)	Stroop Test（+fMRI）	心理テストの成績低下なし fMRIにて前頭前野や前帯状回の活動低下
遂行機能	Head ら (1989)	WCST Block Design(WAIS-R)	セット転換障害、空間認知障害あり
	Abbruzzese ら (1995)	WCST	有意差なし
	Lucey ら (1997)	WCST（+SPECT）	SPECTにおける左尾状核・左下前頭葉の血流量とWCSTのエラー数に相関あり
	Cavedini ら (1998)	WCST Object Alternation Test	OCDは前頭眼窩面の機能障害によるもの
	Pujol ら (1999)	Word Generation Test（+fMRI）	fMRIにて左前頭葉領域の活動増加
ワーキングメモリー	Purcell ら (1998)	Tower of London (CANTAB)	成績低下しており、空間記憶、ワーキングメモリーの障害がある
	Mataix-Cols ら (1999)	Tower of Hanoi	空間情報操作、ワーキングメモリー障害
	van der Wee ら (2003)	Spatial n-back task（+fMRI）	難易度の高い課題で成績低下 fMRIの賦活パターンは対照群に類似
	Nakao ら (2009)	n-back task（+fMRI）	n-bac taskの成績低下なし fMRIにて前頭前野や島の賦活が増強
空間認知機能	Behar ら (1984)	Stylus Maze Test Money Road Map Test	空間認知の障害、劣位半球の機能低下
記憶機能	Christensen ら (1992)	WMS WCST	非言語的記憶の障害、処理速度の低下
	Radomsky ら (1999)	WMS-R 不潔に関係する物品の記憶	一般記憶は正常 不潔に関する記憶に偏りあり
	Savage ら (2000)	ROCFT California Verbal Learning Test	記憶障害は遂行機能障害に続発したもの
	Zitterl ら (2001)	Lern-und Gedachtnistest Corsi Block-Tapping Test	OCDは全般的記憶の障害があり、記憶に自信がない

際の脳の活動には健常者との差が生じているのではないかという可能性が指摘されている。

b．遂行機能

遂行機能は知覚、記憶、言語といった認知機能を統合・制御し、円滑な行動の実施や切り替えを司るより高次の認知機能であり、セットの転換能力、流暢性や問題解決能力といった要素を含んでいる。遂行機能の概念はOCD特有の柔軟さに欠けた固着的な行動様式の説明概念として魅力的であり、多くの研究者がこの機能を調べている。

セットの転換能力に関しては、Wisconsin Card Sorting Test（WCST）がよく用いられる。Head ら (1989)はOCD患者19名を同数の健常者と比較し、患者における成績低下を報告した。Lucey ら (1997)は、WCSTを施行した患者にSPECT撮影を行い、左尾状核・左下前頭葉の血流量とWCSTのエラー数に相関があることを報告している。その一方でAbbruzzese ら（1995）は成績低下自体を否定している。また、Cavedini ら（1998）は、前頭眼窩面の機能を反映するといわれるObject Alternation Testを用いてOCDの成績低下を報告し、OCD

におけるセットの転換障害は前頭眼窩面の機能障害に基づくものではないかと推測している。

流暢性や問題解決能力に関してもいくつかの報告がOCDの成績低下を示し、このうちPujolら（1999）は、Word Generation Test施行時の脳活動をfMRIで測定し、OCD患者の左前頭葉領域の活動が健常者に比して増加していることを報告している。

c．ワーキングメモリー

ワーキングメモリーとは精神活動の際にある一定の情報を一時的に保持しながらなんらかの操作を行うための高次認知機能である。能動的な情報操作が含まれ一般的な記憶機能とは区別される。Mataix-Colsら（1999）やPurcellら（1998）はTower of London Testなどを用いた研究によって、OCDにおけるワーキングメモリーの低下を示している。近年では機能的脳画像を用いてワーキングメモリーに関連する脳部位を調べる研究が進められており、van der Weeら（2003）は、OCDに対してn-back課題を用いたfMRI撮影を行い、両側前頭前野や後頭葉皮質に健常者と同様の賦活が得られる一方、課題の難易度に伴う成績低下が大きいことを示した。著者らもn-back課題を用いた研究（Nakao et al, 2009）を行っており、それについては、後述する。

d．空間認知機能

Beharら（1984）をはじめとする複数の研究者が、Cube Copying TestやStylus Maze Testを用いた空間認知評価においてOCDの成績低下を報告し劣位半球の機能低下を主張した。しかし、用いられたテストの遂行には多くの場合複合的な認知機能が必要とされ、成績低下は空間認知の要素だけには帰結できないという見解が現在の主流である。

e．記憶機能

OCDにおける非言語的記憶の障害はChristensenら（1992）をはじめとする多くの研究者によって指摘されている。しかしその一方で、Savageら（2000）はOCDが記憶を行う際、細部にとらわれ全体の構成を見失いがちである点を指摘し、OCDにおける記憶障害は遂行能力の低下によって惹起された二次的な障害であると主張している。

また、記憶そのものではなく強迫症状による情動が記憶に影響を与えているというRadomskyら（1999）の見解や強迫症状によって記憶に対する自信が低下していることが検査での成績の低下につながっているのではないかというZitterlら（2001）の主張も見られ、記憶障害の解釈については依然検証段階である。

2．機能的脳画像を用いた認知機能の評価

a．機能画像検査法によるOCDの病態解明

OCDは、もともと不安障害の中核的存在であったが、臨床的な病態の特異性が多領域から指摘されるようになり、加えて1980年代より活発になったPETやSPECTなどの機能的脳画像研究において、より特異的な脳病態が基盤にあることが推測されるようになった。

機能画像研究領域における最初の報告は、Baxterら（1987）によるものである。彼らはPET撮像によってOCD患者では左の前頭眼窩面および両側の尾状核領域の脳代謝が対照群よりも増加していることを報告した。この所見は複数の研究者によって追試が行われ、安静時や症状誘発試験時の前頭葉、基底核領域の代謝・血流の活性亢進が比較的一致した所見として得られている。このような所見は海馬や扁桃体の所見を中心とする他の不安障害とOCDをより明確に区別する。これらの知見をもとに提唱されたSaxenaら（1998）の前頭葉—皮質下回路仮説によれば、本疾患では前頭眼窩面から尾状核への促進系の投射経路が活性化し、次いで基底核領域において抑制系制御を行う間接的回路の働きが減弱し直接回路と間接回路の不均衡が生じる。その結果前頭眼窩面と視床の相互活性が引き起こされ、脳内における反響ループ現象が生じているとされる。

1990年代以降は、fMRIを用いた研究が活発に行われるようになった。fMRIは局所脳血流の変化をMRI画像のコントラスト変化として捉えるもので、様々な認知課題を用いた撮影によって課題施行時の脳の活動をリアルタイムでより詳細に捉えることが可能である。Breiterら（1996）が1996年に行った、汚染したタオルや性的イメージを賦活する写真などの呈示によるfMRI撮像報告を皮切りに、その特性を生かした様々なデザインでの実験が行われ、PET

やSPECT同様の前頭眼窩面や基底核に関する所見に加えこれまであまり得られていなかった頭頂葉、後頭葉、小脳といった部位の所見も幅広く見いだされるようになった。

ここでは、このような認知機能課題と機能的脳画像を併用した研究のひとつとして、著者らが行ったOCDのワーキングメモリーに関するfMRI研究の結果の概略を示す。

b．ワーキングメモリーと脳機能の関連（Nakao et al, 2009）

(1) 対象と方法

九州大学病院精神科の外来患者からリクルートした、OCDの診断基準を満たし、他のⅠ軸疾患の合併のない未服薬の患者40名を対象とした。また対照として健常者25名を設けた。全員に、WAIS-R、WCST、Wechsler Memory Scale-Revised（WMS-R）、Rey-Osterrieth Complex Figure Test（R-OCFT）の各神経心理検査を施行した。さらに、fMRIを全員に実施し、その際賦活課題としてn-back課題（図1）を用いた。本課題中、被験者は、対照条件では直前に点灯したドットの位置（0-back）を手元のパッドに示し、課題条件では、2つ前に点灯したドットの位置（2-back）を答える必要がある。各条件について連続10回回答後、条件が切り替わるブロックデザインによって計408秒間、102スキャンの撮影を行った。

(2) 結果1：健常群との比較

神経心理スコアに関してOCD患者群は、WMS-Rの遅延再生、およびR-OCFTの直後再生において対照群より成績が低下していたが、ワーキングメモリーを反映するWMS-Rの数字逆唱、視覚性逆唱では、明らかな差は認めなかった。fMRIでは、右背外側前頭前野と左上側頭回、左島皮質、右楔部における賦活が健常者より強かった（図2）。活動が健常者より低下している部位は認めなかった。

(3) 結果2：重症度、亜型による比較

患者群については、Y-BOCSによる重症度と脳機能・神経心理機能の相関、およびLeckmanら（1997）の4因子分類に基づく症状亜型と脳機能・神経心理機能の相関も調べた。

重症度に関して、神経心理検査との相関は見いだせなかった。しかし、fMRIでは、重症度と右のOFCの賦活に正の相関を認めた。

症状亜型に関しては、サンプル数の関係で洗浄タイプ（n＝14）と確認タイプ（n＝10）の比較のみ行った。その結果、確認タイプは洗浄タイプに比して、神経心理検査ではWMS-Rの言語記憶、視覚記憶、

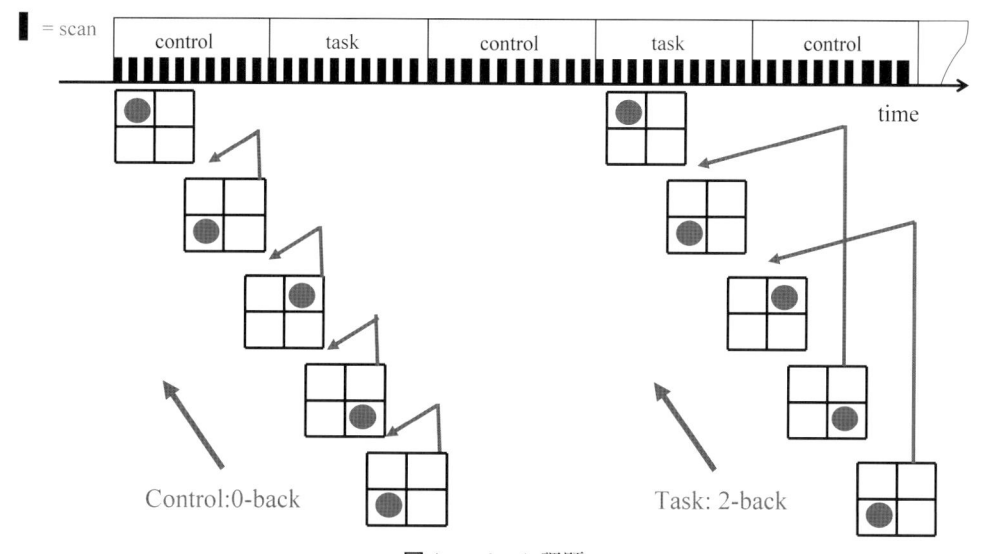

図1　n-back課題
PCから投射された画面がMR室内のスクリーンに投射され、4分割された正方形のマス目のいずれかにランダムに赤いドットが点灯する。被験者は、それぞれの条件で指示されたドットの位置情報を手元のパッドに示すよう求められる。

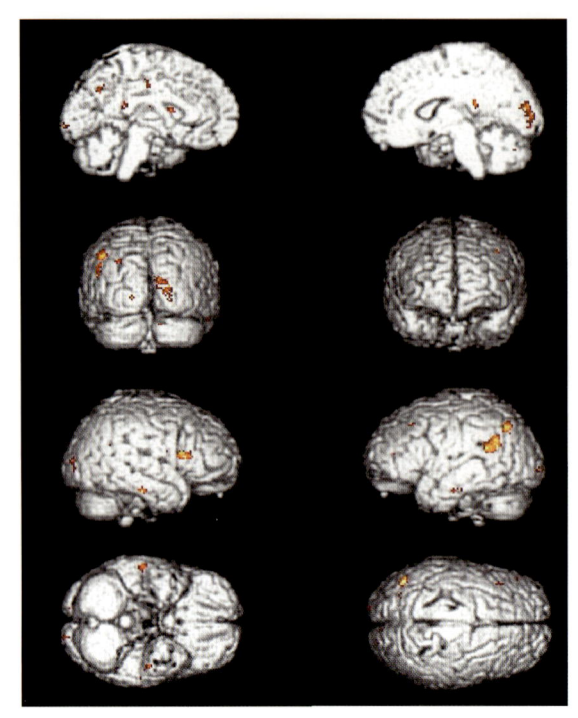

図2 n-back 課題施行時における OCD 患者群の賦活部位
OCD 患者群では、対照群より右背外側前頭前野、左上側頭回、左島皮質、右楔部において強い賦活を認めた。(Nakao et al, 2009 より改変引用)

全般記憶、および WCST のエラー数で有意な低下を示した。fMRI では洗浄タイプの方が、右の視床、左の後中心回に強い賦活を認めた。

(4) 考察

今回の我々の結果からは、神経心理検査において明らかなワーキングメモリーの障害は確認できなかった。しかし、fMRI において n-back 課題を実施した際の脳の賦活量には差があり、OCD ではワーキングメモリー作動時の脳活動になんらかの障害があることが示唆された。また重症度や症状亜型によって脳の賦活に差が生じており、疾患内においても脳の活動には異なるメカニズムが存在する可能性が示唆された。

3. OCD の認知機能と臨床症状・脳機能との関連

a. 臨床症状との関連性

確認や洗浄といった強迫症状のサブタイプによって、認知機能に差があるのではないかという議論がある。特に確認強迫症状の基盤に記憶機能の障害があるのではないかという仮説のもとに複数の研究がなされ、Sher ら (1989) や Omori ら (2007) が、確認強迫に特異的な記憶障害を報告している。他に、強迫性緩慢や Hoarding type に関しての報告が散見する。

強迫症状の重症度に関して、Y-BOCS などの重症度スケールを用いて神経心理の成績との相関を調べた研究が行われているが、多くの研究では相関が得られていない。このことから、OCD における認知機能障害は、単に強迫症状によって引き起こされた二次的なものではない可能性が高いと考えられている。

OCD は他の精神疾患を合併することが少なくなく co-morbidity の問題が認知機能に与える影響を考慮する必要がある。なかでも、特に合併することの多いうつ病について、Basso ら (2001) は OCD の遂行機能障害は合併するうつの影響が強いことを報告している。他の co-morbidity の影響については

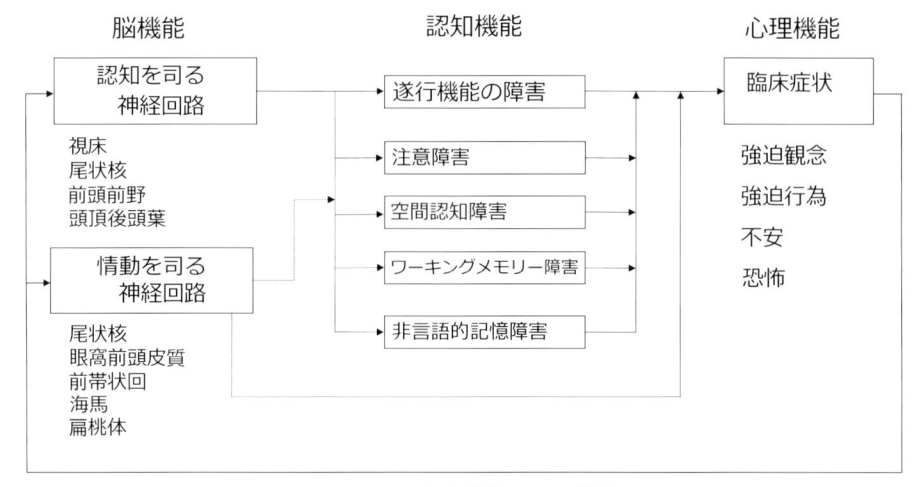

図3 OCDの脳―認知機能―心理機能モデル
認知、情動を司る神経回路の異常は遂行機能や記憶障害といった認知機能の異常を引き起こし、その影響を受けて臨床症状が発現するとともに、臨床症状の持続がさらなる脳―認知機能の障害を誘発する（Savage, 1998のモデルをもとに著者が作成）

まだ十分な検討がなされていない。

治療による臨床症状の改善が、認知機能の改善を伴うかどうかは興味深い問題である。いくつかの研究において治療後に認知機能の改善見出しており、OCDの認知機能障害は、強迫症状に伴う state marker である可能性が指摘されている。逆にKimら（2002）は、治療による症状改善後も言語流暢性や視空間記憶の障害が残ったことに着目し、OCDの認知機能障害には trait marker としての要素もあることを示している。このほかに、治療反応不良群は治療前に流暢性の障害や視空間記憶障害が存在することを示した報告もあり、認知機能障害の存在が治療反応性を予測する因子となる可能性を示している。

b．認知機能と臨床症状・脳機能の連関モデル

認知機能と臨床症状、脳機能の関連について、Savage（1998）は以下のような仮説を提唱した。脳における前頭葉―皮質下回路の障害が、遂行機能と二次的な非言語的記憶の障害を引き起こし、その結果として強迫観念や強迫行為が出現する。さらに臨床症状としての強迫症状が持続することによって、脳における反響ループはより増幅し、神経心理機能の障害も強まった結果、脳―認知機能―臨床症状間における連鎖的な症状増幅回路が形成されるという

ものである。彼らはまた治療的介入として、脳レベルでの薬物療法、臨床症状レベルでの行動療法、そして認知レベルでの認知機能訓練が、この連鎖を解くのに有用であると指摘する。

現在では、前頭葉―皮質下回路仮説自体が、その後の検証によって広汎な脳部位の関与を考慮に入れる必要が出てきており、前頭葉―皮質下回路に前帯状回、海馬、扁桃体を加えた情動ループ、さらに前頭前野外側部と後頭葉、頭頂葉、小脳から尾状核、視床下核を経由して黒質、淡蒼球、視床に至る空間認知や注意に関与する認知ループのネットワークモデル（Menziesら、2008）が推定されている。脳機能に関する新しい知見を取り入れ、脳―認知機能―心理機能の連関に関するアップデイトされたモデルの例を図3に示した。

OCDの認知機能障害が脳機能と臨床症状をつなぐ endophenotype として重要な役割を持つ可能性は高く、今後認知機能検査と脳画像検査の組み合わせ等によって、より詳細な検討が必要と思われる。

おわりに

神経心理学的手法を用いたこれまでの研究から、OCDには遂行機能や非言語的記憶機能をはじめとする高次認知機能に障害がある可能性が示唆された。一方、神経心理学的研究の結果は記憶障害の有

無の議論に代表されるように必ずしも一致したものではなく、OCDの異種性の問題や、神経心理検査の鋭敏性の問題など今後に向けての課題が残されている。

　OCDの異種性については今後も議論が必要ではあるが、Mataix-Colsら（2005）が指摘するようにOCDは大部分の患者が複数の症状を保有しており、従来のcategorical modelによってある特定のsub-typeの認知機能障害を見いだすことは困難と思われる。現在複数の研究者がdimensional modelによる再検討を行いつつあり、今後の報告が待たれる。

　神経心理検査の鋭敏性については、ある特定の検査の成績が低下を見せても、多くの検査には注意や記憶を含め複数の認知機能の要素が含まれ、さらに運動速度や処理速度の問題、反復動作などの強迫症状そのものの影響も考慮する必要があり、特定の認知機能を評価描出することには困難を伴う。この問題については、近年認知機能評価の手段として定着したfMRIなどの機能画像を併用して局所脳機能との関連を見ていくことである程度補完することが可能と思われる。実際、遂行機能障害などOCDにみられるほとんどの認知機能障害は、これまで前頭葉機能の障害によってもたらされていると考えられていたが、認知課題を応用した機能画像研究によって、基底核や辺縁系、後方脳も含めたより広範な神経ネットワークが関与していることが明らかにされつつある。今後巧緻なデザインのもとで研究を行い、これまでの認知機能に関する知見を今一度見直すことが求められている。

文　献

1) Abbruzzese M, Ferri S, Scarone S：Wisconsin Card Sorting Test performance in obsessive-compulsive disorder：no evidence for involvement of dorsolateral prefrontal cortex. Psychiatry Res 58：37-43, 1995.
2) Basso MR, Bornstein RA, Carona F, et al.：Depression accounts for executive function deficits in obsessive-compulsive disord Neuropsychiatry Neuropsychol Behav Neurol 14：241-245, 2001.
3) Baxter LR, Phelps ME, Mazziotta JC, et al.：Local cerebral glucose metabolic rates in obsessive-compulsive disorder—A comparison with rates in unipolar depression and in normal controls. Arch Gen Psychiatry 44：211-218, 1987.
4) Behar D, Rapoport JL, Berg CJ, et al.：Computerized tomography and neuropsychological test measures in adlescents with obsessive-compulsive disorder. Am J Psychiatry 141：363-369, 1984.
5) Breiter HC, Rauch SL, Kwong KK, et al.：Functional magnetic resonance imaging of symptom provacation in obsessive-compulsive disorder. Arch Gen Psychiatry 53：595-606, 1996.
6) Cavedini P, Ferri S, Scarone S, et al.：Frontal lobe dysfunction in obsessive-compulsive disorder and major depression：a clinical-neuropsychological study. Psychiatry Res 78：21-28, 1998.
7) Christensen KJ, Kim SW, Dysken MW, et al.：Neuropsychological performance in obsessive-compulsive disorder. Biol Psychiatry 31：4-18, 1992.
8) Head D, Bolton D, Hymas N：Deficit in cognitive shifting ability in patients with obsessive-compulsive disorder. Biol Psychiatry 25：929-937, 1989.
9) Kim MS, Park SJ, Shin MS, et al.：Neuropsychological profile in patients with obsessive-compulsive disorder over a period of 4-month treatment. J Psychiatr Res 36（4）：257-265, 2002.
10) Leckman JF, Grice DE, Boardman J, et al.：Symptoms of obsessive-compulsive disorder. Am J Psychiatry 154：911-917, 1997.
11) Lucey JV, Burness CE, Costa DC, et al.：Wisconsin Card Sorting Task（WCST）errors and cerebral blood flow in obsessive-compulsive disorder（OCD）. Br J Med Psychol 70：403-411, 1997.
12) Martinot JL, Allilaire JF, Mazoyer BM, et al.：Obsessive-compulsive disorder：a clinical, neuropsychological and positron emission tomography study. Acta Psychiatr Scand 82：233-42, 1990.
13) Mataix-Cols D, Junque C, Sanchez-Turet M, et al.：Neuropsychological functioning in a subclinical obsessive-compulsive sample. Biol Psychiatry 45：898-904, 1999.
14) Mataix-Cols D, Rosario-Campos MC, Leckman JF, et al.：A multidimensional model of obsessive-compulsive disorder. Am J Psychiatry 162：228-238, 2005.
15) Menzies L, Chamberlain SR, Laird AR, et al.：Integrating evidence from neuroimaging and neuropsychological studies of obsessive-compulsive disorder：the orbitofronto-striatal model revisited. Neurosci Biobehav Rev 32：525-549, 2008.

16) Nakao T, Nakagawa A, Yoshiura T, et al.：A functional MRI comparison of patients with obsessive-compulsive disorder and normal controls during a Chinese character Stroop task Psychiatry Res Neuroimaging 139：101-114, 2005.

17) Nakao T, Nakagawa A, Nakatani E, et al.：Working memory dysfunction in obsessive-compulsive disorder：a neuropsychological and functional MRI study J Psychiatr Res 43：784-791, 2009.

18) Omori IM, Murata Y, Yamani shi T, et al.：The differential impact of executive attention dysfunction on episodic memory in obsessive-compulsive disorder patients with checking symptoms vs. those with washing symptoms. J Psychiatr Res 41：776-784, 2007.

19) Pujol J, Torres L, Deus J, et al.：Functional magnetic resonance imaging study of frontal lobe activation during word generation in obsessive-compulsive disorder. Biol Psychiatry 45：891-897, 1999.

20) Purcell R, Maruff P, Kyrios M, et al.：Cognitive deficits in obsessive-compulsive disorder on tests of frontal-striatal function. Biol Psychiatry 43：348-357, 1998.

21) Radomsky AS, Rachman S：Memory bias in obsessive-compulsive disorder（OCD）. Behav Res Ther 37：605-18, 1999.

22) Savage CR：Neuropsychology of obsessive-compulsive disorder：research findings and treatment implications. In：Jenike, MA, Baer, L, Minichiello, WE, ed. Obsessive-Compulsive Disorders：Practical Management. 3rd ed, Mosby, St. Louis, pp254-275, 1998.

23) Savage CR, Deckersbach T, Wilhelm S, et al.：Strategic processing and episodic memory impairment in obsessive compulsive disorder. Neuropsychology 14：141-151, 2000.

24) Saxena S, Brody AL, Schwartz JM, et al.：Neuroimaging and frontal-subcortical circuitry in obsessive-compulsive disorder. Br J Psychiatry 173：26-37, 1998.

25) Sher KJ, Frost RO, Kushner M, et al.：Memory deficits in compulsive checkers：replication and extension in a clinical sample. Behav Res Ther 27：65-69, 1989.

26) van der Wee NJ, Ramsey NF, Jansma JM, et al.：Spatial working memory deficits in obsessive compulsive disorder are associated with excessive engagement of the medial frontal cortex. Neuroimage. 20：2271-2280, 2003.

27) Zitterl W, Urban C, Linzmayer L, et al.：Memory deficits in patients with DSM-Ⅳ obsessive-compulsive disorder. Psychopathology 34：113-117, 2001.

（中尾　智博）

F．広汎性発達障害と認知機能

1．広汎性発達障害の概念と認知機能障害

　広汎性発達障害は、視線、表情、指さしなどを介した意思伝達の障害（対人関係障害）、相互的なことばのやりとり、言外の意味や文脈の理解、見立て遊び・ごっこ遊びの障害（コミュニケーション障害）、特定の対象や活動へのこだわり（関心と活動の限局）によって特徴づけられる生得的な障害である[1]。診断基準からも明らかなように、広汎性発達障害の人では一般人口に比べて広範な領域に及ぶ認知の偏りがあり、広汎性発達障害を本質的に規定する認知特性（基本障害）、ならびに、基本障害と神経生物学的基盤との関係が検討されてきた[2]。近年では、社会脳に対する学際的関心も加わって生物学的知見が急増しており、このような認知機能障害のいずれかが、同障害のエンドフェノタイプとなり得るか否かにも期待が寄せられている。本稿では、先行研究について紙幅の許す範囲で網羅的に述べる。

2．広汎性発達障害における神経心理学的所見

a．知能検査

　広汎性発達障害のうち知能指数（IQ）が70を超える高機能者の割合は、自閉性障害では30％に留まるが、アスペルガー障害、特定不能の広汎性発達障害では、ほぼすべてが高機能である[3]。広汎性発達障害の下位分類に応じて、知能検査のプロフィールがどのように違うかを調べたところ、アスペルガー障害の児童では、高機能自閉症の児童に比べて言語性IQが有意に高い[4-6]。また、アスペルガー障害群では、知識、理解、類似、積木模様、単語、絵画完成の評価点が、組合せ、符号の評価点よりも高く、知識と類似の評価点が算数の評価点よりも高い。高機能自閉症群では、積木模様の評価点が、絵画完成、理解、算数、組合せ、符号の評価点より高い。さらに、両群の比較では、単語と理解の評価点において、アスペルガー障害の児童の方が高機能自閉症の児童より有意に高かった[7]。また、アスペルガー障害を高機能自閉症および特定不能の高機能広汎性発達障害と比較したところ、アスペルガー障害の方が言語性IQが高いこと、下位項目得点では、一般的知識においてアスペルガー障害が特定不能の高機能広汎性発達障害群より有意に高く、高機能自閉症に比べても高い傾向にあること、単語においてアスペルガー障害が高機能自閉症および特定不能の高機能広汎性発達障害より有意に高いことも報告されている[8]。しかし、Szatmariらは、アスペルガー障害の認知の特徴を、IQが85以上のアスペルガー障害群と高機能自閉症群に限って比較すると、対照群に比べて、協調運動、言語理解、顔認知で有意な障害が共通して認められたと報告し、高機能自閉症とアスペルガー障害の認知パターンに明確な違いはなく、一見、異なって見える臨床特徴はIQの高さに起因する可能性を示唆している[9]。

b．視空間認知

　自閉症では、ウェクスラー知能検査で動作性IQが言語性IQを上回り、下位項目では積木模様や組合せに優れ、理解や絵画配列に劣ることから、視空間認知が言語処理に比べて優位であり、このことが自閉症の療育における視覚的支援の理論的根拠とされてきた。アスペルガー障害では、言語性IQが動作性IQを上回り、高機能自閉症に比べて視空間認知を要する下位項目に劣るとされてきたが、近年の研究では否定的な知見が相次いで提出されている[10-13]。また、Okadaらは、間接プライミングを用いて単語-単語プライミングと絵-単語プライミングの課題成績を比較し、高機能自閉症群と同様にアスペルガー障害群においても絵-単語プライミング課題の成績が単語-単語プライミング課題の成績を有意に上回ることを報告した[14]。この結果は、アスペルガー障害では豊富な語彙や優れた言語性記憶を示し、流暢に言語を操るにもかかわらず、日常的語彙からなる意味ネットワークへのアクセスにおいて、

高機能自閉症と同様に言語的処理に比べて視覚的処理が優位であることを示している。

一方、自閉症では、細部にとらわれずに全体をなすものとして対象を把握する能力（中枢性統合）に障害があることが報告されている。Jolliffeと Baron-Cohenは、埋め込まれた図形を探索するテストを実施し、アスペルガー障害群と高機能自閉症群が対照群に比べて短時間で課題解決に至ることを報告し、細部の認識を優先し、全体の把握に困難を有するからであると結論づけている[15]。

c．記憶

自閉症における言語性記憶についての研究は数多い。文章を構成したり、同一カテゴリーからなる単語リストを用いて自由再生を求めると、定型発達者ではランダムリストに比べて有意に記憶成績が向上するが、自閉症ではわずかしか上昇しないことが報告されている[16-19]。また、十一らは、具象語と抽象語の記憶を比較し、定型発達者における「具象語＞抽象語」の記憶の優位性が自閉症者では消失していることを報告した[20]。さらに、Toichiらは、呈示した単語に対して、意味処理、音韻処理、知覚処理のいずれかを行わせ、その後に記憶した単語を想起させる課題を実施し、意味処理を行った単語が想起されやすいという定型発達者の傾向が、自閉症者では認められないことを報告した。これらの研究は、自閉症の言語性記憶について、記憶の体制化において意味の利用が低下していることを示唆している[21]。

アスペルガー障害における言語性記憶の研究は数少ない。Ozonoffらは、言語性記憶でアスペルガー障害が高機能自閉症に比べて優れることを示した。しかし、言語性記憶の成績は言語性IQと相関を示しており、両群間に言語性記憶そのものの能力差があるかは断定できないとしている[22]。

d．実行機能

実行機能とは、前頭葉障害において損なわれる能力として提出された概念であり、複雑な行動を遂行するために必要とされる、計画、衝動抑制、構えの柔軟性、課題と達成目標の表象などの一連の心的過程の総称である。自閉症における実行機能の障害はいくつかの研究から示されてきた[23]。しかし、実行機能障害は、高機能自閉症やアスペルガー障害のみならず、注意欠陥/多動性障害、トゥレット障害、強迫性障害、フェニルケトン尿症などその他の精神疾患においても認められ[24]、さらに近年では統合失調症やアルツハイマー型認知症の患者においても実行機能障害が指摘されるようになったことから、自閉症に特異的な障害モデルとしての有用性は揺らぎつつある。

Ozonoffらは、Wisconsinカード分類テスト（WCST）とハノイの塔（TOH）の課題をアスペルガー障害群と高機能自閉症群に実施したところ、WCSTにおいてアスペルガー障害群と高機能自閉症群は対照群に比べて保続反応と規則性への固執が認められ、TOH課題で低成績であり、アスペルガー障害群と高機能自閉症群の間に有意差を認めなかったことを報告している[25]。また、Szatmariらは、高機能自閉症群とIQを一致させたアスペルガー障害群、さらに広汎性発達障害ではない外来患者群における実行機能を調べた。その結果、高機能自閉症群では対照群に比べて保続反応が多く、有意に低成績（−2SD）であったが、同じくアスペルガー障害群も有意に低成績（−1SD）であり、高機能自閉症群とアスペルガー障害群の成績の間に有意差を認めなかった。これらの研究から、実行機能の成績をもとに高機能自閉症群とアスペルガー障害群を区別することはできず、自閉症スペクトラム障害に共通した特性であると考えられている[26]。

e．報酬系機能

広汎性発達障害における報酬系機能を調べた研究は数少ない。Johnsonらは、ギャンブリング課題を用いて、アスペルガー障害の青年と対照群における課題成績と皮膚電気反応を調べた。その結果、対照群と異なり、それぞれのデッキに対する振る舞いに相違を認めなかったという[27]。

f．学習能力

Klinらは[28]、年齢と全検査IQを一致させたアスペルガー障害と高機能自閉症を比較し、多くの神経心理学検査において類似した認知プロファイルを示したが、アスペルガー障害では高機能自閉症に比べて、微細運動、粗大運動、視覚運動統合、視空間知覚、視覚的記憶、非言語性概念形成機能といった非言語性学習能力に劣り、聴覚知覚、構音、言語表出、

語彙、言語性記憶で優れていた。そして、アスペルガー障害の大部分が、非言語性学習障害[29]と一致した神経心理学的プロフィールを示した。

g．運動能力

Gillbergは、年齢とIQを一致させた自閉症群と比較し、アスペルガー障害群は精緻な運動能力に劣ることを報告した[30]。しかし、その後の詳細な検討[31,32]から、運動能力の不器用さをアスペルガー障害の診断に役立てることはできないと考えられている。ManjivionaとPriorは[33]、高機能自閉症群とアスペルガー障害群の運動能力を、Henderson版運動障害検査を用いて検討したところ、高機能自閉症の67％、アスペルガー障害の50％に運動能力の障害を認めたが、両群間に有意差は認められず、運動能力の障害は知的能力と負の相関を示していた。また、Ghaziuddinらは[34]、年齢と性別を一致させたアスペルガー障害、高機能自閉症、特定不能の広汎性発達障害を比較し、高機能自閉症＜特定不能の広汎性発達障害＜アスペルガー障害の順に不器用さが認められたが、IQを用いて補正すると、運動協調能力について各群間に有意差は認められなかったと報告している。

3．広汎性発達障害における対人認知

a．心の理論

心の理論とは、他者の行動の背後に存在する他者の信念、願望、意図などの思考内容を表象する能力をいう。Baron-Cohenらは、他者の誤った信念を表象する能力を調べる心の理論課題を作成し、ダウン症候群では86％がこれを通過するのに対し、自閉症のでは80％が誤答することを報告した[35]。さらに、Baron-Cohenは、20％の自閉症児が心の理論課題を通過した事実を考慮し、他者の誤信念を表象する能力を調べる二次の心の理論課題を作成し、一次の心の理論課題を通過した自閉症児でも、この課題を通過しないことを示した[36]。しかし、Bowlerは、アスペルガー障害を対象に二次の心の理論課題を実施し、アスペルガー障害の青年に本課題を通過する者がいることを示した[37]。さらに、Ozonoffらは、一次と二次の心の理論課題を用いて、アスペルガー障害の被験者が高機能自閉症に比べて有意に好成績であることを示したが、心の理論の成績は言語性IQと相関を示しており、言語性IQを共変量に取ると両群間の有意差は消失したことを報告した[38]。また、Dahlgrenらによれば、心の理論の課題成績についてアスペルガー障害と高機能自閉症の間に有意差を認めず、いずれも対照群に比べて有意に低い成績であった[39]。つまり、先行研究の結果から見ると、言語性知能の高い高機能自閉症やアスペルガー障害は心の理論課題を通過することがあるものの、定型発達者に比べると有意に低い成績であり、言語性IQを統制すると高機能自閉症とアスペルガー障害の間に明らかな差は見いだされていない。

対人場面における他者の感情理解を調べた研究も認められる。Scottは、テープ、ビデオ、写真、絵を用いて、声や表情や身振りに表現された感情を回答させる課題や、感情にふさわしい表情や声を表出させる課題を行ったところ、高機能自閉症群とアスペルガー障害群の間に有意差を認めず、両群とも対照群に比べて有意に低成績であった[40]。

また、近年では図形を用いた意図の読み取り課題を用いた研究も報告されている。追い掛け合う図形群とランダムな動きの図形群を用いてPETを撮像すると、対照群では追い掛け合う図形の方がランダムな動きに比べて、内側前頭前野、上側頭溝、側頭極などの賦活が高かったが、広汎性発達障害ではこれらの脳領域の低活動が認められた[41]。

b．視線認知

自閉症におけるアイ・コンタクトの障害は、Kanner[42]の臨床記述に始まり、対人相互性の障害を示す主要な症状として位置づけられてきた[43,44]。アイ・コンタクトにおける二項関係の成立は、養育者に対して微笑みかえすといった表情を介するコミュニケーションや養育者の視線の動きを介する他者の心的表象の読み取りの前提となる対人行動である[45]。しかし、多くの自閉症児が発達過程で、ある程度のアイ・コンタクトが可能になるにもかかわらず、養育者とのより高次な対人相互性への発展は困難である。とりわけ、二人の主体が同一の対象に注意を向けるという三項関係の成立を示す共同注意の三領域、つまり、物の提示[46]、前陳述的指差し[46]、視線の追従[47]において、自閉症者では明らかな障害が

認められる。MundyとSigmanは、この共同注意の障害こそが、自閉症における様々な対人認知の障害に先立つ基本障害であると考えた[48,49]。アスペルガー障害におけるアイ・コンタクトや共同注意の障害は、自閉症に比べて総じて軽度であるものの、定型発達者と比べると明らかな障害があり、対人相互性について自閉症と同一の診断基準が用いられている[50,51]。

実験心理学的研究から、共同注意には反射的かつ自動的な要素があることが明らかにされている[52-54]。Okadaらによれば[55,56]、自閉症者では反射的な共同注意に異常がないことが示唆されている。しかし、十分なアイ・コンタクトの後に視線手がかりを呈示する課題では、自閉症者では対照群に比べて反射的な共同注意が減弱することが報告されている[57]。

アイ・コンタクトは、特殊な情動を惹起する特殊な対人状況であることが指摘されている。健常被験者を対象にしたPET研究から、アイ・コンタクトが扁桃体の活動を誘発することが明らかにされた[58]。また、Okadaらは、側頭葉前方部切除術を受けた難治性側頭葉てんかんの患者を対象に、アイ・コンタクトの後に視線方向を呈示する注意定位実験を行い、視線方向への注意定位には扁桃体が必須であることを示した[59]。これらの先行研究をもとに考えると、自閉症者ではアイ・コンタクト時に扁桃体の活動、ひいては適切な情動が惹起されず、共同注意が強化されないために、定型発達群に比べて相対的に注意定位が減弱する可能性が考えられる。さらに、十一らは、アイ・コンタクト後に視線方向を呈示する注意定位実験[60]をアスペルガー障害、高機能自閉症、定型発達者を対象に行い、高機能自閉症と異なりアスペルガー障害では定型発達群と同等の視線手がかりの効果が見いだされることを明らかにした。このことは、高機能自閉症に比べ、アスペルガー障害では扁桃体の機能障害の重症度が異なっており、このことが高機能自閉症とアスペルガー障害の臨床像の相違に反映している可能性を示している。

c．顔認知

広汎性発達障害では、顔の知覚に障害があることが示唆されている。Klinらは、異なる角度から撮影した顔写真の人物の同一性を判断する課題を用い、特定不能の広汎性発達障害では対照群と相違が見られなかったが、自閉症群では課題成績の低下があり、その低下が非言語知能と相関することから、全般的な認知機能の低下が関連していることを示唆している[61]。

一方、脳機能画像の研究は、顔処理に特有の脳領域の機能低下を示唆している。Schultzらは、fMRIを用い、顔または物体を呈示して同一カテゴリー内の知覚マッチング課題を実施した。その結果、対照群では、顔刺激に対して紡錘状回が、物体に対しては下側頭回が活動したが、広汎性発達障害の被験者は顔に対しても下側頭回が賦活されたという[62]。

d．顔表情認知

多くの研究が広汎性発達障害における表情認知障害を報告している。Critchleyらは、広汎性発達障害群および対照群における情動的表情(怒り、幸福)、中性表情に対する情動ラベルマッチング課題、性別判断課題実施中の脳活動を調べた。その結果、対照群では性別判断課題中に情動的表情に対して中性表情よりも強く扁桃体が活動したのに対し、広汎性発達障害ではこのような賦活が見られなかった[63]。また、Ogaiらも、嫌悪表情知覚時における大脳基底核や島などの脳活動が広汎性発達障害では定型発達よりも低いことが報告されている[64]。

e．バイオロジカルモーション

自閉症児では、定型発達児に比べてバイオロジカルモーションに対する反応が乏しいことが知られている[65,66]、この現象は早期から認められ、2歳児を対象とした研究でも定型発達児とは異なり、自閉症児はバイオロジカルモーションよりも非社会的な刺激の方に注視しやすいという報告がある[67]。その動きが人の動きであるということを判断することには障害はないが、その動きが示す感情を付与するという点では障害が認められることから、感情の付与に関わる障害が示唆されている[68]。

文　献

1) American Psychiatric Association：Diagnostic and statistical manual of mental disorders 4th edition, Text Revision, 2000, American Psychiatric Association；Washington, D. C.

2) 岡田俊, 十一元三：広汎性発達障害の認知と行動特性. 作業療法ジャーナル, 40 (10)：1032-1046, 2006.
3) Chakrabarti, S., Fombonne, E：Pervasive developmental disorders in preschool children. JAMA. 285 (24)：3093-3099, 2001.
4) Ehlers S, Nyden A, Gillberg C, et al.：Asperger syndrome, autism and attention disorders：a comparative study of the cognitive profiles of 120 children. J. Child Psychol. Psychiatry, 38；207-217, 1997.
5) Ozonoff S, Rogers SJ, Pennington BF：Asperger's syndrome：Evidence of an empirical distinction from high-functioning autism. J. Child Psychol. Psychiatry. 32；1107-1122, 1991.
6) Szatmari P, Tuff L, Finlayson MA, et al.：Asperger's syndrome and autism：Neurocognitive aspects. J. Am. Acad. Child Adolesc. Psychiatry, 29；130-136, 1990.
7) Ehlers S, Nyden A, Gillberg C, et al.：Asperger syndrome, autism and attention disorders：a comparative study of the cognitiveprofiles of 120 children. J. Child Psychol. Psychiatry, 38；207-217, 1997.
8) 瀬戸屋雄太郎, 長沼洋一, 長田洋和, 他：WISC-Rによるアスペルガー障害およびその他の高機能広汎性発達障害の認知プロフィールの比較. 精神治療学, 14；59-64, 1999.
9) Szatmari P, Tuff L, Finlayson MA, et al.：Asperger's syndrome and autism：Neurocognitive aspects. J. Am. Acad. Child Adolesc. Psychiatry, 29；130-136, 1990.
10) Ghaziuddin M, Butler E, Tsai L, et al.：Is clumsiness a marker for Asperger syndrome? J. Intellect. Disabil. Res. 38；519-527, 1994.
11) Ozonoff S, Rogers SJ, Pennington BF：Asperger's syndrome：Evidence of an empirical distinction from high-functioning autism. J. Child Psychol. Psychiatry. 32；1107-1122, 1991.
12) Szatmari P, Archer L, Fisman S, et al.：Asperger's syndrome and autism：Differences in behavior, cognition, and adaptive functioning. J. Am. Acad. Child Adolesc. Psychiatry, 34；1662-1671, 1995.
13) Szatmari P, Tuff L, Finlayson MA, et al.：Asperger's syndrome and autism：Neurocognitive aspects. J. Am. Acad. Child Adolesc. Psychiatry, 29；130-136, 1990.
14) Okada T, Toichi M：Visual understanding in Asperger's disorder and autism. Proceedings of XII World Congress of Psychiatry, 2；75, 2002.
15) Jolliffe T, Baron-Cohen S：Are people with autism and Asperger syndrome faster than normal on the embedded figures test? J. Child Psychol. Psychiatry, 38；527-534, 1997.
16) Fyffe C, Prior M：Evidence for language recording in autistic, retarded and normal children：A re-examination. Br. J. Psychol., 69；393-402, 1978.
17) Hermelin B, O'Connor N：Remembering words by psychotic and subnormal children. Br. J. Psychol., 58；213-218, 1967.
18) Minshew NJ, Goldstein G：Is autism an amnestic disorder? Evidence from the California Verbal Learning Test. Neuropsycholgy, 7；209-216, 1993.
19) O'Connor N, Hermelin B：Auditory and visual memory in autistic and normal children. J. Ment. Defic. Res., 11；126-131, 1967.
20) 十一元三, 神尾陽子：自閉症の言語性記憶に関する研究. 児童青年精神医学とその近接領域, 39；364-373, 1998.
21) Toichi M, Kamio Y：Long-term memory and levels-of-processing in autism. Neuropsychologia, 40；964-969, 2002.
22) Ozonoff S, Rogers SJ, Pennington BF：Asperger's syndrome：Evidence of an empirical distinction from high-functioning autism. J. Child Psychol. Psychiatry. 32；1107-1122, 1991.
23) Pennington BF, Ozonoff S：Executive functions and developmental psychopathology. J. Child Psychol. Psychiatry, 37；51-87, 1996.
24) Pennington BF, Ozonoff S：Executive functions and developmental psychopathology. J. Child Psychol. Psychiatry, 37；51-87, 1996.
25) Ozonoff S, Rogers SJ, Pennington BF：Asperger's syndrome：Evidence of an empirical distinction from high-functioning autism. J. Child Psychol. Psychiatry. 32；1107-1122, 1991.
26) Szatmari P, Tuff L, Finlayson MA, et al.：Asperger's syndrome and autism：Neurocognitive aspects. J. Am. Acad. Child Adolesc. Psychiatry, 29；130-136, 1990.
27) Johnson SA, Yechiam E, Murphy RR, et al.：Motivational processes and autonomic responsivity in Asperger's disorder：evidence from the Iowa Gambling Task. J Int Neuropsychol Soc. 12(5)：668-676, 2006.

28) Klin A, Volkmar FR, Sparrow SS, et al.：Validity and neuropsychological characterization of Asperger syndrome：Convergence with nonverbal learning disabilities syndrome. J. Child Psychol. Psychiatry, 36；1127-1140, 1995.
29) Rourke BP：Nonverbal learning disabilities：The syndrome and the model. Guilford Press, New York, 1989.
30) Gillberg C：Asperger's syndrome in 23 Swedish children. Dev. Med. Child Neurol., 81, 520-531, 1989.
31) Ghaziuddin M, Tsai LY, Ghaziuddin N：A reappraisal of clumsiness as a diagnostic feature of Asperger syndeome. J. Autism Dev. Disord., 22；651-656, 1992.
32) Ozonoff S, Rogers SJ, Pennington BF：Asperger's syndrome：Evidence of an empirical distinction from high-functioning autism. J. Child Psychol. Psychiatry. 32；1107-1122, 1991.
33) Manjiviona J, Prior M：Comparison of Asperger syndrome and high-functioning autistic children on a test of motor impairment. J. Autism Dev. Disord., 25；23-39, 1995.
34) Ghaziuddin M, Butler E, Tsai L, et al.：Is clumsiness a marker for Asperger syndrome? J. Intellect. Disabil. Res. 38；519-27, 1994.
35) Baron-Cohen S, Leslie AM, Frith U：Does the autistic child have a "theory of mind"? Cognition, 21；37-46, 1985.
36) Baron-Cohen S：The autistic child's theory of mind：a case of specific developmental delay. J. Child Psychol. Psychiatry, 30；285-297, 1989.
37) Bowler DM："Theory of mind" in Asperger's syndrome. J. Child Psychol. Psychiatry, 33；877-893, 1992.
38) Ozonoff S, Rogers SJ, Pennington BF：Asperger's syndrome：Evidence of an empirical distinction from high-functioning autism. J. Child Psychol. Psychiatry. 32；1107-1122, 1991.
39) Dahlgren SO, Trillingsgaard A：Theory of mind in non-retarded children with autism and Asperger's syndrome：A research note. J. Child Psychol. Psychiatry, 37；759-763, 1996.
40) Scott DW：Asperger's syndrome and non-verbal communication：A pilot study. Psychol. Med., 15；683-687, 1985.
41) Castelli F, Frith C, Happé F, et al.：Autism, Asperger syndrome and brain mechanisms for the attribution of mental states to animated shapes. Brain. 125；1839-1849, 2002.
42) Kanner L：Autistic disturbances of affective contact. Nervous Child, 2；217-250, 1943.
43) American Psychiatric Association：Diagnostic and Statistical Manual of Mental Disorders, 4th edition. American Psychiatric Association, Washington D. C., 1994.
44) World Health Organization：The-ICD-10 Classification of Mental and Behavioural Disorders：Diagnostic criteria for Research. World Health Organization, Geneva, 1993.
45) Baron-Cohen S：Mindbindness：An essay on autism and theory of mind. MIT Press, Cambridge, 1995.
46) Baron-Cohen S：Perceptual role taking and protodeclarative pointing in autism. Br. J. Dev. Psychol., 7；113-127, 1989.
47) Leekam SR, Hunnisett E, Moore C：Targets and cues：Gaze-following in children with autism. J. Child Psychol. Psychiatry, 39；951-962, 1998.
48) Mundy P, Sigman M, Ungerer J, et al.：Defining the social deficits of autism：the contribution of nonverbal communication measures. J. Child Psychol. Psychiatry, 27；657-669, 1986.
49) Sigman M, Mundy P, Sherman T, et al.：Social interactions of autistic, mentally retarded and normal children and their caregivers. J. Child Psychol. Psychiatry, 27；647-655, 1986.
50) American Psychiatric Association：Diagnostic and Statistical Manual of Mental Disorders, 4th edition. American Psychiatric Association, Washington D. C., 1994.
51) World Health Organization：The-ICD-10 Classification of Mental and Behavioural Disorders：Diagnostic criteria for Research. World Health Organization, Geneva, 1993.
52) Driver J, Davis G, Ricciardelli P, et al.：Gaze perception triggers reflexive visuospatial orienting. Visual Cognit., 6；509-540, 1999.
53) Friesen CK, Kingstone A：The eyes have it! Reflexive orienting is triggered by nonpredictive gaze. Psychon. Bull. Rev., 5；490-495, 1998.
54) Langton SRH, Bruce V：Reflexive visual orienting in response to the social attention of others. Visual Cognit., 6；541-567, 1999.
55) 岡田俊，佐藤弥，村井俊哉，他：他者の視線方向に

対する自閉症者の反応：表象的処理と反射的機序の乖離．精神医学，44；893-901, 2002.
56) Okada T, Sato W, Murai T, et al.：Eye gaze triggers visuospatial attentional shift in individuals with autism. Psychologia, 46；246-254, 2003.
57) 十一元三，岡田俊，崎濱盛三：高機能自閉症における共同注意の障害．第44回日本児童青年精神医学会，福岡，2003.
58) Kawashima R, Sugiura M, Kato T, et al.：The human amygdala plays an important role in gaze monitoring：A PET study. Brain, 122；779-783, 1999.
59) Okada T, Sato W, Kubota Y, et al.：Involvement of medial temporal structures in reflexive attentional shift by gaze. Soc Cogn Affect Neurosci. 3（1）：80-88, 2008.
60) 十一元三，岡田俊，崎濱盛三：高機能自閉症における共同注意の障害．第44回日本児童青年精神医学会，福岡，2003.
61) Klin A, Sparrow SS, de Bildt A, et al.：A normed study of face recognition in autism and related disorders. J Autism Dev Disord. 29（6）：499-508, 1999.
62) Schultz RT, Gauthier I, Klin A, et al.：Abnormal ventral temporal cortical activity during face discrimination among individuals with autism and Asperger syndrome. Arch Gen Psychiatry. 57（4）：331-340, 2000.
63) Critchley HD, Daly EM, Bullmore ET, et al.：The functional neuroanatomy of social behaviour：changes in cerebral blood flow when people with autistic disorder process facial expressions. Brain. 123：2203-2212, 2000.
64) Ogai M, Matsumoto H, Suzuki K：fMRI study of recognition of facial expressions in high-functioning autistic patients. Neuroreport. 14(4)：559-563, 2003.
65) Parron C, Da Fonseca D, Santos A, et al.：Recognition of biological motion in children with autistic spectrum disorders. Autism. 12（3）：261-274, 2008.
66) Blake R, Turner LM, Smoski MJ, et al.：Visual recognition of biological motion is impaired in children with autism. Psychol Sci. 14（2）：151-157, 2003.
67) Klin A, Lin DJ, Gorrindo P, et al.：Two-year-olds with autism orient to non-social contingencies rather than biological motion. Nature. 459（7244）：257-261, 2009.
68) Hubert B, Wicker B, Moore DG, et al.：Brief report：recognition of emotional and non-emotional biological motion in individuals with autistic spectrum disorders. J Autism Dev Disord. 37（7）：1386-1392, 2007.

〔岡田　俊〕

G．てんかんと認知機能

はじめに

てんかんは、素因が原因と考えられる場合は特発性てんかんと呼ばれ、ほとんどが多因子遺伝で、ごく一部の特殊な特発性てんかんでは原因遺伝子が特定されている。一方、脳障害を原因とする場合は症候性てんかんと呼ばれ、知的障害や運動機能障害などを合併することがある。臨床的には症候性と考えられるが、各種の脳画像検査で異常がみられない例もあり、特発性と症候性の境界は必ずしも明確でない。

てんかん患者においては、脳器質病変の有無にかかわらず、注意、記憶、知覚、言語、計算などの認知機能障害が、知的障害とは独立して存在するといわれる。知的に正常なてんかん児でも、およそ1/3に教育上の問題がみられる。このような認知障害は両親や教師によっても気づかれず、詳細な神経心理学的検査によって初めて明らかになることが少なくない。てんかん患者の認知機能障害は、てんかんという疾患自体にのみ由来するのではなく、てんかんの原因となった器質的脳障害、てんかんによる心理社会的影響、抗てんかん薬治療など複数の要因に由来すると考えられる（表1）。

以下に、てんかんで認知機能障害をきたす病態とその対応について概説する。

1．進行性の認知機能障害をきたすてんかん症候群（表2）[1]

乳幼児期に発症するてんかん症候群の中には、認知機能障害が進行性に発現するてんかん性脳症がある。小児期の発症は比較的少なく、5-6歳までの脳の発達的可塑性の大きい乳幼児期に発症することと関連していると考えられる。発作頻度が高く、精神運動発達の停滞や退行を示し、治療抵抗性を特徴とし、破滅型てんかん（catastrophic epilepsy）と呼ばれる。とくに出生直後から難治の発作が頻発する例では、早期に外科治療の適応を考慮する必要がある。

表1 てんかんの認知機能障害の要因

- ・てんかん関連要因
    - 病因
    - てんかん症候群
    - 発病年齢
    - 発作頻度
    - 発作間歇期てんかん性放電
- ・脳器質的要因
- ・治療的要因
- ・心理社会的要因

発作の減少や消失により脳の発達に対する悪影響が除かれるとともに、小児期の脳の可塑性によって外科的侵襲が代償されることが期待される。てんかんの根治をめざす焦点切除術だけでなく、障害を惹起しうる発作（disabling seizure）の軽減をめざす緩和外科（palliative surgery）もある。破局的な二次性全般化発作を繰り返す例には半球離断術が有効である。

徐波睡眠期持続性棘徐波をもつてんかん（epilepsy with continuous spikes and waves during slow wave sleep；CSWS）は、覚醒時に全般発作と部分発作を併せ持つまれなてんかん症候群である。睡眠脳波で徐波睡眠期に持続性の棘徐波複合が出現し、治療が遅れるとやがて知的退行や行動異常が出現する。発作予後は比較的良好で、成人になれば消失する例が多い。Landau-Kleffner症候群はCSWSと同様の脳波異常を示し、脳波悪化時の影響が永続的な認知障害の原因となっていると考えられている。

進行性ミオクローヌスてんかんも認知機能障害が進行するが、退行は基礎疾患に密接に関連するため、破滅型てんかんからは除外される。

成人期以降に発症するてんかんには、認知障害が進行するものはないが、難治の発作を繰り返す側頭葉てんかんの一部に記憶障害が進行する例がある。薬物治療に抵抗する内側側頭葉てんかんで、側頭葉

表2 認知機能障害が進行性に発現するてんかん[1]

年齢依存性に発症するてんかん性脳症（破滅型てんかん）
　　太田原症候群（サプレッション・バーストをもつ早期乳児てんかん性脳症）
　　早期ミオクロニー脳症
　　West症候群
　　Lennox-Gastaut症候群
　　Dravet症候群（乳児重症ミオクロニーてんかん）
　　Doose症候群（ミオクロニー失立発作てんかん）
　　睡眠時脳波に棘徐波が持続するてんかん性脳症（CSWS）
　　Landau-Kleffner症候群
　　Rasmussen脳炎
　　片側けいれん・片麻痺・てんかん（HHE）症候群
進行性ミオクローヌスてんかん
　　Unverricht-Lundborg病
　　Lafora病
　　赤色ぼろ線維を伴うミトコンドリア脳筋症（MERRF）
　　神経セロイド・リポフスチン症
　　シアリドーシス
　　歯状核赤核淡蒼球ルイ体萎縮症（DRPLA）

CSWS：Epilepsy with continuous spikes and waves during slow wave sleep
HHE：Hemiconvulsion hemiplegia epilepsy
MERRF：Myoclonic epilepsy with ragged red fibers
DRPLA：Dentato-rubro-pallido-luysian atrophy

切除術を受け発作が抑制されたことによって記憶障害が改善した例も報告されている[2]。

2．発作に関連した一過性の認知機能障害

a．精神発作

　精神発作においては、言語、記憶、感情、認識などの高次大脳機能の障害や、錯覚および複雑な幻覚などの知覚障害を呈する。単純部分発作に分類され、体験内容を自覚し、想起でき、意識障害を伴わないとされる。しかし、精神発作中の意識状態を客観的に評価することは困難である。夢様状態は認知障害発作の一種で、見当識が保たれたまま周囲の認知の仕方が変容し、既知感、未知感、追想といった記憶障害が生じる。強制思考や思考促迫などの思考障害発作、時間感覚の変容、離人感、非現実感も認知障害発作に含まれる。感情発作、記憶障害発作、錯覚・幻覚が複合して、経験性発作として生じることもある。通常は突然に生じ、短時間で終わるが、稀に長時間にわたって繰り返すことがあり、持続性前兆（aura continua）と呼ばれる。精神発作の種類と想定される脳焦点部位を表3にまとめた。

b．非けいれん性発作重積状態

　非けいれん性発作重積状態は臨床症状からは診断は困難で、脳波検査を行ってはじめて診断が可能となる。欠神発作重積状態は、呆然、困惑といった症状を呈する軽度の意識障害が、数時間から、ときに数日にわたって持続する。複雑部分発作重積はより意識障害が明らかで、個々の発作が確認できる場合と、反応性の低下が持続するものがある。てんかんの既往のない高齢者にこれらの非けいれん性発作重積状態が初発することがあり、認知症と誤られることがある。また、てんかん閾値を低下させる薬物によって非けいれん性発作重積状態が誘発されることがある。われわれは、抗うつ薬が原因で動作緩慢、反応性の低下など昏迷様の症状を呈し、脳波検査で前頭部を中心に全般性の2～3Hz棘徐波複合が持続的に認められ非けいれん性発作重積と判明した例を報告した[3]。

表3 精神発作と関連脳部位

種類	症状	脳部位
言語障害発作	言語理解の障害、換語障害、錯誤、同語反復など	左側シルビウス溝周辺領域
認知障害発作	夢様状態、時間感覚の変容、離人感、非現実感など 思考障害発作（強制思考、思考促迫）など 実行機能障害（発語、行為の開始、予測、選択）など	側頭葉内側領域と外側皮質 前頭連合野
記憶障害発作*	既知感（既視感、既聴感）、未知感（未視感、未聴感）、予知夢、フラッシュバック、パノラマ様幻映など	側頭葉内側および基底領域 （とくに右側）
感情発作*	恐怖、不安、抑うつ、恍惚、怒りなど	側頭葉内側領域と外側皮質
錯覚発作*	巨視症、小視症、遠視症、単眼性複視、変形視、倒錯視など 巨聴症、小聴症、遠聴症など 四肢の大きさや重さの変容感、身体浮揚感、落下感、回転感、体外離脱体験など	外側上側頭回皮質 （複雑な幻視の場合は右側）
幻覚発作*	複雑な情景の幻視、音楽や人の声の幻聴、自己像幻視（鏡像型、場面型、転移型）など	側頭葉内側領域と外側皮質

*経験性発作として同時に生じることがある

c．発作後の認知障害

意識障害を伴う全身性の強直間代発作（いわゆる大発作、全般発作と部分発作の二次性全般化の2種類がある）の後には、注意力低下や動作緩慢が24時間程度持続する。このような全身けいれん発作が頻発する時期には認知障害が持続するように見えるが、発作が抑制されてから長期間観察すると、可逆性の認知障害であったと判明することが多い。また、若年期に全身けいれん発作の重積状態を経験すると、その後に記憶障害が持続することがあるが、より広範な症状を伴う認知障害が生じることはない。

d．棘波に伴う一過性の認知障害

従来より3Hz棘徐波複合が反応時間遅延や誤答に関与していることが指摘されてきたが、発作間歇期の局在性棘波も一過性の認知障害（transient cognitive impairment；TCI）を生じる。臨床観察のみでは認識できないが、複雑な課題を遂行させると誤答や反応欠損が生じることで検出できる。左半球のてんかん性棘波は言語性テストの誤謬に、右半球の棘波は非言語性テストの誤謬に関係し、後頭部の発作波は視覚刺激への反応速度遅延と関係する[4]。さらに、海馬に限局する棘波が頭皮上で観察されない場合にも、一過性の認知機能障害が生じることが報告されている[5]。脳波上の棘波のみで臨床発作がない場合にTCIを治療すべきかどうかは、それがどの程度てんかん患者のQOL（quality of life）を低下させているかによる。

3．治療に関連した可逆性の認知機能障害

抗てんかん薬に起因する認知障害は日常診療でよく遭遇する。単剤でもフェノバルビタール、プリミドン、ベンゾジアゼピンといった鎮静系の抗てんかん薬や、ガバペンチン、ゾニサミド、トピラマートは、常用量で認知障害を来すことが知られている。フェニトインやバルプロ酸では、血中濃度が高いと認知機能障害が生じる。カルバマゼピンは血中濃度による差がなく、むしろ認知機能を改善させたという報告がある[6]が、これは発作抑制効果と関連しているのかもしれない。ラモトリギンも認知機能に良い影響があるといわれている。抗てんかん薬の認知

表4 抗てんかん薬の認知機能への影響

認知機能への影響	従来の抗てんかん薬	新しい抗てんかん薬
わずか	カルバマゼピン バルプロ酸 クロバザム	ラモトリギン tiagabin felbamate vigabatrine
障害する	フェノバルビタール プリミドン フェニトイン ゾニサミド クロナゼパム	ガバペンチン トピラマート

表5 てんかんの認知機能障害の評価によく用いられる検査の例

- 小児の発達の評価
    ウェクスラー小児知能評価尺度改訂第三版（WISC-Ⅲ）
    田中ビネー知能検査法
    遠城寺式乳幼児分析的発達検査法
    KIDS 乳幼児発達スケール
    新版 K 式発達検査
- 成人の総合的な評価
    ウェクスラー成人知能評価尺度改訂第三版（WAIS-Ⅲ）
    ウェクスラー記憶検査改訂版（WMS-R）
- 術前検査
    ウェクスラー成人知能評価尺度改訂第三版（WAIS-Ⅲ）
    ウェクスラー記憶検査改訂版（WMS-R）
    状態に応じ、言語機能検査、前頭葉機能検査などを追加する
- 高齢者の評価
    ウェクスラー成人知能評価尺度改訂第三版（WAIS-Ⅲ）
    日本語版 Mini-Mental State テスト（MMSE）
    レーヴン色彩マトリックス検査（RCPM）
- 器質的要因が明らかな場合（状態に応じて）
    標準失語症検査（SLTA）
    ウィスコンシンカード分類課題（WCST）
    Frontal Assessment Battery（FAB）

機能への影響を表4にまとめた。

　単剤治療に比べて多剤併用で認知障害の頻度が高く、抗てんかん薬の種類と投与量を減らすと、6ヵ月目から注意や行動速度が改善したことが報告された[6]。また多剤を単剤治療に切り替えることで、患者のQOLが改善することが示された[7]。通常は薬剤関連性の認知障害は可逆性の認知障害であるが、その障害が長期間にわたって持続すると非可逆性となる time window が存在するといわれる[8]。

4．認知機能障害の評価

　てんかん患者の認知機能を測定するために用いられる神経心理検査は多岐にわたる。よく用いられる検査を表5に示した。特定の障害が疑われる場合は、患者の状態に応じて特定領域の検査を追加する。

　認知機能障害を非侵襲的かつ客観的に評価できる手段として重要なものに、事象関連電位（event related potential：ERP）がある。P300 成分については最も研究が進められているが、近年では前注意

的な自動情報処理過程を反映するとされる mismatch negativity（MMN）成分にも関心が高まっている。検査の際に注意集中を必要とする P300 成分に対し、MMN 成分では、複雑な課題の遂行が困難な患者にも受動的な課題で検査を行えるという利点がある。

Borghetti ら[9]は、迷走神経刺激治療を受けた難治てんかん患者における MMN 成分を調査し、一部の患者では治療後に認知機能が改善したことが示唆されたと報告した。患者にとって負担の少ない検査である ERP は、疾患の経過、治療に伴う認知機能の変化を観察するのに適しており、今後有用性が高まると考えられる。

5. 認知機能障害と行動異常に対する治療的介入

てんかんによる認知機能障害が原因で行動異常を呈する場合がある。われわれは非ヘルペス性辺縁系脳炎治癒後 5 年を経て、万引きなどの反社会的行動が認められた 1 例を経験した[10]。脳波検査でてんかん性異常波の頻発を確認し、抗てんかん薬の調整により行動障害が改善したことから、てんかん病態の増悪による認知機能障害が行動障害の原因と考えられた。行動異常に対して、てんかん性の認知機能障害も鑑別診断に入れて脳波検査を行うことが重要である。てんかん性の異常が認められた場合には、てんかん発作、認知機能障害、治療の副作用などが QOL に与える影響を考慮し、治療方針を決定する必要がある。

おわりに

てんかんの早期発症、長期罹患、発作持続例に認知障害の合併が多いとされる一方で、このような背景を持っていても認知障害の見られない例もある。一般に、小児期に学業到達水準が低かった例が、高齢になって認知障害を生じやすいことが指摘され、cognitive reserve theory と呼ばれる。てんかんにおいても同様に、若年期に教育水準あるいは就業水準が低かった例が、高齢期に認知障害を生じやすいといわれる。側頭葉てんかんで緩徐に認知障害が進行する例についても、このような cognitive reserve theory が当てはまる[11]とされている。

文　献

1) 松浦雅人：小児てんかん―とくに難治てんかんについて，中根晃，牛島定信，村瀬嘉代子編，子どもと思春期の精神医学，金剛出版，pp. 391-398, 2008.
2) Theodore WH, Bhatia S, Hatta J, et al.：Hippocampal atrophy, epilepsy duration, and febrile seizures in patients with partial seizures. Neurology, 52（1）：132-136, 1999.
3) 鈴木美穂，木村元紀，岡崎光俊，他：Paroxetine 投与中に spike-wave stupor を発症した一例．てんかん研究，25（1）：10-15, 2007.
4) Aarts JH, Binnie CD, Smit AM：Selective cognitive impairment during focal and generalized epileptiform EEG activity. Brain, 107（Pt 1）：293-308, 1984.
5) Bridgman PA, Malamut BL, Sperling MR, et al.：Memory during subclinical hippocampal seizures. Neurology, 39（6）：853-856, 1989.
6) Thompson PJ, Trimble MR：Anticonvulsant drugs and cognitive functions. Epilepsia, 23（5）：531-544, 1982.
7) Matsuura M：Patient satisfaction with polypharmacy reduction in chronic epileptics. Psychiatry Clin Neurosci, 54（2）：249-253, 2000.
8) Aldenkamp AP, Bodde N：Behaviour, cognition and epilepsy. Acta Neurol Scand 112（Suppl 182）：19-25, 2005.
9) Borghetti D, Pizzanelli C, Maritato P, et al.：Mismatch negativity analysis in drug-resistant epileptic patients implanted with vagus nerve stimulator. Brain Res Bull, 73（1-3）：81-85, 2007.
10) 原恵子，渡辺裕貴，岡崎光俊，他：進行性の記憶障害と問題行動を認めた非ヘルペス性辺縁系脳炎後てんかんの 1 例．精神科，12（4）：328-335, 2008.
11) Elger CE, Helmstaedter C, Kurthen M：Chronic epilepsy and cognition. Lancet Neurol, 2004（3）：663-672.

（宮島美穂・原　恵子・村松玲美・松浦雅人）

H. 神経変性疾患と認知機能

　神経変性疾患は、中枢神経のある特定の神経細胞群が徐々に変性していく疾患の総称で、認知症を主体とする疾患のみならず、パーキンソニズムや不随意運動などの錐体外路障害を主とするもの、小脳あるいは運動ニューロンの障害を主体とするものなど多彩である。本項では代表的な神経変性疾患における認知機能の評価法ならびにその所見について概説する。詳細に関しては参考文献などを参照されたい。

1. アルツハイマー病

　アルツハイマー病（Alzheimer's disease；AD）は初老期から老年期に発症する認知症を主体とする神経変性疾患であり、認知症の中でも最も多いタイプである。ADには多くの診断基準が存在するが、代表的な診断基準の1つである Diagnostic and Statistical Manual of Mental Disorder 第4版（DSM-Ⅳ）[1]によると、記憶障害に加え、失語や失行、失認、高次脳機能障害などの何らかの認知機能障害を1つ以上認めることが診断の必要条件とされている。臨床経過は大きく3期に分けられ、初期は記銘力低下で始まり、学習障害や失見当識などがみられる。中期にはそれに加えて視空間失認あるいは地誌的見当識障害などの高次脳機能障害や、感覚失語、構成失行、着衣失行、観念失行、運動失行などがみられることもある。さらに後期になると前頭葉徴候も認められる。臨床経過の分類法としては、他に FAST（Functional Assessment of STaging）と呼ばれる評価法があり、これは7段階に分かれている[2]。

　記憶障害としては、初期には近時記憶が障害され、次に即時記憶が障害される。一方、遠隔記憶は疾患が進行しても比較的保たれやすく、特に遠い記憶ほど障害されにくいという特徴がある。また、陳述記憶は初期から障害されやすい一方、手続き記憶やプライミングなどの非陳述記憶は障害されにくい。ADにおける失語は流暢性失語であることが多く、健忘失語、超皮質性感覚失語、感覚失語のパターンを呈する[3]。ADで高頻度に認める失行は視空間構成障害が混在した構成失行であり、特に初期では観念運動失行や観念失行、肢節運動失行といった失行は稀である。例えば、時計描画は病初期から障害がみられやすいので簡便なスクリーニングとして用いられる[4]。また、ADで認める失認としては視覚失認、特に視空間構成障害がよくみられる。さらに、前頭葉機能障害として遂行機能障害などもみられるようになる。

　ADの認知機能障害は近時記憶障害や見当識障害が目立つため、ベッドサイドではこれらに焦点をあてて評価を行うことが多い。ADに伴う認知症のスクリーニング目的として、わが国では改訂長谷川式簡易知能評価スケール（HDS-R）あるいは Mini-Mental State Examination（MMSE）日本語版などの簡易認知機能検査が用いられることが多い。特に、MMSEは国際的に最も広く使用されており、認知症のスクリーニングにおいても感度・特異度ともに高いことが知られている[5]。また、これらの検査の施行中、AD患者はわからない問いに対してごまかそうとするといった特徴がみられることがあり、得点のみならず質問に対する反応自体も診断上有用なことがある。これらの検査の得点はADの進行とともに低下していくが、即時記憶を反映した項目などは比較的保たれやすい。より詳細な記憶検査としては、ウェクスラー記憶検査改訂版（Wechsler Memory Scale-Revised；WMS-R）が用いられることが多い。これは、スクリーニング検査で検出されなかった記憶障害例に対してもより正確に評価ができ、軽症のADの診断に有用である。下位項目の中では特に初期では遅延再生の低下が目立つ一方、注意・集中力は保たれるといった得点パターンを特徴とする。また、認知症の進行度を評価する目的としては、ADAS（Alzheimer's Disease Assessment Scale）[6]が用いられる。ADASは、認知機能評価尺度（ADAS-cog.）と非認知機能評価尺度（ADAS-non cog.）からなる。ADAS-cog. はADで障害され

やすい記憶、言語、行為・構成の評価に重点をおいた 11 の下位検査項目から構成されており、AD の進行に伴う認知機能の変化を鋭敏に検出する尺度として有用である。ただし、ADAS-cog. の成績には MMSE などと同様に教育歴が影響することが知られており、ベースラインのスコアを評価する際には教育歴を十分に考慮する必要がある。

2．前頭側頭葉変性症

前頭側頭葉変性症（frontotemporal lobar degeneration；FTLD）は、臨床症状と脳萎縮の部位から、前頭葉が主として障害される前頭側頭葉型認知症（frontotemporal dementia；FTD）、側頭葉が主として障害される意味性認知症（semantic dementia；SD）、頭頂葉にまで病変が及ぶ進行性非流暢性失語症（progressive non-fluent aphasia；PNFA）に分類される[7]。また、FTD は前頭葉変性型（frontal lobe degeneration type；FLD type）、ピック型（Pick type）、運動ニューロン疾患型（motor neuron disease type；MND type）の 3 つにさらに分類されることもある[8]。

FTD では、Wisconsin Card Sorting Test（WCST）、Stroop Test、Trail Making Test（TMT）などの遂行機能を反映した神経心理検査で成績低下がみられる。また、簡便でベッドサイドでも可能な前頭葉機能評価尺度として Frontal Assessment Battery（FAB）が開発され、FTD で著明に低下することが知られている[9]。FTD は、少なくとも病初期には頭頂葉機能が全般性に障害されることはなく、視空間認知機能などは保たれ、これはアルツハイマー病との鑑別上重要な点である。改訂長谷川式簡易知能評価スケール、あるいは MMSE などの簡易認知機能検査による評価は、被検者の協力を前提とするため、無関心・反社会的行動などがみられやすい FTD では十分な協力がえられず、認知機能の正確な評価は困難であることが多い。

SD では語の意味記憶が選択的に障害される語義失語を認め、特に左側優位に脳萎縮を認める場合に多い。語義失語では、流暢で音韻操作は保たれ、音韻性錯語や文法的な誤りも認められない。復唱も良好である。記憶障害は目立たず、視空間認知機能も保たれやすい。

PNFA ではその名の通り非流暢性失語を認める。失語の特徴としては、非流暢性、失文法、失構音、復唱障害、音韻性錯語、錯読などが挙げられる一方、語彙は比較的保持される。また、記憶障害も目立たない。

3．レビー小体型認知症

レビー小体型認知症（dementia with Lewy Bodies；DLB）は、幻視など特有の精神症状、パーキンソニズムを呈する神経変性疾患であり、老年期の認知症としてはアルツハイマー病に次いで多いとされる。進行性の認知機能障害に加え、注意および覚醒レベルの変動を伴う認知機能の変動（fluctuation）が DLB の認知機能障害の特徴とされる。90 秒間の選択的反応課題と持続性注意課題を行うと、DLB では反応時間の変動係数はアルツハイマー病に比べて有意に大きく、短時間での変動が生じることが知られている[10]。また、記憶障害に関しては報告によって一貫しないところもあるが、digit span による言語性短期記憶や MMSE や WMS-R などの成績低下がアルツハイマー病と同様に認められる。さらに、DLB では WCST や TMT の成績が悪いなど、遂行機能障害もみられる。DLB ではアルツハイマー病と比して視覚認知機能障害が目立つ[11]。また、幻視を伴う DLB では、幻視を伴わない DLB に比べて視覚認知機能が低下しており、幻視との関連性も示唆されている[12]。

4．パーキンソン病

パーキンソン病（Parkinson's disease；PD）は、安静時振戦、筋固縮、寡動、姿勢反射障害などの運動症状を主徴候とする神経変性疾患である。従来は運動機能障害のみが強調されていたが、近年では様々な認知機能障害を呈することが明らかにされており、認知症も 20〜50％にみられる。病初期の段階では、認知機能障害による日常生活への影響はほとんどなく、認知機能障害の存在は神経心理学的検査により明らかにされることが多い。PD でみられる認

知機能障害として最も顕著なのは前頭葉機能に関連した遂行機能障害であり、WCST、TMT、Stroop Test などに代表される神経心理検査の成績低下が知られている。他にも言語的作業記憶の障害、視覚認知障害、注意・覚醒水準の低下、反応時間の遅延などをきたす[13)-15)]。また、運動や技能の学習に重要な手続き記憶の障害もきたし、回転盤追跡課題（rotary pursuit test）、鏡映描写課題（mirror tracing task）、塔課題などの神経心理検査の成績低下がみられる[16)17)]。これは、進行期でも手続き記憶が障害されにくいアルツハイマー病とは異なっている。視覚認知障害は、レビー小体型認知症と同じく PD でも認められる幻視との関連性が示唆されており、空間認知機能よりも物体認知機能の障害が目立つことが知られている[18)]。ただし、大半の PD 患者は主としてドパミン神経系に作用する抗パーキンソン病薬を服用していることが多く、薬剤による認知機能への影響も併せて考慮する必要がある。

5．多系統萎縮症

多系統萎縮症（multiple system atrophy；MSA）は、オリーブ橋小脳萎縮症（olivoponto-cerebellar atrophy；OPCA）、線条体黒質変性症（striato-nigral degeneration；SND）、Shy-Drager 症候群（Shy-Drager syndrome；SDS）を包括する疾患概念であり、自律神経障害に加え、錐体外路症状、小脳症状などを主徴とする。その中で、錐体外路症状が症候の前景に現れるものを MSA-P（MSA with predominant parkinsonism）、小脳症状が前景に現れるものを MSA-C（MSA with predominant cerebellar ataxia）と分類する[19)]。MSA における認知機能障害を検討した研究はあまり多くないが、これまでの報告では、遂行機能障害、注意障害、記憶障害などの認知機能障害を呈する[20)21)]。遂行機能障害としては、WCST、TMT、Stroop Test などの神経心理検査の成績低下が示されている[22)]。これらの認知機能障害はパーキンソン病でみられる認知機能障害に類似したパターンであることが知られている[23)]。また、MSA-P と MSA-C では MSA-P のほうが認知機能障害はより高度である[24)]。

6．進行性核上性麻痺

進行性核上性麻痺（progressive supranuclear palsy；PSP）は、パーキンソニズムや垂直性核上性眼球運動障害などの神経症状を呈する緩徐進行性の神経変性疾患である。NINDS-SPSP（National Institute of Neurological Disorders and Stroke and Society for PSP）の診断基準[25)]では、重度の健忘や失語・失認などアルツハイマー型の皮質性認知症は除外項目とされているが、早期の認知機能障害として意欲低下、抽象的思考の障害、言語性流暢の減少、物品使用または模倣行動、前頭葉解放徴候、などが支持的項目として挙げられている。

認知機能障害としては、遂行機能障害や注意障害などの前頭葉機能障害が目立ち、これらは WCST、TMT、Stroop Test、FAB などの神経心理検査により示されている[26)]。また、言語機能障害も初期から認め、特に流暢性の障害や語想起の障害などが目立つ。PSP でみられる記憶障害は短期記憶に比べて長期記憶の障害が目立つことが指摘されている[27)]。これらの検査を行っていると、PSP 患者は返答に時間がかかることが多いという特徴もある。認知機能障害で発症した場合には、前頭側頭葉型認知症やアルツハイマー病との鑑別が問題になることが多い。

7．大脳皮質基底核変性症

大脳皮質基底核変性症（corticobasal degeneration；CBD）は、大脳皮質徴候としての肢節運動失行、錐体外路徴候としての筋固縮・無動を呈し、その後認知症をきたすというのを典型例とする神経変性疾患であるが、非典型例も多く、前頭側頭葉型認知症との鑑別が困難であることも多い。CBD で認められる認知機能障害としては、前頭葉機能低下に伴う遂行機能障害や観念運動失行、言語の流暢性の低下などがあげられ、記憶障害は目立たないことが多い[28)-30)]。また、頭頂葉皮質障害による失計算、構成失行、視空間認知障害や半側空間無視、地誌的記憶障害などもみられる。

8. ハンチントン病

ハンチントン病（Huntington's disease；HD）は、緩徐進行性の舞踏運動、人格変化などの精神症状、認知機能障害を主徴とする遺伝性の神経変性疾患であり、わが国では欧米と比べると有病率が低い。HDでみられる代表的な認知機能障害としては、記憶障害、失認、遂行機能障害などがある。記憶障害としては、エピソード記憶の障害が目立ち、中でも前向性エピソード記憶と逆行性エピソード記憶の障害の程度差が少ないことが特徴的である[31]。他にも、手続き記憶の障害が知られている[32]。また、HDでは失認が顕著に認められ、特に視空間失認が特徴的である[33]。さらに、遂行機能障害もみられ、WCSTなどの神経心理検査の成績低下が認められる[34]。

9. 脊髄小脳変性症

脊髄小脳変性症（spinocerebellar degeneration；SCD）は、小脳性あるいは脊髄性の運動失調を主徴とする神経変性疾患の総称であり、孤発性および遺伝性に大別される。遺伝性の有無や臨床症状の特徴など様々な疾患が含まれており、それぞれにおいて程度は異なるものの認知機能障害を呈する症例は多数報告されている。

遺伝性脊髄小脳変性症の1つであるSCA1（spinocerebellar ataxia 1）では、運動障害の重症度やCAGリピート数に関連しない言語性記憶や遂行機能などの認知機能障害を呈する[35]。SCA2では、CAGリピート数が多いほど、つまり若年発症ほど認知症を高率に伴う[36]。また、認知症のない症例においても言語性記憶や遂行機能に障害を認めることが知られている[37]。MJD（Machado-Joseph disease）は、わが国で高頻度にみられる遺伝性脊髄小脳変性症であり、Cambridge Neuropsychological Testという神経心理検査により視空間注意力低下が、ウェクスラー記憶検査改訂版により言語性記憶、視空間記憶、言語流暢性の障害がそれぞれ報告されている[38,39]。SCA6では、Alternate Uses Test（AUT）により軽度の遂行機能障害を呈することが、またWMS-Rにより即時性視空間記憶および言語流暢性の障害が報告されている[40,41]。

10. 筋萎縮性側索硬化症

筋萎縮性側索硬化症（amyotrophic lateral sclerosis；ALS）は、上位運動ニューロンと下位運動ニューロンが選択的に障害される運動ニューロン疾患に属し、脊髄前角細胞の著明な脱落および錐体路の変性を特徴とする神経変性疾患である。従来では認知機能は保たれるというのが一般的な見解であり、認知機能を伴うALSは例外的な症例といった要素が強かった。しかし、TDP-43（TAR DNA binding protein of 43kDa）を主成分とするタウ陰性ユビキチン陽性の封入体が認知症を伴うALSのほぼ全例で存在することが明らかになって以来、認知機能障害を伴うALSという概念も注目がなされるようになった。また、明らかな認知症を伴わないALSについても、単語想起などによる前頭葉機能検査で約半数の症例で成績低下を示し、これらの症例の認知機能障害は前頭側頭葉型認知症のパターンに類似することが報告されている[42]。

文献

1) American Psychiatric Association：Diagnostic and statistical manual of mental disorders. DSM-Ⅳ. Washington, DC, American Psychiatric Association, 1994.

2) Reisberg B：Functional assessment staging (FAST). Psychopharmacol Bull. 24：653-659, 1988.

3) Appell J, Kertesz A, Fisman M：A study of language functioning in Alzheimer patients. Brain Lang. 17：73-91, 1982.

4) Sunderland T, Hill JL, Mellow AM, et al.：Clock drawing in Alzheimer's disease. A novel measure of dementia severity. J Am Geriatr Soc. 37：725-729, 1989.

5) van Gorp WG, Marcotte TD, Sultzer D, et al.：Screening for dementia：comparison of three commonly used instruments. J Clin Exp Neuropsychol. 21：29-38, 1999.

6) Mohs RC, Rosen WG, Davis KL：The Alzheimer's disease assessment scale：an instrument for assessing treatment efficacy. Psychopharmacol Bull. 19：448-450, 1983.

7) Snowden JS, Neavr D, Mann DMA：Fronto-temporal lobar degeneration；Fronto-temporal dementia, progressive aphasia, semantic dementia. Churchill Livingstone, New York, 1996.
8) The Lund and Manchester Groups：[0] Clinical and neuropathological criteria for frontotemporal dementia. J Neurol Neurosurg Psychiatry. 57：416-418, 1994.
9) Dubois B, Slachevsky A, Litvan I, et al.：The FAB：a Frontal Assessment Battery at bedside. Neurology 55：1621-1626, 2000.
10) Walker MP, Ayre GA, Cummings JL, et al.：Quantifying fluctuation in dementia with Lewy bodies, Alzheimer's disease, and vascular dementia. Neurology. 54：1616-1625, 2000.
11) Mosimann UP, Mather G, Wesnes KA, et al.：Visual perception in Parkinson disease dementia and dementia with Lewy bodies. Neurology 63：2091-2096, 2004.
12) Mori E, Shimomura T, Fujimori M, et al.：Visuoperceptual impairment in dementia with Lewy bodies. Arch Neurol. 57：489-493, 2000.
13) Mayeux R, Stern Y, Sano M, et al.：Clinical and biochemical correlates of bradyphrenia in Parkinson's disease. Neurology. 37：1130-1134, 1987.
14) Levin BE, Llabre MM, Reisman S, et al.：Visuospatial impairment in Parkinson's disease. Neurology 41：365-369, 1991.
15) Hsieh S, Hwang WJ, Tsai JJ, et al.：Visuospatial orienting of attention in Parkinson's disease. Percept Mot Skills. 82：1307-1315, 1996.
16) Harrington DL, Haaland KY, Yeo RA, et al.：Procedural memory in Parkinson's disease：impaired motor but not visuoperceptual learning. J Clin Exp Neuropsychol. 12：323-339, 1990.
17) Saint-Cyr JA, Taylor AE, Lang AE：Procedural learning and neostriatal dysfunction in man. Brain. 111：941-959, 1988.
18) Barnes J, Boubert L, Harris J, et al.：Reality monitoring and visual hallucinations in Parkinson's disease. Neuropsychologia 41：565-574, 2003.
19) Gilman S, Wenning GK, Low PA, et al.：Second consensus statement on the diagnosis of multiple system atrophy. Neurology 71：670-676, 2008.
20) Robbins TW, James M, Lange KW, et al.：Cognitive performance in multiple system atrophy. Brain. 115：271-291, 1992.
21) Robbins TW, James M, Owen AM, et al.：Cognitive deficits in progressive supranuclear palsy, Parkinson's disease, and multiple system atrophy in tests sensitive to frontal lobe dysfunction. J Neurol Neurosurg Psychiatry. 57：79-88, 1994.
22) Meco G, Gasparini M, Doricchi F：Attentional functions in multiple system atrophy and Parkinson's disease. J Neurol Neurosurg Psychiatry. 60：393-398, 1996.
23) Soliveri P, Monza D, Paridi D, et al.：Neuropsychological follow up in patients with Parkinson's disease, striatonigral degeneration-type multisystem atrophy, and progressive supranuclear palsy. J Neurol Neurosurg Psychiatry. 69：313-318, 2000.
24) Kawai Y, Suenaga M, Takeda A, et al.：Cognitive impairments in multiple system atrophy：MSA-C vs MSA-P. Neurology. 70：1390-1396, 2008.
25) Litvan I, Agid Y, Calne D, et al.：Clinical research criteria for the diagnosis of progressive supranuclear palsy（Steele-Richardson-Olszewski syndrome）：report of the NINDS-SPSP international workshop. Neurology. 47：1-9, 1996.
26) Kaat LD, Boon AJ, Kamphorst W, et al.：Frontal presentation in progressive supranuclear palsy. Neurology. 69：723-729, 2007.
27) Litvan I, Grafman J, Gomez C, et al.：Memory impairment in patients with progressive supranuclear palsy. Arch Neurol. 46：765-767, 1989.
28) Rinne JO, Lee MS, Thompson PD, et al.：Corticobasal degeneration. A clinical study of 36 cases. Brain. 117：1183-1196, 1994.
29) Pillon B, Blin J, Vidailhet M, et al.：The neuropsychological pattern of corticobasal degeneration：comparison with progressive supranuclear palsy and Alzheimer's disease. Neurology. 45：1477-1483, 1995.
30) Boeve BF, Lang AE, Litvan I：Corticobasal degeneration and its relationship to progressive supranuclear palsy and frontotemporal dementia. Ann Neurol. 54 Suppl 5：S15-19, 2003.
31) Beatty WW, Salmon DP, Butters N, et al.：Retrograde amnesia in patients with Alzheimer's disease or Huntington's disease. Neurobiol Aging. 9：181-186, 1988.
32) Butters N, Wolfe J, Martone M, et al.：Memory disorders associated with Huntington's disease：verbal recall, verbal recognition and procedural

memory. Neuropsychologia. 23：729-743, 1985.
33) Brouwers P, Cox C, Martin A, et al.：Differential perceptual-spatial impairment in Huntington's and Alzheimer's dementias. Arch Neurol. 41：1073-1076, 1984.
34) Josiassen RC, Curry LM, Mancall EL：Development of neuropsychological deficits in Huntington's disease. Arch Neurol. 40：791-796, 1983.
35) Bürk K, Bösch S, Globas C, et al.：Executive dysfunction in spinocerebellar ataxia type 1. Eur Neurol. 46：43-48, 2001.
36) Sasaki H, Wakisaka A, Sanpei K, et al.：Phenotype variation correlates with CAG repeat length in SCA2--a study of 28 Japanese patients. J Neurol Sci. 159：202-208, 1998.
37) Bürk K, Globas C, Bösch S, et al.：Cognitive deficits in spinocerebellar ataxia 2. Brain. 122：769-777, 1999.
38) Maruff P, Tyler P, Burt T, et al.：Cognitive deficits in Machado-Joseph disease. Ann Neurol. 40：421-427, 1996.
39) Kawai Y, Takeda A, Abe Y, et al.：Cognitive impairments in Machado-Joseph disease. Arch Neurol. 61：1757-1760, 2004.
40) Globas C, Bösch S, Zühlke Ch, et al.：The cerebellum and cognition. Intellectual function in spinocerebellar ataxia type 6（SCA6）. J Neurol. 250：1482-1487, 2003.
41) Suenaga M, Kawai Y, Watanabe H, et al.：Cognitive impairment in spinocerebellar ataxia type 6. J Neurol Neurosurg Psychiatry. 79：496-499, 2008.
42) Lomen-Hoerth C, Murphy J, Langmore S, et al.：Are amyotrophic lateral sclerosis patients cognitively normal? Neurology. 60：1094-1097, 2003.

（大石直也・福山秀直）

I. 高次脳機能障害と認知機能

　私の役目は、「高次脳機能障害と認知機能」という主題で認知機能がどのような評価法で評価され、どのような所見が得られているかを記述することである。まず、「高次脳機能障害と認知機能」が何を意味するのかを明らかにして、最近の認知神経科学の成果を利用して神経心理テストを行って、関係脳領域の働きを調べる必要のあることを書こうとしたが、紙数の関係でできない。別の機会にしたい。最近の認知神経科学の勉強の必要性を強調したい。

1.「高次脳（機能）」とは、「高次脳機能障害」とは、「認知」とは？

　これらの用語の医学的意味を知ろうとして、Internet（Googleなど）で調べてみた。「高次脳」の説明は見つけられなかった。脳を高次、低次に分ける試みは、神経科学では、行われていないので、無くて当然であろう。

　「高次脳機能」については、1件だけあった。「高次脳機能」の診かた」で、園田茂教授が書かれたもので、ホームアドレスが明記されてあった（001129Shigeru Sonodaとあるので、2000年に書かれたものと思われる）。内容は、第一次失認、失行、失語、自発性・前頭葉症状、注意・記憶などの高次脳機能障害の診察の説明である。高次脳機能障害から高次脳機能を類推するのであろうか。内容を熟読しなかったので、解らない。参考文献に「高次脳機能とその障害」を特集にした、邦文雑誌の論文があげられているので、日本語で書かれた神経科学関係の雑誌や図書を調べれば、解るかもしれない。

　ついで、辞書で探した。日本神経学会の「神経学用語集、改訂第3版和欧編」（2008年）には用語として採用されており、「高次脳機能　higher brain function」とあった。日本リハビリテーション医学会の「リハビリテーション医学用語集、第7版」（2007年）には用語として採用されてない。日本生理学会の「生理学用語集、改訂第5版」（1998年）には、高次脳機能［コウジノウキノウ］　higher brain function；高次の脳機能、いわゆる連合機能を指すことが多いが、高度の感覚や認知、運動機能を含むこともある。「リハビリテーション医学大辞典　上田敏・大川弥生編」（医歯薬出版、1996年）には、高次脳機能　higher cortical function　運動、感覚などの一時的、要素的機能でなく、知覚、認知、行動のプラニングとプログラミング、言語、記憶、注意などの統合的な機能、とある。これらから考えてみると、大脳皮質の（第1次）感覚野と（第1次）運動野以外の脳機能を意味していると思われる。しかも一部の医学関連学会で使われている用語と理解される。

　「認知（機能）」の意味を学会用語集などで調べる。前述の日本生理学会用語集では、認知｛ニンチ｝cognition；感覚系を介して得た情報をもとに、外界の事象を把握すること。つまり、脳の感覚系での働きを意味している。

　リハビリテーション医学用語集では、認知　cognition 2.、perception 2.*。なお、cognitionを見ると、1.認識。2.認知。perceptionを見ると、1.知覚。2.認知。（感覚器からの興奮｛感覚｝が脳に達し、対象を判断｛知覚｝し、意味や概念を把握｛認知｝する。その程度、状況により使い分けられる。つまり、脳の感覚系で処理された後、判断をするとなると、前頭連合野も働くことになる。リハビリテーション医学大辞典では、認知（識）　cognition ものの認識の3段階として、感覚─知覚─認知（知覚）と認知との中間に統覚をおく考えもある、と続く最高段階、知覚を統合し、それを過去の経験、記憶、知識などと照合して、そのものの意味を判断すること。つまり、感覚系の処理の後、過去との照合、判断をするので、前頭連合野も働く。

　フリー百科事典「ウィキペディア」を見ると、心理学・言語学・認知科学・情報科学などにおける認知とは、人間などが外界にある対象を知覚した上で、それが何であるかを判断したり解釈したりする過程のことをいう。感覚系だけでなく、前頭連合野も働く。最近、急速に発展している神経科学の分野の認

知神経科学（cognitive Neuroscience）では、20年前から、Journal of cognitive Neuroscience があるが、ここに取り上げられる研究論文は、精神事象で、情報処理の記述と脳活動の特徴の記述のギャップを埋めるものでなければならない。脳の機能だけ、解剖だけの記載では不十分なのである。認知を、感覚系処理と考えるのは、せますぎる。では、「高次脳機能障害」とはどのような障害であろうか。リハビリテーション医学用語集では、高次脳機能障害 higher brain dysfunction, disorder of higher brain function となっていた。神経学用語集には無い。ウィキペデイアを引くと、「高次脳機能障害（こうじのうきのうしょうがい）とは、主に脳の損傷によって起こされる様々な神経心理学的症状。その症状は多岐にわたり、記憶障害、注意障害、遂行機能障害、社会的行動障害などの認知障害等で脳の損傷部位によって特徴が出る」とあった。リハビリテーション医学大辞典を見ると、高次脳機能障害 higher cortical dysfunction（disorder）全般的障害と部分的障害に分ける。全般的障害には意識障害（脳の急性侵襲）と痴呆（慢性侵襲）がある。部分的障害は失調、失行、失認、記憶障害（健忘）、注意障害（前頭葉症状）などに分けられる、とある。これらの障害は、神経内科で扱われる症状、疾患であるのに、日本神経学会が採用してない用語である。脳の機能障害と考えて間違いはない。アンフレッド「脳・神経リハビリテーション大辞典」には、記載が無い。

高次脳機能、高次脳機能障害がいつごろ作られたのだろうか。調べているうちに、たどり着いたのが **図1A** の2冊の医学書である。アメリカの神経内科医の Strub と Black の"The mental status examination in neurology"の初版を上田敏監訳、江藤文夫訳で医歯薬出版から昭和56（1981）年に「高次脳機能検査法—失行・失認・失語の本態と診断—」として出版したことから始まると思われる。原著は、神経病の診断を安直にできるよう書かれた、診断学の本で、簡単に書かれ、読みやすい。今でも、発行されている。**図1B** の原書の序文に disorders of the higher functions とあるのを高次機能の障害と訳し7字熟語である、『高次脳機能障害』なる医学用語を使ったのである。

大脳の障害で起こる症状、疾病を神経学的に説明するだけでよく、高次脳機能障害というカテゴリーをつくることが、リハビリテーション医学では、必要だったのだろうか。そうは思えない。国際的に通用する用語になっていない。

厚生労働省が、2001年から「高次脳機能支援モデル事業」を行うようになり、リハビリテーション医学関係者で診断基準がつくられ、実施されている。また2004年には、日本失語症学会が日本高次脳機能障害学会と改名して、研究活動を行っている。「高次脳機能、高次脳機能障害」という用語はさらに頻繁につかわれ、一般にも普及させねばならない。

「高次脳機能障害」という医学用語を作ったので、関係者は勉強せざるを得ないのである。

高次脳機能障害を理解するための脳機能を知るには、解剖学と生理学の知識が必要であるが、感覚野、運動野とそれ以外の脳領野とを区別して、機能を論じることはできない。要素的な感覚機能でも運動機能でも、障害があれば、機能が脱落するが、脳の可塑性のため、代行作用、代償作用がある。そのために、感覚野・運動野も高次の脳機能も働くのである。脳は、正常時でも病的な場合でも、すべてが働いて、適応している。

2．感覚入力から行動発現まで
　—Neuroimaging の研究からの推論

感覚入力を受けて、知覚し記憶して、行動・運動を起こす時に、脳がどう働くか、最近の研究で、かなりわかってきたといえる。高次脳機能障害の患者では、脳のどこかで、障害が発生して、機能低下が起こる。症状を理解し、適切な治療を行うには、脳のMRI検査で、障害部位を決定しなければならない。障害の部位が確定したら、その部位の働きを調べる神経心理学的テストを行う。できれば、最近の働きを調べるために開発されたテストを用いて、Neuroimaging 検査を行って、障害部位以外の脳領域の働きを調べなければならない。最近の研究でわかるようになったのは、情動の発現が、認知行動を行う時に見られるので本論文では認知機能にかかわって、症状と障害との関係を記載するスペースが充分でないのでかけない。

感覚入力を受けて、行動運動を起こす時、情動の変化も起こる。高次脳機能障害を知るには情動の機

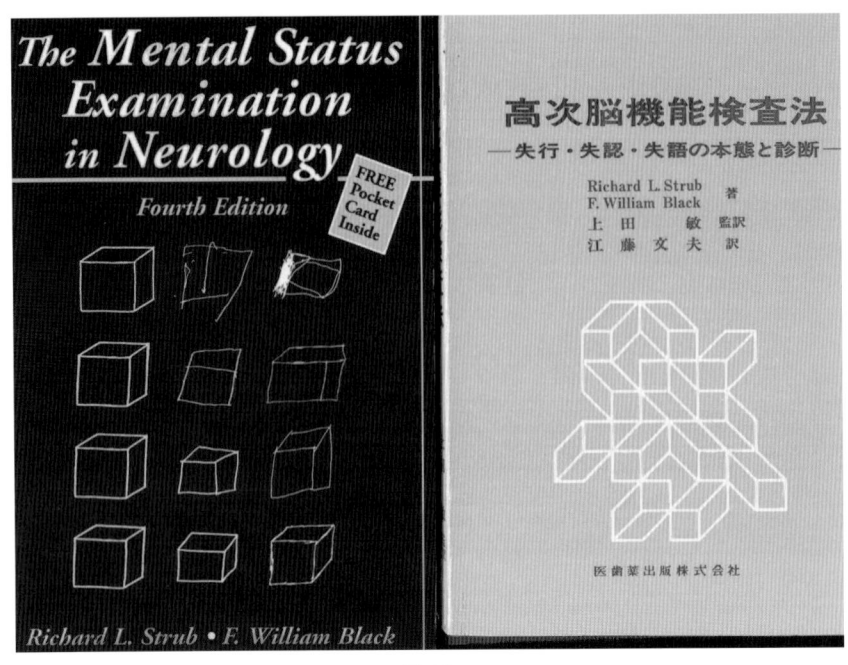

図 1A

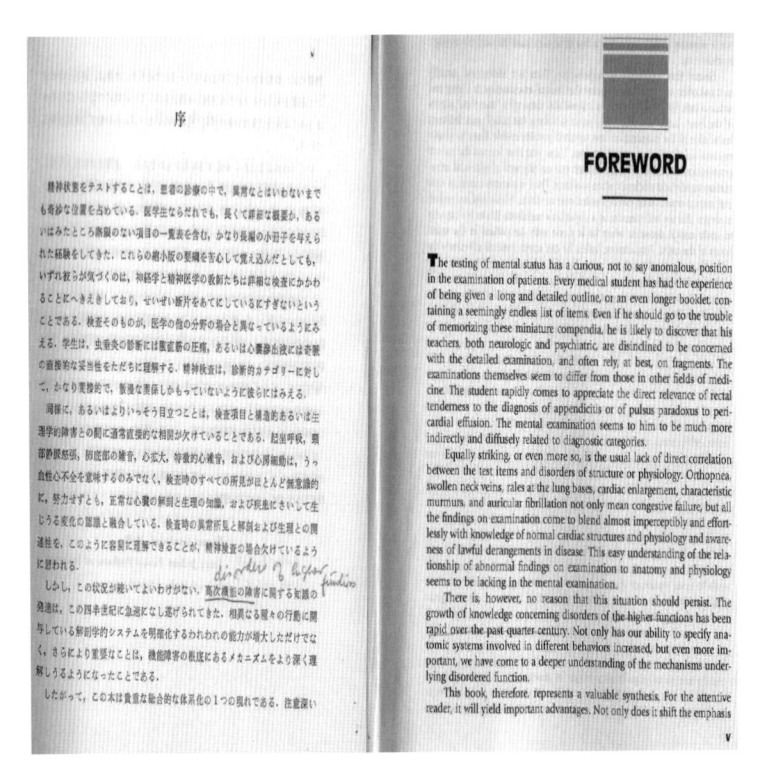

図 1B

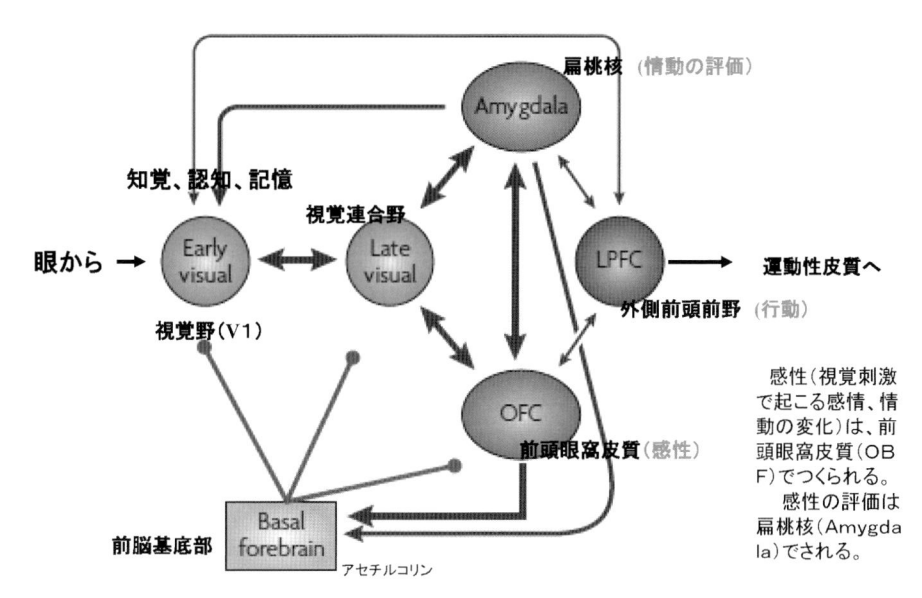

図2A 視覚情報を処理する回路｛第1次視覚野（Early visual）から、外側前頭前野（LPFC）｝線の太さで、結合の強さを表している

A）Visual processing engages the V1, human V2/MT, etc and 'late' visual areas along the inferior temporal cortex. The amygdala and the OFC receive these visual inputs and evaluate.
Visual inputs reach the LPFC.
Visual stimulation is rapidly conveyed to multiple regions via the parallel and reciprocal nature of the connectivity, and is capable of evaluating the input. The basal-forebrain system, interconnected with the amygdale and the OFC, provides neuromodulatory signals to both subcortical and cortical areas, and enhance the processing of contextually significant information, producing both motivational and attentional consequences. Cognitive and emotional contributions cannot be separated.

能低下もあるので、考慮しなければならない。Pessoa, L が、情動と認知の関係について、総説を書き、大脳辺縁系の研究を総括し、この考えが事実と合わないで捨てることを提案し、情報処理回路のモデル（視覚入力の場合）を提案している（図2A と 2B）。参考になるので紹介する。Pessoa の説明を簡単にして記す。解説はできないので原著を参照ください。

感覚入力—行動・運動の脳内径路を要素的な感覚受容（たとえば視覚）をして、認知行動を行う場合（たとえば、1本の手指を曲げる）でも高次脳機能が働く。見たものは網膜で神経活動に変換されて、第1次視覚野で神経細胞を活動されるが、視覚という感覚が生まれるわけではない。見た物体の知覚や記憶は第4次視覚野などで行われると理解されている（Tong, F.）。しかし、第1次視覚野に起こされたニューロン活動は、第1次視覚野にワーキングメモリーとして保存される（Harrison and Tong, 2009）。

運動野は、大脳が働いて運動・行動が発現される時、最終共通経路（錐体路と錐体外路）が始まる領域である。目的のある運動・行動を行う時には、大脳皮質が働くので、運動野も働く。運動野だけを働かすには、電気刺激か磁気刺激を行う。皮質表面に垂直に電流を流して、第5層の錐体細胞（最終共通経路の遠心性細胞）の軸索小丘の膜を興奮させると活動電位が発生して筋収縮を起こす。また皮質表面と平行に磁気を流すとシナプス経由で、錐体細胞を興奮させて、筋収縮を起こす。運動野には体部位局在があり、どの部位が対側の手足の筋とどうつながるか決まっている。

自分の意志で左右のひとさし指でボタン押し運動をしたら、どこが働くか、最近の研究を紹介する

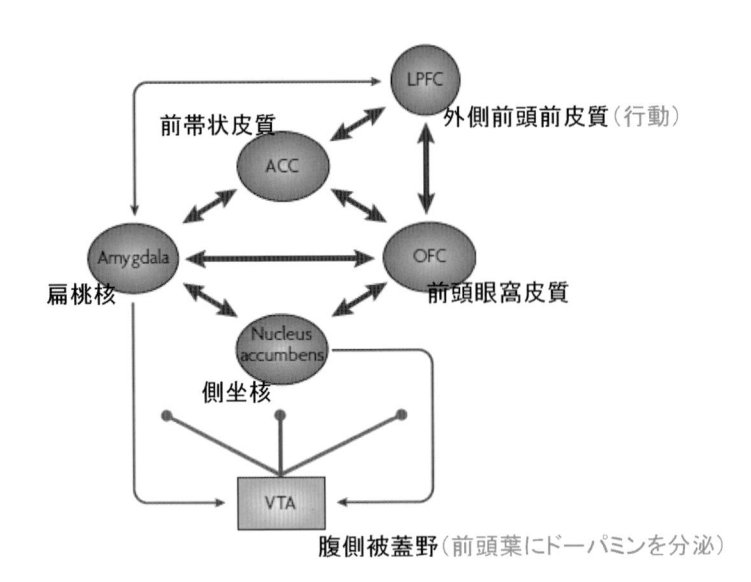

図2B　前頭前野による執行コントロール

執行回路には、外側前頭前皮質は前帯状皮質や前頭眼窩回や扁桃核から情報を受け取り、行動をコントロールする。
線を太さで結合の強さをあらわしている。

B) The cognitive control system guides behaviour while maintaining and manipulating goal-related information.

The LPFC, the ACC and the parietal cortex are central nodes in the control system. LPFC circuits maintain information for brief temporal intervals and manipulate information. The parietal cortex, in conjunction with the PFC, has a role in the control of attention. The ACC includes conflict detection and/or error monitoring. Because we decides between possible goals or actions based on their value, control by necessity involves taking into account the costs and benefits of such goals and actions. The participation of the amygdala, the OFC and the nucleus accumbens means that strategies for action dynamically incorporate value. The OFC and medial PFC are involved in computing outcome expectancies. Dopamine neurons in the VTA and the substantia nigra (pars compacta) project to the nucleus accumbens and the frontal cortex, including the LPFC and frontal eye fields. Thus, the prediction and expectation of future rewards, would be unfolded. Cognitive and emotional contributions to executive control cannot be separated. Thus, executive control effectively integrates cognition and emotion and motivation.

The ACC has a role in evaluating whether the benefits are worth the cost of making an action1. The LPFC has a role in maintaining and manipulating information, but can also integrate this content with both affective and motivational information. The LPFC might act as a control hub in which multiple types of information converge and are integrated.

(Soonら、2008)。被験者が、0.5秒おきにディスプレーに現れる小文字を見ている（8文字のうちの1つがアトランダムにあらわれる（**図3A**）。ある時点で左右のボタンをひとさし指で押す決断をし、ついで現れる小文字で左右どちらの指を押すかを決め、更に遅れて4文字（それ以前に現れたことのある文字のスクリーンが現れた時に決断したひとさし指で、ボタンを押す。押すとディスプレー上の文字が消える。これらの試行が繰り返される。

B. Libetがいつ随意運動を始めるかを調べ、補足運動野で運動準備電位がある程度おおきくなってから、自由意志が起こることを示した（1983年）。彼は2007年に91歳で死亡し、問題は未解決のままだった。2008年になって、SoonらはLibetの課題

図3A

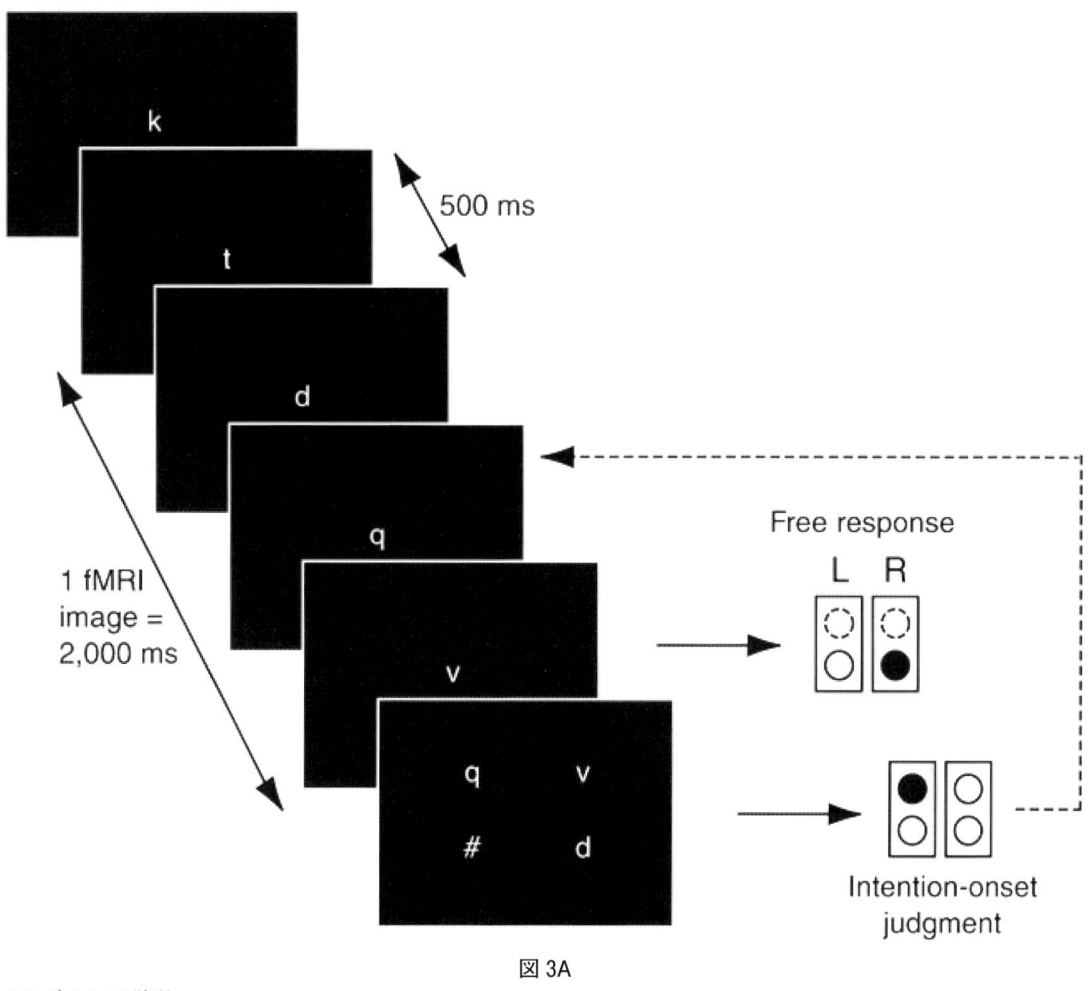

パラダイムの説明。
Measuring the onset time of conscious motor intentions. Subjects viewed a letter stream that was updated every 500 ms (shown here only for a few frames). At some point they spontaneously made the decision to press either the left or right button using their corresponding index finger (free response). Subsequently, they were presented with a response-mapping screen that instructed subjects as to which second button to press to report the time at which they consciously made the motor decision.

を改良して、ディスプレーに2種類の文字を示し、自分でどちらかを選んでキーを押す時に、皮質の活動をfMRIで記録した。

キー押し（決断）してから、活動している領域は、左右の第1次運動野と補足運動野である（**図3B**上段）。運動野はキー押しの運動をおこしており、補足運動野はキー押しを決断して働き、運動野に運動指令のニューロン活動を送ると思われる。**図3B**（下段）はキー押しを決断する前で、意識にのぼっていない時に働いている領域を示している。左の前頭極（ブローマンの10野）と楔前部（Precuneus ブローマンの7野）が働いている（自由意志が発生する8秒前から働きうる）。前頭極が働いて楔前部が働き、**図3B**上段の状態になると思われる。楔前部には自分の身体のマップができており、キー押しをどうするか、伝えるように思われる。前頭極は意識あるときに複雑な課題（Cognitive branching, Koeshlin, 2007）の時働くので、意識に上らない状態で、意識に上がって行う運動を指示していると思われる。前頭極が働くと、脳波が変わるという仕事もある。

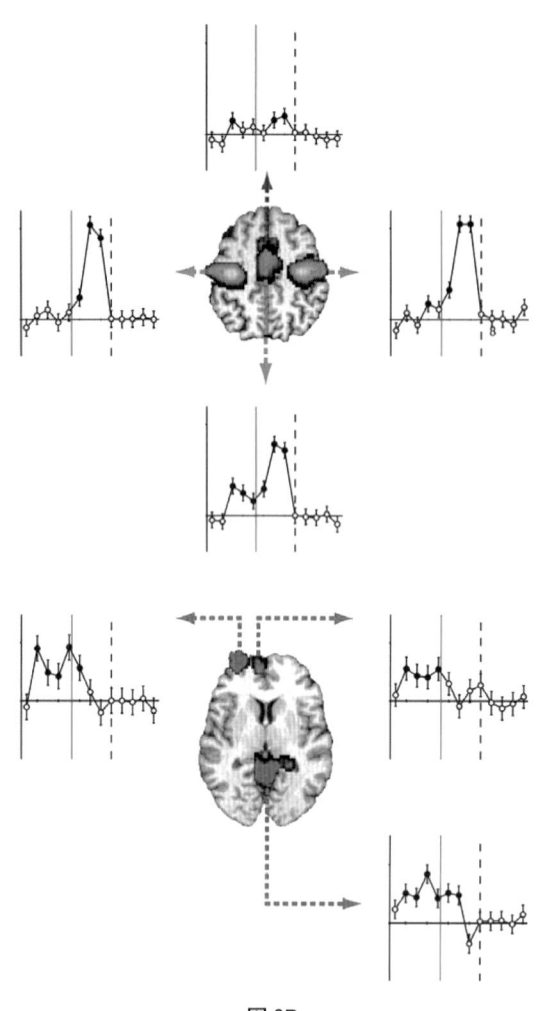

図 3B
上．決断してから働くところ；第 1 次運動野（左右）と補足運動野
下．決断する前の無意識の状態；左前頭極と左右の楔前部
(Soon ら、Nature Neuroscience、11 (2008) より。

ひとさし指でキー押しをするだけで、高次脳が働いている。高次脳機能障害を論じる時、認知神経科学の知識が必要なこと、理解いただけましたか。

3．最後に

「高次脳機能障害」について、日ごろから感じていることを書いた。認知だけでなく情動障害も考慮しなければならないことを書いた。

文　　献

1) Strub, RL and Black, FW：The mental status examination in Neurology. F. A. Davis Co. 1977.
2) Strub, RL and Black, FW：高次脳機能検査法―失行・失認知・失語の本態と診断―．上田敏　監訳，江藤文夫訳　医歯薬出版　1981.
3) Harrison, SA and Frank, T：Decoding reveals the contents of visual working memory in early visual areas. Nature 458：632-635, 2009.
4) Libet, B, Wright, EW Jr, Gleason, CA：Readiness-potentials preceding unrestricted 'spontaneous' vs. pre-planned voluntary acts. EEG Clin Neurophysiol/54：322-335, 1982.
5) Pessoa, L：On the relationship between emotion and cognition. Nature Review Neuroscience, 9：148-158.
6) Soon CS, Brass M, Heinze H.-J, et al.：Unconscious determinants of free decisions in human brain. Nature Neuroscience 11：543-545.
7) Tong, F：Primary visual cortex and visual awareness. Nature Rev Neuroscience 4：219-229, 2003.

〈久保田　競〉

第5章　認知機能とその改善

A．抗精神病薬

I．主として抗DA薬、抗5-HT薬

はじめに

統合失調症における認知機能障害に対する薬物治療として、第1世代抗精神病薬（first generation antipsychotics：FGA）と第2世代抗精神病薬（second generation antipsychotics：SGA）について概観する。

1．第1世代抗精神病薬

FGAによる治療により、運動機能以外の認知機能領域において軽度から中等度の改善を示したとするメタ解析[18]はあるが、haloperidol（HPD）とSGAとの二重盲検比較試験においてHPDの改善度が劣るとする報告[1,8]が多い。ただし、低用量（4〜5 mg）のHPDとSGAの比較では、認知機能の改善に差はなかったとする報告[5,12]もある。よって、少量投与であればFGAの認知機能への影響はSGAとさほど差はないと思われる。

2．第2世代抗精神病薬

SGAの薬理学的特徴は各薬剤によって多様であるが、D_2受容体遮断作用がFGAより弱い、すなわちD_2受容体結合後の解離が早いこと、$5-HT_{2A}$受容体遮断作用を有すること、ヒスタミン、ムスカリンなど複数の受容体に親和性があることは共通している。さらに、部位選択的にD_2受容体を遮断している可能性が示唆されている[3,19]。そこで、SGAは、機能低下を来たしている前頭前野のドパミンを活性化させることによって認知機能を直接改善する作用があるのではないかと期待されている。

WoodwardらによるClozapine、Olanzapine（OLZ）、Quetiapine（QTP）、Risperidone（RIS）に関する総説[25]によると、FGAと比較して、SGAの認知機能に対する効果サイズ（effect size：ES）は平均0.24（95%信頼区間0.11〜0.37）であり、有意に改善度が大きかった。特に、学習（ES 0.24）と処理速度（ES 0.21）に対する効果が高く、語流暢（ES 0.16）と運動技能（ES 0.21）の改善度も比較的高かった（図1）。さらに、薬剤間では、注意と語流暢の改善効果が、RISと比較して、OLZとQTPで高かったと報告している（図2）が、サンプル数が少ないなど課題もあり、結論はまだ出せない段階にある。

次に、本邦で使用可能なSGAにおける認知機能改善効果に関する研究を概観する。

a．Risperidone

RISにより改善効果があった認知機能としては、注意、作業記憶、遂行機能があげられる。様々な研究デザインによるHPDとの比較試験において、語流暢、作業記憶、遂行機能の改善度が大きかったとする報告[8,16,15,23]が多い。特に作業記憶に対する効果が優位であった[1]とされている一方、否定的な報告[21]もある。さらに、Olanzapine（OLZ）との比較[9]では、注意、言語記憶、作業記憶、語流暢など認知機能の各領域において、両薬剤間で効果に差は見られなかった。

b．Olanzapine

OLZにより改善が認められた認知機能としては、注意、言語記憶、運動機能、語流暢が挙げられる。HPDとの二重盲検比較試験では、言語記憶、運動機能が有意に改善したとする報告[16]やHPDからOLZに置換することによって注意、言語記憶、語流暢が

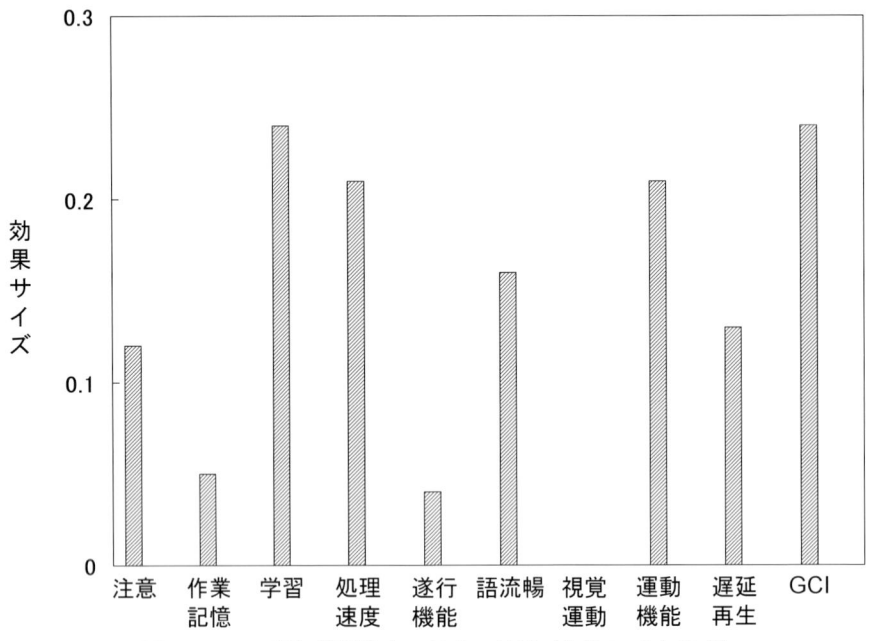

図1 SGAの認知機能検査に対する効果（文献25より改変）
GCI：Global Cognitive Index

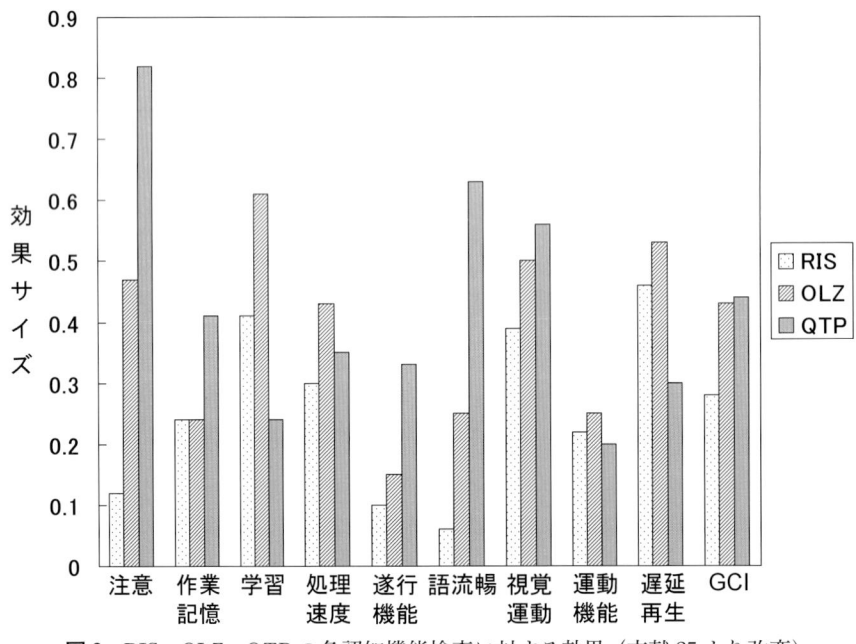

図2 RIS、OLZ、QTPの各認知機能検査に対する効果（文献25より改変）

有意に改善したとする報告[17]がある。また、発病早期の統合失調症に対する研究[20]では、全般的認知機能がHPD群とRIS群に比較してOLZによって有意に改善し、Bonferroniの補正後に多重比較検定を行ったところ、即時記憶でOLZが有意な改善を示した。

c．Quetiapine

Quetiapine（QTP）により改善効果のある認知機能としては、注意、言語記憶、語流暢が報告されている。RIS や OLZ との比較において、QTP の認知機能改善効果の優位性を示す報告[22,24]があり、特に注意、言語記憶、作業記憶に対する効果が高かったとする一方、3 群間で効果に差はなかったとする報告[11]もある。

d．Perospirone

Perospirone により改善が示唆されている認知機能は、言語性記憶、遂行機能である。Perospirone への置換により言語性記憶が改善したとする研究[10]があるが、本邦のみで使用できる薬剤であり、今後、知見の集積が待たれるところである。

e．Aripiprazole

Aripiprazole（APZ）による改善効果が示唆されている認知機能は、言語記憶、言語学習である。OLZ とのオープン比較試験[13]において、言語学習が有意に改善し、他の認知機能においても OLZ と同等の効果を認めたが、脱落率は OLZ より有意に高かった。APZ は D_2、D_3 の部分アゴニストであり、2006 年本邦で使用可能となった薬剤である。至適用量、置換方法、認知機能改善効果に関する本邦での臨床研究の蓄積が必要である。

おわりに

認知機能障害は、統合失調症の中核症状であり、陽性症状や陰性症状より社会的予後に影響する因子であること[6,7]、神経心理検査において、健常者と比べて 1～2 標準偏差低値を示し、特に注意、処理速度、言語技能、遂行機能の低下が顕著であること[2,4]が報告されており、臨床的にも実感するところである。

SGA がいくつかの認知機能領域を改善し、認知機能全般を回復させる方向に作用したとする見解には批判もある。1 つは、併用する抗コリン薬も含めた、FGA による認知機能障害が、SGA に置換することによって解消されたことによる見せかけの改善ではないかとするものである。しかし、低用量の HPD によって言語記憶、作業記憶などが改善し（ES 0.20）、抗コリン薬の使用や錐体外路症状はこの結果に影響を及ぼさなかったこと[12]、さらに SGA による改善度が大きいことから、FGA による認知機能障害からの回復のみで説明することは困難である。2 つ目の批判は、神経心理検査を繰り返すことによる練習効果によって、認知機能が改善したように見えるのではないかというものである。しかし、SGA と FGA の比較研究では、練習効果は両群で見られるはずであり、SGA の相対的優位性を練習効果のみで説明することはできない。よって、SGA そのものが認知機能改善作用を有していると考えられる。ただ、その程度は 0.20～0.40 標準偏差の範囲内であり、社会的・職業的レベルが病前に戻るとは考えにくい。

認知機能障害に対する薬物治療は、悪化防止という消極的関与から、病前レベルへの回復という積極的関与に軸足を移している。適切な薬物療法と心理社会的療法の併用によって、社会的予後の向上を目指すことが重要であると考える。

文　献

1) Bilder RM, Goldman RS, Volavka J, et al.：Neurocognitive effects of clozapine, olanzapine, risperidone, and haloperidol in patients with chronic schizophrenia or schizoaffective disorder. Am. J. Psychiatry, 159：1018-1028, 2002.
2) Bilder RM, Goldman RS, Robinson D, et al.：Neuropsychology of first-episode schizophrenia：initial characterization and clinical correlates. Am. J. Psychiatry, 157：549-559, 2000.
3) Dewey S, Smith GS, Logan J, et al.：Serotonergic modulation of striatal dopamine measured with positron emission tomography（PET）and in vivo dialysis. J. Neurosci., 15：821-829, 1995.
4) Fuller R, Nopoulos P, Arndt S, et al.：Longitudinal assessment of premorbid cognitive functioning in patients with schizophrenia through examination of standardized scholastic test performance. Am. J. Psychiatry, 159：1183-1189, 2002.
5) Green MF, Marder SR, Glynn SM, et al.：The neurocognitive effects of low-dose haloperidol：a two-year comparison with risperidone. Biol. Psychiatry, 51：972-978, 2002.
6) Green MF, Kern RS, Braff DL, et al.：Neurocognitive deficits and functional outcome in schizophrenia：are we measuring the 'right stuff'? Schizophr. Bull., 26：119-136, 2000.

7) Green MF : What are the functional consequences of neurocognitive deficits in schizophrenia? Am. J. Psychiatry, 153：321-330, 1996.
8) Harvey PD, Rabinowiz J, Eerdekens M, et al. : Treatment of cognitive impairment in early psychosis : a comparison of risperidone and haloperidol in a large long-term trial. Am. J. Psychiatry, 162：1888-1895, 2005.
9) Harvey PD, Green MF, NcGurk SR, et al. : Changes in cognitive functioning with risperidone and olanzapine treatment : a large-scale, double-blind, randomized study. Psychopharmacology, 169：404-411, 2003.
10) 笠井清登, 荒木剛, 山末英典, 他：統合失調症におけるperospironeへの置換による認知機能の変化. 精神薬療研究年報, 36：140-144, 2004.
11) Keefe RS, Sweeney JA, Gu H, et al. : Effects of olanzapine, quetiapine, and risperidone on neurocognitive function in early psychosis : a randomized, double-blind 52-week comparison. Am. J. Psychiatry, 164：1061-1071, 2007.
12) Keefe RS, Seidmen LJ, Christensen BK, et al. : Long-term neurocognitive sffects of olanzapine or low-dose haloperidol in first-episode psychosis. Biol. Psychiatry, 59：97-105, 2006.
13) Kern RS, Green MF, Cornblatt BA, et al. : The neurocognitive effects of aripiprazol : an open-label comparison with olanzapine. Psychopharmacology, 187：312-320, 2006.
14) Kern RS, Green MF, Marshall BD Jr, et al. : Risperidone versus haloperidol on secondary memory : can newer medications aid learning? Schizophr. Bull., 25：223-232, 1999.
15) Kern RS, Green MF, Marshall BD Jr, et al. : Risperidone vs. haloperidol on reaction time, manual dexterity, and motor learning in treatment-resistant schizophrenia patients. Biol. Psychiatry, 44：726-732, 1998.
16) Lindenmayer JP, Khan A, Iskander A, et al. : A randomized controlled trial of olanzapine versus haloperidol in the treatment of primary negative symptoms and neurocognitive deficits in schizophrenia. J. Clin. Psychiatry, 68：368-379. 2007.
17) McGurk SR, Lee MA, Jayathilake K, et al. : Cognitive effects of olanzapine treatment in schizophrenia. Med. Gen. Med. 10：27. 2004.
18) Mishra AL, Goldberg TE : A meta-analysis and critical review of the effects of conventional neuroleptics treatment on cognition in schizophrenia : opening a closed book. Biol. Psychiatry, 55：1013-1022, 2004.
19) Ohno Y, Ishida-Tokuda K, Ishibashi T, et al. : Potential role of 5-HT_2 and D_2 receptor interaction in the atypical antipsychotic action of the novel succimide derivative, perospirone. Pol. J. Pharmacol., 49：213-219, 1997.
20) Purdon SE, Jones BD, Stip E, et al. : Neuropsychological change in early phase schizophrenia during 12 months of treatment with olanzapine, risperidone, or haloperidol. The Canadian Collaborative Group for research in schizophrenia. Arch. Gen. Psychiatry, 57：249-258. 2000.
21) Reilly JK, Harris MS, Keshaven MS, et al. : Adverse effects of risperidone on spatial working memory in first-episode schizophrenia. Arch. Gen. Psychiatry, 63：1189-1197, 2006.
22) Ridel M, Spellmann I, Strassing M, et al. : Effects of risperidone and quetiapine on cognition in patients with schizophrenia and predominantly negative symptoms. Eur. Arch. Psychiatry. Clin. Neurosci., 257：360-370, 2007.
23) Surguladze SA, Chu EM, Evans A, et al. : The effect of long-acting risperidone on working memory in schizophrenia : a functional magnetic resonance imaging study. J. Clin. Psychopharmacol., 27：560-570, 2007.
24) Vorunganti LP, Award AG, Parker G, et al. : Cognition, functioning and quality of life in schizophrenia treatment : results of a one-year randomized controlled trial of olanzapine and quetiapine. Schizophr. Res., 96：146-155. 2007.
25) Woodward ND, Purdon SE, Meltzer HY, et al. : A meta-analysis of neuropsychological change to clozapine, olanzapine, quetiapine, and risperidone in schizophrenia. Int. J. Neuropsychopharmacol., 8：457-472, 2005.

（長田泉美・中込和幸）

II．抗 DA 薬、抗 5-HT 薬以外の抗精神病薬

はじめに

統合失調症の認知機能障害は統合失調症の中核的な症状である可能性があり[2]、近年、統合失調症の認知機能障害に対する関心が高くなっている[6,17,23]。統合失調症の治療には薬物治療が不可欠であり、現在では多くの非定型抗精神病薬が開発されており、治療に使用されている。しかしながら、これらの薬剤（主としてドパミン・セロトニン受容体拮抗薬）は幻覚・妄想などの陽性症状には有効であるが、認知機能障害にはあまり効果が無いことから、国内外において認知機能障害の治療も視野に入れた新しい作用メカニズムを有する抗精神病薬の開発が進められている[6,7]。本稿では、統合失調症の認知機能障害の治療も視野に入れた新しい作用メカニズムを有する治療薬（ドパミン・セロトニン受容体拮抗作用を有しない）について考察する。

1．代謝型グルタミン酸受容体アゴニスト

統合失調症の病態にグルタミン酸受容体の1つである N-methyl-D-aspartate（NMDA）受容体を介する神経伝達が低下しているという仮説が幅広く支持されている（図1）[8-11,14,16]。この仮説は NMDA 受容体拮抗薬であるフェンサイクリジン（PCP）やケタミンの投与がヒトに統合失調症と酷似した症状を引き起こすことから提唱されている。グルタミン酸受容体には、イオンチャンネル型と代謝型に分類される。1998年に代謝型グルタミン酸受容体II（mGluR II）のアゴニストが、PCP 投与による行動異常（作業記憶障害、常同行動増加、移動運動量亢進）等を抑制することが報告され[24]、新しい抗精神病薬として期待された。その後、2007年に米国 Eli Lilly 社の研究グループは、選択的な mGluR II のアゴニスト LY2140023 の統合失調症患者を対象とした無作為化二重盲検試験を実施し、オランザピンと同等の効果を示すことを報告した[26]。また LY2140023（1日2回、各 40 mg）を投与した患者群で、錐体外路系障害、プロラクチン上昇、体重増加などの副作用は認められなかったことは注目すべきである。LY2140023 群の副作用として、情動不安定が多く出現した。代謝型グルタミン酸受容体（mGluR II）は、間接的にドパミン神経系を制御していることから（図1）、直接ドパミン受容体を遮断しなくても、抗精神病作用が期待できると考えられている。今後、認知機能障害も視野に入れた大規模な臨床試験の結果が期待される。

2．グリシントランスポーター阻害薬

統合失調症の NMDA 受容体機能低下仮説に基づいた治療薬という観点から考えると、NMDA 受容体のグリシン結合部位を刺激するような薬剤が新規治療薬として期待されている[6,8-10]。以前、NMDA 受容体のグリシン結合部位の内在性のアゴニストであるグリシンや D 型セリンは統合失調症患者の精神症状を改善する作用を有することが報告されている[8,9,19,29]。図1に示しているように、NMDA 受容体近傍の細胞外グリシン濃度は、NMDA 受容体近傍のグリア細胞（アストロサイト）に存在するグリシントランスポーター（glycine transporter-1：GlyT-1）によって制御されている[8,9]。近年、GlyT-1 に対する選択的な阻害薬が、細胞外グリシン濃度を上昇させ、NMDA 受容体のグリシン結合部位を刺激して、NMDA 受容体を活性化することが予想されるので、国内外の多くの製薬企業が選択的な GlyT-1 阻害薬の開発に凌ぎを削っている[6,8,9]。GlyT-1 阻害薬であるサルコシン（N-メチルグリシン）が統合失調症の治療薬として有効であることが報告された[19,28]。また最近、サルコシン（1日2g）は急性の統合失調症患者においても抗精神病作用が確認されている[20]。

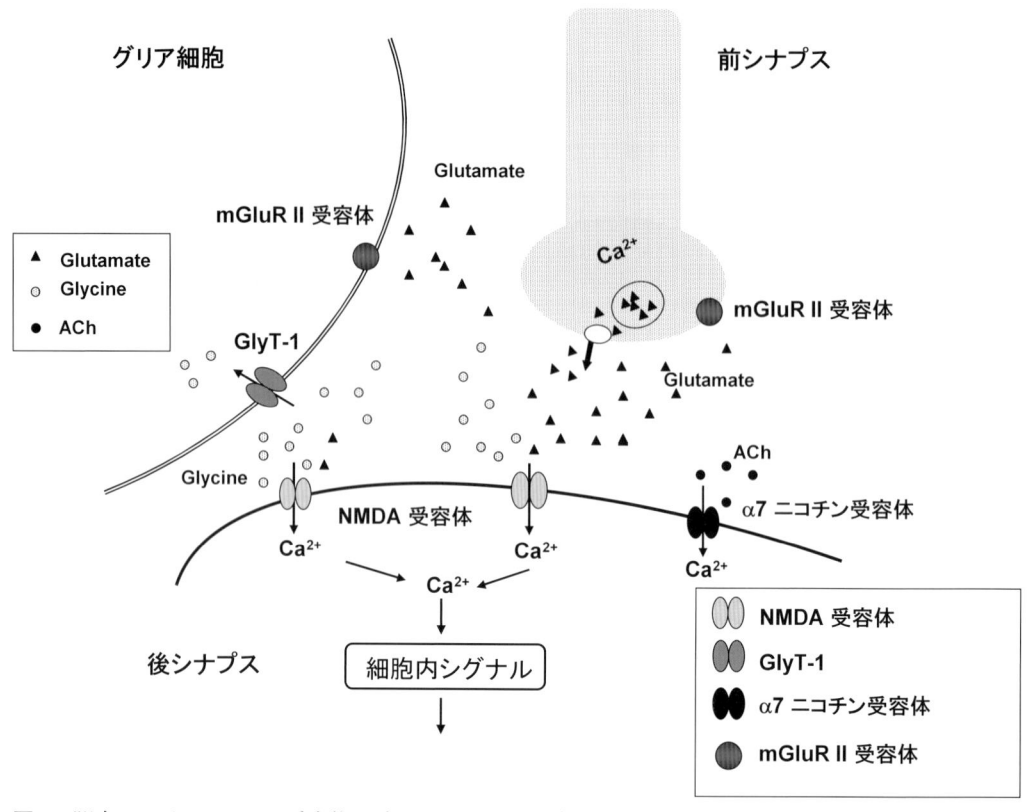

図1 脳内における NMDA 受容体、グリシントランスポーター（GlyT-1）、代謝型グルタミン酸受容体（mGluR Ⅱ）および α7 ニコチン受容体の役割

3. α7 ニコチン受容体アゴニスト

統合失調症患者を含む精神疾患の喫煙率は、一般人口の喫煙率と比較して高いことが知られている[18,21]。幾つかの報告より、煙草の主成分であるニコチンが統合失調症患者の認知機能障害に対して改善効果を示すことが報告されている[7,13,27]。また臨床遺伝学的研究および精神薬理学的研究より、α7 ニコチン受容体が統合失調症の病態に関与していることが示唆されている（図1）[3-7,12,13]。例えば、統合失調症のエンドフェノタイプ（中間表現型）の1つである聴覚誘発電位 P50 の異常が、ニコチンの投与によって一過性に改善すること、また聴覚誘発電位 P50 の異常に α7 ニコチン受容体遺伝子が関与していることも報告されている[3,4,13,22]。最近、米国コロラド大学精神科の研究グループ[5,25]は、α7 ニコチン受容体アゴニストである DMXB-A が統合失調症患者の聴覚誘発電位 P50 の異常を改善し、さらに認知機能障害も改善したことを報告した。聴覚誘発電位 P50 の異常は、統合失調症の中核症状である認知機能障害（特に、注意など）に関与していることが報告されていることより[1]、α7 ニコチン受容体アゴニストは統合失調症の認知機能障害の治療薬として有望であると期待される[6,7,12,13]。現在、幾つかの製薬企業が統合失調症患者の認知機能障害に焦点を当てた臨床試験を実施している。最近、我々は脳内 α7 ニコチン受容体に対する新規 PET 放射性薬剤［^{11}C］CHIBA-1001 を開発し[15]、現在、ヒトを対象とした臨床研究を実施している。将来、統合失調症の認知機能障害と脳内 α7 ニコチン受容体との関連を調べることは重要であろう。

おわりに

上述したように、代謝型グルタミン酸受容体、グリシントランスポーター（GlyT-1）およびニコチン受容体の α7 サブタイプは、統合失調症の認知機能

障害の新しい治療薬のターゲットとして期待されている。今後、大規模な二重盲検試験により、これらの薬剤が認知機能障害に有効であるかどうかが明らかになるであろう。

文　献

1) Cullum CM, Harris JG, Waldo MC, et al.：Neurophysiological and neuropsychological evidence for attentional dysfunction in schizophrenia. Schizophrenia Res. 10：131-141, 1993.
2) Green M：What are the functional consequences of neurocognitive deficits in schizophrenia? Am. J. Psychiatry 153：321-330, 1996.
3) Freedman R, Adler LE, Myles-Worsley M, et al.：Inhibitory gating of an evoked response to repeated auditory stimuli in schizophrenic and normal subjects. Human recordings, computer simulation, and an animal model. Arch. Gen. Psychiatry 53：1114-1121, 1996.
4) Freedman R, Adler LE, Myles-Worsley M, et al.：Linkage of a neurophysiological deficit in schizophrenia to a chromosome 15 locus. Proc. Natl. Acad. Sci. USA 94：587-592, 1997.
5) Freedman R, Olincy A, Buchanan RW, et al.：Initial phase 2 trial of a nicotinic agonist in schizophrenia. Am. J. Psychiatry 165：1040-1047, 2008.
6) 橋本謙二：認知機能障害の治療薬開発の現状．臨床精神薬理 10：1193-1198, 2007.
7) 橋本謙二：精神神経疾患の新しいターゲットとしてのニコチン受容体．日本アルコール精神医学雑誌 13：11-17, 2006.
8) Hashimoto K：Glycine transporter inhibitors as therapeutic agents for schizophrenia. Recent Patents on CNS Drug Discovery 1：43-53, 2006.
9) Hashimoto K：The NMDA receptor hypofunction hypothesis for schizophrenia and glycine modulatory sites on the NMDA receptors as potential therapeutic drugs. Clin. Psychopharmacol. Neurosci. 4：3-10, 2006.
10) Hashimoto K, Fujita Y, Ishima T, et al.：Phencyclidine-induced cognitive deficits in mice are improved by subsequent subchronic administration of glycine transporter-1 inhibitor NFPS and D-serine. Eur. Neuropsychopharmacol. 18：414-421, 2008.
11) Hashimoto K, Fukushima T, Shimizu E, et al.：Decreased serum levels of D-serine in patients with schizophrenia：evidence in support of the N-methyl-D-aspartate receptor hypofunction hypothesis of schizophrenia. Arch. Gen. Psychiatry 60：572-576, 2003.
12) Hashimoto K, Ishima T, Fujita Y, et al.：Phencyclidine-induced cognitive deficits in mice are improved by subsequent subchronic administration of the novel $\alpha7$ nicotinic receptor agonist SSR180711. Biol. Psychiatry 63：92-97, 2008.
13) Hashimoto K, Koike K, Shimizu E, et al.：$\alpha7$ Nicotinic receptor agonists as potential therapeutic drugs for schizophrenia. Curr. Med. Chem. -CNS Agents 5：171-184, 2005.
14) 橋本謙二, 伊豫雅臣：精神分裂病のグルタミン酸仮説と新しい治療薬の創製．日本神経精神薬理学雑誌 22：3-13, 2002.
15) Hashimoto K, Nishiyama S, Ohba H, et al.：[^{11}C] CHIBA-1001 as a novel PET ligand for $\alpha7$ nicotinic receptors in the brain：A PET study in conscious Monkeys. PLoS ONE 3：e3231, 2008.
16) Hashimoto K, Okamura N, Shimizu E, et al.：Glutamate hypothesis of schizophrenia and approach for possible therapeutic drugs. Curr. Med. Chem. -CNS Agents 4：147-154, 2004.
17) 伊豫雅臣：統合失調症の認知機能障害．臨床精神薬理 10：1147-1152, 2007.
18) Kuehn BM：Link between smoking and mental illness may lead to treatments. JAMA 295：483-484, 2006.
19) Lane HY, Chang YC, Liu YC, et al.：Sarcosine or D-serine add-on treatment for acute exacerbation of schizophrenia：a randomized, double-blind, placebo-controlled study. Arch. Gen. Psychiatry 62：1196-1204, 2005.
20) Lane HY, Li YC, Huang CL, et al.：Sarcosine（N-methylglycine）treatment for acute schizophrenia：a randomized, double-blind study. Biol. Psychiatry 63：9-12, 2008.
21) Lasser K, Boyd JW, Woolhandler S, et al.：Smoking and mental illness. A population-based prevalence study. JAMA 284：2606-2610, 2000.
22) Leonard S, Gault J, Hopkins J, et al.：Association of promoter variants in the $\alpha7$ nicotinic acetylcholine receptor subunit gene with an inhibitory deficit found in schizophrenia. Arch. Gen. Psychiatry 59：1085-1096, 2002.
23) 松岡洋夫：統合失調症の認知機能障害に関する臨

的問題点．臨床精神薬理 10：1153-1160, 2007.

24) Moghaddam B, Adams BW：Reversal of phencyclidine effects by a group II metabotropic glutamate agonist in rats. Science 281：1349-1352, 1998.

25) Olincy A, Harris JG, Johnson LL, et al.：Proof-of-concept trial of an α7 nicotinic agonist in schizophrenia. Arch. Gen. Psychiatry 63：630-638, 2006.

26) Patil ST, Zhang L, Martenyl F, et al.：Activation of mGluR2/3 receptors as a new approach to treat schizophrenia：a randomized Phase 2 clinical trial. Nature Med. 13：1102-1107, 2007.

27) Sacco KA, Termine A, Seyal A, et al.：Effects of cigarette smoking on spatial working memory and attentional deficits in schizophrenia：involvement of nicotinic receptor mechanisms. Arch. Gen. Psychiatry 62：649-659, 2005.

28) Tsai G, Lane HY, Yang P, et al.：Glycine transporter I inhibitor, N-methylglycine (sarcosine), added to antipsychotics for the treatment of schizophrenia. Biol. Psychiatry 55：452-456, 2004.

29) Tsai G, Yang P, Chung LC, et al.：D-serine added to antipsychotics for the treatment of schizophrenia. Biol Psychiatry 44：1081-1089, 1988.

（橋本　謙二）

B．抗てんかん薬と気分安定薬

はじめに

本書は、認知機能を改善するための治療的試みを主題としているわけであるが、臨床的には抗てんかん薬（antiepileptic drugs, AED）および気分安定薬が認知機能障害そのものを改善させる目的で用いられることはほとんどない。したがって、いずれの薬剤についても「副作用」としての認知機能障害の特徴と、それを防ぐうえで留意すべき事項について中心に述べる。

1．AED と認知機能

a．てんかん症候群における認知機能障害に関する一般的な事項

AED と認知機能との関連に触れる前に、てんかん症候群自体と認知機能との関連について念頭に置いておくことが不可欠と思われるので、以下に若干の基本的な事項について触れておく。

てんかん症候群における認知機能障害発現には、発症時期やてんかん原性領域（epileptogenic zone）の局在部位や左右差、発作時または発作間欠期のてんかん性放電の発現状況などの病態生理学上の特性や、性別・年齢などの個体要因、精神障害や知的障害の併存、発作回数や海馬硬化（hippocampal sclerosis）、および cortical dysplasia など何らかの形態学的変化の有無など複合的な要因が関連している可能性が考えられる[5,11]。

また、てんかん症候群は特発性、症候性、潜因性のカテゴリーに分類されるが、それぞれの類型に関連した病態基盤に応じて、認知障害の内容や程度は多彩である。概略としては、特殊な症候群を除くほとんどの特発性てんかんでは、認知障害を認めないかきわめて軽微であるが、局在関連性てんかんないし症候性てんかんでは、脳波上てんかん焦点が認められる領域の大脳皮質の機能障害に関連した認知障害が出現する[5,13,20]。

さらに、環境要因や心理社会的要因も認知機能に影響をおよぼす[11,13]。

b．てんかん性放電（epileptic discharge）あるいは脳波上の発作波と認知機能障害との関連

一過性認知機能障害（transient cognitive impairement, TCI）は、欠神てんかんにおいて頭皮脳波上全般性 3 Hz 棘徐波複合が 3 秒以上出現した際、反応時間遅延や質問等に対する誤りなどの認知機能障害が認められる現象である[3]。さらに、頭皮脳波上の発作波が検出されない場合でも海馬などにおけるてんかん性放電によって TCI が出現することがあることも報告されている[7,15]。これらの知見は、てんかん症候群で認められる認知障害が脳内のてんかん性放電発現と密接に関連していることを示唆するものと言えよう。

また、てんかんでは、TCI のように発作間欠期の認知機能障害だけでなく、欠伸発作、複雑部分発作などの発作時やそれらの発作重積状態においても、さまざまな程度に認知機能が障害される。

2．AED と認知機能障害

a．AED が認知機能におよぼす影響に関連する複合的な要因について

はじめに述べたように、AED は原則的にてんかん症候群の治療に用いられる薬剤であり、「認知機能障害」の改善を治療目標として使用されることはほとんどない。したがって、現段階においてはそうした治療目標から AED の有用性を検討するには限界がある。また、AED と認知障害との関連についての知見は、多くの場合はてんかん治療においてのデータであり、前節で述べたようなてんかん症候群そのものの要因についても加味して考えなければならない場合も少なくない。すなわち発症年齢、罹病期間、発作類型あるいは症候群類型、てんかん焦点の局在部位、発作頻度や脳波上の病態レベル、随伴症状（精神症状や心理状態など）、など多様な因子が

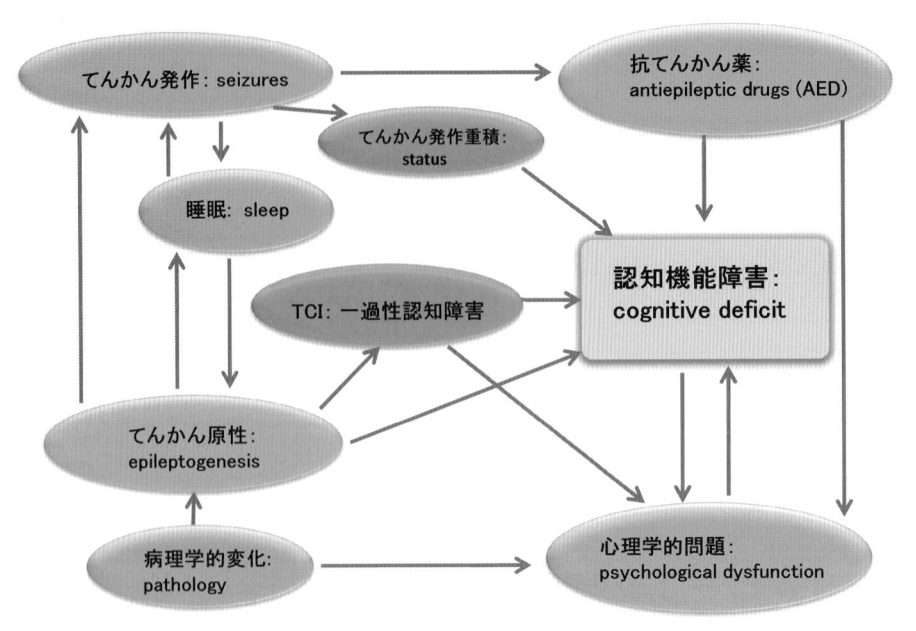

図1 てんかんの認知障害に関連する要因
(文献7、14を参照し著者作成)

関連している可能性について念頭に置く必要がある[7]（図1）。

b．AED の認知機能に与える影響についての概略

　AED はさまざまなレベルで認知機能に影響をおよぼすことがある[8,9]。単剤治療の場合には、治療域の血中濃度においては認知機能への影響は少ないといわれているが[9,36]、チトクローム P450 酵素群（CYP）などの個人特性によっては AED 代謝パターンが大きく異なる場合があるので注意が必要である[18]。また、一般的な注意事項として、AED を単剤で使用した場合のほうが認知機能への影響は少なく、多剤併用の場合のほうが認知機能障害を引き起こす頻度が高いといわれている[35]。逆に服用する AED を単剤に切り替えたり、投与量を減量したりすると注意力の改善がみられたりする。さらに、多くの AED は、用量依存的に認知機能への影響が大きくなる。

c．各 AED の薬理学的特徴と認知機能への影響

　主な AED の臨床薬理学的な特徴と、認知機能への影響についての概要を以下に述べる（表1および表2参照）。

（本節 3. a〜f、4. a〜d については、本文中には引用箇所を明示していないが各 AED の基本的な事項については文献 9、15、18、42 を参照した。）

3．従来の AED

a．カルバマゼピン（carbamazepine, CBZ）

　本剤は複雑部分発作、2 次性全般化発作を含む部分発作の 1 次選択薬として発作抑制に有用な薬物である。治療有効濃度は個人差が大きく、また日内変動も大きい。投与初期に、CBZ による代謝酵素の自己誘導（autoinduction）により、投与量に比して血中濃度が高くなる傾向がある[9]。

　一般的に CBZ は、フェノバルビタール（PB）やフェニトイン（PHT）などと比較して認知機能への影響は軽微である。CBZ 単剤治療において、tapping、選択反応時間などへの影響は少ない[29]。また、てんかん症例において、CBZ による治療で認知機能が改善する場合もあるが、本剤によって発作が抑制されたためである可能性もある。基本的には、CBZ の認知機能への影響の程度は用量依存的なことが多く、実際に使用にあたっては必要最小用量の服用が

表1 主なAEDの作用機序

AED	Na⁺チャネル抑制	Ca²⁺チャネル抑制	GABA伝達系への作用	グルタミン酸の抑制	モノアミン遊離
トピラマート	+	+	+	+	+
バルプロ酸	+	+	+	+	+
カルバマゼピン	+	+	+	+	+
フェニトイン	+	+	+		
ゾニサミド	+	+		+	+
ガバペンチン		+	+		
フェノバルビタール	+	+	+	+	
ラモトリギン	+	+?	+	+	
ベンゾジアゼピン系	+	+	+		

（主な作用機序について記したが、不明の部分やデータが一定しないものもある。文献18、19および他のいくつかの文献を参照し著者作成。）

表2 AEDによる認知機能への影響

認知機能への影響が大きいAED
Phenobarbital　Phenytoin　Zonisamide　Topiramate Benzodiazepine系AED　（clobazam以外）　Gabapentin

認知機能への影響が少ないAED
Carbamazepine　Valproate　Clobazam　Phenytoin Gabapentin　Lamotrigine

認知機能を改善する可能性があるAED？
Lamotrigine　Carbamazepine

日本で使用可能な主なAEDの認知機能への影響の概略を示したものである。各AEDを単剤で使用した場合について記した。分類は断定的なものではなく、意見が分かれるものもある。本項末尾に記した各文献および自験データをもとに著者作成。

望ましいと言えよう。

b．フェニトイン（phenytoin, PHT）

本剤の投与量と血中濃度の関係は非直線的動態nonlinear kineticsに基づいた変動を示すため、ある程度以上の投与量になると半減期・クリアランスの低下によって血中濃度が急激に上昇し、中毒域に達しやすくなる。実際の使用にあたっては副作用を未然に防ぐうえで充分注意する必要がある。

PHTも、認知機能への影響は少ないといわれているが、記憶、視覚運動障害、集中力、あるいは知能への影響がみられることもある。高濃度では、記憶、注意、精神活動の緩慢化や、反応速度や運動速度を要する課題に障害みられる場合がある。このため、薬物血中モニタリングを行いながら慎重に投与量を決定していくことが望ましい。

c．バルプロ酸（valproate, VPA）

本剤は、ほぼ全てのタイプの全般発作および、複雑部分発作に有効なAEDである。血中濃度が直線的な動態を示すため、投与量と血中濃度の予測をつけやすい。半減期は短い。治療スペクトラムは比較的広いので臨床上もよく使用されているAEDである。

臨床的にも神経生理学的な指標からも、本剤は認知機能への抑制的な影響は少ないといわれてい

る[3]。高用量では、他のAEDと同様の注意、認知処理速度、判断力、記憶力に影響をおよぼすことがある。

特殊な場合として、稀にVPAは、肝障害やそれに伴う高アンモニア血症による意識障害、せん妄状態など重篤な状態を引き起こす場合があるので留意しておく必要がある。

d．ゾニサミド（zonisamide, ZNS）

日本で開発されたAEDで、CBZとほぼ同等の発作抑制スペクトラムをもつが全般発作にも有効である。用量―血中濃度関係はPHTと同様の動態を示すので注意が必要である。半減期は平均60時間程度と長いことも特徴であるので留意する必要がある。

認知機能への影響については、充分な検討がされていないが、言語機能や、新しい情報の獲得および統合に障害が起こるとする報告もある[34]。

e．フェノバルビタール（Phenobarbital, PB）

PBは主として部分発作や強直間代発作に対して使用されているAEDであるが、近年では第1選択薬として用いられる機会は多くない。

本剤は他のAEDと比較して、注意や覚醒レベルへの影響、反応時間遅延、記憶機能に対する抑制作用などが強いことが指摘されている。

PBの認知機能への影響については、さまざまな側面から検討されている。用量依存的なP300潜時の延長や、注意、記憶、問題解決能力、視覚・運動機能などにも障害が起こると言われている[30]。PBの鎮静効果によって2次的に認知機能に影響が出る可能性にも留意する必要がある。小児においては、学習障害や行動障害の要因となる場合もある。認知機能への影響はあまり強くないという報告もあるが、全体的にはさまざまな認知機能障害が起こることを示す知見が多い。

f．クロバザム（clobazam, CLB）

Benzodiazepine（BZD）誘導体であるが、従来のdiazepamとは構造を異にする。作用機序は不明の部分もあるが、$GABA_A$受容体に作用し、GABA作動ニューロンの機能を増強させることにより抗けいれん効果が発現する。

半減期は25～30時間である。本剤の実際の臨床適用は既存のAEDで充分な発作抑制効果が得られなかった場合の付加投与が基本である。

認知機能への影響としては記憶機能への影響があげられる。記憶障害の内容としては長期記憶障害に与える影響が優位であるといわれているが、前向性健忘やエピソード記憶の障害もみられる。さらに、短期記憶にも影響することがある。こうした傾向は、clonazepamやdiazepamなど、他のBZD誘導体も同様であるが、CLBはBZD系AEDのなかでは認知機能への影響が比較的少ない。

4．新規AEDの認知機能への影響

いわゆる新規AEDは、適応としては従来のAEDによって充分な発作抑制効果が得られなかった場合の付加投与が原則である。従来のAEDで充分な治療効果が得られない場合でも発作抑制効果が期待できるが、多剤併用となる場合が多いため使用にあたっては併用するAEDの認知機能への影響も併せて考慮していく必要がある。

a．ガバペンチン（gabapentin, GBP）

本剤はGABAに類似した化合物であるが、P/QタイプCa^{2+}チャネルの$\alpha 2\delta$サブユニットに結合し、Ca^{2+}の流入を阻害して興奮性伝達物質の遊離を抑制することにより抗けいれん作用を発現すると考えられている[33]。GABAトランスポーター活性化によるGABA伝達系の機能増強や脳内GABA濃度の増加も考えられている[33]。

本剤は、CYPによる代謝を受けないので、VPAやカルバマゼピン（CBZ）など他のAEDとの相互作用がほとんどなく併用しやすい。

総体的にみて、本剤による認知機能への影響はあまりないとする知見が多い[17]。難治性部分発作の患者にGBPを漸増させて服用した場合、複合精神運動機能や記憶スコアはプラセボ群と比較して差が認められなかった[28]。また、健常被験者にGBPまたはトピラマート（topiramate, TPM）のいずれかを投与し、言語記憶、言語流暢性、記憶（選択的想起）への影響を比較した研究では、GBP投与群ではTPM投与群より認知機能への影響がごく僅かで

あったことも報告されている[37]。

GBP は単独での発作抑制効果は充分ではない場合があることが指摘されているが[22]、認知機能への影響ばかりでなく他の有害反応も少ない。さらに、多剤併用の際に他の AED との相互作用もほとんどない。GBP の臨床適応が CBZ とほぼ同様のスペクトラムであることを併せて考えると、安全性の面からも部分発作に対して使用しやすい AED と言えるだろう。

b．トピラマート（topiramate, TPM）

本剤も、臨床適応は既存の AED によっても発作抑制効果が不十分な部分発作の患者である。しかしながら、特発性全般てんかんおよび症候性全般てんかんなどを含む幅広いてんかん症候群に対して発作抑制スペクトラムを有することも報告されており、てんかんの薬物療法における有用性は高いと考えられる[18,21,41]。

TPM は、電位依存性 Na^+ チャネルや電位依存性 L 型 Ca^{2+} チャネル抑制作用および、AMPA/kainate 型グルタミン酸受容体機能抑制により抗けいれん作用を発現するが、$GABA_A$ 受容体機能の増強、炭酸脱水酵素阻害作用など多様な作用機序をもっている AED である。また、本剤は CYP3A4 による代謝を受けるため、PHT、CBZ、PB などとの併用時にこれらの薬剤の作用増強や血中濃度上昇などの相互作用が認められることがあるため注意を要する[18,19,21]。

本剤は他の AED と比較して、認知機能への影響が強いとする知見が少なくない[27,40]。TPM による認知機能障害全体としての程度は軽度から中等度である場合が多く、併用薬の種類によっても程度が異なる。多剤併用療法にて治療を受けている難治性てんかん患者に、TPM あるいは LTG の付加投与を行った検討や、健常被験者の LTG 投与群と TPM 投与群を比較した研究から、TPM を服用した場合のほうが言語の流暢さ、記憶範囲、作業記憶、注意・集中力など自覚的および他覚的な認知機能がより強く障害され、これらの影響が必ずしも TPM の血中濃度と相関しない場合もあることも示唆されている[25,31]。

全体的にみると、精神活動の緩慢化、注意欠陥、言語流暢性、ワーキングメモリーなどの記憶障害などが認められることがあり、言語流暢性（換語能力）の障害は本剤特有の事象である可能性が指摘されている[9]。こうした TPM による認知機能への影響を避けるために、少用量から服用開始し必要に応じて漸増することが推奨されている[1]。また、本剤による認知機能障害は、前頭葉前部の言語および記憶に関連する領域が関連していることが示唆されている[29]。

c．ラモトリギン（lamotrigine, LTG）

本剤は、本稿執筆の段階では、わが国では一番最近市販された AED である。LTG は他の AED とは全く異なる化学構造を有している薬剤である。作用機序は不明の部分もあるが、電位依存性 Na^+ チャネルの機能をブロックし膜の興奮性安定化作用、興奮性アミノ酸系伝達物質（グルタミン酸、アスパラギン酸など）遊離阻害、さらに電位依存性 Ca^{2+} チャネルに対する阻害作用やカリウム電流の調整作用も有しているといわれている[18,19,33]。

半減期は 15〜30 時間（もしくは 60 時間）と長い。また本剤は CYP 酵素群の誘導を引き起こさないため、他の AED の代謝に影響を与えないが、VPA との併用時には双方の血中濃度など薬物動態が大きく変化することに注意が必要である。

既存の AED で効果が不十分な小児および成人の部分発作に対する付加投与が原則であるが、Lennox-Gastaut 症候群における全般発作にも有効な場合がある。また、後述するように気分障害などてんかん発作以外の病態にも治療効果あることが報告されている[23]。

本剤は日中の眠気や、認知機能への影響は少ないとする報告が多い[35]。また、他剤から LTG への切り替えで認知機能が改善するという報告もある。健常者に LTG または CBZ を投与した群と薬剤非服用群を比較した研究では、注意力、言語力、記憶力いずれにおいても LTG 服用群は CBZ 群より影響が少なく、対照群とほぼ同等であったことが示されている[32]。また、健常成人に LTG または VPA を投与しプラセボ群と比較した研究では、LTG 投与群では VPA およびプラセボ群よりも単純反応時間が有意に短縮したことも報告されている[2]。TPM と比較した場合も、LTG を服用した場合のほうが認知機能への影響が少ない[25,31]。

全体的にみて、本剤の認知機能への影響は少ない

か、むしろ改善作用を示唆する知見もある[38]。このため、本来の治療目的である抗けいれん作用はもとより、認知機能への好影響も相俟って、患者のQOL向上に相乗的な効果を持っているといえよう[16]。

d．その他の新規AED

上記の薬剤の他にも、レベチラセタム（levetiracetam, LEV）、オキシカルバゼピン（oxcarbazepine, OXC）フェルバメート（felbamate）、タイアガビン（tiagabine）、ビガバトリン（vigabatrin, VGB）など、海外ではてんかん臨床で使用され評価を得ている[6,22]。日本では一部は治験中のものもあるが、未市販のため一般の臨床では使用できない。これらのAEDの認知機能への影響については、適正な用量の範囲ではてんかんの治療継続を中断しなければならない程度のものはない[9]。詳細については省略する。

5．気分安定薬と認知機能障害

現在わが国で気分安定薬として使用されている主な薬剤は、リチウム（lithiumu）、VPA、CBZがある。LTGも気分安定作用や抗うつ効果が認められ、海外では気分障害への治療に使用されているが、わが国ではてんかん以外への病態への適応は認められていない。このうちVPA、CBZは本来AEDとして開発された薬剤であり、それらの概要については前項で既に触れたので参照されたい。

a．リチウム（lithiumu, Li）

本剤は、気分障害における躁病あるいはうつ病エピソードいずれにも効果がある。しかしながら、実際の臨床では個々の病態に応じて、本剤のみでなく抗精神病薬や抗うつ薬を併用する場合が多い。

本剤の薬理作用については、Ca^+チャネル拮抗作用、G_sおよびG_iなど3量体G蛋白質共役性細胞内伝達系を介する作用機序が注目されているが、未だ不明の部分が多い[4,24]。

Liの認知機能への影響については。単回投与ではほとんど影響がないといわれているが、慢性投与の場合には、記憶学習過程の障害、意味推論課題の低下、反応時間の低下がみられる[26]。また、健常被験者による研究では、検査課題の反復施行に対する学習効果の低下が起こるという知見もある[39]。

本剤によって何らかの認知障害が認められるとする知見が多いが、重篤なものは少ない。また、Liによる認知機能障害は血中濃度と関連する場合が多い[24]。ちなみに。Liの臨床的な効果発現には0.3～1.2 mEq/l程度の血中濃度が適当と言われているが、個人差も大きいので薬物血中濃度モニタリングを行いながら投与量を調整することが望ましい。

Liによる認知機能障害が顕著な場合には服薬コンプライアンスに影響する可能性があるので、必要に応じて用量の調整や他剤への変更も考慮する。ただし、VPA、CBZ等の他の気分安定薬や抗精神病薬などとの併用時には、それぞれの薬剤との相互作用による影響についても留意する必要がある。

b．LTGのてんかん症候群以外の病態への有用性について

LTGは先述したように、わが国ではてんかんの治療薬としてのみ認可されているが、欧米では、抗うつ効果など気分障害に対しても治療効果があることが認められている。さらにてんかん患者に併存する注意欠陥/多動障害（ADHD）などの行動障害や発作間欠期の認知機能改善に対しても有効であることが指摘されている[38]。また、双極障害I型ないしII型の患者の治療にLTGを投与した場合、抑うつ症状と認知機能がともに改善したことなどが報告されている[10,23]。

これらのデータは、てんかん以外の脳内のメカニズムにLTGが何らかの作用をおよぼしている可能性を示唆するものであり、気分障害や認知機能障害の病態基盤を探る上でも興味深い知見であろう。

てんかん患者の日常生活のさまざまな側面における認知障害に由来する弊害を軽減させることは、患者のQOLを向上させるうえできわめて重要な意義をもっている。したがって、AEDと認知機能障害との関連については細心の注意を払って薬剤選択を行うべきである。特に多剤併用がやむを得ない場合は薬剤間の相互作用に十分注意し、併用時の認知機能障害の現れ方に留意する必要がある。

今のところ、AEDあるいは気分安定薬を積極的に認知機能障害に対する「治療薬」として用いた場

合の有用性については充分なデータはない。LTGによる気分障害や認知機能および行動の障害への治療効果を示す研究知見は、てんかん以外の病態におけるAEDの有用性を示唆するものであり、認知機能障害に対する薬物治療ストラテジーの開発のためにも今後さらなる検討が俟たれる。

文　　献

1) Aldenkamp AP, Baker G, Mulder O, et al.：A multicenter, randomized clinical study to evaluate the effect on cognitive function of to the topiramate compared with valproate as add-on therapy to carbamazepine in patients with partial-onset seizures., Epilepsia, 41：1167-1178, 2000.
2) Aldenkamp AP, Arends J, Bootsma HP：Randamized, double-blind parallel-group study comparing cognitive effects of low-dose lamotrigine with valproate and placebo in healthy volunteers. Epilepsia, 43：19-26, 2002.
3) Aldenkamp A P, Arends J：Effects of epileptiform EEG discharges on cognitive function：is the concept of "transient cognitive impairment" still valid?, Epilepsy & Behav 5 (Suppl)：S25-S34, 2004.
4) Avissar S, Schreiber G：The involvement of guanine nucleotide binding protein in the pathogenesis and treatment of affective disorders. Biol Psychiatry 31：435-459, 1992.
5) Bedoin N, Herbillon V, Lamoury I, et al.：Hemispheric lateralization of cognitive functions in children with centrotemporal spikes., Epilepsy & Behavior 9：268-274, 2006.
6) Bialer M, Johannessen SI, Kupferberg HJ, et al.；Progress report on new antiepileptic drugs：A summary of Eighth Eilat Conference (EILAT Ⅷ). Epilepsy Res, 73：1-52, 2007.
7) Binnie CD.：Cognitive impairment-is it inevitable. Seizure 3 (Suppl A)：17-22, 1994.
8) Bourgeois Blaise FD：Determining the effects of antiepileptic durgs on cognitive function in pediatric patients with epilepsy., Journal of Child Neurology, 19 suppl 1：S15-24, 2004.
9) Brunbech L, Sabers A：Effect of antiepileptic drugs on cognitive function in individuals with epilepsy：a comparative review of newer versus older agents., Drugs, 62：593-604, 2002.
10) Daban C, Martinez-Aran A, Torrent C, et al.：Cognitive functioning in bipolar patients receiving lamotrigine：preliminary result. J Clin Psychopharmacol 26：178-181, 2006.
11) Elger CE, Helmstaedter C, Kurthern M：Chronic epilepsy and cognition. Lanset Neurol 3：663-672, 2004.
12) Gordon N：Cognitive functions and epileptic activity., Seizure 9, (3)：184-8, 2000.
13) Henkin Y, Sadeh M, Kivity S, et al.：Cognitive function in idiopathic generalized epilepsy of childhood., Developmental Medicine and Child Neurology 47：126-132, 2005.
14) 岩佐博人，兼子直：てんかんにおける認知機能障害とその分子基盤—遺伝子異常との関連を含めて—．分子精神医学 5：284-290, 2005.
15) 岩佐博人，兼子直：てんかん薬物療法における新たな視点—オーダーメイド治療の可能性と課題—，神経進歩，49：745-756, 2005.
16) 岩佐博人：新規抗てんかん薬　ラモトリギンについて，Medical Sciense Dijest, 33：29-33, 2007.
17) 岩佐博人，兼子直：5.3) Gabapentin．精神科治療学，22（増刊）：242-246, 2008.
18) 岩佐博人，兼子直（日本臨床精神神経薬理学会専門医制度委員会編）：Ⅲ-6-12　てんかん症候群の治療，臨床精神神経薬理学テキスト改訂第2版，星和書店，東京，422-437, 2008.
19) 岩佐博人：新規抗てんかん薬の臨床薬理．Prog. Med. 28：2115-2120, 2008.
20) Jokeit H, Schacher M：Neuropsychological aspects of type of epilepsy and etiological factors in adults. Epilepsy Behav 5 (suppl)：S14-S20, 2004.
21) Kaneko S Yoshida N, Iwasa H, et al.：Development of individualized medicine for epilepsy based on genetic information. Expert Reviews, Clin Pharmacol 1 (5)：1-21, 2008.
22) Karceki S, Morrel MJ, Carpenter D：Treatment of epilepsy in adults：expert opinion, Epilepsy & Behavior, 7：S1-S64, 2005.
23) Kaye NS, Graham JG, Roberts J, et al.：Effect of open-label lamotrigine as monotherapy and adjunctive therapy on the self-assed cognitive function scores of patients with bipolar I disorder. J Clin Psychopharmacol 27：387-391, 2007.
24) Kidd PM．：Bipolar disorder as cell membrane dysfunction. Progress toward integrative management. Alternative Medicine Review 9：107-135, 2007.

25) Kockelmann, E, Elger CE, Helmstaedter C：Cognitive profile of topilamate as compared with lamotrigine in epilepsy patients on antiepileptic drug polytherapy：relationships to blood serum levels and comedication. Epilepsy & Behavior 5：716-721, 2004.
26) Kolk A, Kathmann N, Greil W：No short-term changes of cognitive performance and mood after single doses of two different lithium retard preparations. Pharmacotherapy 26：235-239, 1993.
27) Lee S, Sziklas V, Andermann F, et al.：The effects of adjunctive topiramate on cognitive function in patients with epilepsy., Epilepsia, 44：339-347, 2003.
28) Leach JP, Girvan J, Paul A, et al.：Gabapentin and cognition：a double blind, dose ranging, placebo controlled study in refractory epilepsy. J Neurol Neurosurg Psychiat 62：372-376, 1997.
29) Lyseng-Williamson KA and Yang LPH：Topiramate；A review of its use in the treatment of eoilepsy. Drugs 67：2231-2256, 2007.
30) Meador KJ, Loring DW, Nichols ME, et al.：Comparative cognitive effects of anticonvulsants. Neurology 40：391-394, 1990.
31) Meador KJ, Loring DW, Vahle VJ, et al.：Cognitive and behavioral effects of lamotrigine and topiramate in healthy volunteers. Neurology 54：2108-2114, 2005.
32) Meador K, Loring DW, Ray PG, et al.：Differential cognitive and behavioral effects of carbamazepine and lamotrigine. Neurology 56：1177-1182, 2007.
33) Meldrum, BS, Rogawski. MA：Molecular Targets for Antiepileptic Drug Development. Neurotherapeutics, 4：18-61, 2007.
34) Park SP, Hwang YH, Lee HW, et al.：Long-term cognitive and mood effects of zonisamide monotherapy in epilepsy patients., Epilepsy & Behavior 12：102-108, 2008.
35) Placidi F, Marciani MG, Diomedi M：Effects of lamotrigine on nocturnal sleep, daytime somnolence and cognitive functions in focal epilepsy., Acta Neurologica Scandinavica 102：81-86, 2000.
36) Read CL, Stephen LJ, Stolarek IH, et al.：Cognitive effects of anticonvulsant monotherapy I elderly patients：a placebo-controlled study. Seizure 7：159-162, 1998.
37) Salinsky MC, Storbach, Spencer MD, et al.：Effects of topiramate and gabapentin on cognitive abilities in healthy volunteers. Neurology 64：792-798, 2005.
38) Shubert R：Attention deficit disorder and epilepsy. Pediatric Neurology 32：1-10, 2005.
39) Stip E. Dufresne J, Lussier I, et al.：A double-blind, placebo-controlled study of the effects of lithium on cognition in healthy subjects：mild and selective effects on learning. J Affect Disoed 60：147-157, 2000.
40) Thompson PJ, Baxendale SA, Duncan JS, et al.：Effects of topiramate on cognitive function., Journal of Neurol Neurosurgery Psychiat 69：636-641, 2000.
41) 八木和一：新規抗てんかん薬トピラマート，新薬と臨床，56（9）：1373-1384, 2007.
42) Wyllie E：The Treatment of Epilepsy：Principles and Practice. 3rd ed, Lippincott Williams & Wilkins, 2001.

（岩佐博人・兼子　直）

C．抗うつ薬

抗コリン作用を有する三環系抗うつ薬は主に認知機能低下の副作用が問題とされることが多かったが、選択的セロトニン再取り込み阻害薬（SSRI）やセロトニン・ノルアドレナリン再取り込み阻害薬（SNRI）などの新規抗うつ薬は認知機能改善薬としての期待がもたれている。これまでの報告では、大うつ病における検討が多いが、大うつ病と認知症やパーキンソン病の合併、高次脳機能障害や統合失調症における検討も散見される。

本項では、最近10年間の研究報告を中心に、上記対象疾患における検討に加え、健常者を対象に行われている検討も併せて知見をまとめ、抗うつ薬の認知機能改善効果の可能性について考えてみたい。

1．健常者における検討

a．急性効果

健常者を対象に抗うつ薬を単回投与して、血中濃度が最高値に達する時期に認知機能を評価した報告が複数なされている。不変もしくは悪化とする報告が多いが、改善するという報告も一部みられている。

不必要な行動を抑制するために高度な抑制機能を働かせる反応抑制（response inhibition）は選択的ノルアドレナリン再取り込み阻害薬（NARI）であるatomoxetineで増強されるが、罰則と報酬のフィードバック情報から刺激と結果の関連を学習する確率学習（probabilistic learning）はSSRIであるcitalopramで悪化する[1]。

SSRIでは、citalopramによって言語性記憶の即時再生や注意保持は影響されないが、長期記憶が増強されるとの報告がある[2]。Paroxetine 10 mgは、Wisconsin Card Sorting Test、Continuous Performing Test、N-back Test各スコアに影響を与えないが、amitriptyline 25 mgは前二者を有意に低下させる[3]。

b．慢性効果

健常者において抗うつ薬を数日間から3週間服用した後に認知機能を評価した検討では、不変と報告されているものが大半である。SSRIでは、escitalopramでワーキングメモリーが不変[4]、sertralineでフリッカー刺激に対する反応、記憶、選択反応時間が不変[5]という報告がある。また、paroxetineやsertralineは認知機能スコアに有意な影響を与えないものの、血漿paroxetine濃度は遅延言語再生、ペア関連学習スコアと負の相関をしていた。また、血漿sertraline濃度は即時言語再生、タッピング、遅延言語再生スコアと正の相関をし、分割注意課題スコアと負の相関をしていたという[6]。SNRIであるmilnacipran 100 mgの7日間服用では、記憶、注意、ビジランスなどの機能に有意な影響は観察されていない[7]。NARIであるreboxetine[8]、ノルアドレナリン・ドパミン再取り込み阻害薬（NDRI）であるbupropion[9]、A型可逆的モノアミン酸化酵素阻害薬（RIMA）であるmocrobemide[10]、三環系抗うつ薬amitriptyline[11]でも記憶、反応時間などの認知機能には影響ないとされている。

一方、陽性ならびに陰性情動表情課題を用いた検討で、citalopramとreboxetineの7日間服用はともに陽性情動課題の想起を増強するが、陰性課題（怒りと恐怖）の弁別能を低下させ、citalopramでは陰性課題における驚愕反応増加も低下させる[12]。また、escitalopramの4日間服用は注意機能や即時記憶を低下させるという報告もある[13,14]。

2．うつ病における検討

うつ病患者においては精神症状の悪化に伴い、認知機能低下がしばしば観察される。これがうつ病自体による症状なのか、精神運動抑制などの抑うつ症状に伴う二次的なものなのかが常に問題となる。従って、抗うつ薬がうつ病患者の認知機能自体を直接改善させるか否かを明確に判定することは難しい

と言わざるを得ない。

a．大うつ病

大うつ病患者を対象に検討した研究では、抗うつ薬を4週間から12週間投与した後に認知機能評価を行っているものが多い。中年の大うつ病女性患者において、escitalopramは複雑な注意、文脈的情報の即時ならびに遅延想起、視覚情報の即時想起、思考の柔軟性を改善したが、言語流暢性を悪化させたと報告されている[15]。18歳から65歳までの大うつ病患者を対象に、paroxetine、reboxetine（NARI）とプラセボを比較した無作為割付比較試験（RCT）では、reboxetineは注意の維持と処理速度を有意に改善させたが、paroxetineでは有意な改善はみられていない[16]。反復性単極性うつ病患者に対するcitapopram投与では全般的な認知機能の改善が認められており、視床下部-下垂体-副腎皮質（HPA）系の過活動の改善は、ワーキングメモリーの改善と相関が認められたが、エピソード記憶、注意維持、うつ症状の改善とは相関しなかったという[17]。

b．老年期うつ病

高齢のうつ病患者を対象にして認知機能を検討した研究では、SSRIを用いたものが大半である。高齢大うつ病患者において、12週間のsertraline、fluoxetine、nortriptyline治療を比較した大規模研究では、うつ症状の改善と買い物リスト課題や数字記号置換テストの成績改善が有意に相関し、その相関の程度は、sertraline、nortriptyline、fluoxetineの順に高かった[18]。1年間にわたってparoxetineとfluoxetineを比較したRCTでも、ともに認知機能の悪化は認められず、多くの認知機能領域で改善が観察されている[19]。6週間のparoxetine治療によって注意や処理速度が改善されるが、記憶には改善がみられないとする報告もある[20]。12週間にわたってparoxetineとnortriptylineを比較したRCTでは、開始時に認知障害のない高齢大うつ病患者で治療後の認知機能に変化がみられなかったのに対し、当初から認知障害のあった患者ではうつ症状の改善に伴う有意な認知機能改善が認められた[21]。SNRIであるduloxetine治療でも言語性学習と記憶の領域で認知機能の有意な改善が報告されている[22]。幸福または怒りの表情認知課題を検討した研究では、escitalopramによって怒り表情刺激に対する記憶が改善するとともに、健常対照群でのみ観察された幸福表情刺激に対する記憶の優位性も回復した[23]。

一方、抗うつ薬治療によっても認知機能が改善しないとする報告も散見される。60歳以上の大うつ病患者を対象に、26週間のvenlafaxineとdothiepinの効果を比較した研究では、前者が一部の認知機能（フリッカー刺激に対する反応）を改善させた他は、不変または悪化の成績であった[24]。12週間のparoxetineまたはnortriptyline治療では、いずれもワーキングメモリー、運動速度、記憶、注意機能は改善されず、発症年齢や元々の認知機能レベルとも関連なかったという[25]。軽度の認知機能低下のあるうつ病患者を対象に、12週間のsetraline治療を行った研究では、注意と実行機能の限られた領域以外、認知機能の改善は認められないと報告されている[26]。

3．器質性精神障害における検討

脳梗塞後うつ病を対象にmilnacipranを3ヵ月間使用したところ、うつ病評価尺度HAM-Dスコアに改善はみられなかったが、MMSEスコアは有意に改善されたという[27]。一方、脳梗塞後うつ病患者にnortriptylineを6週間使用して、うつ症状が改善した群と改善しなかった群を比較すると、前者が後者に比して有意に認知機能の改善が得られていた[28]。

パーキンソン病で抑うつ症状を伴う患者を対象にfluoxetineを8週間使用したところ、Stroop test、Wisconsin Card Sorting testや視空間認知を評価するHooper視覚体制化課題のスコアが有意に改善したと報告されている[29]。パーキンソン病と大うつ病を合併している患者において、8週間のcitalopram治療によって、うつ症状の改善に併行して認知機能の改善が得られたという報告[30]がある一方、抑うつ症状を伴わないパーキンソン病患者では、citalopramによって視覚言語学習課題や概念変換課題各スコアは改善されなかったと報告されている[31]。

アルツハイマー型認知症に対する抗うつ薬の効果も複数検討されているが、認知機能の改善には否定的な見解が多い。55歳から85歳までの軽度から中

等度のアルツハイマー型認知症患者を対象に、12週間にわたってrivastigmine単独群とrivastigmine＋fluoxetine群を比較した研究では、両群間で記憶機能に有意な差はみられなかった。但し、日常生活の活動性とGAFについては併用群の方が優っていたという[32]。前頭側頭型認知症患者にparoxetineを6週間使用した検討でも、認知機能は不変であり、関連対語学習課題や遅延再認課題など一部の検査では悪化を示した[33]。アルツハイマー型認知症と大うつ病の合併例を対象に、12週間のsertraline治療を試みた研究では、有意な認知機能の改善はみられなかった[34]。同様の対象に対する抗うつ薬の効果を検討したメタ解析でも、抑うつ症状の改善には有意な効果が認められる一方、認知機能の改善はみられないとされている[35]。

外傷性脳障害患者に対する抗うつ薬の試みも報告されている。軽度から中等度の障害を有する患者を対象に、methylphenidateとsertralineを4週間使用比較した検討では、両群とも抑うつ症状に対する効果は同等にみられたが、認知機能の改善効果は前者が優っていたという[36]。一方、軽度障害の患者において、8週間のsertraline治療によって、抑うつ症状の改善とともに運動速度、言語性ならびに視覚性近時記憶の改善が認められるとする報告もある[37]。

4．その他の疾患における検討

統合失調症における認知機能障害に対して抗うつ薬を試みた研究が少数ながら存在する。Clozapine治療で安定している慢性患者に対して、mirtazapine 30 mgの8週間付加治療を試みたところ、Repeatable Battery for the Assessment of Neuropsychological Status (RBANS) の総得点、即時ならびに遅延記憶のサブスケールで有意な改善が認められた。この改善には、抑うつ症状、精神病症状、陰性症状の改善が伴っていなかったことから、mirtazapine付加に伴う直接効果と解釈されている[38]。定型抗精神病薬で安定している慢性患者にmianserin 15 mgの4週間付加治療を行った研究でも、記憶・学習課題スコアの有意な改善がみられているが、Wisconsin Card Sorting Testや精神症状の改善は認められなかった[39]。一方、非定型抗精神病薬にcitalopramを12週間付加投与した研究では、プラセボと比較して、認知機能、臨床症状とも有意な改善はみられなかった[40]。

強迫性障害患者に対するfluoxetine治療前後で認知機能を比較検討した報告では、選択的注意や戦略的能力など一部の機能の改善傾向はみられたが、その効果は小さかったという[41]。

文　献

1) Chamberlain SR, Mueller U, Blackwell AD, et al.：Neurochemical modulation of response inhibition and probabilistic learning in humans. Science 311 (5762)：861-863, 2006.

2) Harmer CJ, Bhagwagar Z, Cowen PJ, et al.：Acute administration of citalopram facilitates memory consolidation in healthy volunteers. Psychopharmacology 163：106-110, 2002.

3) Iwamoto K, Takahashi M, Nakamura Y, et al.：The effects of acute treatment with paroxetine, amitriptyline, and placebo on driving performance and cognitive function in healthy Japanese subjects：A double-blind crossover trial. Hum Psychopharmacol 23：399-407, 2008.

4) Rose EJ, Simonotto E, Spencer EP, et al.：The effects of escitalopram on working memory and brain activity in healthy adults during performance of the n-back task. Psychopharmacology 185：339-347, 2006.

5) Siepmann M, Grossmann J, Mueck-Weymann M, et al.：Effects of sertraline on autonomic and cognitive functions in healthy volunteers. Psychopharmacology 168：293-298, 2003.

6) Furlan PM, Kallan MJ, Ten Have T, et al.：Cognitive and psychomotor effects of paroxetine and sertraline on healthy elderly volunteers. Am J Geriatric Psychiatry 9：429-438, 2001.

7) Poirier MF, Galinowski A, Amado I, et al.：Double-blind comparative study of the action of repeated administration of milnacipran versus placebo on cognitive functions in healthy volunteers. Hum Psychopharmacol 19：1-7, 2004.

8) Siepmann M, Mueck-Weymann M, Joraschky P, et al.：The effects of reboxetine on autonomic and cognitive functions in healthy volunteers. Psychopharmacology 157：202-207, 2001.

9) Siepmann M, Werner K, Schindler C, et al.：The effects of bupropion on cognitive functions in healthy volunteers. Psychopharmacology 182：597-598, 2005.
10) Siepmann M, Handel J, Mueck-Weymann M, et al.：The effects of mocrobemide on autonomic and cognitive functions in healthy volunteers. Pharmacopsychiatry 37：81-87, 2004.
11) Siepmann M, Krause S, Joraschky P, et al.：The effects of St John's wort extract on heart rate variability, cognitive functions and quantitative EEG：a comparison with amitriptyline and placebo in healthy men. Br J Clin Pharmacol 54：277-282, 2002.
12) Harmer CJ, Shelley NC, Cowen PJ, et al.：Increased positive versus negative affective perception and memory in healthy volunteers following selective serotonin and norepinephrine reuptake inhibition. Am J Psychiatry 161：1256-1263, 2004.
13) Wingen M, Kuypers KP, Ramaekers JG：The role of 5-HT_{1a} and 5-HT_{2a} receptors in attention and motor control：a mechanistic study in healthy volunteers. Psychopharmacology 190：391-400, 2007.
14) Wingen M, Kuypers KP, Ramaekers JG：Selective verbal and spatial memory impairment after 5-HT1A and 5-HT2A receptor blockade in healthy volunteers pre-treated with an SSRI. J Psychopharmacol 21：477-485, 2006.
15) Wroolie TE, Williams KE, Keller J, et al.：Mood and neuropsychological changes in women with midlife depression treated with escitalopram. J Clin Psychopharmacol 26：361-366, 2006.
16) Ferguson JM, Wesnes KA, Schwartz GE：Reboxetine versus paroxetine versus placebo：effects on cognitive functioning in depressed patients. Int Clin Psychopharmacol 18：9-14, 2003.
17) Zobel AW, Schulze-Rauschenbach S, von Widdern OC, et al.：Improvement of working memory but not declarative memory is correlated with HPA normalization during antidepressant treatment. J Psychiatr Res 38：377-383, 2004.
18) Doraiswamy PM, Krishnan KR, Oxman T, et al.：Does antidepressant therapy improve cognition in elderly depressed patients? J Gerontol A Biol Sci Med Sci 58：M1137-1144, 2003.
19) Gassano GB, Puca F, Scapicchio PL, et al.：Paroxetine and fluoxetine effects on mood and cognitive functions in depressed nondemented elderly patients. J Clin Psychiatry 63：396-402, 2002.
20) Nebes RD, Pollock BG, Mulsant BH, et al.：Cognitive effects of paroxetine in older depressed patients. J Clin Psychiatry 60 (Suppl 20)：26-29, 1999.
21) Butters MA, Becker JT, Nebes RD, et al.：Changes in cognitive functioning following treatment of late-life depression. Am J Psychiatry 157：1949-1954, 2000.
22) Raskin J, Wiltse CG, Siegal A, et al.：Efficacy of duloxetine on cognition, depression, and pain in elderly patients with major depressive disorder：an 8-week, double-blind, placebo-controlled trial. Am J Psychiatry 164：900-909, 2007.
23) Savaskan E, Mueller SE, Boehringer A, et al.：Antidepressive therapy with escitalopram improves mood, cognitive symptoms, and identity memory for anger faces in elderly depressed patients. Int J Neuropsychopharmacol 11：381-388, 2008.
24) Trick L, Stanley N, Rigney U, et al.：A double-blind, randomized, 26-week study comparing the cognitive and psychomotor effects and efficacy of 75 mg (37.5 mg b. i. d.) venlafaxine and 75 mg (25 mg mane, 50 mg nocte) dothiepine in elderly patients with moderate major depression being treated in general practice. J Psychopharmacol 18：205-214, 2004.
25) Nebes RD, Pollock BG, Houck PR, et al.：Persistence of cognitive impairment in geriatric patients following antidepressant treatment：a randomized, double-blind clinical trial with nortriptyline and paroxetine. J Psychiatr Res 37：99-108, 2003.
26) Devanand DP, Pelton GH, Marston K, et al.：Sertraline treatment of elderly patients with depression and cognitive impairment. Int J Geriatr Psychiatry 18：123-130, 2003.
27) Sato S, Yamawaki Y, Terashima Y, et al.：Efficacy of milnacipran on cognitive dysfunction with post-stroke depression：preliminary open-label study. Psychiatry Clin Neurosci 60：584-589, 2006.
28) Kimura M, Robinson RG, Kosier JT：Treatment of cognitive impairment after poststroke depression：a double-blind treatment trial. Stroke 31：1482-1486, 2000.
29) Boggio PS, Fregni F, Bermpohl F, et al.：Effect of

30) Menza M, Marin H, Kaufman K, et al.：Citalopram treatment of depression in Parkinson's disease：the impact on anxiety, disability, and cognition. J Neuropsychiatry Clin Neurosci 16：315-319, 2004.
31) Scholtissen B, Verhey FR, Adam JJ, et al.：Challenging the serotonergic system in Parkinson disease patients：effects on cognition, mood, and motor performance. Clin Neuropharmacol 29：276-285, 2006.
32) Mowla A, Mosavinasab M, Haghshenas H, et al.：Does serotonin augmentation have any effect on cognition and activities of daily living in Alzheimer's dementia?：A double-blind, placebo-controlled clinical trial. J Clin Psychopharmacol 27：484-487, 2007.
33) Deakin JB, Rahman S, Nestor PJ, et al.：Paroxetine does not improve symptoms and impairs cognition in frontotemporal dementia：a double-blind randomized controlled trial. Psychopharmacology 172：400-408, 2004.
34) Munro CA, Brandt J, Sheppard JM, et al.：Cognitive response to pharmacological treatment for depression in Alzheimer disease：secondary outcomes from the depression in Alzheimer's disease study (DIADS). Am J Geriatr Psychiatry 12：491-498, 2004.
35) Thompson S, Herrmann N, Rapoport MJ, et al.：Efficacy and safety of antidepressants for treatment of depression in Alzheimer's disease：a metaanalysis. Can J Psychiatry 52：248-255, 2007.
36) Lee H, Kim SW, Kim JM, et al.：Comparing effects of methylphenidate, sertraline and placebo on neuropsychiatric sequelae in patients with traumatic brain injury. Hum Psychopharmacol 20：97-104, 2005.
37) Fann JR, Uomoto JM, Katon WJ：Cognitive improvement with treatment of depression following mild traumatic brain injury. Psychosomatics 42：48-54, 2001.
38) Delle Chiaie R, Salviati M, Fiorentini S, et al.：Add-on mirtazapine enhances effects on cognition in schizophrenic patients under stabilized treatment with clozapine.
39) Poyurovsky M, Koren D, Gonopolsky I, et al.：Effects of the 5-HT2 antagonist mianserin on cognitive dysfunction in chronic schizophrenia patients：an add-on, double-blind placebo-controlled study. Eur Neuropsychopharmacol 13：123-128, 2003.
40) Friedman JI, Ocampo R, Eibaz Z, et al.：The effect of citalopram adjunctive treatment added to atypical antipsychotic medications for cognitive performance in patients with schizophrenia. J Clin Psychopharmacol 25：237-242, 2005.
41) Nielen MM, Den Boer JA：Neuropsychological performance of OCD patients before and after treatment with fluoxetine：evidence for persistent cognitive deficits. Psychol Med 33：917-925, 2003.

〔久住一郎・豊巻敦人・小山　司〕

D. その他の薬物

Ⅰ. 抗認知症薬

現在までに世界的に抗認知症薬として認可された薬剤はアセチルコリンエステラーゼ（AChE）阻害薬である tacrine、donepezil、rivastigmine、galantamine の4種類および（N-methl-D-aspartate）NMDA 受容体阻害薬である memantine である（表1）。これらはアルツハイマー型認知症：Alzheimer's disease（AD）の認知機能障害に対して一時的な進行の抑制を認め、症状悪化の遅延が期待できる。しかし臨床効果としてたとえ一時的改善が認められたとしても病態は確実に進行しており、臨床症状は徐々に悪化するのは事実である。長期投与によりその進行を少し遅延できるにすぎないという限界がある、すなわち対症療法（symptomatic treatment）であると言えよう。

1. 神経伝達機能改善薬

これまでの研究から AD 患者では、大脳皮質へ投射する ACh 神経系の起始核であるマイネルト核にある神経細胞が変性、脱落した結果、ACh 合成酵素活性が低下することが明らかになっている。また、AD 患者において大脳皮質の ACh 合成酵素活性と認知機能スコアが相関していることなどが報告されている。これらのコリン欠乏仮説に基づいて神経伝達機能改善薬のうち ACh 作動系薬物が多く試験され、その中でも特に AChE 阻害薬、つまり ACh の分解酵素の阻害薬が各種創薬された。

現在までに世界的に抗認知症薬として認可された AChE 阻害薬は tacrine、donepezil、rivastigmine、galantamine の4種類である。tacrine は中枢のみならず末梢での AChE 阻害作用を有することから、

表1 抗認知症薬の薬理学的特徴、適応、投与量及び副作用

薬剤名	薬理学的特徴	適応、投与量	特徴的な副作用
・ChEI			
donepezil	AChEI＞BuChEI	軽度から高度 AD 5-10 mg/day	消化器症状、不眠
galantamine	nicotine 受容体増強作用	軽度及び中等度 AD 16-24 mg/day	消化器症状、めまい
revastigmine	AChEI＋BuChEI	軽度及び中等度 AD 経口薬：9-12 mg/day パッチ剤：9.5 mg/24 hours を1枚	消化器症状、めまい
・NMDA 受容体アンタゴニスト			
memantine	NMDA 受容体拮抗作用	中等度及び高度 AD 20 mg/day	めまい、頭痛

ChEI：choline esterase inhibitor（コリンエステラーゼ阻害薬）
AChEI：acetylcholine esterase inhibitor（アセチルコリンエステラーゼ阻害薬）
BuChEI：butylcholine esterase inhibitor（ブチルコリンエステラーゼ阻害薬）
NMDA：N-metyl-D-aspartate
AD：Alzheimer's disease
※2009年3月において、日本では donepezil のみが認可されている。

肝障害などの副作用のため世界的に普及されることはなかった。臨床試験の報告からは tacrine を除く3薬剤間に実質的な有用性に違いはないと推定できる[14)15)16)]。

a．Donepezil
【薬剤について】
　tacrine に対し、第二世代の AChE 阻害薬として donepezil は脳内での選択的な AChE 阻害作用を有する。本邦では唯一、1999年より軽度から中等度の、2007年より高度の AD 患者を対象に使用可能な薬剤である。Donepezil は in vitro 試験で AChE に対しては強い阻害性（IC_{50}：6.7 nM）を示すが、ブチルコリンエステラーゼ（BuChE）に対する阻害作用は弱い（IC_{50}：7400 nM）。他の AChE 阻害薬と同様、脳内において、遊離された ACh を加水分解する AChE を阻害することにより、ACh の分解を抑制し、シナプス間隙での ACh レベルを上げる作用をもつ。また高鳥[1)]によれば、AD をはじめとする神経変性疾患におけるニューロン死の危険因子とされている、グルタミン酸神経毒性に対して、donepezil などの中枢性 AChE 阻害薬の一部は、ニコチン性アセチルコリン受容体（nAChR）を介して神経保護作用を発現するとされる。しかも AChE 阻害以外の作用機序によって保護作用を発現することが強く示唆されている。
【適応】軽度から高度 AD
【用法・用量】
　通常、成人には塩酸 donepezil として1日1回3 mg から開始し、1〜2週間後に5 mg に増量し、経口投与する。高度のアルツハイマー型認知症患者には、5 mg で4週間以上経過後、10 mg に増量する。なお、症状により適宜減量する。
【認知機能への効果】
　本間ら[2)]は軽度及び中等度 AD 患者228例を対象として donepezil 5 mg/day の効果と安全性を評価するためにプラセボ対照二重盲検試験を24週間行った。認知機能評価スケールである the Japanese version of the Alzheimer's Disease Assessment Scale-cognitive subscale（ADAS-J cog.）スコアはプラセボ群と比較して、donepezil 群では試験開始後12週、16週、20週、24週の各時点において有意な改善が認められた。Rogers ら[3)]は、軽度及び中等度 AD 患者133例を対象として254週間投与試験を行った（donepezil 投与量は1〜10 mg/day）。Alzheimer's Disease Assessment Scale-cognitive subscale（ADAS-cog.）は、①投与開始から38週目までは症状の改善がみられた。②38週目以降は AD の進行性の病態の変化とともに ADAS-cog. のスコアは悪化を示した。

　Black ら[4)]は高度 AD 患者543例を対象として24週間の無作為化プラセボ対照二重盲検比較試験を行った。donepezil 群は5 mg/day でスタートし、6週間後、10 mg/day に増量した。その結果、① severe impairment battery（SIB）スコアは8、16、24週目いずれの評価時点においても donepezil 群が有意に優れていた。②24週時、プラセボ群では SIB の全ての領域においてベースライン時よりスコアが低下していたが、donepezil 群では9領域中5領域（記憶、言語、注意、実行、名前への志向）において改善がみられた。

b．Rivastigmine
【薬剤について】
　rivastigmine は AChE 阻害作用だけでなく BuChE 阻害作用も有する薬剤である。BuChE 阻害作用の効果は明らかでないものの、アミロイド沈着などの変性過程に関連を示唆する報告がある[5)6)]。また線条体や橋、延髄よりも大脳皮質や海馬に対する選択的作用特性を有するといわれる。現在、剤型としてカプセル剤と内用液剤、パッチ剤（貼布剤）が承認されている（FDA、EU）が、このパッチ剤（貼布剤）は認可されている AChE 阻害薬4種のなかで最も分子量が小さいことを利用したものである。パッチ剤では rivastigmine が経皮的に緩徐に吸収されるため、経口剤でみられる投与直後の血漿中濃度の急峻な上昇がない。そのため悪心、嘔吐などの消化器症状を含んだ副作用症状が出現しにくいと考えられ、高い忍容性が期待されている。同時に介護者が貼付するためコンプライアンスの向上も期待されている。本邦では臨床試験 Phase Ⅲ が進行中である。
【適応】軽度から中等度 AD
【用法用量（FDA）】
・経口薬：初回1.5 mg を1日2回、最低2週後3 mg、更に2週後維持量として4.5 mg または6 mg

を1日2回。

・パッチ剤：初回 rivastigmine パッチ剤 4.6 mg/24 hours を1日1回貼付。最低4週後に維持量として rivastigmine パッチ剤 9.5 mg/24 hours を1日1回貼付。

【認知機能への効果】

Winblad ら[7]は1195人のAD患者（50-85歳、MMSE得点：10-20）を対象として rivastigmine パッチ剤の効果、安全性、忍容性を評価するためにプラセボ対照二重盲検試験を6ヵ月行った。投与されたものは 10 cm^2 パッチ剤（9.5 mg/24 hours）、20 cm^2 パッチ剤（17.4 mg/24 hours）、6 mg カプセル剤（1日2回投与）、プラセボである。

その結果24週後のADAS-cog.スコアのベースラインからの変化は、プラセボ群の値と比較して実薬3群ともに有意差（$p<0.05$）を認め、認知機能の改善がみられた。MMSEでも同様に有意差（$p<0.05$）を認めた。

c．Galantamine

【薬剤について】

galantamine は競合的、可逆的な AChE 阻害作用を有するため、AD病変によって障害された、AChが低レベルの部位に選択的に作用する。またニコチン性の ACh 受容体に対して調整的に働き、コリン作動性ニューロンの活動を高める作用もある。すなわち AChE 阻害作用ならびにニコチン性 ACh 受容体増強作用（ニコチニック APL（allosterically potentiating ligands）作用）を有しており、よりアセチルコリン系賦活効果が期待できる。現在欧米で販売されており、本邦では臨床試験 Phase Ⅲ が進行中である。

【適応】軽度から中等度 AD

【用法用量（FDA）】

①初回4 mg を1日2回、最低4週後維持量として8 mg、更に4週後12 mg を1日2回迄可。
②初回8 mg を1日1回朝、最低4週後維持量として16 mg、更に4週後24 mg を1日1回迄可。

【認知機能への効果】

Raskind ら[8]プラセボを対照とした2つの二重盲検試験（6ヵ月、12ヵ月）に参加した194例のAD患者について、36ヵ月まで投与を継続するオープン試験を行い、認知機能の変化を galantamine 群（24-32 mg/day）と未治療群（プラセボ6ヵ月投与群、プラセボ12ヵ月投与群、以降36ヵ月までは Stern の公式で予測される ADAS-cog スコア）の2群間で比較した。①36ヵ月間 galantamine の投与を完遂できたAD患者では Alzheimer's Disease Assessment Scale-11 item cognitive subscale（ADAS-cog/11）スコアの増加が 10.2 ± 0.9（mean±SE）ポイントであり、これは Stern の公式で予測される（未治療群の）スコアの増加より軽度で、未治療群の約50％の認知機能低下にとどまった。②36ヵ月以前に galantamine 投与を終了した患者でも同様の効果が得られた。③未治療 AD 患者と比較して、36ヵ月間 galantamine の投与を完遂できたAD患者の約80％において認知機能に関する有用性があった、と報告している。

2．神経保護剤

AD脳ではグルタミン酸の興奮毒性が神経細胞障害に関与しており、グルタミン酸受容体、特に N-methl-D-aspartate（NMDA）受容体をブロックすることにより神経細胞障害を抑制できると考えられている[9]。

Memantine

【薬剤について】

memantine は興奮性アミノ酸であるグルタミン酸の NMDA 受容体に対する非競合的（uncompetitive）拮抗薬であり、また dopamine 遊離促進作用を有している。そして、正常な神経伝達や長期増強（LTP）形成には影響せず、比較的低濃度のグルタミン酸過剰による神経細胞障害には保護作用を呈するという特徴がある[10]。したがって、Memantine は NMDA 受容体に対する阻害作用を有し、NMDA 受容体を介した過剰興奮を抑制することで神経保護作用を有する。

【適応】中等度から高度 AD

【用法用量】初回 5 mg/日、通常 20 mg/日

【認知機能への効果】

Reisberg ら[11]は中〜重度の AD 患者を対象にした28週間の二重盲検比較試験において、memantine 群（20 mg/day）とプラセボ群の2群間比較を

行ったところ、memantine 群は、全般改善度（CIBIC-plus）、日常生活機能（ADCS-ADLsev）、高度認知症用認知機能評価（Svere Impairment Battery；SIB）でプラセボ群に比し、有意な改善を認めていた。本薬剤は中等度から重度の AD を対象として認可されたはじめての薬剤であり、AChE 阻害薬と併用することで、より有効性が高まることも報告されている[12]。本邦でも重度 AD 患者および軽・中等度の AD 患者に対する臨床試験 Phase Ⅲ が進行中である。

3．アミロイド・カスケード仮説関連薬

最も重要なのは AD のより詳細な病態過程の究明とそれに基づき病態そのものに作用する根本的治療法（disease-modification therapy）の追求である。AD の発症には何らかの原因によってアミロイド前駆体蛋白（amyloid protein precurser：APP）の代謝異常が引き起こされ、その結果、アミロイドβ蛋白（β-amyroid protein：Aβ）が産生、凝集され沈着する。その結果として老人斑が形成される。そして、それらが神経毒性を発揮して、神経細胞の変性、脱落を引き起こすというものである。また、老人斑によって神経細胞内の Tau（タウ）蛋白の過剰リン酸化が引き起こされ神経原線維変化が起こる。要するに二次性のタウオパチーと言われる状態が引き起こされ、その結果、神経細胞の変性、脱落がおき神経伝達物質の障害に辿り着くという考えもある。これらが現時点における最も有力な AD 成り立ちの仮説（アミロイドカスケード仮説）であり、この仮説に基づけばこの過程のどこかを遮断できれば病態の進行が抑えられると考えられる。

a．Aβ 産生抑制・分解による創薬

現在試みられている薬剤のうち、Aβ 産生にかかわる酵素を阻害するものには、β セクレターゼ阻害薬、γ セクレターゼ阻害薬・モジュレーターがある。また Aβ は重合し、凝集してアミロイド線維となり、不溶化・蓄積する[13]ことから Aβ 重合阻害剤や Aβ 分解酵素（ネプリライシン）の賦活化も創薬されている。

b．Aβ 免疫療法

Aβ で免疫することにより老人斑の形成予防や Aβ 除去が期待される Aβ 免疫療法（ワクチン）もある。

しかしながらこれらの薬剤はいずれも実用段階には達しておらず、また、有意な認知機能改善結果を残すまでには至っていないのが現状である。

AD の原因究明と disease modification therapy の追求が望まれるが、現状においては病態、症状　に則した治療薬の単独及び組み合わせが有用である。

文　　献

1) 高島悠記：アルツハイマー病治療に用いられるアセチルコリンエステラーゼ阻害薬の神経保護作用機序に関する研究，薬学雑誌，126：607-616, 2006.
2) Homma A, Takeda M, Imai Y, et al.：Clinical Efficacy and Safety of Donepezil on Cognitive and Global Function in Patients with Alzheimer's Disease, Dement Geriatr Cogn Disord, 11：299-313, 2000.
3) Rogers SL, Friedhoff LT：Long-term efficacy and safety of donepezil in the treatment of Alzheimer's disease：an interim analysis of the results of a US multicentre open label extension study, Eur. Neuropsychopharmacol, 8：67-75, 1998.
4) Black SE, Doody R, Li H, et al.：Donepezil preserves cognition and global function in patients with severe Alzheimer disease, Neurology, 69：459-469, 2007.
5) Ballard CG：Advance in the treatment of Alzheimer disease：benefit of dual cholinesterase inhibition, Eur Neurol, 47：64-70, 2002.
6) Greig NH, Lahiri DK, Sambamurti K：Butyrylcholinesterase：an important new target in Alzheimer disease therapy, Int. Psychogeriatr, 14（Suppl 1）：77-91, 2002.
7) Winblad B, Grossberg G, Frolich L, et al.：A 6-month, double-blind, placebo-controlled study of the first skin patch for Alzheimer disease, Neurology, 69（Suppl 1）：s14-s22, 2007.
8) Raskind MA, Peskind ER, Truyen L, et al.：The cognitive benefits of galantamine are sustained for at least 36 months；A long-term extension trial, Arch Neurol 61：252-256, 2004.
9) Kornhuber J, Weller M：Psychotogenicity and N-methyl-D-aspartate receptor antagonism：Impli-

cations for neuroprotective pharmacotherapy, Biol Psychiat, 41：135-144, 1997.
10) Danysz W, Parsons CG, Mobius HJ, et al.：Neuroprotective and symptomatological action of memantine relevant for Alzheimer's disease-a unified glutamatergic hypothesis on the mechanism of action, Neurotoxicity Research, 2：85-97, 2000.
11) Reisberg B, Doody R, Stoffler A, et al.：Memantine in moderate-to-severe Alzheimer's disease, N Engl J Med, 348：1333-1341, 2003.
12) Tariot PN, Farlow MR, Grossberg GT, et al.：Memantine treatment in patients with moderate to severe Alzheimer disease already receiving donepezil：a randomized controlled trial, JAMA, 291：317-324, 2004.
13) 岩坪威，軽度認知機能障害に対する薬物介入：今後の方向性，Modern Physician, 26（12）：1885-1887, 2006.
14) Ritchie CW, Ames D, Clayton T：Metaanalysis of randomized trials of the efficacy and safety of donepezil, galantamine, and rivastigmine for the treatment of Arzheimer's disease, Am J Geriatr Psychiatry, 12：358-369, 2004.
15) Takeda A, Loveman E, Clegg A, et al.：A systematic review of the clinical effectiveness of donepezil, rivastigmine, and galantamine on cognition, quality of life and adverse events in Alzheimer's disease, Int J Geriatr Psychiatry, 21：17-28, 2006.
16) 本間昭：抗認知症薬の現状，老年精神医学雑誌，19：1082-1089, 2008.

（宇田川　至・山口　登）

II. その他の向精神薬（抗不安薬・睡眠薬など）

　本稿では、主にbenzodiazepine系の睡眠導入剤/抗不安剤（以下BZ）の認知機能に対する影響に関して概観するとともに、抗不安薬、中枢刺激薬、その他の薬剤についての認知機能改善効果に関する最近の報告をreviewする。

　BZは辺縁系、視床、視床下部等のγ-aminobutyric acid type A receptor（GABA$_A$受容体）を介して中枢神経系の活動を抑制し、抗不安作用、睡眠導入作用、筋弛緩作用、抗けいれん作用など種々の薬理作用を発揮する[1]。GABA$_A$受容体は哺乳類の脳の主要な抑制性神経伝達物質であるGABAの、3種類ある受容体の1つである。いわゆるイオンチャンネル共役型の受容体で、GABAにより活性化されて受容体が開くと、chlorideの流入がおき、細胞は過分極となる。GABA$_A$受容体には16の異なるsubunit（α_1-α_6, β_1-β_3, γ_1-γ_3, δ, ε, π, θ）があり[2]、それぞれのsubunitの組み合せが脳部位によって異なることが、GABA$_A$受容体の機能多様性の理由の1つである。GABA$_A$受容体にはBZ、barbiturates、ethanol、吸入麻酔薬など多くのallosteric ligandとその結合部位の存在が知られているが、最も研究が進んでいるのがα/γ subunit interfaceに存在するBZ結合部位である。γ subunitがγ_2で、α subunitのsubtypeが、α_1, α_2, α_3, α_5のGABA$_A$受容体がBZとの結合性を示すが、α_1 subunitを持つisoformはBZの抑制性の作用と関連し、α_2、α_3のどちらか、あるいは双方が、抗不安作用、筋弛緩作用と関連することが、動物実験の結果から提唱されている[2]。

　1960年代に導入されたBZは、安全性にすぐれた薬剤として瞬く間に広まったが、1963年頃にはすでにBZ使用に伴う、嗜癖、乱用、退薬症状についての報告がなされており[3]、現在では、BZが通常量においても、身体的な依存を引き起こすことは広く受け入れられている。薬剤耐性の問題もありできるだけ短期間の使用とすることが推奨されているが、1981年に欧米12ヵ国で行われた調査では、成人の7.4-17.6%が過去1年間にBZを使用し、長期使用者も一定割合で存在することが報告されている[4]。

　BZの長期使用に関する問題は、耐性と依存性の面から研究が進められたが、次第に認知機能に対する影響についての研究もなされるようになった。

　BZの急性期の認知機能障害としては、記銘力障害が知られている。急性期の記銘力障害については、手続き記憶や、比較的前の長期記憶は保たれるものの、最近のエピソードに関する記銘力が低下することが特徴である[5]。

　LuckiらはBZ長期使用者43名（平均使用期間5年）を調査し、投与急性期における鎮静や精神運動速度の遅延などの効果には耐性が形成されるものの、記銘力障害は残存することを示している[6]。彼らの研究では、BZ長期使用者のbattery testにおける認知機能は非長期使用者と有意差がなく、同様の報告は他にもあるが[7]、前後して行われた比較的小規模な研究では、記銘力、集中力、注意力、視空間認知能力など多くの領域に異常を認めたものもあった[8-10]。

　2004年にBarkerらは、BZ長期使用例の認知機能に関する知見をまとめるために、1980年から2000年までのBZ長期使用患者の認知機能研究から、比較対照があり、メタ解析に必要な数値が得られることなどを基準に13の研究を抽出してメタ解析を行った。検索された13の研究のうち、12の研究では退薬後の改善の有無についても調査されており、彼らは横断面での健常者との比較[3]と、縦断評価での退薬後の改善の有無[11]という2つの視点から調査を行った。解析全体の患者数は384名であり、平均のBZ使用期間は9.9年、BZ使用量はdiazepam換算で17.2 mgであった。図1に示したように、横断面での健常者との比較研究では、評価した全ての認知機能領域にeffect sizeで-0.42から-1.3の、有意な障害を認めた。また、縦断面での解析では12の認知機能領域の全てで、退薬後の改善を認めた（図2）。改善後の成績はコントロール群には及ばなかったが、薬剤中断からの期間が平均で3ヵ月、最大で6ヵ月であることから、より長期のフォローで更なる改善が期待できる可能性が考察さ

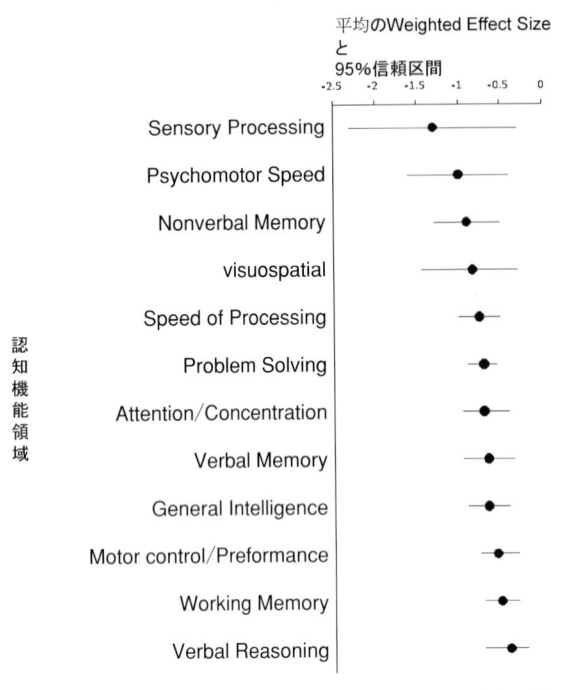

図1 BZ 長期使用患者における、認知機能の障害（文献[3]より改変）

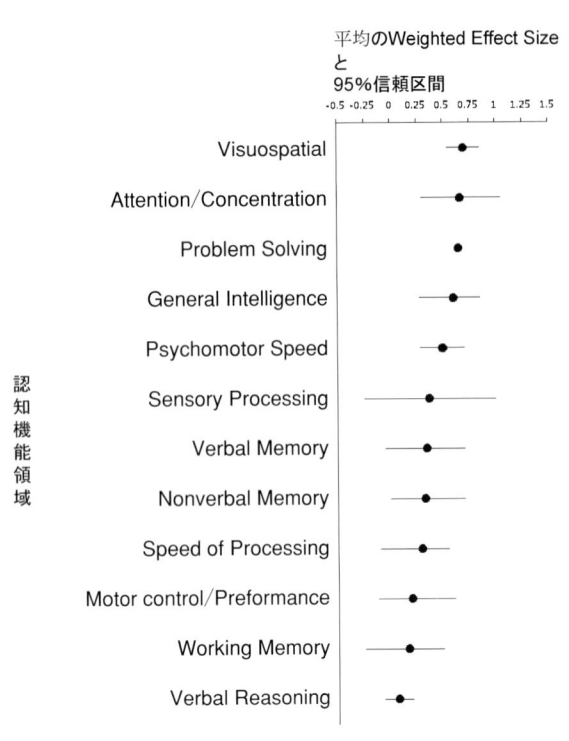

図2 BZ 長期使用患者における、BZ 退薬後の認知機能（文献[11]より改変）

れている。しかしこの2つの報告は、被検者数がBZ使用者、健常コントロールとも30名前後の比較的小規模な研究の解析であり、その他にも5本の研究で患者群と健常者群の性別、年齢、教育歴などがmatchされていないこと、4本の研究でBZの最終投与時間が明らかでなく、残りの9本でも1日-18日と差があること、3本の研究で多量飲酒者が含まれている可能性があること、BZ使用者群の使用理由が不安、抑うつ、不眠など研究によって異なることなど、問題点も多かった[5]。

Biermanらは、オランダの一般人口を対象とした大規模疫学調査（Longituidal Aging Study Amsterdam；LASA）に参加した62歳から85歳の高齢者2000人以上を対象に、BZ使用者の認知機能を非使用者と比較し、Mini Mental State Examination（MMSE）で測定される一般的な認知機能、流暢性、言語記憶の遅延再生課題の成績を調査した[12]。彼らは年齢、性別、教育期間、アルコール使用量、罹患している慢性疾患の数、不安および抑うつ症状の程度などを調整したうえで、BZの累積使用量と検査結果の間に、弱くはあるが、有意な負の相関を見出している。

以上みてきたように、BZの長期使用は広い範囲の認知機能を障害し、これらの薬剤については認知機能改善効果を期待する研究もほとんどない。近年、その薬理学的な機序の解明に伴い、過鎮静や依存、認知機能障害への影響の少ない、受容体sub-type選択的な薬剤の開発が進められており、臨床への応用が待たれる[2]。

抗不安薬としては、serotonin（以下5-HT）系に働く薬剤の認知機能への働きが注目されている。詳細はこの本の他稿に譲るが、第2世代抗精神病薬は、ブロナンセリンとエビリファイを除き、5-HT$_{2A}$受容体への親和性がdopamine（以下DA）2受容体（以下、D$_2$受容体）への親和性より高いことが、弱い錐体外路系副作用の理由とされており、このことは第2世代抗精神病薬の認知機能改善効果とも関連があるといわれている[13]。5-HT$_{1A}$受容体は、5-HT$_{2A}$受容体と相補的に働くことが知られており、5-HT$_{1A}$受容体刺激作用を発揮する薬剤は、5-HT$_{2A}$受容体遮断作用を有する薬剤と同様に認知機能を改善させることが期待される[14]。5-HT$_{1A}$受容体agonistは、前頭

葉や海馬におけるDAやacetylcholine（以下Ach）の放出を増加させる他、presynapticの抑制性5-HT$_{1A}$受容体の刺激が細胞終末でのGABAの放出を減少させ、海馬でのAchや、線条体でのDAの放出を増加させることなどが言われており、これらの働きが認知機能の改善と関係があると考えられている[14]。

　住吉らはハロペリドールなどの第1世代抗精神病薬を投与中の26名の統合失調症患者を、5-HT$_{1A}$受容体のpartial agonist作用をもつ抗不安薬であるタンドスピロン（30mg/日）付加群とプラセボ付加群に無作為に割り付けて認知機能改善効果を比較し、タンドスピロン付加群で6週間後にWisconsin Card Sorting Test（WCST）の達成カテゴリー数と、改定版Wechsler Memory Scale（WMS-R）の言語記憶検査の結果が有意に改善することを示している[15]。彼らはまた、5-HT$_{1A}$受容体のpartial agonist効果をもつペロスピロン48mg/日で6ヵ月治療し、言語学習検査で有意な改善を認めた症例に対し、タンドスピロン30mg/日を付加的に6ヵ月投与し、言語学習検査が、タンドスピロン開始時点よりさらに有意に改善した症例を報告している[16]。別な5-HT$_{1A}$受容体のpartial agonistであるブスピロンについても、第2世代抗精神病薬で加療中の73名を対象としたプラセボ対象無作為二重盲検試験で、30mg/日、3ヵ月の付加的投与で、Digit Symbol Substitution Testにおいてプラセボ群と比較して有意な改善が示されている[17]。5-HT$_3$受容体選択的遮断作用を持つ制吐剤である、オンダンセトロンの認知機能改善効果についても報告がある。Akhondzadehらは、リスペリドンで加療中の慢性期の統合失調症患者30名を対象に、オンダンセトロン（8mg/日）の付加的投与による認知機能改善効果を、プラセボ対象無作為割り付け二重盲検試験にて検証した[18]。この研究では、12週の投与でPositive and Negative Syndrome Scale（PANSS）の改善に加え、WMS-Rで測定された視覚記憶において、オンダンセトロン群で有意な改善を認めている。

　Ach系も認知機能と関連して注目されてきた神経経路である。nicotinic acetylcholine（nAch）受容体を介した神経経路の認知機能における役割は、アルツハイマー型認知症との関連からも明らかである[19]。統合失調症患者は喫煙率、喫煙量とも健常者や他の精神疾患の患者より多く、彼らの高い喫煙率が認知機能障害に対する自己療法ではないかという見方が以前からなされていた[20,21]。Harrisらは10名の喫煙者の統合失調症患者と、10名の非喫煙者の統合失調症患者を対象に、ニコチンガムとプラセボのガムを用いて、認知機能改善効果を検討した[22]。彼らは、The Repeatable Battery for Assessment of Neuropsychological Status（RBANS）を用いて、非喫煙者の統合失調症患者の注意がニコチンによって改善するが、その他の項目には変化がなく、喫煙者の統合失調症患者においては、どの項目でも変化がないことを示した。彼らはこの結果について、nAch受容体の脱感作の関与を示唆している。acetylcholine esterase（AchE）阻害剤を用いたnAch受容体の賦活については抗認知症薬の範疇に入ると思われるので本稿では割愛する。中枢神経系のnAch受容体のサブタイプについては、α3β2またはα4β2 nAch受容体が皮質、線条体に、α7 nAch受容体が海馬に分布することが知られている[21]。このうち、海馬の抑制性介在ニューロンに存在するα7 nAch受容体は、動物実験において、sensory gatingにおける役割が示唆されている[23]。統合失調症患者においてもsensory gatingの指標で、事象誘発電位の一種であるP50の障害が存在することや、その障害が注意の持続と関連することは、以前から報告されていた[24]。Freedmanらは9つの統合失調症多発家系についてlinkage analysisを行い、P50の障害がα7 nAch受容体をコードする15q14の多型と関連することを報告している[25]。Olincyらは12名の統合失調症患者を対象に、α7 nAch受容体の選択的阻害剤である3-[(2,4-dimethoxy) benzylidene] anabaserine（DMXB-A）の単回投与による認知機能改善効果を、プラセボ対象無作為割り付け二重盲検試験で評価した。彼らはDMXB-A投与群において、薬剤投与後のRBANSの総得点が有意に高いこと、P50の振幅が薬剤投与前後で有意に減弱していることを報告している。彼らはさらに、31名の統合失調症患者を対象に、DMXB-Aの4週間の付加的投与を行うプラセボ対象無作為割り付け二重盲検試験を行ったが、こちらの研究ではthe scale for the assessment of negative symptoms（SANS）に改善が見られたものの、Measurement And Treatment Research to Improve Cognition in

表1 伝統的な治療で、認知機能改善に用いられる植物（文献[34]より改変）

植物名	和名	活性物質	薬理、伝統治療、臨床応用
Angelica archangelica L.	ヨーロッパトウキ	不明	アルコール抽出物は、濃度依存性にニコチン受容体に親和性を示す。漢方で婦人病、脳病に用いられるほか、大脳血流を増やすとの報告もある。
Artemisia absinthium L.	ニガヨモギ	不明	アルコール抽出物は、濃度依存性にニコチン受容体に親和性を示す。ヨーロッパの伝統医療で認知機能改善に用いられてきた。
Bacopa monniera Wettst	オトメアゼナ	bacoside A and B	抽出物はラットの前頭葉、海馬で抗酸化効果を示すほか、bacoside A, B はラットなどの動物実験で記憶改善効果が報告されている。記憶、知能の改善にインドの伝統医療で用いられてきた。
Biota orientalis Endl.	コノテガシワ	不明	種子の抽出物は、扁桃体前脳基部障害を示すマウスの記憶を有意に改善した。漢方で不眠や健忘症状に用いられる。
Centella asiatica L	ツボクサ	monoterpene	monoterpenes が AchE 阻害剤。抽出物はラットで、5-HT系、NA系、DA系の作用を調節すること、学習、記憶の過程を改善すると報告されている。インドの伝統医学アーユルヴェーダで記憶力の改善に用いられる。
Codonopsis pilulosa Franch. Coptis chinensis Franch.	ツルニンジン オウレン	不明 berberine, jatrorrhizine, palmatine (alkaloids)	動物実験で記憶力の改善がある他、健忘を含む種々の疾病に用いられる。Berberine と palmatine は AhE 阻害剤である他、抗酸化作用を有する。漢方でも記憶力を改善する。ボルドガルにおいては、ラットでスコポラミンで誘発される学習、記憶の障害を改善する。メタノール抽出物、jatrorrhizine, berberine は monoamine oxidase 阻害作用があり、抗うつ作用が示唆されている。
Crocus Sativus L.	サフラン	crocin (carotenoid)	抽出物と crocin は、ラットエタノールで誘導される学習障害を改善する。漢方で生に分化した細胞のアポトーシスを抑制するとの報告もある。また in vitro で TNF-α で誘導される神経系に分化した細胞のアポトーシスを抑制するとの報告もある。漢方で様々の神経疾患に用いられる。
Evodia rutaecarpa	ゴシュユ	dehydroevodiamine	Evodia rutaecarpa と dehydroevodiamine に AChE 阻害作用があり、ラットで、スコポラミンで誘導される記銘力障害を改善するほか、dehydroevodiamine に脳循環改善効果がある。漢方で用いられる。
Ginkgo biloba L.	イチョウ	flavonoid	活性物質である EGb761 は Ach 系に作用し、抗酸化作用、神経細胞保護作用などが確認されている。その他、イランの伝統的に血流改善で神経障害に伴う記銘力障害の改善に用いられてきた。漢方では呼吸器系の疾患に用いられる他、認知症患者を対象としたプラセボ対照二重盲検試験で認知機能改善効果が確認されている。
Hypericum perforatum L.	セイヨウオトギリソウ	hypericin and hypoerforin	hyperforin はマウスの記憶を固定を改善し、スコポラミンで誘発される記銘力障害を完全に改善する。抽出物には抗酸化作用がある。5-HT の再取り込みに作用し、前脳と辺縁で 5-HT と NA の神経伝達を促進する可能性がある。ボルドガルの伝統医療で神経疾患に用いられるほか、ルカの伝統医療で神経疾患と同等の神経疾患にも用いられてきた。抗うつ作用については幾らか解析が進み、メタ解析から軽症に対してプラセボとより有意に有効であった。
Magnolia officinalis	カラコウボク	honokiol and magnolol	honokiol, magnolol は AChE 阻害剤、海馬の Ach 放出を促進する。抽出物、honokiol, magnolol は抗酸化作用を有するほか、magnolol は in vitro で神経保護作用が確認されている。抗不安作用を併せ持ち、漢方で不眠症、神経症などの症状に用いられる。
Melissa officinalis L.	セイヨウヤマハッカ	monoterpene	monoterpene は弱い AChE 阻害剤。西洋では薬用として 2000 年以上の歴史を持つ植物で、不眠、抑うつ、ヒステリーなど幅広く用いられる。二重盲検試験でトリアゾラムと同等の睡眠導入効果が示されている。
Polygala tenuifolia	イトヒメハギ	不明	同剤を含む 4 剤の漢方薬からなる DX-9386 は動物実験で認銘力改善作用が確認されている。同剤を含む 12 剤からなる加味温胆湯は、in vitro で AChE 阻害作用を有するほか、cholin acetyltransferase 活性を増加させ、神経成長因子の分泌を促進する。スコポラミンで誘導される記銘力障害を改善。
Salvia officinalis	ヤクヨウサルビア	terpene	水蒸気蒸留したエタノール抽出物（エッセンシャルオイル）は強い AChE 阻害作用も報告されている。セージの仲間は西洋では伝統的に記銘力改善の目的で用いられる。
Salvia miltiorrhiza	タンジン	不明	血管作動性消化管ポリペプチドや substance P に作用して、脳虚血の際に神経保護作用を発揮することが提唱されている他、グルタミン酸放出を抑制。抗炎症作用など通じて神経保護を発揮することがいわれている。
Withania Somnifera	インドニンジン	sitoindosides 等	sitoindosides は動物実験で学習の改善作用が報告されている。抽出物は AChE 阻害作用を持ち、ラットにおいて、スコポラミンで誘導される記銘力の障害を改善させる。電気ショック後の記憶障害、in vitro ではメタノール抽出物が、ヒト由来の neuroblastoma cell の樹状突起形成を促進することが確認されている。同剤に含まれる glycowithanolides には、抗不安作用、抗うつ作用がモデルラットで確認されている。インドの伝統医学アーユルヴェーダで用いられる 4000 年以上の歴史をもつ薬草で、記憶力改善作用がいわれている。

Schizophrenia（MATRICS）Consensus Cognitive Battery によって測定された認知機能では有意な改善はみられず，今後の課題となった[26]。

中枢刺激薬としては，メチルフェニデートのADHD患者に対する認知機能改善効果に関して多くの研究がなされている。Pietrzakらは40本のプラセボ対照研究をレビューし，83.3%で追跡眼球運動が，71.4%で認知的な柔軟性が，70.6%で注意と覚醒度が，69.7%で抑制性のコントロールが改善していたことを報告している[27]。Leeらは30名の頭部外傷後の患者を3群にわけ，それぞれメチルフェニデート（5-20 mg/日），セルトラリン（25-100 mg/日），プラセボを4週間投与して，抑うつ症状と認知機能の改善を二重盲検で比較している[28]。彼らは，4週間後にセルトラリン群とメチルフェニデート群で，プラセボ群と比較して有意に抑うつ症状が改善したほか，認知機能改善効果においてはセルトラリンよりもメチルフェニデートのほうが優れていたことを報告している。メチルフェニデートの認知機能改善効果については，注意と覚醒度の改善に由来すると考えられてきたが，近年，学習や記憶と関係する海馬のシナプス可塑性のメカニズムの1つである長期増強（long term potentiation；LTP）と長期抑圧（long term depression；LTP）が，メチルフェニデートのβ受容体を介した働きによって促進されるとの報告がなされ，認知機能に対する直接的な関与の可能性が示唆されている[29]。

ナルコレプシーの治療に用いられる中枢刺激薬であるモダフィニルは，乱用や依存の危険が少なく，認知機能改善薬としての期待が高まっている。同剤は，アンフェタミンとは異なる構造を持ち，DAトランスポーターや，norepinephrine（NE）トランスポーターに親和性があること，細胞外のDA，NE，5-HTの濃度を上昇させることなどが言われているが，その詳細な作用機序は不明である[30]。類似した化学構造をもつアルモダフィニルについて，196名のナルコレプシー患者を対象に，認知機能改善効果を測定する，プラセボ対象二重盲検試験が行われている[31]。同研究では12週の投与の前後の比較において，陳述記憶と注意の領域で有意な改善が認められた。Turnerらは20名の症状の安定した慢性期統合失調症患者を対象に，プラセボ対照の二重盲検交差試験により，認知機能改善効果を検討した[32]。この研究では，モダフィニル投与群において，数唱（順唱課題，逆唱課題）においてプラセボ群と比較して有意な改善を認めた他，視覚遅延再認課題や，ロンドン塔課題において有意ではないが改善傾向を認めている。24名の統合失調症または統合失調感情障害の患者を対象にしたプラセボ対象無作為割り付け二重盲検試験では，8週間の投与の前後の比較において認知機能の改善は認められず，著者らはサンプルサイズが小さかったことが原因ではないかと考察している[33]。しかし，同研究において臨床症状の増悪による脱落はモダフィニル群で1名のみであり，臨床症状の変化に両群で有意差はみられず，同剤が統合失調症患者で安全に投与されうる可能性が示された。同剤についてはADHDやうつ病においても認知機能の改善効果が報告されており，今後のさらなる知見の積み重ねが待たれる状況である[30]。

伝統的，宗教的な治療者は，しばしば植物由来の薬物を，認知症性疾患に対して認知機能促進などの目的で使用してきた[34]。これらの薬物の多くは，Ach系を作動することによって認知機能を促進するものである（表1）。伝統的な薬剤の多くは，科学的にその作用が証明されつつあり，monoamine系に直接の作用を持つものや中枢神経保護作用をもつものも多く，認知症以外の疾患での認知機能改善作用についても今後の研究が期待される分野の1つである。

文　　献

1) Tanaka T, Koyama T：The sedative effects of benzodiazepines；risk versus benefit, Japanese Jounal of Clinical Psychiatry, 35（12）：6, 2006.
2) Whiting PJ：GABA-A receptors：a viable target for novel anxiolytics?, Curr Opin Pharmacol, 6（1）：24-29, 2006.
3) Barker MJ, Greenwood KM, Jackson M, et al.：Cognitive effects of long-term benzodiazepine use：a meta-analysis, CNS Drugs, 18（1）：37-48, 2004.
4) Balter MB, Manheimer DI, Mellinger GD, et al.：A cross-national comparison of anti-anxiety/sedative drug use, Curr Med Res Opin, 8 Suppl 4：5-20, 1984.
5) Stewart SA：The effects of benzodiazepines on cognition, J Clin Psychiatry, 66 Suppl 2：9-13, 2005.
6) Lucki I, Rickels K, Geller AM：Chronic use of benzodiazepines and psychomotor and cognitive

test performance, Psychopharmacology (Berl), 88 (4) : 426-433, 1986.
7) Petursson H, Gudjonsson GH, Lader MH : Psychometric performance during withdrawal from long-term benzodiazepine treatment, Psychopharmacology (Berl), 81 (4) : 345-349, 1983.
8) Tata PR, Rollings J, Collins M, et al. : Lack of cognitive recovery following withdrawal from long-term benzodiazepine use, Psychol Med, 24 (1) : 203-213, 1994.
9) Sakol MS, Power KG : The effects of long-term benzodiazepine treatment and graded withdrawal on psychometric performance, Psychopharmacology (Berl), 95 (1) : 135-138, 1988.
10) Bergman H, Borg S, Holm L : Neuropsychological impairment and exclusive abuse of sedatives or hypnotics, Am J Psychiatry, 137 (2) : 215-217, 1980.
11) Barker MJ, Greenwood KM, Jackson M, et al. : Persistence of cognitive effects after withdrawal from long-term benzodiazepine use : a meta-analysis, Arch Clin Neuropsychol, 19 (3) : 437-454, 2004.
12) Bierman EJ, Comijs HC, Gundy CM, et al. : The effect of chronic benzodiazepine use on cognitive functioning in older persons : good, bad or indifferent?, Int J Geriatr Psychiatry, 22 (12) : 1194-1200, 2007.
13) Meltzer HY, McGurk SR : The effects of clozapine, risperidone, and olanzapine on cognitive function in schizophrenia, Schizophr Bull, 25 (2) : 233-255, 1999.
14) Meltzer HY, Sumiyoshi T : Does stimulation of 5-HT (1 A) receptors improve cognition in schizophrenia?, Behav Brain Res, 195 (1) : 98-102, 2008.
15) Sumiyoshi T, Matsui M, Nohara S, et al. : Enhancement of cognitive performance in schizophrenia by addition of tandospirone to neuroleptic treatment, Am J Psychiatry, 158 (10) : 1722-1725, 2001.
16) Sumiyoshi T, Higuchi Y, Matsui M, et al. : Effective adjunctive use of tandospirone with perospirone for enhancing verbal memory and quality of life in schizophrenia, Prog Neuropsychopharmacol Biol Psychiatry, 31 (4) : 965-967, 2007.
17) Sumiyoshi T, Park S, Jayathilake K, et al. : Effect of buspirone, a serotonin1A partial agonist, on cognitive function in schizophrenia : a randomized, double-blind, placebo-controlled study, Schizophr Res, 95 : 1-3, 158-168, 2007.
18) Akhondzadeh S, Mohammadi N, Noroozian M, et al. : Added ondansetron for stable schizophrenia : A double blind, placebo controlled trial, Schizophr Res, 2008.
19) Perry E, Martin-Ruiz C, Lee M, et al. : Nicotinic receptor subtypes in human brain ageing, Alzheimer and Lewy body diseases, Eur J Pharmacol, 393 : 1-3, 215-222, 2000.
20) de Leon J, Dadvand M, Canuso C, et al. : Schizophrenia and smoking : an epidemiological survey in a state hospital, Am J Psychiatry, 152 (3) : 453-455, 1995.
21) Ochoa EL, Lasalde-Dominicci J : Cognitive deficits in schizophrenia : focus on neuronal nicotinic acetylcholine receptors and smoking, Cell Mol Neurobiol, 27 (5) : 609-639, 2007.
22) Harris JG, Kongs S, Allensworth D, et al. : Effects of nicotine on cognitive deficits in schizophrenia, Neuropsychopharmacology, 29 (7) : 1378-1385, 2004.
23) Luntz-Leybman V, Bickford PC, Freedman R : Cholinergic gating of response to auditory stimuli in rat hippocampus, Brain Res, 587 (1) : 130-136, 1992.
24) Cullum CM, Harris JG, Waldo MC, et al. : Neurophysiological and neuropsychological evidence for attentional dysfunction in schizophrenia, Schizophr Res, 10 (2) : 131-141, 1993.
25) Freedman R, Coon H, Myles-Worsley M, et al. : Linkage of a neurophysiological deficit in schizophrenia to a chromosome 15 locus, Proc Natl Acad Sci U S A, 94 (2) : 587-592, 1997.
26) Freedman R, Olincy A, Buchanan RW, et al. : Initial phase 2 trial of a nicotinic agonist in schizophrenia, Am J Psychiatry, 165 (8) : 1040-1047, 2008.
27) Pietrzak RH, Mollica CM, Maruff P, et al. : Cognitive effects of immediate-release methylphenidate in children with attention-deficit/hyperactivity disorder, Neurosci Biobehav Rev, 30 (8) : 1225-1245, 2006.
28) Lee H, Kim SW, Kim JM, et al. : Comparing effects of methylphenidate, sertraline and placebo on neuropsychiatric sequelae in patients with traumatic brain injury, Hum Psychopharmacol, 20 (2) : 97-104, 2005.
29) Dommett EJ, Henderson EL, Westwell MS, et al. : Methylphenidate amplifies long-term plasticity in the hippocampus via noradrenergic mechanisms, Learn Mem, 15 (8) : 580-586, 2008.

30) Minzenberg MJ, Carter CS：Modafinil：a review of neurochemical actions and effects on cognition, Neuropsychopharmacology, 33（7）：1477-1502, 2008.
31) Harsh JR, Hayduk R, Rosenberg R, et al.：The efficacy and safety of armodafinil as treatment for adults with excessive sleepiness associated with narcolepsy, Curr Med Res Opin, 22（4）：761-774, 2006.
32) Turner DC, Clark L, Pomarol-Clotet E, et al.：Modafinil improves cognition and attentional set shifting in patients with chronic schizophrenia, Neuropsychopharmacology, 29（7）：1363-1373, 2004.
33) Sevy S, Rosenthal MH, Alvir J, et al.：Double-blind, placebo-controlled study of modafinil for fatigue and cognition in schizophrenia patients treated with psychotropic medications, J Clin Psychiatry, 66（7）：839-843, 2005.
34) Howes MJ, Perry NS, Houghton PJ：Plants with traditional uses and activities, relevant to the management of Alzheimer's disease and other cognitive disorders, Phytother Res, 17（1）：1-18, 2003.

〔橋本直樹・久住一郎・小山　司〕

E．社会的認知を標的とした新たな認知機能リハビリテーション

はじめに

　統合失調症患者は重篤かつ広範囲にわたる社会機能の障害を呈し、それは非常に治療抵抗性でもある（Marder and Fenton 2004）。精神病症状のみを標的とするような従来の治療法では改善せず（Carter 2006；Heydebrand, et al, 2004）、社会機能障害の決定因子に直接働きかけるような介入が必要であると考えられる。統合失調症における認知機能と社会機能の関連に関する知見（Green, et al, 2000；Green, et al, 2004）は、社会機能障害の改善を目的とした認知機能レベルへの介入に理論的根拠を与えうる。これらの知見に基づき、認知機能に対する心理社会的介入（cognitive remediation）への期待が高まり（Bell, et al, 2008；Kurtz, et al, 2007；McGurk, et al, 2007；Twamley, et al, 2003；Velligan, et al, 2006）、またMATRICSのような社会機能の改善を見据えた認知機能改善薬開発のための大規模プロジェクトも行われるようになった（Horan, et al, 2005）。

　しかし、注意、記憶、遂行機能などの「基本的」認知機能のみを標的とした心理社会的介入では、社会機能の改善の達成に必ずしも充分とはいえないかもしれない。我々は質的評価を通じたより高次の認知機能の検討を試み（Chino, et al, 2006, Mizuno and Kashima, 2002；Nemoto, et al, 2005, Yamashita, et al, 2005）、統合失調症において発散的思考の障害が社会機能障害の重要な決定因子であることを見出し（Nemoto, et al, 2007）、その知見に基づき発散的思考を標的とした認知機能訓練プログラムを開発しその効果を明らかにした（Nemoto, et al, in submission）。その一方で、認知機能と社会機能の関連は広く支持されているものの、社会機能への認知機能の寄与率は20-40％程度にとどまるとの報告もあり（Penn, et al, 2006）、従来の認知機能とはやや異なる視点からの決定因子とその介入の検討が望まれていた。

　基本的認知機能と社会機能の関係において、Greenらは社会的認知（social cognition）の障害がその間に介在する社会機能の決定因子として機能していると提案し（図1；Green, et al, 2000；Green and Nuechterlein, 1999）、近年の研究により支持さ

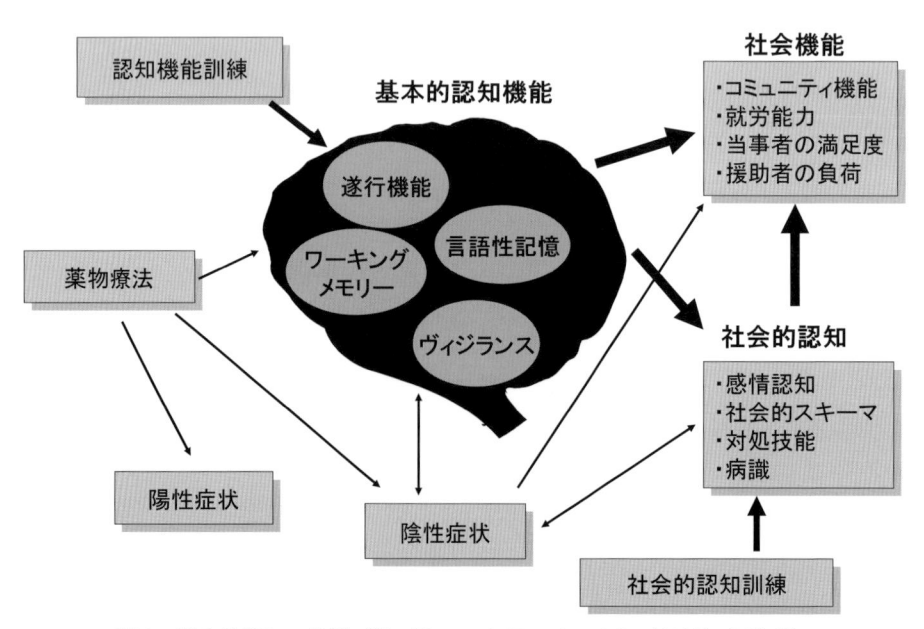

図1　社会的認知の位置づけ（Green & Nuechterlein（1999）を改変）

れている（Addington, et al, 2006；Brekke, et al, 2005；Couture, et al, 2006；Sergi, et al, 2006；Vauth, et al, 2004）。基本的認知機能への訓練効果の般化は非常に限定されるとする報告が多い中、より社会機能に近位の因子を標的とした介入の方がより効果的であるとも考えられ、心理社会的介入による社会的認知の改善の可能性について盛んに研究されるようになった。

1．統合失調症における社会的認知の障害

　社会的認知とは、他人の意図や行動に対する知覚、解釈、反応という、社会的関係性をかたち作るのに必要な一連の心の働きを指す（Brothers, 1990；Fiske and Taylor, 1991；Kunda, 1999）。Adolphs（2001）は、自己と他者の関係の表象を構築し、社会的な行動のためにそれらの表象を柔軟に用いる能力と定義づけており、対人関係機能において不可欠といえ、その障害により職場、学校、家族など様々な場面で、状況の誤認や不適切な反応といった重大な支障をきたす。

　統合失調症において、社会的認知は基本的認知機能と関連はあるが異なったものであることが明らかになりつつある（Green, et al, 2005；Penn, et al, 1997；Penn, et al, 1996）。相関は概して小さく（Greig, 2004；Ihnen, et al, 1998；Kee, et al, 1998；Pinkham and Penn, 2006；Sergi and Green, 2002）、また陰性症状によっても説明されない（Sergi, et al, 2007）。機能画像研究は社会的な刺激と非社会的な刺激は異なった神経システムによって処理されていることを示しており、前頭前野、紡錘状回、上側頭回、扁桃体からなる神経ネットワークが関わっているとする所見が蓄積されつつある（Brunet-Gouet and Decety, 2006；Pinkham, et al, 2003）。

　統合失調症の社会的認知の研究には2つの流れがあるといえ、ひとつは英国で始まった社会的認知と思考障害との関連を通した、妄想などの精神症状の理解を目的としたもので、もう一方は北米を中心とする機能レベルと社会的認知の関連を扱うもので、感情処理（emotional processing）、社会的知覚（social perception）、心の理論（Theory of Mind；ToM）、帰属スタイル（attributional style）などがその対象となった。

　感情処理のコンポーネントのうち、表情や音声から相手の感情を同定する能力、すなわち感情認知（emotion perception）は、統合失調症の社会的認知研究において最も盛んに検討されてきた。それは顔面表情の写真や感情を表現した音声の提示などにより評価される（例、Kerr and Neale, 1993）。統合失調症の感情処理に関する障害はこれまで数多く報告されている（Edwards, 2002, Horan and Blanchard, 2003；Kee, et al, 2006；Kohler, 2006）。

　社会的知覚は、社会的状況や関係性、役割や規則などの社会的な手掛りを、文脈的情報や身振り仕草などから判断するための能力を指し、愛情表現や社会的立場のような対人関係の理解も含む（Corrigan and Green, 1993a；Corrigan, et al, 1992；Fiske, 1992）。ビデオテープ課題などを用いてその障害が報告されている（Corrigan and Green, 1993b）。

　心の理論とは"mentalizing"、社会的知能とも呼ばれ、他人の心的状態を理解したりその内容を正確に推測したりする能力を指し、ユーモア、うそ、比喩、皮肉などの理解も含まれる。統合失調症において用いられる心の理論の測定法はしばしば小児発達研究で用いられる課題を修正したもので、古典的なSally and Ann課題（課題中の人物が状況についての誤った信念を抱いていることを理解する）はその代表例である。心的状態を推測して筋の通った順序に漫画のパネルを並び替える課題や、ビデオに描かれた人物の皮肉やうそを同定する課題もみられる（Frith and Corcoran, 1996；McDonald, et al, 2002）。統合失調症患者の心の理論課題における障害が繰り返し報告されている（Brüne, 2005；Corcoran, 2001）。

　帰属スタイルでは、生活上において起こりうる様々な出来事につき、その原因を如何に説明するのかを評価する。当初は被害妄想などの心理学的メカニズムの理解を目的として研究された。例えば、被害妄想を有する人は、身に起きた良からぬ出来事について、「状況」ではなく「相手」を非難する特徴や、あいまいな事柄を他人の敵意と考えたり、熟考することなくすぐに結論に飛んでしまったりする傾向がみられる（Bentall, 2001；Garety and Freeman, 1999）。

　多くの統合失調症患者が、これらの領域において重大な障害を呈することが明らかになってきてい

る。当初の研究は慢性期患者を対象に行われていたが、近年は未治療もしくは発症間もない患者における社会的認知の障害も報告されてきている（Edwards, et al, 2001；Herbener, et al, 2005；Pinkham, et al, 2007；Wolwer, et al, 1996）。加えて、社会的認知の障害は統合失調症患者の家族研究でも認められており（Farzin, et al, 2006；Gur, et al, 2007；Kee, et al, 2004）、発症に進展するハイリスク群の特徴としても位置づけられうる。

2．社会的認知の障害の可塑性

　統合失調症における社会的認知の改善の可能性を模索した近年の心理社会的介入研究は、短期的な実験的手法、包括的な治療パッケージに社会的認知の訓練が組み込まれた長期研究、そして社会的認知の技能に標的を絞った長期介入研究に区分されうる（Horan, et al, 2008）。

3．短期的な実験的研究

　実験的手法を用いた研究は、1、2回のセッションという短期の実験的介入による、社会的認知課題のパフォーマンスの可塑性を検証するものである。多くの研究が表情認知を検討しているが、研究により扱われた表情や評価形式に相違がみられる。介入は通常1時間以下で、介入手法は金銭を用いた強化、表情の模倣、コンピュータを用いた訓練など様々である。各研究において、積極的な介入を受けた患者群は表情認知において有意な改善を認めている。他の感情認知課題への般化や（Combs, et al, 2006；Penn and Combs, 2000）、効果の持続（Combs, et al, 2006）などの報告もみられる。

　Sarfatiら（2000）はToM Cartoon課題を用いて、提示形式（言語的、視覚的）による成績の相違を検討し、登場人物の意図の理解における言語的情報の有用性を示した。またKayserら（2006）は、フィルムクリップ課題を用いてToM訓練効果の可能性を示唆した。

　実験的な介入研究の結果は概して課題成績の可塑性に肯定的であるが、訓練内容と検査内容の高度な類似性から、単なる課題のための訓練という批判もみられる。

4．社会的認知を含む包括的な治療研究

　これらは包括的な心理社会的治療パッケージの中に、社会的認知の訓練を組み入れたもので、基本的な認知機能への介入を基礎に、その改善の社会的機能レベルや精神症状への般化を目的として、社会的認知に関連した訓練を伴っている。Integrated Psychological Therapy（IPT；Brenner, et al, 2004）は社会的知覚に関する訓練も含んでいるものの、社会的認知に関する尺度を含む研究は見当たらず、IPTの社会的認知への効果は明らかではない（Roder, et al, 2006）。

　Van der Gaagら（2002）のプログラムは、表情の模倣、情緒的な文章の音読、ロールプレイなどの感情認知や社会的知覚に関する訓練を含み、それらは重要な治療標的としても位置づけられている。対照群に比して表情同定課題において有意な改善をみせた。

　Bellら（2001）は外来患者を対象に認知機能訓練の付加効果を検討した。コンピュータを用いた認知機能訓練に加えて、Ben-Yishay（1985）のモデルに基づく社会的処理に関するグループワークをも併用した。5ヵ月の介入の後、複合的介入群は対照（作業療法単独）群に比して、ToM課題に差はみられなかったが感情認知において有意な改善効果をみせた。

　Emotion Management TrainingはIPTから派生した24セッションからなるグループ介入で、表情認知、社会適応、精神症状を標的とし、自他の感情表出、対処技能の評価と新たな獲得、ストレス耐性などを扱う（Hodel, et al, 2004）。治療抵抗性入院患者において、同訓練群は問題解決訓練群に比して、精神症状や社会適応のみならず、表情認知においても有意な改善を見せた。しかし4ヵ月後の追跡評価において、社会適応と精神症状における改善は維持されていたが、感情認知の成績はベースラインに戻っていた。

　Cognitive Enhancement Therapy（CET；Hogarty, et al, 2004）は、認知機能、社会的認知、社会適応能

力を標的としている。コンピュータを用いた基本的認知機能への訓練で始まり、感情や社会的文脈の評価などの社会的認知を標的としたグループ訓練が順次行われ、友人について語るような訓練も含まれている。初期のRCTでは支持療法に比して有意な社会的認知の改善は認められなかったが（Hogarty, et al, 2006）、早期統合失調症患者を対象とした報告（Eack, et al, 2007）では、12ヵ月のCET介入は対照群に比して感情処理課題Mayer-Salovey-Caruso Emotional Intelligence Test（MSCEIT；Mayer, et al, 2003）において有意な改善がみられた。

5．社会的認知を標的とした治療研究

近年、社会的認知の評価尺度におけるパフォーマンスの改善を標的とした、社会的認知に特化した訓練を用いた研究が行われるようになっている。ドイツのWolwer、Frommannらのグループは統合失調症患者へ向けた12セッションからなるTraining in Affect Recognition programを開発した。基本的な表情の識別で始まり、感情の強度の相違や複雑な表情へと進展していく。そして身振り仕草や社会的文脈の理解といったような、実生活状況に関連した情報と表情情報を統合する段階へと進む。コンピュータを用いた表情認知訓練も組み入れられている。入院患者を、1）同感情認知訓練、2）注意、記憶、遂行機能を標的とした認知機能訓練、3）通常の治療に振り分けた研究において、感情認知訓練群では表情認知は改善したものの言語学習、長期記憶における改善はみられなかったのに対して、認知機能訓練群では言語学習、長期記憶の改善がみられたものの表情認知の改善はみられなかった（Wolwer, et al, 2005）。標準的な認知機能訓練のみでは表情認知の改善には不充分であること、そして表情認知の改善は必ずしも非社会的基本的認知機能の改善に因らないことが示唆された。

イタリアのRonconeら（2004）は統合失調症入院患者に対して、社会的認知の改善を目的とした独自の訓練手法を用いた。もとは学習障害に対して開発されたメタ認知学習戦略が、患者のToM、社会的知能、感情認知領域の技能の改善を目的として用いられた。この22セッションからなるグループ・プログラムは、彼らが行動を予測しそして柔軟な答えを産出するという、学習した内容ではなくその過程に焦点を当てている。このプログラムの目的は、患者の受動的で依存的な認知スタイルを能動的で自主的なものに変化させることともいえる。通常治療群に比して、当治療群はToM課題、社会的知能、感情認知の尺度において改善がみられ、遂行機能、陰性症状、社会機能などの指標においてもより改善がみられた。

米国のPennらのSocial Cognitive and Interaction Training（SCIT；Penn, et al, 2007）は18セッションからなり、感情認知、帰属スタイル、ToMを扱い、訓練材料として社会的関係に関するスチール写真やビデオクリップも開発された。最初の段階では基本的な感情の定義とそれらを表情と結びつけることに焦点を置き、次の段階では短絡的な結論づけの回避や、推測と事実を区別するToM技能の改善などが目標となる。最終段階ではそれらの現実的社会状況への応用を試み、技能の統合と般化に焦点が置かれる。入院患者において、対処技能訓練群に比してSCIT群は表情認知、帰属スタイル、ToM、および社会的ネットワークにおいて有意な改善効果をみせた（Combs, et al, 2007）。

米国のHoranら（2009）は、この種の研究で初めて外来患者を対象として、Training in Affect Recognition program（Wolwer, et al, 2005）、SCIT（Penn, et al, 2007）における感情認知と帰属スタイルの訓練に、新たに開発した社会的知覚とToMを標的とした訓練を組み合わせ社会的認知の各領域を網羅した12セッションからなる社会的認知訓練を行った。心理教育（疾患自己管理と再発予防）を行った対照群に比して、有意な表情認知の改善効果を認めた。

6．社会的認知介入研究の展望

統合失調症の社会的認知の障害が機能レベルの重要な決定因子であるという知見は、社会的認知レベルでの介入の根拠となる。当障害への心理社会的介入研究はまだ緒についたばかりであるが、1）社会的認知課題の成績は実験的介入により改善しうる、2）社会的認知訓練を含む包括的介入は、一部の社会的認知領域に効果がみられる、3）社会的認知に特化し

た訓練は社会的認知の複数領域にわたる改善を導きうる、ということが示唆され更なる開発が期待される。

　これまで社会的認知の介入研究の多くが感情認知に焦点を置いてきたが、勿論それのみでは機能レベルの改善には不充分である。定義の不一致（Green, et al, 2005）や訓練対象としての困難さなどが、他領域の介入研究の進展を妨げてきたが、近年これらを扱う研究がみられ始め、ToMや帰属スタイルの領域においても良好な結果が得られ始めている（Kayser, et al, 2006；Moritz and Woodward, 2007；Penn, et al, 2005；Roncone, et al, 2004）。

　より効果的な訓練方法の検討も重要である。言語化、反復、表情の模倣、コンピュータ訓練、写真などの社会的題材を用いた討論、実体験についての討論、ロールプレイなど、様々な方法がこれまで用いられそれぞれに効果がみられる。また、宿題形式の訓練は施行場所を選ばない利点があると考えられる（Nemoto, et al, in submission）。訓練効果の持続性の検討も今後の課題である。評価についても共通した指標の使用が望まれる一方で、感度や天井効果の問題（Subotnik, et al, 2006）などから、統合失調症患者の介入研究に適した社会的認知評価指標の開発の必要性についても議論されている。

　また、基本的認知機能と社会的認知の関係性の更なる検討も必要である。基本的認知機能の改善が社会的認知の改善に、土台基礎のように必須であるかどうかはまだ明らかでない。例えば、CET（Hogarty, et al, 2006）の社会的認知に対する効果は基本的認知機能（とくに処理速度）における改善が介在していることが見出された一方、社会的認知に特化した介入研究は、基本的認知機能の訓練を併用せずとも社会的認知の改善効果を明らかにした。Wolwerら（2005）は、認知機能と社会的認知（表情認知）における改善過程は異なった軌道を描くことを示唆した。社会的認知介入が単独でも成立しうるものであるのか、もしくは包括的治療パッケージや認知機能改善薬との相乗効果に期待が向けられるものであるのかについて更なる検討が必要である。

　社会的認知は今やニューロサイエンスにおける最重要テーマの1つであり、日々アップデートされる知見に常に留意し、遅滞なく臨床場面への応用、還元に挑んでいくことが今後の我々の使命といえよう。

文　　献

1) Addington J, Saeedi H, Addington D：Facial affect recognition：a mediator between cognitive and social functioning in psychosis? *Schizophrenia Research* 85：142-150, 2006.
2) Adolphs R：The neurobiology of social cognition. *Current Opinion Neurobiology* 11：231-239, 2001.
3) Bell MD, Zito W, Greig T, Wexler BE：Neurocognitive enhancement therapy with vocational services：work outcomes at two-year follow-up. *Schizophrenia Research* 105：18-29, 2008.
4) Bell M, Bryson G, Greig T：Neurocognitive enhancement therapy with work therapy. *Archives of General Psychiatry* 58：763-768, 2001.
5) Ben-Yishay Y, Rattok JA, Lakin P, et al.：Neuropsychological rehabilitation：quest for a holist approach. *Seminars in Neurology* 5：252-259, 1985.
6) Bentall RP, Corcoran R, Howard R, et al.：Persecutory delusions：a review and theoretical integration. *Clinical Psychology Review* 21：1143-1192, 2001.
7) Brekke JS, Kay DD, Kee KS, et al.：Biosocial pathways to functional outcome in schizophrenia. *Schizophrenia Research* 80：213-225, 2005.
8) Brenner HD, Roder V, Hodel B, et al.：*Integrated Psychological Therapy for Schizophrenic Patients*. Seattle, Wash：Hogrefe & Huber, 2004.
9) Brothers L：The neural basis of primate social communication. *Motivation and Emotion* 14：81-91, 1990.
10) Brüne M："Theory of mind" in schizophrenia：a review of the literature. *Schizophrenia Bulletin* 31：21-42, 2005.
11) Brunet-Gouet E, Decety J：Social brain dysfunctions in schizophrenia：a review of neuroimaging studies. *Psychiatry Research* 148：75-92, 2006.
12) Carter CS：Understanding the glass ceiling for functional outcome in schizophrenia. *American Journal of Psychiatry* 163：356-358, 2006.
13) Chino B, Mizuno M, Nemoto T, et al.：Relation between social functioning and neurocognitive test results using the Optional Thinking Test in schizophrenia. *Psychiatry and Clinical Neurosciences* 60：63-69, 2006.
14) Combs DR, Adams SD, Penn DL, et al.：Social

Cognition and Interaction Training (SCIT) for inpatients with schizophrenia spectrum disorders: preliminary findings. *Schizophrenia Research* 91: 112-116, 2007.
15) Combs DR, Tosheva A, Wanner J, et al.: Remediation of emotion perception deficits in schizophrenia: the use of attentional prompts. *Schizophrenia Research* 87: 340-341, 2006.
16) Corcoran R: Theory of mind and schizophrenia. In Corrigan PW, Penn DL (eds), *Social Cognition and Schizophrenia*. Washington, DC: American Psychological Association, pp 149-174, 2001.
17) Corrigan PW, Green MF: Schizophrenic patients' sensitivity to social cues: the role of abstraction. *American Journal of Psychiatry* 150:589-594, 1993a.
18) Corrigan PW, Green MF: The Situational Feature Recognition Test: a measure of schema comprehension for schizophrenia. *International Journal of Methods in Psychiatric Research* 3: 29-35, 1993b.
19) Corrigan PW, Wallace CJ, Green MF: Deficits in social schemata in schizophrenia. *Schizophrenia Research* 8: 129-135, 1992.
20) Couture SM, Penn DL, Roberts DL: The functional significance of social cognition in schizophrenia: a review. *Schizophrenia Bulletin* 32 Suppl 1: S44-63, 2006.
21) Eack S, Hogarty GE, Greenwald DP, et al.: Cognitive enhancement therapy improves emotional intelligence in early course schizophrenia: preliminary effects. *Schizophrenia Research* 89: 308-311, 2007.
22) Edwards J, Jackson, H.J., Pattison, P.E.: Emotional recognition via facial expression and affective prosody in schizophrenia: a methodological review. *Clinical Psychology Review* 22: 789-832, 2002.
23) Edwards J, Pattison PE, Jackson HJ, et al.: Facial affect and affect prosody recognition in first-episode schizophrenia. *Schizophrenia Research* 48: 235-253, 2001.
24) Farzin I, Platek SM, Panyavin IS, et al.: Self-face recognition and theory of mind in patients with schizophrenia and first-degree relatives. *Schizophrenia Research* 88: 151-160, 2006.
25) Fiske AP: The four elementary forms of sociality: framework for a unified theory of social relations. *Psychological Review* 99: 689-723, 1992.
26) Fiske ST, Taylor SE: *Social cognition*, 2nd ed. New York, NY: McGraw-Hill Book Company, 1991.
27) Frith CD, Corcoran R: Exploring 'theory of mind' in people with schizophrenia. *Psychological Medicine* 26: 521-530, 1996.
28) Garety PA, Freeman D: Cognitive approaches to delusions: a critical review of theories and evidence. *British Journal of Clinical Psychology* 38: 113-154, 1999.
29) Green MF, Kern RS, Braff DL, et al.: Neurocognitive deficits and functional outcome in schizophrenia: are we measuring the "right stuff"? *Schizophrenia Bulletin*. 26: 119-136, 2000.
30) Green MF, Kern RS, Heaton RK: Longitudinal studies of cognition and functional outcome in schizophrenia: implications for MATRICS. *Schizophrenia Research* 72: 41-51, 2004.
31) Green MF, Nuechterlein KH: Should schizophrenia be treated as a neurocognitive disorder? *Schizophrenia Bulletin* 25: 309-319, 1999.
32) Green MF, Olivier B, Crawley JN, et al.: Social cognition in schizophrenia: recommendations from the MATRICS New Approaches Conference. *Schizophrenia Bulletin* 31: 882-887, 2005.
33) Greig TC, Bryson GJ, Bell MD: Theory of mind performance in schizophrenia: diagnostic, symptom, and neuropsychological correlates. *Journal of Nervous and Mental Disease* 192: 12-18, 2004.
34) Gur RE, Calkins ME, Gur RC, et al.: The consortium on the genetics of schizophrenia: neurocognitive endophenotypes. *Schizophrenia Bulletin* 33: 49-68, 2007.
35) Herbener ES, Hill KS, Marvin R, et al.: Effects of antipsychotic treatment on emotion perception deficits in first-episode schizophrenia. *American Journal of Psychiatry* 162: 1746-1748, 2005.
36) Heydebrand G, Weiser M, Rabinowitz J, et al.: Correlates of cognitive deficits in first episode schizophrenia. *Schizophrenia Research* 68: 1-9, 2004.
37) Hodel B, Kern RS, Brenner HD: Emotion Management Training (EMT) in persons with treatment-resistant schizophrenia: first results. *Schizophrenia Research* 68: 107-108, 2004.
38) Hogarty GE, Flesher S, Ulrich R, et al.: Cognitive enhancement therapy for schizophrenia. *Archives of General Psychiatry* 61: 866-876, 2004.
39) Hogarty GE, Greenwald DP, Eack SM: Durability

40) Horan WP, Blanchard JJ：Neurocognitive, social, and emotional dysfunction in deficit syndrome schizophrenia. *Schizophrenia Research* 65：125-137, 2003.
41) Horan WP, Kern RS, Green MF, et al.：Social cognition training for individuals with schizophrenia：emerging evidence. *American Journal of Psychiatric Rehabilitation* 11：205-252, 2008.
42) Horan WP, Kern RS, Shokat-Fadai K, et al.：Social cognitive skills training in schizophrenia：an initial efficacy study of stabilized outpatients. *Schizophrenia Research* 107：47-54, 2009.
43) Horan WP, Rassovsky Y, Green MF：Stimulating development of new drugs to improve cognition in schizophrenia. *Current Psychosis & Therapeutics Reports* 3：68-73, 2005.
44) Ihnen GH, Penn DL, Corrigan PW, et al.：Social perception and social skill. *Psychiatry Research* 80：275-286, 1998.
45) Kayser N, Sarfati Y, Besche C, et al.：Elaboration of a rehabilitation method based on a pathogenetic hypothesis of "theory of mind" impairment in schizophrenia. *Neuropsychological Rehabilitation* 16：83-95, 2006.
46) Kee KS, Horan WP, Mintz J, et al.：Do the siblings of schizophrenia patients demonstrate affect perception deficits? *Schizophrenia Research* 67：87-94, 2004.
47) Kee KS, Horan WP, Wynn JK, et al.：An analysis of categorical perception of facial emotion in schizophrenia. *Schizophrenia Research* 87：228-237, 2006.
48) Kee KS, Kern RS, Green MF：Perception of emotion and neurocognitive functioning in schizophrenia：what's the link? *Psychiatry Research* 81：57-65, 1998.
49) Kerr SL, Neale JM：Emotion perception in schizophrenia：specific deficit or further evidence of generalized poor performance? *Journal of Abnormal Psychology* 102：312-318, 1993.
50) Kohler CG, Martin EA：Emotional processing in schizophrenia. *Cognitive Neuropsychiatry* 11：250-571, 2006.
51) Kunda Z：*Social cognition：Making sense of people*. Cambridge, MA：MIT Press, 1999.
52) Kurtz MM, Seltzer JC, Shagan DS, et al.：Computer-assisted cognitive remediation in schizophrenia：what is the active ingredient? *Schizophrenia Research* 89：251-260, 2007.
53) Marder SR, Fenton W：Measurement and Treatment Research to Improve Cognition in Schizophrenia：NIMH MATRICS initiative to support the development of agents for improving cognition in schizophrenia. *Schizophrenia Research* 72：5-9, 2004.
54) Mayer JD, Salovey P, Caruso DR, et al.：Measuring emotional intelligence with the MSCEIT V2.0. *Emotion* 3：97-105, 2003.
55) McDonald S, Flanagan S, Rollins J：*The Awareness of Social Inference Test*. Suffolk, UK：Thames Valley Test Company, Ltd, 2002.
56) McGurk SR, Mueser KT, Feldman K, et al.：Cognitive training for supported employment：2-3 year outcomes of a randomized controlled trial. *American Journal of Psychiatry* 164：437-441, 2007.
57) Mizuno M, Kashima H：Neuropsychological investigation of the effects of psychiatric rehabilitation strategies for schizophrenia. In Kashima H, Falloon IRH, Mizuno M, Asai M (eds), *Comprehensive Treatment of Schizophrenia*. Tokyo：Springer-Verlag, pp 20-27, 2002.
58) Moritz S, Woodward TS：*Metacognitive Skill Training for Patients with Schizophrenia (MCT), 2nd Edition Manual*. Hamburg：VanHam Campus Verlag, 2007.
59) Nemoto T, Kashima H, Mizuno M：Contribution of divergent thinking to community functioning in schizophrenia. *Progress in Neuro-Psychopharmacology & Biological Psychiatry* 31：517-524, 2007.
60) Nemoto T, Mizuno M, Kashima H：Qualitative evaluation of divergent thinking in patients with schizophrenia. *Behavioural Neurology* 16：217-224, 2005.
61) Nemoto T, Yamazawa R, Kobayashi H, et al.：Cognitive training for divergent thinking in schizophrenia：a pilot study, in submission.
62) Penn D, Roberts DL, Munt ED, et al.：A pilot study of social cognition and interaction training (SCIT) for schizophrenia. *Schizophrenia Research* 80：357-359, 2005.
63) Penn DL, Addington J, Pinkham A：Social cognitive impairments. In Lieberman JA, Stroup TS, Perkins DO (eds), *American psychiatric association*

textbook of schizophrenia. Arlington, VA：American Psychiatric Publishing Press, inc., pp 261-274, 2006.
64）Penn DL, Combs D：Modification of affect perception deficits in schizophrenia. *Schizophrenia Research* 46：217-229, 2000.
65）Penn DL, Corrigan PW, Bentall RP, et al.：Social cognition in schizophrenia. *Psychological Bulletin* 121：114-132, 1997.
66）Penn DL, Roberts DL, Combs D, et al.：Best practices：the development of the social cognition and interaction training program for schizophrenia spectrum disorders. *Psychiatric Services* 58：449-451, 2007.
67）Penn DL, Spaulding WD, Reed D, et al.：The relationship of social cognition to ward behavior in chronic schizophrenia. *Schizophrenia Research* 20：327-335, 1996.
68）Pinkham AE, Penn DL：Neurocognitive and social cognitive predictors of interpersonal skill in schizophrenia. *Psychiatry Research* 143：167-178, 2006.
69）Pinkham AE, Penn DL, Perkins DO, et al.：Emotion perception and social skill over the course of psychosis：a comparison of individuals "At-risk" for psychosis and individuals with early and chronic schizophrenia spectrum illness. *Cognitive Neuropsychiatry* 12：198-212, 2007.
70）Pinkham AE, Penn DL, Perkins DO, et al.：Implications for the neural basis of social cognition for the study of schizophrenia. *American Journal of Psychiatry* 160：815-824, 2003.
71）Roder V, Mueller DR, Mueser KT, et al.：Integrated Psychological Therapy (IPT) for schizophrenia：is it effective? *Schizophrenia Bulletin* 32：S81-S93, 2006.
72）Roncone R, Mazza M, Frangou I, et al.：Rehabilitation of theory of mind deficit in schizophrenia：a pilot study of metacognitive strategies in group treatment. *Neuropsychological Rehabilitation* 14：421-435, 2004.
73）Sarfati Y, Passerieux C, Hardy-Baylé MC：Can verbalization remedy theory of mind deficit in schizophrenia? *Psychopathology* 33：246-251, 2000.
74）Sergi MJ, Green MF：Social perception and early visual processing in schizophrenia. *Schizophrenia Research* 59：233-241, 2002.
75）Sergi MJ, Rassovsky Y, Nuechterlein KH, et al.：Social perception as a mediator of the influence of early visual processing on functional status in schizophrenia. *American Journal of Psychiatry* 163：448-454, 2006.
76）Sergi MJ, Rassovsky Y, Widmark C, et al.：Social cognition in schizophrenia：relationships with neurocognition and negative symptoms. *Schizophrenia Research* 90：316-24, 2007.
77）Subotnik KL, Nuechterlein KH, Green MF, et al.：Neurocognitive and social cognitive correlates of formal thought disorder in schizophrenia patients. *Schizophrenia Research* 85：84-95, 2006.
78）Twamley EW, Jeste DV, Bellack AS：A review of cognitive training in schizophrenia. *Schizophrenia Bulletin* 29：359-382, 2003.
79）van der Gaag M, Kern RS, van den Bosch RJ, et al.：A controlled trial of cognitive remediation in schizophrenia. *Schizophrenia Bulletin* 28：167-176, 2002.
80）Vauth R, Rusch N, Wirtz M, et al.：Does social cognition influence the relation between neurocognitive deficits and vocational functioning in schizophrenia? *Psychiatry Research* 128：155-165, 2004.
81）Velligan DI, Kern RS, Gold JM：Cognitive rehabilitation for schizophrenia and the putative role of motivation and expectancies. *Schizophrenia Bulletin* 32：474-485, 2006.
82）Wolwer W, Frommann N, Haufmann S, et al.：Remediation of impairments in facial affect recognition in schizophrenia：efficacy and specificity of a new training program. *Schizophrenia Research* 80：295-303, 2005.
83）Wolwer W, Streit M, Polzer U, et al.：Facial affect recognition in the course of schizophrenia. *European Archives of Psychiatry and Clinical Neuroscience* 246：165-170, 1996.
84）Yamashita C, Mizuno M, Nemoto T, et al.：Social cognitive problem-solving in schizophrenia：associations with fluency and verbal memory. *Psychiatry Research* 134：123-129, 2005.

（根本隆洋・水野雅文）

F. 認知療法と認知機能

1. 認知療法

認知療法（もしくは認知行動療法）はBeck ATによって気分障害に対する治療法として創められた精神療法であり、今日ではその効果は確立されたものとなっている。米国精神医学会（APA）のガイドラインでは、うつ病に効果的な精神療法として認知行動療法と対人関係療法があげられている[1]。認知療法（ないしは認知行動療法．以下、認知療法という）は精神療法の中でも最もその効果についてのエビデンスの多い精神療法であろう。

大うつ病の急性期における治療効果はメタ解析によって確かめられている[2]。軽度から中等度の大うつ病の急性期における治療効果は、薬物療法と同等であるとする報告[3]や薬物療法よりもむしろ効果が高いとするメタ解析の結果がある[4]。また、認知療法はその他の精神療法（行動療法・対人関係療法・力動的精神療法など）と同等ないしはそれ以上の効果を有するとされている[5,6]。急性期だけでなく維持期における効果も確認されている[7]。維持期においては薬物療法単独で行うよりも効果が高いことがメタ解析によって示されており[8]、薬物療法単独よりも薬物療法と認知療法を併用した方が再燃予防効果が有意に高いとされている[9]。メディアなどに取り上げられ、一般にも知られるようになった反面、それに見合うほど専門の治療者や実際の治療件数は多くないという問題はあるにせよ、重要な治療法であることは論を待たない。

認知療法は、人間の感情や行動はイベントや状況の直接の帰結として生じるのではなく、その間に悲観的あるいは非機能的「認知」が存在しているというモデルを基盤としている。悲観的あるいは非機能的「認知」のあり方を修正することで、その人の感情や行動の表現が変化するという理論にもとづいて治療技法が成り立っている。認知療法の理論では、自動思考とスキーマという2つのレベルの歪んだ「認知」から歪みをなくすように修正することで、感情や行動を望ましいものに変えることができると考える。

今日では認知療法の適応は拡大し、気分障害、パニック障害、強迫性障害、社会不安障害、心的外傷後ストレス障害（PTSD）、摂食障害、統合失調症などの疾患に対して行われるようになっている。なお最近、認知療法の新しい潮流として、アクセプタンスとマインドフルネスを重視する流派（例えば、Kabat-Zinnのマインドフルネス・ストレス軽減法、Linehanの弁証法的行動療法、Segalのマインドフルネス認知療法）が注目されている。これは、従来の認知療法のように思考の内容を修正しようとするのではなく、思考や感情を心の中に生じる一過性の現象としてあるがままに観察する能力（「脱中心化」、あるいは「距離をとる」という）を高めようとする治療法であり、瞑想やヨーガなどの非言語的手段を用い、仏教心理学の影響も受けている点に特徴がある。現在、認知療法もさらに発展を続けているといえよう。

2. 認知障害

認知障害とは、cognitive dysfunction あるいは cognitive disturbance の訳語である。一方、高次脳機能障害とはわが国で用いられている用語であり、認知障害と同様の意味で用いられる。認知神経科学でいうところの認知機能とは、記憶、見当識、注意、言語、思考、判断などの脳機能を指しており、人間の「精神活動」全般を指す用語である。

高次脳機能障害とは、伝統的には失語・失行・失認のような大脳皮質の巣症状を指すが、今日ではより包括的な概念として用いられている。2001年度から2005年度までの高次脳機能障害支援モデル事業の過程で、高次脳機能障害の診断基準が定められた。それによると高次脳機能障害とは記憶障害・注意障害・遂行機能障害・社会的行動障害（依存・退行、欲求コントロール低下、感情コントロール低下、対人技能拙劣、固執性、意欲の低下・抑うつ）など

の認知障害を有するものとされる[10]。これらの障害は、今日、様々な神経心理学的検査方法によって計測することが可能になっている。したがって、認知障害とは神経心理学的計測によって定義される操作的な概念ということもできる。

今日、認知機能という場合には上記のような概念として用いるのが一般的であり、言うまでもなくこれは認知療法でいうところの「認知」とは異なった概念である。認知療法で用いられる「認知」という用語は、認知神経科学で使われる用語より広範な意味を有する臨床精神医学、臨床心理学上の比較的緩やかな意味をもった用語である。本稿のテーマである「認知」療法と「認知」機能を考えるときの問題点は、この２つの「認知」という用語が互いに異なる次元で独立に用いられているということであろう。すなわち、「認知」療法が扱う「認知」の歪みは「認知」障害を意味するものではないし、「認知」療法は神経心理学的な「認知」機能を改善させることを目的としてはいない。では、認知療法において認知機能を考えることの今日的意義は何なのか。

本稿では、便宜上、気分障害に対する認知療法と認知機能に関する検討に焦点を絞って概説する。

3．気分障害と認知障害

気分障害における認知障害に関する研究はそれほど多いわけではないが、これまでに興味深い知見が得られている。

認知障害を大脳機能の異常として考えるとき、器質的脳病変の明確な疾患の方が考えやすい。気分障害のうち、器質的要因の強いものとして血管性うつ病（Vascular Depression：VaD）がある[11,12]。VaDの一病型である Post Stroke Depression（PSD）に関しては、患者の認知機能を Mini Mental State Examination（MMSE）で評価した報告がいくつかあり、いずれもうつ状態の重症度と認知障害の程度（MMSEの得点）が関連するとしている[13,14]。また、106名の脳血管障害患者を前方視的に調べた報告によると、PSD患者は非PSD患者に比してほとんどすべての認知機能課題で成績が悪く、とくに記憶、非言語性の問題解決、注意、精神運動反応速度の領域で障害が目立っていたという[15]。256名の脳梗塞患者に対して発症3-4ヵ月後に遂行機能に関係する神経心理学的検査を施行した報告では、104例（40.6％）の患者に遂行機能障害を認め、それはBeckうつ病尺度の点数と相関していたという[16]。VaDのもうひとつの病型であるMRI-defined VaDでは、遂行機能、言語性・非言語性記憶が障害されるという報告がある[17]。

器質的脳病変がVaDほど明らかでない（いわゆる内因性）気分障害においても、種々の認知障害が報告されている。単極性気分障害患者は記憶の再生障害があり[18]、とくに空間性記憶が障害されているという[19]。未治療のうつ病患者では、治療されているうつ病患者に比べて、情報処理機能に関する課題の成績が悪く、治療を受けている群は対照群と有意差はなかったという[20]。また、精神運動反応速度、記憶、持続的注意、ワーキングメモリー、遂行機能などの複数の認知機能ドメインが障害されるという報告もみられる[21]。

気分障害における認知機能についてはいまだ明らかでない部分も多いが、概して記憶・注意・情報処理速度・遂行機能などの認知領域でそれぞれに多少なりとも低下がみられるとするものが多い。ただし、気分エピソードの影響を受けやすく、寛解時には健常レベルと差はないとする報告が多い。

4．いわゆる「認知」の変化と認知機能の変化について

認知療法の効果と認知機能との関係を考察するために、筆者らが行った慢性期の高次脳機能障害者に対しての「リハビリテーション学級（リハ学級）」と称する小集団リハビリテーションの研究を紹介したい[22]。これは、高次脳機能障害者の就労や社会生活を困難にさせる大きな要因となる病識の乏しさ、不適切なコミュニケーション能力、拙劣な対人技能などを改善させることを目標としたものである。医師による疾患教育、臨床心理士による社会技能訓練（Social Skill Training；SST）、作業療法士・臨床心理士を中心としたレクリエーション活動などからなるセッション（約2時間30分）を計10回施行した。「リハ学級」に参加した5症例（年齢27.4±5.6歳、発症からの期間49.4±14.0ヵ月）について、「リハ

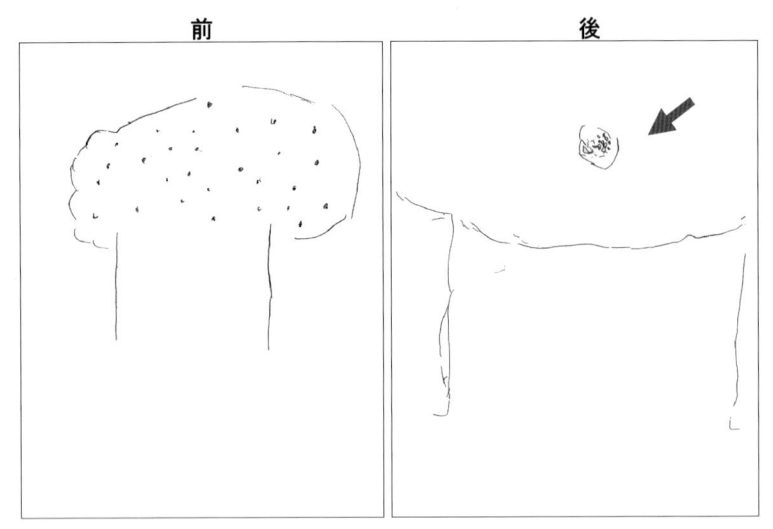

図1　「リハ学級」前後でのバウムテストの変化（1）
症例1：外傷性脳損傷。25歳。男性。受傷後71ヶ月。
木のサイズが用紙におさまりくらなくなるほど大きくなっている。このサイズの木は、客観的認知の困難さと同時に、高い活動性を示している。樹冠の中に「鳥がたくさんの卵を育てて行くところ」を描いており、家族や子孫というものに対する関心を示している。

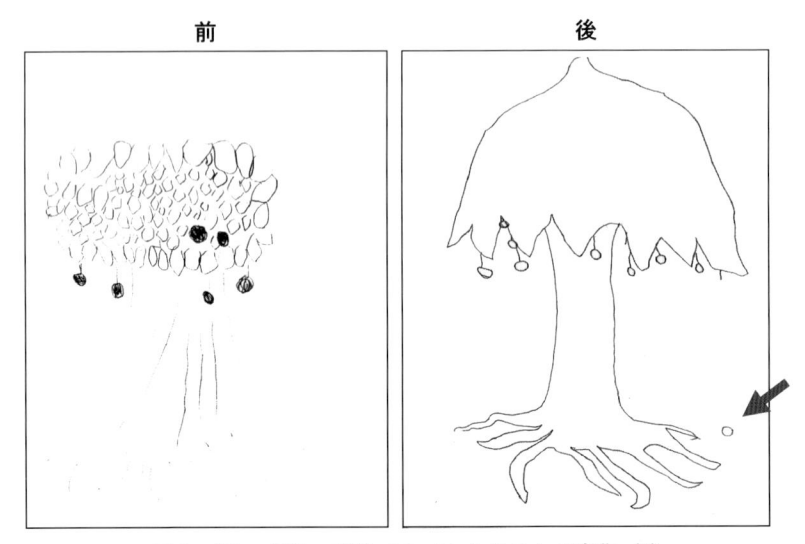

図2　「リハ学級」前後でのバウムテストの変化（2）
症例2：外傷性脳損傷。21歳。男性。受傷後39ヶ月。
覆いかぶさるような樹冠が描かれている。外界から自分を保護しなくてはならないという緊張感を有すると思われる。枝から地面に果実が落下している。これは喪失感のサインとされる。自己を客観的に捉えようとしていること、何らかの喪失体験とそれに対する自己洞察が窺える。

前　　　　　　　　　　　　後

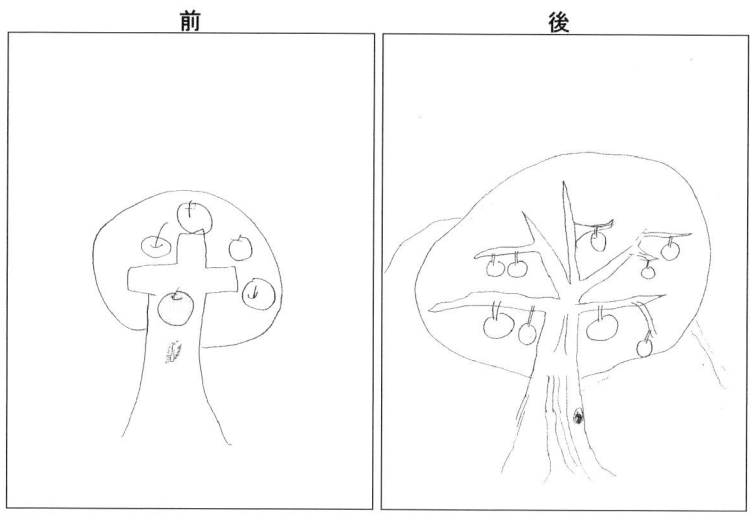

図3　「リハ学級」前後でのバウムテストの変化（3）
症例3：外傷性脳損傷。26歳。男性。受傷後43ヶ月。
木のサイズが大きく、樹冠の内容がより複雑になっている。樹冠部に浮遊していた果実は詳細になった枝に1個ずつ配置され、達成したい課題や目標が具体的・現実的なイメージになっていることが考えられる。

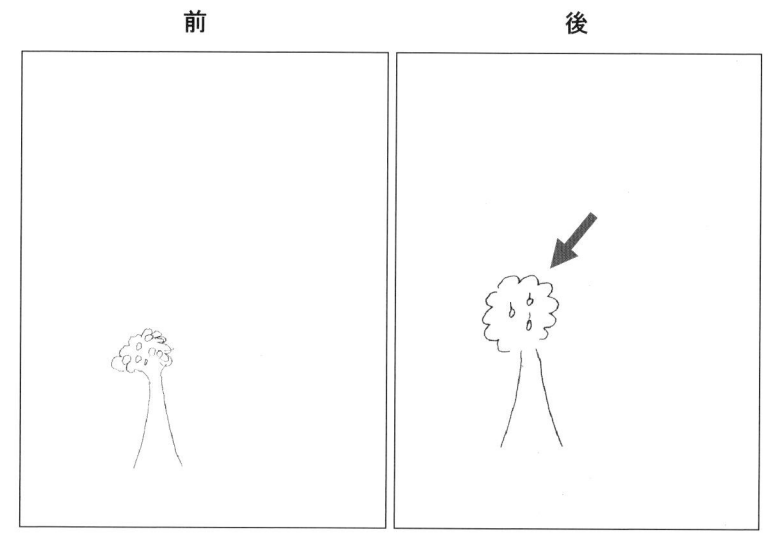

前　　　　　　　　　　　　後

図4　「リハ学級」前後でのバウムテストの変化（4）
症例4：低酸素脳症後遺症。29歳。女性。発症後38ヶ月。
木のサイズが大きくなっており、エネルギーの増大を感じさせる。樹冠部のラインがすっきりしており、前回よりも外界への対処様式が定まっている印象がある。

学級」の前後でバウムテストを施行し変化を調べた（図1-5）。

以上の5症例の「リハ学級」前後のバウムテストの変化からは、全般的に外界への関心の広がりや内的エネルギーが増大していることが示唆された。反面、緊張や喪失感が表現されている症例もあり、現

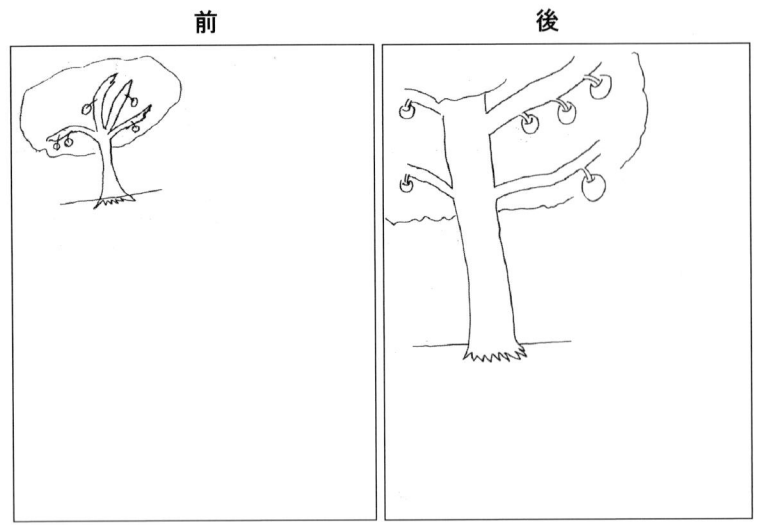

図5　「リハ学級」前後でのバウムテストの変化（5）
症例5：くも膜下出血後遺症。36歳。男性。発症後56ヶ月。
全体的にのびのびした図になっている。樹幹の形は横に広い楕円形で、自分に非常に多くのことが期待されているという思いがあるが、紙面からはみ出した樹冠はエネルギーを感じさせる。

実に目を向けることができるようになった反動として、相応の心理的負荷も存在していることが窺える結果であった。これらの症例では、「リハ学級」という経験を経ることによって、広義の「認知」の変化をきたしたと表現できるかもしれない。しかし、認知神経科学的な意味での「認知」機能の変化はどうであったかというと認知機能全般には著明な変化はみられなかった。すなわち、神経心理学的次元での「認知」機能には改善がみられなかったが、広義の心理的次元での「認知」には変化がみられたのである。

これらの所見は認知療法と認知機能という問題を考える上で示唆的な結果であると思われる。それは、この試みが標的としている認知機能の階層に関係している問題である。

5．神経心理ピラミッド—認知機能の階層—

ニューヨーク大学リハビリテーション部ラスク研究所の「脳損傷者通院プログラム」で用いられている『神経心理ピラミッド』という概念[23]がある（図6）。この概念によると、脳損傷者の認知リハビリテーションを行う場合は、より低次の階層から行うべきであり、低次の階層が十分機能していなければより高次の階層の訓練は有効に行えないというものである。我々の行った「リハ学級」は、この『神経心理ピラミッド』のうち、最上層の"自己の気づき"と第2層の"論理的思考力・まとめ力・多様な発想力・高次遂行機能"の間くらいのレベルに作用するのではないかと考えている。第2層の機能については、有効に作用すれば効果を発揮する可能性があるが、基礎レベルの認知機能である記憶、情報処理速度・効率性、注意力と集中力などについては、別の方法によって訓練を行うべきであり、「リハ学級」はそれらの個人訓練を十分行った症例に対して行ってこそ意義あるものになると考えている。

気分障害と器質的脳損傷では病態生理や臨床症状が異なるので、認知療法をこの『神経心理ピラミッド』にあてはめるのは無理な面もあるが、あえて敷衍すれば認知療法は『神経心理ピラミッド』の最上層に働きかける治療法と考えることもできる。もとより軽度から中等度の気分障害では病識は保たれているわけであるが、「二分割思考」、「恣意的推論」、「極端な一般化」、「自己との関連付け」、「拡大視・縮小視」などの認知療法でいう「認知」の歪みを、最

ニューヨーク大学リハビリテーション部ラスク研究所「脳損傷者通院プログラム」

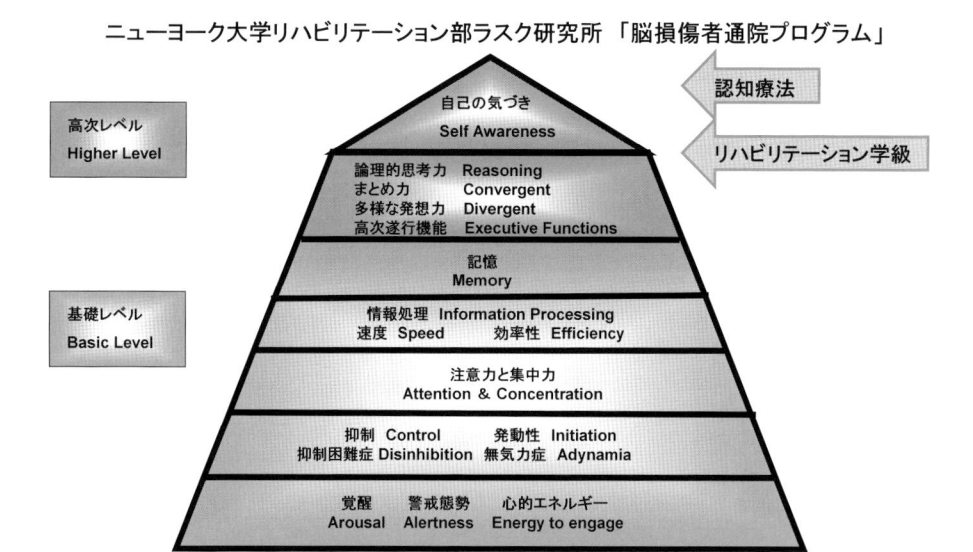

図6 神経心理ピラミッド（角田亘ら、2007を改変）

上層である「自己の気づき」に位置づけても、本質を逸するものではないだろう。

6．気分障害の神経基盤と治療による反応

　気分障害の脳機能画像を含めた画像研究では、前頭葉や帯状回における機能低下を示唆するものが多く[24,25,26]、それらは治療によって改善するという報告が一般的である。また形態画像研究では、単極性気分障害やストレス負荷状態の海馬において体積減少が認められるという報告も多い[27,28]。抗うつ薬や電気けいれん療法（ECT）は海馬領域の神経再生を促進する[29,30]といわれており、治療を行うことで海馬の体積減少を抑制ないし回復させることができるという[31]。また、ストレス負荷をかけると脳由来神経栄養因子（Brain-derived neurotrophic factor；BDNF）の発現が減少し、それにより神経細胞が減少するといわれ[32]、抗うつ薬やECTはBDNFの発現を増加させる作用があるとされている[33]。

　気分障害の病態生理はまだ不明の点も多いが、従来のモノアミン仮説にとどまらず種々の仮説が提出されては検証されている。上述のものはその一部にすぎないが、抗うつ薬やECTなどの治療効果もこれらの検証の過程で作用機序の新たな検討が行われている。他方、認知療法ではこのような生物学的検討はほとんどなされていない。しかし、精神療法といえども、疾患に対して治療効果を有する以上薬物療法や身体療法と同様、脳に対する作用を有しているはずである。例えば、プラセボ効果による局所脳活動の変化と抗うつ薬によるそれとの異同が報告されている[34]。認知療法によって認知機能がどのように変化するかを考えることは、認知療法が脳のどの領域にどのような影響をもたらすかという問いと連動する必要がある。近年、強迫性障害において行動療法による臨床症状の改善に伴って認知課題（Stroop課題）負荷時の局所脳活動にも変化がみられるという機能的脳画像研究の結果が報告されており[35]、気分障害に対する認知療法の効果に関しても同様の検討が待たれる。

7．認知療法と認知機能に関する今後の展開

　これまでの研究によると、気分障害に伴う認知障害は、治療によって気分障害が改善するのに並行して改善し、気分障害が寛解するとともに正常化するとしているものが多い。しかし、気分障害が寛解状態になってもなお認知障害が残存しているという報告もある。双極性気分障害患者18名に対して、4ヵ月以上寛解状態にあるという条件下で、記憶、遂行

機能に関する神経心理学的検査を行ったところ認知障害を認めたという[36]。精神症状が改善し寛解期になっていても、認知障害のみが持続しているということが事実なら問題は深刻である。というのも、認知障害は患者のQOLや社会的予後などに影響を与える可能性があるからである。

最近、この点に注目し、寛解期にあっても認知障害の持続している症例に対して認知療法を施行し、認知機能の正常化を図ろうとする試みが行われるようになった。再燃・再発予防効果のためではなく、持続する認知障害の改善のための認知療法というアプローチは、気分障害の治療に新たな展開をもたらす可能性を秘めている。しかしながら、そのためにはしっかりしたエビデンスを積み重ねることが肝要である。すなわち、遂行機能障害のように精神症状との識別が難しい症候を精密に評価する方法論の確立と統制化された研究方法の実施、さらに認知機能の改善を明らかにするだけでなく、それがどの脳領域のどのような機能に働きかけているのかを機能的脳画像や神経心理学的評価の手法を用いて検証していくことなど、取り組むべき課題は多い。

まとめ

近年の統合失調症研究では、認知障害の程度が社会的機能や予後に強く相関することから、認知障害を疾患の中核症状と考えるようになってきている。統合失調症の治療ターゲットのなかでも認知機能の改善は治療上の重要課題となっている[37]。いみじくもBeckはかつて「抑うつの本質的な症状は認知の障害であり、気分の障害はそこから生じる二次的な症状である」と述べており[38]、この考えがそもそもは認知療法の起点であった。認知療法が、精神疾患の認知障害の改善にどのように貢献できるかは、これからの精神医学・認知神経科学における重要な課題である。認知療法と認知機能はこれまでの異次元的関係から脱却し、お互いが刺激的に切り結ぶ新たな次元に入ったといえるだろう。

謝辞：本稿で言及した「リハ学級」は、産業医科大学リハビリテーション医学講座の蜂須賀研二教授と岡崎哲也講師のご指導のもとに行ったものです。ここに謝意を表します。

文　献

1) American Psychiatric Association：Practice guideline for the treatment of patients with major depressive disorder, second edition. Am J Psychiatry 157（suppl 4）：1-45, 2000.

2) Gloaguen V, Cottraux J, Cucherat M, et al.：A meta analysis of the effects of cognitive therapy in depressed patients. J Affect Disord, 49：59-72, 1998.

3) Rabindarn AV, Anisman H, Merali Z, et al.：Treatment of primary dysthymia with group cognitive therapy and pharmacotherapy：Clinical symptoms and functional impairments. Am J Psychiatry, 156：1608-1617, 1999.

4) Hollan SD, DeRubeis RJ, Evans MD, et al.：Cognitive therapy and pharmacotherapy for depression. Arch Gen Psychiatry, 49：774-781, 1992.

5) Jarrett RB and Rush AJ：Short-term psychotherapy of depressive disorders：current status and future directions. Psychiatry, 57：115-132, 1994.

6) Harrington R, Whittaker J, Schebridge P, et al.：Systematic review of patients of cognitive behavior therapies in childhood and adolescent depressive disorder. BMJ 316：1559-1563, 1998.

7) Jarrett DB, Basco MR, Riser R, et al.：Is there a role for continuation phase cognitive therapy for depressed outpatients？ J Consult Clin Psychol, 66：1036-1040, 1998.

8) Thase ME, Greenhouse JB, Frank E, et al.：Treatment of major depression with psychotherapy or psychotherapy-pharmacotherapy combinations. Arch Gen Psychiatry, 54：1009-1015, 1997.

9) Fava GA, Grandi S, Zielezny M, et al.：Cognitive behavioral treatment of residual symptoms in primary major depressive disorder. Am J Psychiatry, 151：1295-1299, 1994.

10) 中島八十一，寺島彰　編：高次脳機能障害ハンドブック：1-45, 医学書院，東京，2006.

11) Alexopoulos GS, Meyers BS, Young RC, et al.：'Vascular depression' hypothesis. Arch Gen Psychiatry 54：915-922, 1997.

12) Krishnan KR, Hays JC, Blazer DG, et al.：MRI-defined vascular depression. Am J Psychiatry 154：497-501, 1997.

13) Kimura M, Robinson RG, Kosier JT：Treatment of cognitive impairment after poststroke depression：double-blind treatment trial. Stroke 31：1482-1486, 2000.

14) Sato S, Yamakawa Y, Terashima Y, et al.：Efficacy of milnacipran on cognitive dysfunction with post-stroke depression：preliminary open-label study.

Psychiatry Clin Neurosci 60：584-589, 2006.
15) Kauhanen ML, Korpelainen JT, Hiltunen P, et al.：Poststroke depression correlates with cognitive impairment and neurological deficits. Stroke 30：1875-1880, 1999.
16) Pohjasvaara T, Leskelä M, Vataja R, et al.：Post-stroke depression, executive dysfunction and functional outcome. Eur J Neurol 9：269-275, 2002.
17) Salloway S, Malloy P, Kohn R, et al.：MRI-defined neuropsychological Differences in early-and late-onset geriatric depression. Neurology, 46：1567-1574, 1996.
18) MacQueen GM, Galway TM, Hay J, et al.：Recollection memory deficits in patients with major depressive disorder predicted by past depressions but not current mood state or treatment status. Psychol Med 32：251-258, 2002.
19) Elliott R, Sahakian BJ, McKay AP, et al.：Neuropsychological impairments in unipolar depression：the influence of perceived failure on subsequent performance. Psychol Med 26：975-989, 1996.
20) Tsourtos G, Thompson JC, Stough C：Evidence of an early information processing speed deficit in unipolar major depression. Psychol Med 32：259-265, 2002.
21) Sweeney JA, Kmiec JA, Kupfer DJ：Neuropsychologic impairments in bipolar and unipolar mood disorders on the CANTAB neurocognitive battery. Biol Psychiatry 48：674-685, 2000.
22) 橋本学, 岡崎哲也, 蜂須賀研二：外傷性脳損傷におけるアパシー（意欲障害）．脳疾患におけるアパシー（意欲障害）：93-98, 新興医学出版社, 東京, 2008.
23) 角田亘, 橋本圭司：脳外傷による高次脳機能障害の課題　障害の特徴. 総合リハ 35：859-864, 2007.
24) Baxter LR Jr, Schwartz JM, Phelps ME, et al.：Reduction of prefrontal cortex glucose metabolism common to three types of depression. Arch Gen Psychiatry 46：243-250, 1989.
25) Bench CJ, Friston KJ, Brown RG, et al.：The anatomy of melancholia-focal abnormalities of cerebral blood flow in major depression. Psychol Med 22：607-615, 1992.
26) Mayberg HS, Lewis PJ, Regenold W, et al.：Paralimbic hypoperfusion in unipolar depression. J Nucl Med 35：929-934, 1994.
27) Fondl T, Meisenzahl EM, Zetzsche T, et al.：Hippocampal changes in patients with a first episode of major depression. Am J Psychiatry 159：1112-1118, 2002.
28) MacQueen GM, Campbell S, McEwen BS, et al.：Course of illness, hippocampal function, and hippocampal volume in major depression. Proc Natl Acad Sci USA 100：1387-1392, 2003.
29) Malberg JE, Eisch AJ, Nestler EJ, et al.：Chronic antidepressant treatment increases neurogenesis in adult rat hippocampus. J Neurosci 20：9104-9110, 2000.
30) Madsen TM, Greisen MH, Nielsen SM, et al.：Electroconvulsive stimuli enhance both neuropeptide Y receptor Y1 and Y2 messenger RNA expression and levels of binding in the rat hippocampus. Neuroscience 98：33-39, 2000.
31) Sheline YI, Gado MH, Kraemer HC：Untreated depression and hipocampal volume loss. Am J Psychiatry 160：1516-1518, 2003.
32) Mamounas LA, Blue ME, Siuciak JA, et al.：Brain-derived neurotrophic factor promotes the survival and sprouting of seronergic axons in rat brain. J Neurosci 15：7929-7939, 1995.
33) Nibuya M, Nestler EJ, Duman RS：Chronic antidepressant administration increase the expression of cAMP response element binding protein（CREB）in rat hippocampus. J Neurosci 16：2365-2372, 1996.
34) Mayberg HS, Silva JA, Brannan SK, et al.：The functional neuroanatomy of the placebo effect. Am J Psychiatry 159：728-737, 2002.
35) Nabeyama M, Nakagawa A, Yoshiura T, et al.：Functional MRI study of brain activation in patients with obsessive-compulsive disorder after symptom improvement. Psychiatry Res 163：236-247, 2008.
36) Rubinsztein JS, Michael A, Paykel ES, et al.：Cognitive Impairment in remission in bipolar affective disorder. Psychol Med 30：1025-1036, 2000.
37) Elvevag B, Goldberg TE：Cognitive impairment in schizophrenia is the core of the disorder. Crit Rev Neurobiol 14：1-21, 2000.
38) Beck AT：Thinking and depression：Idiosyncratic content and cognitive distortions. Arch Gen Psychiatry 9：324-333, 1963.

〈橋本　学・黒木　俊秀〉

G. 統合失調症の社会生活をめざしたリハビリテーション

1. 認知機能障害は社会生活にどのような影響を与えるか

a. 統合失調症の人の社会生活の障害

統合失調症の人は、その障害の特質から様々な社会生活への影響がある。たとえば結婚や就学、就労といったいわば当たり前のことが、大きな困難を伴う課題となってしまうのである。一般人口との比較は、国によって、また時代によって、大きな変動があって簡単ではないが、概略を述べるならば、有配偶者率は男性では一般人口の 3-4 割程度との調査が多く、女性ではいったん婚姻するものはもっと多いものの、離婚率も高くなっている[13]。就労についても、様々な調査から一般就労している人の割合は、一般人口のおおよそ 2-3 割程度といえるだろう[14]。たとえば全国精神障害者家族会連合会により 1993 年に 3,471 名を対象として調査[25]が行われたが、一般事業所で就労しているものは全体の 15.4%（そのうち正社員は 5.4%）であった。一般企業への最低賃金以上の就労（一般就労）は、統合失調症では他の精神障害に比べてかなり低率であり、何らかの労働対価が得られる福祉的就労などを含めても、この数値はそう大きくは変わらないと思われる。

なぜ社会生活が困難になるかについては、対人状況における陽性症状や、自閉・感情の平板化などの陰性症状が大きな影響を与えている。また現実的な動機の持ちにくさや、ストレスにもろく安定した活動が困難であることや、生活能力の障害など、臺[20]のまとめた生活障害も大きな影響がある。「なぜか」についてはこれまでにもさまざまな視点からの研究が積み重ねられているが、近年では認知機能障害を切り口として、社会生活能力の障害を説明し、介入戦略を立てていく研究が活発に行われているので、次項でそれについて整理したい。

b. 社会生活の障害と認知機能障害との関連

はじめに留意が必要であるのは、これまでの研究で認知機能障害と述べているのは、主に事物処理の機能を指しているということである[11]。統合失調症の場合に障害が大きい対人技能は、社会的認知の障害として、統合失調症の基本的な能力障害の1つであるとの認識が進んでいる。またやはり障害が大きい自己認識の能力も、自己の能力についてのスーパーバイズ機能や、内的刺激の認識能力の障害が想定され[10]、脳機能を基盤とする研究が進んでいる。そして社会的認知や自己認識は、事物処理の機能と一定の連関を持ちつつもそれぞれ独立した機能系からなっていると考えられている。混乱を避けるために本論では、認知機能障害と書く場合、狭義の事物処理の障害を指すこととするが、統合失調症に広く存在する社会的認知や自己認識の障害も含めるときには、「認知機能障害」とカッコをつけて区別することにする。

Green ら[8]は、社会的な機能と認知機能との関連について検討した 37 研究をメタ解析した結果、一次性および二次性言語記憶機能、遂行機能など複数の認知機能と社会的機能との相関が明らかであったとしている。さらに、どのような社会生活の分野が、どのような認知機能と関連しているのかもレビューされている[9]。たとえば、新しいスキル獲得の能力は、一次性及び二次性言語記憶や持続的注意の能力が影響を与えており、地域で自立して生活する能力については、二次性言語記憶機能や遂行機能との関連性が高いと指摘されている。

Velligan ら[22]は 40 例の統合失調症患者を、退院直前から 1～3.5 年間追跡しているが、言語性記憶はさまざまな自立生活の転帰に関連し、また遂行機能は就労と日常生活の ADL を予測していた。

社会生活能力の中でも、就労能力は認知機能障害との関連が広く検討されている。Evans ら[7]は 112 名の統合失調症圏の人を評価し、陰性症状、学習・記憶機能、処理速度、遂行機能がその後の就労時間などと関連していること、また言語学習・記憶、解体症状の予測性が高かったと報告している。Vauth ら[21]は 133 名の統合失調症の人の評価を行い、社会的認知が就労能力と直接的な関連があり、そのほか

の認知機能よりも影響が大きいこと、遂行機能と注意・言語記憶機能とが直接的に、また社会的認知を解して間接的に影響を与えていることを見出した。McGurkら[15]は援助つき雇用のサービスを受けている30名を調査し、就労の転帰については過去の職業歴や陰性症状などとともに、遂行機能と言語性学習・記憶が関連していること、援助つき雇用の現場での援助の必要性については精神病症状の重症度とともに、遂行機能、言語学習、注意、精神運動スピードが関連していることを見出した。以上のように、統合失調症で健常者と比較して能力の低下が明らかである、学習と記憶機能、遂行機能、注意、処理速度いずれも、就労の能力と関連があるということになる。

2．統合失調症の「障害（disability）」の特徴とその治療戦略

a．障害の特徴

1点目として、日常生活全般に広く障害がみられることがあげられる。そしてその障害は前項で認知機能障害との関連を述べたが、さらに広く「認知機能障害」との連関が想定される。連関というあいまいな表現を用いたのは、素因に規定された脆弱性、発症前までの社会生活からの学習性の障害、発症後の進行性の機能低下、発症後の不十分な社会生活に基づく「廃用」性の障害、現存する陰性症状などの精神症状などの妨害要因による能力低下などが複雑に絡み合って、現在の「障害」が形成されており、「認知機能障害」も広汎であるところから、一義的な関係では説明できないからである。丹羽ら[18]は、社会生活上のさまざまな機能を、より機能障害に近い素因依存性・要素的な機能で、治療や環境の影響を受けにくいものから、より生活障害に近い経験や学習により変化しうる統合的な機能で、治療により変化しやすいものまで一連のスペクトラムで考えて、機能障害に近いものから並べると、自己認識、持続性・安定性、労働、対人技能、日常生活技能全般とした。

2点目としてこうした広範な障害は、そのプロフィールや重症度において個体差が大きい。また狭義の認知機能障害だけでなく、自己認識や社会的認知の障害もまた、個体差が大きい。作業が下手で不器用であるが、対人状況の共感性は保たれていたり、その逆もあるし、遂行機能と自己認識の障害の重症度もまた必ずしも相関関係にはない。

3点目として、統合失調症では状況依存性に、大きく障害の度合いが変化することがあげられる。これは安定性・持続性の障害としても考えることができる。「精神障害者の雇用に関する研究会」の調査[19]によれば、正社員である精神障害者の出勤状況が9割以上であるのは、全体の68.0％であった。安定性・持続性の点で障害があるのである。一方では状況依存性であるということは、内発的動機、すなわちやる気や生きがいが感じられる状況では、障害が目立たなくなるという特質も併せ持っている[20]。ここに、リハビリテーションの大きな契機があると考えられる。つまり、「生きがい」を持てるような状況の工夫がリハビリテーションの成否を左右すると考えられる。

4点目として、再発など精神症状の増悪により、障害の重症度は大きく変動する。何が誘因となりうるかは個体差が大きく、必ずしもストレスの量的な問題ではないので、特異的な誘因に留意して、増悪を防ぐ必要がある。再発により、それまで学習され積み重ねられてきた改善が、一挙に水泡に帰すばかりではなく、しばしば新たな障害が加わる場合がある。しかし引き金となりうる誘因―よくみられる例では恋愛など―はまた、「生きがい」を生み出す状況にもつながることがある。

5点目として、統合失調症の「認知機能障害」の特徴として、自己認識に乏しい点があげられる。したがって、自分の障害について気付きにくく、また改善への動機を持ちにくい。何らかの形で自己の障害に気づいて、対処しようと試みられるようになるまでが、実はリハビリテーションの重要でかつ困難な行程なのである。

6点目として、認知機能障害の中でも学習障害が重いために、学習を少しでも効率的に、また確実にする工夫が求められる。そのために認知行動療法の技術や、学習障害の人のための治療戦略が有用となる。

b．障害の特徴を踏まえた治療戦略

前述の統合失調症の「障害」の特徴を踏まえると、

どのような介入戦略が有用だろうか。

まず1点目であるが、障害が広範にみられるところから、まずはできること、得意なことから課題を設定するほうがリハビリテーションはうまくいく。本人が関心を持て安全に成功体験を積めるような作業を設定し、ゆっくりより困難な課題に向かうことや、サポートを減らしていくことへとリハビリテーションを進めていく。

広範な障害があることから、環境への介入、ことに周りに苦手な対人状況などを支える人がいること、すなわち人的資源の重要性も忘れてはならない。本論の趣旨とは違う方向かもしれないが、社会の中でより満足し、その人らしく生きることがリハビリテーションの目標であることを考えれば、必ずしも障害からの回復だけが治療戦略ではないのである。リハビリテーションの分野ではリカバリーの考え方が重視されているが、これは障害があるかどうかにかかわらず、その人の人生を取り戻すことがリカバリーであると考えられているし、また障害のいかんによらず、社会の中の当たり前の生活を保障しようとするノーマライゼーションの考え方もリハビリテーションの上では重要である。認知機能障害、すなわち治療の対象という考え方ばかりではないことを、念頭に置きながら援助の方向を見定めていく必要がある。

Bellackら[3]は、認知機能を改善するのではなく、認知機能への負荷を最小にするリハビリテーションの方法を提案している。Velliganら[22]は、社会的な機能がさまざまな認知機能と関連しており、また個々の認知機能も相互に高い相関を持っていることから、社会的な機能を改善するにあたって、特定の機能障害の改善を図るよりは、機能障害を代償する手段を講ずる方がよいのではないかと述べている。筆者もまた、生活の改善という視点からは、環境への介入の有用性を実感している。そして精神障害の場合には、主に環境とは人的資源であることが多い。人的援助によって、障害があっても作業や対人交流が可能になるとき、生き生きと持てる力が発揮できるようになることは、デイケアなどの場面で患者を援助したことのある人は実感しているものと思われる。これは身体障害であれば、バリアフリーの住環境に相当する。

単純に図式化していえば、認知機能の改善が先か、実際の生活の回復が先かということは、リハビリテーションの戦略にかかわる問題である。WHOの新しい国際障害分類[24]でも、1980年に制定された初版では、疾病→機能障害→能力障害→社会的不利という因果関係モデルであったことから脱却して、社会的機能と機能障害とは相互に関連があるが必ずしも単純な因果関係ではないこと、疾病はさまざまな障害にかかわるが単一の原因ではなく、環境要因も大きいことなどが強調されている。認知機能のトレーニングが注目されている昨今においても、こうした視点を検討しておくことが必要と筆者は考える。

2点目の個体差が大きい点からは、個別のアセスメントの重要性が導き出される。統合失調症としての特質は抽出できるものの、その上に立って、個々のケースでの細やかな「認知機能障害」の評価を行うことが要請される。

3点目は、環境の問題とも絡むが、リハビリテーションを進めていく上で、どう「生きがい」につながるやりがいを創出できるかが、重要になってくる。本人の希望や動機を尊重する考え方や、具体的な技術としての主体性の尊重や自発性を促すかかわりかたは、リハビリテーションの倫理的な指針であるだけでなく、実際に「認知機能障害」からの回復という点からも重要なのである。たとえば就労支援において、本人の能力評価はもちろん必要であるが、同時にやりたいこと、好きな仕事であるかにも留意しないと、うまく成功しない。実際には、興味をもてることの中から、少しずつ本人の特性や能力に見合ったことを探していく、その中で本人が現実にやりたい生活の仕方に気づいていく、というプロセスが必要なのである。

4点目は本稿の趣旨とはそれるので簡単に触れるが、リハビリテーションの中で、悪化の誘因に対処できる練習や、症状悪化への気づきを高める練習や、悪化に至る生活パターンへの洞察などを同時に進めていくことが必要である。

5点目は1点目や3点目とも関連するが、「できないこと」「苦手なこと」に気づくよりもまず、楽しめて意欲の高まる環境、より社会生活に近い、しかし治療的介入が可能な環境の中で、本来の持てる力が発揮できるようになって初めて、「認知機能障害」についても理解し受け止める萌芽が生まれる。特に自

己認識や社会的認知については、仲間集団で受けいれられる体験をし、仲間からの学習を通して学ばれる部分が大きい。自閉的であるというのが統合失調症の特質であり、それは外界からのフィードバックが入りにくいということでもあるが、そうした人たちでも、仲間に受け入れられ、楽しみを感じる中で、自己についても現実的に眺めることができるようになるのである。そうした点で、集団で行うSST（social skills training、社会生活技能訓練）や精神症状への認知療法は、うまく対処する練習を目標とするわけであるが、同時に苦手なことへの気づきももたらす。

6点目は、学習障害への工夫をどう行うか、ということである。伝統的なリハビリテーションの技術を認知機能障害に即して考えると、認知機能を代償する学習方法の工夫が凝らされていることがわかる。具体的には、・自発的参加を促すために、いつもリハビリテーションのゴールを明確にする、・情報の提供にあたっては、くり返し、わかりやすく、視覚と聴覚双方からの入力を使用する、・不快な刺激を避け、社会的訓練の場面をわかりやすい構造化されたものに保つ、・直後の正のfeed backによる行動の強化、・複雑な行動を小さいステップに分けて練習し、失敗をしないように援助するなどである。認知機能を補う適応的アプローチの学習も有用と考えられる。たとえばgo-signとno-go-signを識別することがその例としてあげられる。統合失調症の人は、相手の状況把握が苦手なことが多いため、「どのような状況でどう相手に話しかけるか」が一般的にむずかしい。相手の視線・表情・声のトーン・姿勢から、シンプルで具体的な手がかりを明示し、状況把握の方法を獲得する練習である。

c．社会生活能力の回復を直接の標的とするリハビリテーション

統合失調症の人を対象としたデイケアなどでは、前述の6点の障害の特質を踏まえた、リハビリテーションが行われ、人付き合いをはじめとする社会生活能力の（再）獲得が目指される。

筆者の勤務するデイケアでも、まずは丁寧に面接を行う中で、これまでの生活の中で何ができて、何を目指そうとし、どう挫折し、どのような障害があるかを明確にアセスメントする。そして本人が魅力を感じられるようなリハビリテーションの目標を一緒に考え、その中でデイケアがどのように使えるのかを工夫する。同時に受け持ちスタッフとの支持的な関係づくりの中で、安全感を感じながら活動できるようにする。

最初の段階では、デイケアの活動の中でも、個人作業療法など、集団からの影響が少なく、活動内容をスタッフが統制しやすく、また課題が単純で明確なものを、短時間行うことから開始する。その中で本人が手ごたえを感じ、スタッフもその支え方がわかってきたら、徐々にやる事を増やしていく。こうした中で、課題の遂行や周りの仲間とのやり取りなどに本人が楽しみを感じるようになると、それまで、意欲低下・感情鈍麻・認知機能障害と見えたものが、思わぬ表情や感情の動き、能力や希望が見えてくる。デイケア集団の中で、活動性が高まってくるまでは、十分スタッフがサポートをし、成功体験を積んでもらうし、本人が興味を持てそうなことを工夫して集団活動が楽しめるように、スタッフは心を砕く。

中盤の段階で、十分本人が元気になってくると、同時に社会生活を送る上での現実的な課題が見えてくる。たとえば、社会的関心の幅が狭いので限られた活動しかかかわれない、本人には意識されていないが不安や不満を感じるためにできない活動がある、日常生活がうまく統制できないので、しばしば遅刻したり薬の飲み忘れがある、料理で段取りをつけられず、マイペースで周囲と合わせられない、対人関係で自発的にかかわれない、唐突にかかわろうとしてうまくいかない、精神症状があるが本人はそれと認識できていない、などなどである。これらは多く、「認知機能障害」の視点から理解することができる。こうした課題について、スタッフは当初、暗礁に乗りあげないように援助して達成感が持てるようにするが、徐々に面接や、デイケア活動の話し合いを通じて、そうした本人の持つ力と障害について、どう工夫すれば乗り越えられるのか、話し合うことが始まる。「ここが問題」というアプローチではなく、「こんな風にするとうまくやれる」という対処に力点を置くが、本人が成長してくると「こうしたことは、自分は苦手」ということに気づけることも出てくる。この場合に、「認知機能障害」の考え方は便利で、具体的に理解し、対処する上での手がかりとなる。たとえば、皆と一緒の料理の時に、集中の持

続が難しい人は、少なくとも30分は休憩を取らないことを目標にする。野菜の切り方が荒くなりがちな人は、出来上がりの見本を見ながらゆっくり切ることを試みる。工程を自分で見通して動けない人であれば、その場のリーダー役の仲間に何をしたらいいか聞くことを練習する。料理のメニューを考えるときに、妥当なものを吟味することが難しい場合に、問題解決法を一緒に用いることで、複数の選択肢を出してそれを吟味するやり方を覚えていく。こうしたことは、単に「飽きっぽい」とか「気が利かない」といった人物評価ではなくて、認知機能障害と結びつけて考えると、本人もスタッフもわかりやすく、改善の努力をしやすくなる。

後述するSSTや精神症状への認知療法や、認知機能リハビリテーションは、こうしたリハビリテーションの文脈で活用することで、その有効性が増すように筆者には思われる。

仕上げの段階で、本人の力が発揮できるようになり、自信を取り戻し、スタッフにとっても本人にとっても社会生活で何をしていくのか青写真が描けるようになったら、就学・就労支援など、実際の社会生活に向けた準備のリハビリテーションを行う段階となる。浅井[1]はデイケアでの就労援助について、生き生きと報告している。それによれば、統合失調症の症状や能力の改善は、段階的ではなく、1つの事で自信が回復すると様々な能力が一気に回復したり、また逆に1つの失敗で、今までできていた多くの事ができなくなってしまうことを経験するので、デイケアの就労準備は段階的な職業訓練ではないとしている。就労支援は本人の同意が得られれば精神障害であることを開示して、ハローワークや職場にもスタッフが同行して支援を行う。仕事の選択についてもスタッフの援助が重要で、浅井は統合失調症の障害をふまえた上で、向いている仕事として、仕事内容が単純で一定している、スピードが要求されず、自分のペースでできる、勤務時間が一定で残業がない、対人関係が少ないなどをあげている。そうした仕事を合意できるまでには、前述したリハビリテーションの様々なプロセスがある。また本人の希望がそうした仕事でない場合には、希望を尊重しつつ、現実的な仕事の成功へとたどり着けるように、粘り強く援助を行う。就労後も継続してサポートを続け、職場との連携も行う。

d．認知行動療法

これまで、精神障害リハビリテーションの進め方を、「認知機能障害」を念頭に置きながら書き進めてきた。前述のデイケアでのリハビリテーションの例で示した、中盤および仕上げの時期のリハビリテーションで、課題が明らかになった時期の体系的なトレーニングとして認知行動療法が有用であるので、ここで紹介したい。

1）SST

SSTは対人行動の学習を主な標的としているが、基盤にある学習障害や、社会的認知のゆがみや対人状況の処理能力の障害を視野に入れながら、練習を行う。学習障害への対応として、先に述べたように、何のために何を練習するのかを常に明確にし（課題の具体的な教示）、対人課題を小さなステップに分けて、確実に達成できるようにする（誤りなし学習）。また言葉による教示だけでなく、板書する、ポスターやビデオを使うなどの工夫をする。

次に述べるSSTの技法はいずれも、学習障害を念頭に置いている。

・フィードバック：適切な認知・行動へのポイントを明確にした迅速な正のフィードバックと、改善のための小さなステップを示す修正フィードバックにより、学習の標的となる認知・行動が明確になるだけでなく、その獲得への意欲を増すことができる。

・ロールプレイ：日常生活を再現して、実際の取るべき行動を試みるロールプレイは、SSTの中核となる技術であるが、統合失調症の人にとって学習が難しい対人行動に対して、手続き記憶も活用して学習を促すことができる。同時に仲間との学習であることから、不安な現実の先取りをして、安全な場であらかじめ体験してみるメリットは大きい。そうした中で、単にシンプルなその場の行動を超えて、周囲とのかかわり方という、対人行動についてのメタ認知の獲得へと進むことがあるし、自己認識（被害的な周囲との関係づけや歪んだ自己評価など）への気づきも生まれる。自分の中の認知や感情について、統合失調症の人はなかなか気づきにくいことがあるが、実際のロールプレイをする中で、そうしたことを如実に体験できることもある。

・モデリング：社会的学習理論による観察学習を行うために、獲得すべき認知・行動を実際に再現して

もらうが、その際になるべく学習のポイントを具体的に指し示すようにする。仲間のモデリングは、「あんな風にふるまいたい」という希望をはぐくむことに役立つ。

・宿題：仲間と一緒に学習した新しい認知・行動を、実際の日常生活の場で行ってみることで、自分のスキルとして定着していくわけだが、当初はデイケアや病棟など、リハビリテーションの現場で試してみることもよく行われる。スタッフや仲間が実行を手助けしたり、適切な手掛かりを提供することなどで実行をサポートするので、宿題を行う前の中間段階として、実地練習（in vivo practice）と名付けられている。また家族や、グループホームの世話人や、訪問看護師などが、生活の場でどう実行するかを一緒に話し合い、宿題がうまく遂行できるようにサポートすることも行われる（in vivo amplified skills training）。これは練習の場で獲得されたスキルを、日常生活で応用することが、そもそも統合失調症の人は難しく、般化の障害がSSTの限界と考えられたために、行われている技術上の工夫である。また練習したスキルが妥当なものであるかどうか、すなわち生活の場で実際に有用であり、周囲からの正のフィードバックが受けられるかどうかも十分吟味することが必要である。

2）精神症状への認知療法

統合失調症の幻聴や妄想を標的とした認知療法が成果を上げている。社会的認知や自己認識の障害を念頭において、どのような状況（先行刺激）で、どのような考えを持ち（認知）、その結果どのような感情や身体状態や行動を行うのか、そしてそれはどのような周囲からの反応を引き出すのか、ということを具体的な状況で検討していくことは一般の認知療法と同じであるが、このABCモデルの中に、幻聴や妄想を組み込んで一緒に検討していくわけである[12]。幻聴や妄想は当初、本人の気持ちを圧倒し押しつぶすような体験であって、それを取り出して検討することがそもそも困難であることがほとんどであるが、信頼できる治療者との二人三脚で、わかりやすいABC図式に沿って検討したり、仲間集団の中で、仲間に受け止めてもらって安心感を得、先輩の体験を学習する中で、自己の体験を客観化して探究できるようになる。またこうした体験が、自分一人のものではなく、多くの仲間が体験しているという事実や、医学的な知識の提供もまた、客観化して受け止めやすくするうえで役立つ。心理教育の技術がここでは有用である。こうした工夫のもとで、比較的外在化しやすい体験症状は認知療法の対象としやすいが、自我障害、体感幻覚、陰性症状についてはそれを症状として自己認識することはより困難があり、認知療法の標的とするには困難がある。

統合失調症の人では、置かれた状況の中で、被害的な認知をしやすいことがしばしば見られるが、そうした傾向はなかなか気づきにくいことがほとんどである。しかし集団でのSSTや認知療法の中で、繰り返し被害的になった対人状況が取り上げられるうちに、そうしたことの背景にある自他の関係を被害的に受け止める傾向や、低い自己評価が浮き彫りになってくる。たとえば、「相手の人からきついことを言われた、どうしたらいいと思うか」「友達づきあいでいつも傷つけられたり、仲間外れにされる」ということを、自分の困っていることとしてよく挙げていた人は、その実際の状況を皆で一緒にロールプレイで再現したり、相手の振る舞いと本人の認知を皆で吟味する中で、自身の認知の特徴に少しずつ気づくようになる。メタ認知が生じたということである。しかしこれまでの長い間の感じ方・考え方の癖はそう簡単には変わっていかないので、「傷ついた」さまざまな状況を繰り返し検証していくことで、徐々に本人が一人で気づいて対処できるように促していく。こうした被害的傾向は精神症状であるわけなので、病状の悪化によってすぐ左右される。薬物療法の影響があるし、学習したことが病状の悪化によって崩れてしまうことがよくあるので、仲間やスタッフからの辛抱強いサポートが必要になる。

3）服薬自己管理など、適応的な行動獲得のためのプログラム

SSTと基本構造は同じだが、対人行動ではなく、精神障害を持ちつつ生活していく上で、有用な社会行動の学習を目指すもので、服薬自己管理スキルや、症状自己管理スキルや、退院して地域生活するためのスキル、余暇活動のためのスキルなどがある。こうしたスキル獲得のためのプログラム[2]はいずれも、SSTと同様に学習障害を念頭にして工夫されており、実地に応用できるようになるための工夫も行

われている。

　家族とのつきあいも統合失調症の人にとって重要なテーマである。生活障害が重いために、現実にはしばしば身近な家族のサポートが必要だが、同時に深い感情が絡む家族との関係では被害的になったり、ゆがんだ認知を持つこともよくみられる。慢性精神障害ではしばしばそうしたことが起こりうるのであるが、家族とのかかわりが必要でありながら、家族との関係が障壁ともなりやすい。統合失調症において、家族の高い感情表出が再発の可能性を高めることは、広く知られた事実である。複数の家族を対象とした家族心理教育プログラムや、患者も含めた単一家族心理教育プログラムの中で、問題解決技能訓練やSSTをはじめとする認知行動療法が行われている。また心理教育のなかで、「なぜ日常生活の中でそのようにふるまうのか（ふるまえないのか）―たとえば規則的な生活がどうして難しいのか」という理解には、「認知機能障害」の知識が役立つ。「認知機能障害」の概念を持ち込んで客観化してとらえ、理解することを手助けし、また家族や患者が協働して克服する上でのわかりやすい目標を立てることになる。

e. 認知機能リハビリテーションと就労支援
1) 就労支援の技術

　初めにふれたように、就労は大きな人生の目標の1つであるが、統合失調症では障害のために困難がある。そのために専門家の支援が必要となるが、就労支援の技術の中では援助付き雇用が有効であることがわかっている。Crowtherら[5]は体系的なレビューを行った。米国で行われた無作為割付統制試験（RCT）による11研究（合計1,944ケース）を取り上げて検討したところ、重度の精神障害を対象とする援助つき雇用では、就労前のトレーニングや通常の地域ケアに比べると、一般就労にいたる率が、援助開始4ヵ月から18ヵ月までのいずれの時点でも高かった（援助開始12ヵ月での時点でそれぞれ34％、12％）。また賃金や就労時間も有意に多かった。Cookら[4]は、重度の精神障害を持つ1,273名に対し、援助つき雇用か、（米国での）通常の外来サービスかに無作為に振り分けて、24ヵ月間追跡したところ、援助つき雇用群の方が一般就労を達成した率が高く（55％、34％）、週40時間以上働いている割合が高く（51％、39％）、収入も有意に多かった（1ヵ月当たり122ドル、99ドル）。この有意差は24ヵ月後まで持続した。コクランデータベースの体系的レビュー[6]では、援助つき雇用は、就労前の職業リハビリテーションに比較して、一般就労率で有意な効果があること、しかし症状やQOLでは差がないことを示している。また援助つき雇用の中でもIndividual Placement and Support（IPS）が重度の精神障害を持つ人にとって最も効果が明らかであるとしている。

2) 認知機能リハビリテーションと就労支援との統合

　効果研究で示した援助つき雇用は、統合失調症の障害disabilityを主に人的資源によって補うやり方であり、環境を整えることで障害を持つ人でも働くことを可能にする援助である。しかしその限界もある。最近主に米国において、援助付き雇用の成果が不十分な点につき、認知機能リハビリテーションを併用することで補う試みが行われるようになっている。

　WexlerとBell[23]は認知機能リハビリテーションと職業リハビリテーションとの包括的実施を以前より試みている。彼らは145例の統合失調症もしくは統合失調感情病の人に対し、労働療法（一定の仕事を行うと時給3.4ドル獲得でき、週15時間以上ではボーナスがでる）を6月間実施した。そして半数には週3-6時間の注意、記憶、言語操作、問題解決機能のリハビリテーションを行い、時給3.4ドルを支払った。認知機能リハビリテーションを行った群の方が、遂行機能と作業記憶が有意により改善し、労働に携わった時間は6ヵ月の追跡期間後に有意に多く、労働に携わっているものの割合も有意に大きかった。彼らはさらに、77名の同様の診断の患者で援助つき雇用を12ヵ月実施し、やはり半数は認知機能リハビリテーションを行った。認知機能リハビリテーションを行った群の方が、遂行機能とPANSSの認知機能因子が有意により改善し、1年の追跡期間で労働に携わった時間は有意に多く、労働に携わっているものの割合も有意に大きかった。両方の研究とも、介入終了時点では認知機能リハビリテーションの有無による差は明確ではなく、その後の追跡期間において有意差が出現したので、支援がなく

なってからの就労の維持に対して認知機能リハビリテーションが有効であったことになる。これは援助つき雇用の限界を補う介入と考えられる。また彼らは、認知機能リハビリテーションで有意な認知機能の改善を示した個人は、就労率が高かったとしている。

McGurkら[16]は援助つき雇用に認知機能リハビリテーションを加えることで、就労転帰を改善する試みを行っている。44例を無作為に援助つき雇用のみ群と、援助つき雇用プラス認知機能リハビリテーション群に振り分けた。認知機能リハビリテーションでは合計24時間、様々な認知機能を標的としてトレーニングを持続したが、認知機能技術者は就労カウンセラーとともに、就労相談や職場での援助などを行い、認知機能を考慮した仕事さがしや、認知機能リハビリテーションでの能力や改善方法に基づいた労働の仕方へのアドバイスを行った。12ヵ月間の結果は、様々な就労の転帰指標で援助つき雇用プラス認知機能リハビリテーション群が優れていた。認知機能リハビリテーションを単なるトレーニングではなく実際の就労行動と結びつけて実施することで、援助つき雇用の成果をさらに拡大できる可能性をこの研究は示している。

3）認知機能リハビリテーションの実際

統合失調症の認知機能障害の直接的改善のための介入は、具体的な教示、課題の細分化、反応直後の正のfeed backや動機づけの強化といった認知行動療法の技法や、過剰学習（over learning）や誤り無し学習（errorless learning）によって、注意維持、遂行機能などの個々の認知機能の改善が目指される。こうした認知機能リハビリテーションは、認知機能の直接的な改善、もしくは低下している機能を代償する方略の獲得をめざすものであり、機能障害があっても生活しうる生活環境の調整と対比される。頭部外傷の患者を対象としたリハビリテーションはすでに1915年から報告があり、実証的研究も50年に及ぶ歴史があるが、1980年代からその報告が増加している。また1970年代より、認知機能改善のための方略研究が事例研究として行われている。一方思考スキルへの治療的介入としては、思考過程を音声にすることで自己コントロールを増す試み（speak aloud）をはじめ、報酬による強化など30年にわたる歴史があるが、1990年代になって報告数が増えている。

認知行動療法との異同については、正のfeed backや動機づけの強化、誤まりなし学習など学習を促進する技術を用いる点では共通しているが、認知を内容とプロセス（情報処理過程）とに分けるならば、認知行動療法は主に前者を対象とし、認知機能リハビリテーションは主に後者を対象としている。また認知機能リハビリテーションでは事物の処理機能を主な対象とし、認知行動療法では社会的認知や自己に関する認識も対象とする違いがある。

筆者らはデイケアの在籍者で、就労を目標とする人に対して、認知機能リハビリテーションを行う試みを始めている。これはMedaliaらのNEAR（Neuropsychological Educational Approach to Cognitive Remediation）[17]に基づいた方法である。NEARでは参加者の認知機能をアセスメントした上で、トレーニングの必要な領域と難易度、時間数などを選定し、個別の実施計画に沿って練習を行っている。コンピュータプログラムを用いているが、トレーナーがそばでさまざまな援助を行う。コンピュータを用いるのは、発達障害のある人のためのさまざまな教育用ソフトウェアが使えること、視聴覚を通じて頻回にフィードバックできること、参加者が自分で選んで自分のペースで進めやすいことなどの理由とともに、「学生」が誇りを持ちやすいことを挙げている。彼女たちはよいトレーニングの必須条件として、内的な動機があること、すなわちトレーニングが自律的で自己決定が可能であり、うまくやれている感触をもてることが重要であるとしている。そのために、トレーニングが日常生活に役立つものであること、つまり日常生活との具体的な結びつきを伝えること、参加者の興味や価値に合致したトレーニングを重視すること、トレーニングの進め方や時間数などを本人が決定できるようにすることを行っている。また包括的なリハビリテーションプログラムの一部として、NEARを用いていることも強調している。

筆者らは、デイケアプログラムの傍ら、週2回、1回30分から1時間の市販のコンピュータゲームソフトを用いたトレーニングと、週1回の言語グループを行っている。言語グループでは、トレーニングで学んだことを現実の生活に結びつけていくブ

リッジングを行う。治験期間であることから、トレーニングは合計19回とし、前後で認知機能のアセスメントを行っている。市販のソフトは必ずしも特定の認知機能に焦点をあてたものではないが、Medaliaの推奨に基づき、より注意維持機能を要するもの、記憶機能を要するもの、遂行機能を要するものなどに分けて利用している。トレーニング開始当初はより単純な注意維持機能の練習から行い、その後は参加者の特性に合わせながらより複雑な機能が必要であるゲームを行う。トレーナーは具体的な励ましや評価を行って意欲を維持しながら、一緒に遂行のための方略や用いている認知機能などを話すことで、ゲームの実施を円滑にし、課題遂行のための方略を明確にする。言語グループでは、参加者がそれぞれ、うまくいったゲームやそのコツを話し合ったりするとともに、ゲームに必要な認知機能を確認し、同時にこれまでの仕事や日常生活で必要となる様々な認知機能を話す中で、トレーニングで行ったことをどのように活用できるかを話し合う。たとえばある参加者は、トレーニングの内容から進んで、いくつか買う必要があるものがあると全部覚えていられないことを話し、そのための記憶の工夫や代償手段として携帯電話のメモを利用する工夫などを話し合った。またふだん時間に遅れやすいことにどう対処できるかをトレーニングと結び付けて話し合ったり、遂行機能のゲームからは、電気製品の説明書を見ながらどう使用法を理解するかを話し合うなどした。言語グループにはデイケアスタッフが同席し、デイケアで起こっていることとトレーニングの内容との橋渡しを行ったり、言語グループで明らかになった認知課題をデイケアの中で実際に試してみることを援助したりした。

　筆者らの行っている認知機能リハビリテーションは、前述のデイケアなどでの従来からの精神障害リハビリテーションと、その目的や方法論において本質的な違いはないように思われる。しかし以下の点で特徴がある。

・個々人の能力や興味に合わせて、実施内容や時間を簡単に変更することができる。ことに集団場面での社会生活能力が低いために、従来の集団中心のリハビリテーションではしばしば「おちこぼれ」になりやすい人も、その人の力に見合った実施課題を設定できる。

・対人状況を利用しないことから、対人場面が苦手な人でも力を発揮できる。

・特定の認知機能に特化して、集中的な練習を行うことができる。

・ゲームという非現実の世界での練習であるので、うまくいかないことでも本人が傷ついたり、自信を失うことが少なく、どうしたらうまくいくのかを具体的に話しやすい。そのうえで、現実の世界との橋渡しを、認知機能をキーワードとして実施しやすい。

　こうしたトレーニングは、デイケアでのリハビリテーションと並行して行うことに意義があり、対人状況でのトレーニングも一緒に行うことは欠かせない。またせっかく認知機能リハビリテーションを行っても、それを現実の世界に結びつけることを行わなければ、獲得した能力も時間の経過と共に失われてしまう。筆者らは速やかに就労支援へと結び付ける工夫を考えている。

文　　献

1) 浅井久栄：精神科デイケアにおける就労支援—実行委員会方式とSSTの統合による就労支援—．安西信雄編「地域ケア時代のデイケア実践ガイド」金剛出版，東京，2006.
2) 安西信雄，池淵恵美監修（Liberman, R. P. 編）：自立生活技能（SILS）プログラム．丸善，東京，1995.
3) Bellack AS, Gold JM, Buchanan RW, et al.：Cognitive rehabilitation for schizophrenia：problems, prospects, and strategies. Schizophr Bull 25：257-274, 1999.
4) Cook JA, Leff S, Blyler CR, et al.：Results of a multisite randomized trial of supported employment interventions for individuals with severe mental illness. Arch Gen Psychiatry 62：505-512, 2005.
5) Crowther RE, Marshall M, Bond GR, et al.：Helping people with severe mental illness to obtain work：systematic review. BMJ 322：204-209, 2001.
6) Crowther R, Marshall M, Bond G, et al.：Vocational rehabilitation for people with severe mental illness. Cochrane Detabase of Systematic Reviews 2001, Issue2. Art. No. CD003080.
7) Evans JD, Bond GR, Meyer PS, et al.：Cognitive and clinical predictors of success in vocational rehabilitation in schizophrenia. Schizophr Res 70：331-342, 2004.

8) Green MF : What are the functional consequences of neurocognitive deficits in schizophrenia? Am J Psychiat 154 : 799-804, 1997.

9) Green MF, Nuechterlein KH : Should schizophrenia be treated as a neurocognitive disorder? Schizophr Bull 25 : 309-318, 1999.

10) 池淵恵美：「病識」再考．精神医学 46：806-819, 2004.

11) 池淵恵美：認知機能リハビリテーションは統合失調症の機能回復に有用か．精神経誌 106：1343-1356, 2004.

12) 池淵恵美, 向谷地生良：統合失調症の症状自己対処—仲間集団での認知行動プログラム．精神障害とリハビリテーション, 9：46-56, 2005.

13) 池淵恵美：統合失調症の人の恋愛・結婚・子育ての支援．精神科治療学 21：95-104, 2006.

14) 池淵恵美：統合失調症の人の就労支援．精神経誌 108：436-448, 2006.

15) McGurk SR, Mueser KT, Harvey PD, et al. : Cognitive and symptoms predictors of work outcomes for clients with schizophrenia in supported employment. Psychiatr Serv 54 : 1129-1135, 2003.

16) McGurk SR, Mueser KT, Pascaris A : Cognitive training and supported employment for persons with severe mental illness : one-year results from a randomized controlles trial. Schizophr Bull 31 : 898-909, 2005.

17) Medalia A, Revhaim N, Herlands T : Remediation of cognitive deficits in psychiatric patients. A clinician's manual. 2002.

18) 丹羽真一, 小林恒司, 廣山祐治：分裂病の認知障害, 陰性症状, 生活障害. 精神医学レビュー 27「精神疾患の認知障害」pp56-65, 1998.

19) 精神障害者の雇用に関する調査研究会：精神障害者雇用のための条件整備のあり方について．労働省, 1994.

20) 臺弘・湯浅修一編：続・分裂病の生活臨床．創造出版, 1987.

21) Vauth R, Rusch N, Wirtz M, et al. : Does social cognition influence the relation between neurocognitive deficits and vocational functioning in schizophrenia? Psychiatry Res 128 : 155-165, 2004.

22) Velligan DI, Bow-Thomas CC, Mahurin RK, et al. : Do specific neurocognitive deficits predict specific domains of community function in schizophrenia? J Nerv Ment Dis 188 : 518-524, 2000.

23) Wexler BE, Bell MD : Dognitive remediation and vocational rehabilitation for shizophrenia. Schizophr Bull Advance Access published August 3, 2005.

24) WHO : International Classification of Functioning, Disability and Health. WHO, Geneva, 2001.

25) 全国精神障害者家族会連合会：精神障害者・家族の生活と福祉ニーズ '93—全国地域生活全国調査, 1993.

（池淵　恵美）

おわりに

　本書の企画が具体的となったのは、平成20年6月に編集委員会を組織したときのことである。各編集委員に担当の章を割り振り、その章の執筆者を選定して頂いた。このようにして挙げられた執筆予定者に依頼状を出したのは、すでに夏を迎える頃であった。その後、半年にも満たない日月で、おおかたの執筆者から予定どおり原稿をいただいたことに先ず、感謝を申し上げたい。

　執筆依頼に述べた本書の趣旨のように、"認知機能に関する概念の整理をおこない、最新の知識を付け加え、精神疾患と認知機能に関する包括的な書"を目指したが、ここに上梓された本書が、このような趣旨にふさわしいものになったかどうかは、手に取っていただいた方々の判断に待つことになるが、この領域における最初のモノグラフとして、斯界にいささかでも貢献することが出来れば幸甚である。

　本書は、先に述べた趣旨にしたがって、認知機能を脳の働きとしてとらえ、それに関連する因子と認知機能の関係を考えることによって認知機能の基礎を固め、そのうえで、認知機能の評価法をさまざまな角度から検証した。それらの基本を踏まえた上で、個別の疾患について認知機能とその障害を概観した。そののち、治療的観点から、認知機能の改善について現時点における知見を記述した。以上のように、本書は、精神・神経学領域の認知機能に関する総合的・包括的モノグラフである。

　それにしても、本書が出版される原動力となったのは、「精神疾患と認知機能研究会」である。この研究会がなければ本書が世に出ることもなかった、といっても過言ではない。その意味からも、これまで研究会で発表された研究発表の演題名を巻末に掲載し、そのうち、論文として雑誌等に掲載されたものも付記して記録とした。

　以上のように、本書の基盤となっているのは、「精神疾患と認知機能研究会」である。本研究会のお世話を頂いている吉富薬品株式会社にこの場を借りて、厚く御礼を申し上げたい。特に研究会の発足にお力添えを頂いた古野洋一前社長、ならびに研究会の維持発展にご尽力いただいている中尾善一現社長、および本研究会の事務局長として研究会の運営の要となり、甚大なるお力添えを頂いている同社学術企画部の冨　修氏に深甚なる感謝を申し上げたい。また、出版に際し、限られた期間に本書を編纂していただき、巷間に流布するための労力を惜しまず、ご援助いただいた新興医学出版社の林　峰子氏、ならびに服部治夫氏にこころからの感謝を表するものである。

　平成21年夏

編集統括　山内俊雄

和文索引

数字

22q11 ……………………………… 114
3-[(2,4-dimethoxy) benzylidene] anabaserine ……………………… 279
3音oddball課題 ……………………… 90
3量体G蛋白質共役性細胞内伝達系 ……………………………………… 264
5-HT$_{1A}$受容体 ………………… 278,279
5-HT$_3$受容体 …………………………… 279
6p ………………………………………… 114
7a野 ……………………………………… 11
7語記銘検査 ………………………… 131

あ

アウェアネス ………………………… 157
アクセス障害 ……………………………… 52
アスペルガー障害 …………………… 226
アセチルコリンエステラーゼ阻害薬 ……………………………………… 272
アットリスク精神状態 ……………… 177
アーバンス …………………………… 163
アミロイド・カスケード仮説 …… 275
アミロイド前駆体蛋白 ……………… 275
アミロイドβ蛋白 …………………… 275
アルツハイマー型認知症 …………… 268
アルツハイマー病 …… 50,69,214,238
α7nAch受容体 ………………………… 279
α7ニコチン受容体 …………………… 256
アンチサッケード …………………… 109
安定性・持続性の障害 ……………… 301
怒り ……………………………… 43,46
生きがい ……………………………… 302
意志 …………………………… 79,147,189
意識 ………………………… 4,26,29,157
意識障害 ………………………… 169,234
意識水準 ……………………………… 158
意識変容 ………………………… 157,161
イチョウ ……………………………… 280

一過性認知機能障害 ………………… 259
意図の読み取り課題 ………………… 228
イトヒメハギ ………………………… 280
意味記憶 ……… 48,98,130,135,182
意味記憶検査 …………………………… 51
意味記憶システム ……………………… 49
意味記憶障害 …………………… 48,216
意味性認知症 …………………… 69,239
意味的組織化 …………………………… 98
意味認知症 ……………………… 49,216
意味プライミング …………………… 105
陰性症状 ……………………………… 187
インドニンジン ……………………… 280
ウィスコンシンカードソーティング課題 ……………………………… 139
ウェクスラー記憶検査法 …… 131,133
ウェクスラー成人知能尺度改訂版 ……………………………………… 130
上田敏 ………………………………… 245
うつ病エピソード …………………… 264
臺の瞬間意識障害仮説 ………………… 20
運動関連脳電位 ……………………… 143
運動機能 ………………………… 4,143
運動機能評価法 ……………………… 143
運動前野 ………………………………… 6
運動能力 ……………………………… 228
液性調節 ………………………………… 36
江藤文夫 ……………………………… 245
エピソード記憶 …… 46,98,130,214
エビリファイ ………………………… 278
演繹 …………………………………… 207
遠隔記憶 ………………………… 130,135
遠隔記憶障害 …………………………… 50
援助つき雇用 …………………… 301,306
エンドフェノタイプ … 175,226,256
オウレン ……………………………… 280
オシレーション ………………………… 35
恐れ ……………………………… 43,46

オトメアゼア ………………………… 280
オリーブ橋小脳萎縮症 ……………… 240
オンダンセトロン …………………… 279

か

快感 ……………………………………… 43
外傷性脳障害 ………………………… 269
階層構造 ………………………………… 4
外側膝状体 …………………………… 12
外側中隔 ……………………………… 43
海馬 ……………………………… 43,297
海馬—外側中隔 ………………… 43,44
海馬硬化 ……………………………… 259
解剖学的標準化 ……………………… 120
顔認知 …………………………… 92,229
顔表情認知 …………………………… 229
下丘 ……………………………………… 13
拡散コネクショニストネットワーク ……………………………………… 105
拡散テンソル画像 …………………… 121
核磁気共鳴機能画像法 ……………… 146
学習 ……………………………………… 72
学習因子 ……………………………… 208
学習障害 ………………………… 262,303
学習能力 ……………………………… 227
覚醒 …………………………………… 157
覚醒刺激 ……………………………… 160
覚醒水準 ………… 72,109,159,160,161
覚醒水準を表す指標 …………………… 74
過小帰属 ……………………………… 189
下前頭回 ………………………………… 99
家族 …………………………………… 306
家族の認知機能 ……………………… 183
過大帰属 ……………………………… 189
活性化の拡散 ………………………… 105
滑動性追跡眼球運動 ………………… 111
カテゴリ・ミステイク ……………… 188
ガバペンチン ………………………… 262

過分極活性化カチオンチャネル…36	基本障害……………………187	高アンモニア血症……………262
構え……………………113	基本情動……………………86	抗うつ薬……………………297
カラコウボク……………280	キメラ図………………63, 152	効果……………………72
刈り込み……………………101	脚橋被蓋核……………………27	高機能自閉症………………226
カルシウムチャネル……………36	逆向（性）健忘………………5, 214	高次視知覚検査……………154
カルバマゼピン…………260	ギャンブリング課題…………227	高次脳機能…………………245
加齢……………………208	共感……………………87	高次脳機能障害……96, 245, 292
加齢変化……………………206	強直間代発作………………235	合成文字検査………………153
感覚クオリア成分……………50	共同注意……………………228	構造的磁気共鳴画像…………116
感覚連合野……………………6	強迫性障害………………218, 269	抗てんかん薬…………235, 259
眼窩前頭皮質…………………85	橋腕……………………14	行動主義………………73
眼窩前頭野…………………99	局在関連性てんかん…………259	行動障害……………………262
眼窩部・腹内側部損傷………83	局所脳血流……………………98	行動的評価…………………81
環境への介入……………302	棘波……………………235	行動に関する変化……………82
感情………………………42	筋萎縮性側索硬化症…………241	広汎性発達障害……………226
感情認知……………………287	近時記憶………………130	高齢発症うつ病……………197
感情の付与…………………229	近赤外線スペクトロスコピー…121	語義失語……………………216
感情理解……………………228	空間認知……………………207	黒質……………………17
間接プライミング……………226	空間認知機能………………220	こころ……………………6
観念機能……………………80	クオリア……………………50	こころと脳………………193
γセクレターゼ阻害薬・モジュレーター…275	楔前部……………………249	こころのリスク状態…………183
γ帯域活動……………………92	グリシン……………………255	心の理論……………87, 175, 228, 285
記憶………………5, 227, 284	グリシントランスポーター……255	ゴシュユ……………………280
記憶回路……………………24	グルタミン酸神経毒性………273	個体差………………162
記憶機能………96, 97, 220, 308	クロバザム…………………262	固定効果解析………………117
記憶検査バッテリー………133	計画の実行……………………80	コノテガシワ………………280
記憶障害…………………99, 214	継時処理……………………76	コノルスキー………………3
記憶と学習…………………168	経頭蓋的磁気刺激法…………144	語用論………………68
記憶の固定……………………39	ゲシュタルト知覚……………93	コリン欠乏仮説……………272
記憶のストラテジー………183	ケタミン……………………255	
記憶の組織化…………99, 100, 180	血管性うつ病………………293	**さ**
記憶方略……………………99	結合腕……………………14	再生……………………214
機械的暗記…………………207	結晶性 IQ…………………208	再認……………………214
記号論………………49	血流……………………129	作業課題……………………103
帰属スタイル……………285, 287	言語………………………31	索状体……………………14
基底核……………………22	言語因子……………………208	錯覚……………………191
基底症状……………………176	言語障害……………………215	作動記憶…………………104, 130
帰納……………………207	言語性記憶………131, 226, 227	サフラン……………………280
機能的磁気共鳴画像…………116	言語理解……………………207	サルコシン…………………255
機能的脳画像………………218	言語流暢性………………207, 263	幸せ……………………46
気分安定薬……………259, 264	見当識障害………………67, 214	シェリントン…………………2
気分障害……………………202, 264	原発性進行性失語症…………68	自我……………………31
	語彙判断課題………………105	視覚失認………………62, 152

視覚情報処理系	12	
視覚処理	208	
自我障害	189	
磁気共鳴スペクトロスコピー	121	
視空間認知	226	
視空間認知障害	215	
自己意識	28, 157, 189	
思考	168	
試行錯誤学習	42	
思考モデル	16	
自己認識	301	
自己認識の能力	300	
自己の気づき	296	
自己誘導	260	
思春期	101	
視床	17, 22	
視床下部	43	
事象関連振動	92	
事象関連デザイン	117	
事象関連電位	89, 125, 236	
視床フィルター仮説	20	
姿勢覚	193	
視線認知	228	
持続性注意	56	
持続的注意検査	138	
疾患カテゴリー	177	
実行機能	97, 199, 227	
失語症	68	
失認	62, 215	
疾病否認	67	
視点依存的アプローチ	153	
自伝的記憶検査	135	
視点非依存的アプローチ	153	
自動的処理	106	
シナプス可塑性	35	
事物処理の機能	300	
自閉性障害	226	
社会機能	187, 284	
社会機能障害	284	
社会情動	86	
社会（的）認知	85, 175, 286, 300, 301	
社会脳	85	
若年発症うつ病	197	
就学・就労支援	304	
習慣化	141	
就労支援	306	
主観的時間	190	
主観的体験	187	
宿題	305	
出力系	44	
受容機能	168	
順向性健忘	5	
条件づけ学習	42	
条件反射	28	
症候性てんかん	259	
上行性網様体賦活系	73	
症状ディメンジョン	177	
上側頭回	285	
上側頭溝領域	85	
情動	1, 23, 42	
情動回路	24, 45	
情動喚起時間	129	
情動性記憶	214	
情動に関する変化	82	
情動認知	175	
情動認知機能	129	
情動の評価	123	
小脳	14, 44	
情報処理	2	
情報処理速度	208	
情報入力	7	
処理スピード	97	
新規AED	262	
神経学的機能評価	143	
神経基盤	96	
神経原線維変化	275	
神経心理学	79, 102	
神経心理（学的）検査	96, 170, 208, 218, 236	
神経心理ピラミッド	296	
神経認知	175	
神経発達障害仮説	101	
進行性核上性麻痺	240	
進行性非流暢性（型）失語（症）	49, 69, 216, 239	
進行性ミオクローヌスてんかん	233	
人工知能	2	
診察場面	169	
人的資源	302, 306	
随意運動	6, 143, 147	
遂行機能	46, 57, 58, 79, 219, 284, 307, 308	
遂行機能障害	79, 214, 215	
遂行機能障害の行動評価法	80	
スイッチ切り行動	42	
睡眠の中枢説	27	
推論	207	
鈴木・ビネー法	207	
ストループ課題	139	
生活障害	300	
制御性注意	57	
制御の処理	106	
脆弱性仮説	174	
精神運動スキルの障害	197	
精神運動速度	208	
「精神的な（mental）」事象	188	
精神年齢	207	
精神発作	234	
セイヨウオトギリソウ	280	
セイヨウヤマハッカ	280	
生理学的覚醒水準	72	
脊髄小脳変性症	241	
セチェノフ	2	
セロトニン	27	
セロトニン・ノルアドレナリン再取り込み阻害薬	267	
前駆期	176	
宣言記憶	48	
前向健忘	214	
潜在記憶	105, 176	
線条体	14	
線条体黒質変性症	240	
選択性（的）注意	56, 218	
選択的セロトニン再取り込み阻害薬	267	
選択的ノルアドレナリン再取り込み阻害薬	267	

前頭眼窩皮質……………………248	対人認知………………………228	ツルニンジン…………………280
前頭眼窩面……………………219	第二信号系（言語信号系）………28	デイケア………………………303
前頭極…………………………249	大脳運動野……………………144	デカルト式二元論…………………2
前頭前野……………28,44,99,285	大脳基底核（系）…………17,22,44	手続き記憶…………………46,136
前頭前野眼窩部（面）………44,58	大脳における情報処理………206	手続き的学習……………………5
前頭前野損傷……………………83	大脳皮質基底核変性症…………240	電位依存性 Ca^{2+} チャネル………263
前頭前連合野……………………5	大脳辺縁系……………………5,24	電位依存性 Na$^+$ チャネル………263
前頭側頭（葉）型認知症	タウオパチー…………………275	てんかん………………………233
……………………216,239,269	タウ蛋白………………………275	てんかん症候群………………233
前頭側頭葉変性症……49,69,215,239	多系統萎縮症…………………240	転換性感覚障害…………………57
前頭葉……………………100,297	多剤併用………………………260	てんかん性放電………………259
前頭葉─皮質下回路仮説………220	多様式意味システム……………49	てんかんの認知障害…………233
前頭葉機能………………………81	単一意味システム………………49	電気けいれん療法……………297
前頭葉機能障害（異常）	短期記憶………………76,104,130,197	島………………………………85
……………………97,111,216	単光子放出コンピュータ断層法	動因………………………………72
全般性 3 Hz 棘徐波複合………259	………………………………116	統覚型視覚失認……………62,152
全般性（的）注意…………56,67	単語記憶課題……………………98	同期発火…………………………35
全般発作…………………233,261	探索眼球運動………111,124,129	同期抑制活動……………………39
前部帯状回 ACC…………………56	単純反応時間検査……………138	統合型視覚失認……………63,152
前部帯状皮質……………………85	タンジン………………………280	統合失調型障害…………………97
せん妄…………………………161	タンドスピロン………………279	統合失調症……………6,96,129,269
早期精神病……………………176	チトクローム P450 酵素群………260	統合失調症の記憶障害………182
双極障害Ⅰ型…………………264	知能……………………………206	統合失調症の認知機能障害……182
双極性障害…………………198,203	知能検査…………………209,226	統合失調症の脳の形態学的変化
層構造モデル…………………174	注意（機能）……4,218,284,307,308	………………………………180
躁病……………………………264	注意（機能）の障害………196,197	同時失認…………………………65
側坐核…………………………248	注意欠陥/多動障害……………264	同時処理…………………………76
即時記憶………………………130	注意検査法……………………139	道徳判断…………………………87
即時記憶検査…………………138	注意の定義………………………55	特殊的な動因刺激………………73
側頭・頭頂接合部………………85	注意の分類………………………56	特定不能の広汎性発達障害……226
側頭極……………………………85	注意の容量………………………76	特発性正常圧水頭症…………216
ソシュール………………………49	注意を担う神経基盤……………59	特発性てんかん………………259
ゾニサミド……………………262	中間表現型…………………114,256	ドーパミン………………18,19,39
	中枢性統合……………………227	トピラマート…………………263
た	聴覚誘発電位…………………256	トレイルメーキング課題 A・B
第 1 世代抗精神病薬…………251	長期記憶……………………76,130	………………………………139
第 2 世代抗精神病薬………251,278	長期増強現象……………………5	
第一信号系（感覚信号系）………28	長期展開モデル………………174	**な**
大うつ病（性障害）………202,268	超知覚性心像……………………50	内側膝状体…………………12,13
代謝型グルタミン酸受容体Ⅱ…255	超ハイリスク…………………176	内側前頭前皮質…………………85
帯状回…………………………297	陳述（的）記憶…………5,46,131	内側側頭葉構造…………………99
代償する手段…………………302	追跡眼球運動…………………111	内的な動機……………………307
対人相互性……………………228	ツボクサ………………………280	仲間集団………………………303

ナルコレプシー……………………281	脳の局在機能……………………………3	皮膚電気反応………………………227
慣れ……………………………………109	脳の連合機能……………………………6	評価法……………………………………7
ニガヨモギ…………………………280	脳の老化……………………………211	表出………………………………………7
ニコチニック APL 作用…………274	脳波……37, 89, 116, 143, 157, 160, 161	表出機能……………………………168
ニコチン……………………………256	脳由来神経栄養因子……………297	表情認知…………………………45, 286
ニコチンガム………………………279	ノルアドレナリン・ドパミン再取り	不安・緊張…………………………159
入力系…………………………………43	込み阻害薬…………………………267	フィードバック……………………304
人間社会………………………………31		フェニトイン………………………261
認知科学……………………………2, 3	**は**	フェノバルビタール……………262
認知科学誌……………………………2	バイオロジカルモーション……229	フェンサイクリジン……………255
認知機能…………72, 101, 206, 208	背外側前頭前野………………58, 100	複雑部分発作………………………261
認知機能改善薬開発……………284	背外側被蓋核…………………………27	腹側型同時失認……………………65
認知機能研究………………………202	背外側皮質損傷………………………83	腹側経路………………………………11
認知機能検査………………………202	背側型同時失認………………………65	腹側被蓋野……………………17, 248
認知機能障害	背側経路…………………………………9	不随意運動疾患………………………21
………………79, 96, 168, 218, 251, 300	ハイパープライミング…………106	ブスピロン…………………………279
認知機能障害と脳の形態との関連	バウムテスト………………………295	物理的時間…………………………190
………………………………………183	パーキンソン病……………239, 268	物理的な（physical）事象………188
認知機能障害の縦断的な変化……182	バースト発火…………………………35	部分発作……………………………233
認知機能とは……………………………1	長谷川式簡易知能評価スケール（改	プライミング………………………105
認知機能に関与する因子…………7	訂版）………………………………131	ブロックデザイン…………………117
認知機能の評価（法）…………7, 168	発散的思考…………………………284	ブロナンセリン……………………278
認知（行動）療法……292, 304, 305	パッチ…………………………………19	分散モデル……………………………48
認知症………………………………206	破滅型てんかん……………………233	閉瞼時眼球運動
認知障害…………………………173, 292	バルプロ酸…………………………261	……109, 157, 158, 159, 160, 161, 162
認知症性変性疾患……………………68	反射的な共同注意…………………229	平行処理………………………………76
認知神経（脳）科学………………2, 3	般性動因………………………………73	β セクレターゼ阻害薬…………275
認知心理学…………………………2, 75	半側空間無視…………………59, 215	ヘップ……………………………………2
認知速度……………………………207	ハンチントン病……………………241	偏見………………………………………86
認知に関する変化……………………82	反応的探索スコア…………………113	扁桃核……………………………43, 45
「認知」の歪み……………………296	反復プライミング…………………105	扁桃体……22, 39, 85, 129, 229, 285
認知文脈更新説………………………90	被害的な認知………………………305	ベントン視覚記銘検査…………131
認知予備力…………………………177	非けいれん性発作重積状態……234	弁別反応課題………………………138
ネットワークモデル………………48	非言語性（的）記憶………131, 220	変量効果解析………………………119
脳幹情動系……………………………43	非現実感……………………………234	報酬学習………………………………42
脳幹網様体賦活説……………………27	非失語性呼称障害……………………67	報酬系機能…………………………227
脳機能………………………………101	皮質脊髄路…………………………144	紡錘状回……………………………285
脳機能イメージング法…………145	皮質保護抑制仮説……………………27	ポジトロン断層法…………………146
脳機能画像…………………………127	尾状核………………………………220	補足運動野………………………………6
脳構造………………………………101	ビジランス……………………………56	ボトムアップ的注意…………………59
脳梗塞後うつ病……………………268	非侵襲的脳機能計測法…………143	ホメオスタシス………………………72
脳磁図………………………………116	非直線的動態………………………261	本能……………………………………42, 72
能動性の発動様態…………………191	非陳述記憶…………………………136	

ま

- マイネルト基底核……………………27
- マトリックス…………………………19
- 右半球損傷……………………………68
- ミスマッチ…………………………129
- 未治療精神病期間………… 181, 183
- 三宅式記銘力検査…………………131
- 迷走神経刺激治療…………………237
- メタ認知……………………………305
- メチルフェニデート………………281
- 網膜……………………………………12
- 目的的思考…………………………141
- 文字抹消検査………………………138
- モダフィニル………………………281
- モデリング…………………………304
- モノアミン仮説………………………27

や

- ヤーキズ・ドッドソンの法則……75
- 薬物血中モニタリング……………261
- ヤクヨウサリビア…………………280
- 薬効評価……………………………187
- 誘発電位……………………………143
- 要求……………………………………72
- 陽性症状……………………………187
- 陽電子放出断層法…………………116
- ヨーロッパトウキ…………………280

ら

- ラモトリギン………………………263
- リチウム……………………………264
- リハビリテーション学級(リハ学級)
  …………………………………………293
- リバーミード行動記憶検査………133
- 流動性 IQ …………………………209

臨床的注意評価スケール………139
- ルネ・デカルト………………………2
- レジリエンス………………………177
- レビー小体型認知症………………239
- レビー小体病………………………215
- 連合型視覚失認……… 49, 52, 62, 152
- 連合野…………………………………6
- 老人斑………………………………275
- 労働……………………………………31
- 老年期うつ病………………………268
- ロールプレイ………………………304
- 論理的記憶…………………………182

わ

- ワーキングメモリー
  ………………… 97, 100, 220, 263
- ワーキングメモリーの障害………197

欧文索引

A

abstract reasoning ······ 196
acetylcholine ······ 279
AChE ······ 272
AChE 阻害作用 ······ 273
activation ······ 73
ADAS-cog. ······ 273
ADAS-J cog. ······ 273
ADCS-ADLsev ······ 275
ADHD ······ 104, 264, 281
affordance ······ 53
alertness ······ 74
AMI ······ 135
AMPA/kainate 型グルタミン酸受容体 ······ 263
Angelica archangelica L. ······ 280
antiepileptic drugs ······ 259
ARAS ······ 73
Aripiprazole ······ 253
arousal ······ 72
Artemisia absinthium L. ······ 280
ascending reticular activating system ······ 73
attention ······ 74, 195
autobiographical memory interview ······ 135
A 型可逆的モノアミン酸化酵素阻害薬 ······ 267
Aβ 免疫療法 ······ 275

B

B. Libet ······ 248
Bacopa monniera Wettst ······ 280
BACS ······ 163
BADS ······ 80
Bálint 症状群 ······ 215
BDNF ······ 297
Beck AT ······ 292

behavioural assessment of dysexecutive syndrome ······ 80
Benton Visual Retention Test ······ 131
benzodiazepine ······ 277
benzodiazepine 長期使用者 ······ 277
benzodiazepine 誘導体 ······ 262
binding effect ······ 190, 191
Binet-Simon 法 ······ 207
Biota orientalis Endl. ······ 280
block design ······ 117
blood oxygenation level dependent ······ 116, 146
BOLD ······ 146
BOLD 効果 ······ 116
brain-derived neurotrophic factor ······ 297
BuChE 阻害作用 ······ 273
BVRT ······ 131, 196

C

Ca^{2+} チャネル ······ 262
carrying out activities ······ 80
catastrophic epilepsy ······ 233
categorical design ······ 118
Centella asiatica L ······ 280
CET ······ 286, 288
CIBIC-plus ······ 275
closed-eye eye movement ······ 109
Codonopsis pilulosa Franch. ······ 280
cognition ······ 2
cognitive branching ······ 249
cognitive (neuro) science ······ 2
conceptual function ······ 80
conceptual processing ······ 196
conjunction 法 ······ 118
continuous performance test ······ 139
Coptis chinensis Franch. ······ 280
CPT ······ 103, 139, 195

Crocus Sativus L. ······ 280
cue-utilization hypothesis ······ 76
CVLT ······ 196
CWAT ······ 196
CYP ······ 260
CYP3A4 ······ 263

D

dementia with Lewy bodies ······ 215
diffusion tensor imaging ······ 121, 184
digit span ······ 130
dimensional model ······ 224
DLB ······ 215
DMXB-A ······ 279
Donald Hebb ······ 35
donepezil ······ 272, 273
drive ······ 74
DTI ······ 121
duration MMN ······ 91
D 型セリン ······ 255

E

echo planar imaging（EPI）法 ······ 117
ECT ······ 297
EEG ······ 116
effective connectivity ······ 119
EMR-NS ······ 111
encephalography ······ 116
endophenotype ······ 114
EOD ······ 197
ERO ······ 92
ERP ······ 89
event-related design ······ 117
Evodia rutaecarpa ······ 280
executive function ······ 79, 196, 199
exploratory eye movement ······ 111

F

factorial design ……………… 118
first level analysis …………… 117
fixed effect analysis ………… 117
fMRI …………… 116, 127, 146, 218
Fmθ波 ……………………………… 56
frequency MMN ………………… 91
frontotemporal lobar degeneration
　……………………………………… 69
FTLD ……………………………… 69
functional connectivity ……… 119
functional magnetic resonance
　imaging ……………… 116, 146
functionalMRI ………………… 218

G

GABA_A受容体 ………………… 277
GABAトランスポーター ……… 262
GAF ……………………………… 165
galantamine ……………… 272, 274
general intellectual function …… 195
Ginkgo biloba L. ……………… 280
glycine transporter-1 ………… 255
GlyT-1 …………………………… 255

H

habituation …………………… 109
HCNチャネル …………………… 36
HDS-R …………………………… 131
Hypericum perforatum L. …… 280

I

Ichstörung ……………………… 189
intelligence …………………… 206
IPT ……………………………… 286
IQ値 ……………………………… 207
IT ………………………………… 12

K

Koeshlin ………………………… 249

L

Landau-Kleffner症候群 ……… 233
Lennox-Gastaut症候群 ……… 263
levels of processing model 仮説 … 76
Libet, B ………………………… 188
LIP野 …………………………… 11
LOD ……………………………… 197

M

Machado-Joseph disease ……… 241
magnetic resonance spectroscopy
　………………………………… 121
magnetoencephalography …… 116
Magnolia officinalis ………… 280
MASC …………………………… 165
MATRICS ………………… 163, 284
MATRICS-CCB ………………… 187
MCCB …………………………… 163
MEG ……………………………… 116
Melissa officinalis L. ………… 280
memantine ……………… 272, 274
mGluR Ⅱ ……………………… 255
Mini-Mental State Examination
　………………………………… 131
MJD ……………………………… 241
MMN ……………………… 59, 91
MMSE …………………………… 131
movement-related cortical potential
　………………………………… 143
MRCP …………………………… 143
MRI ……………………………… 99
MRI-defined VaD ……………… 293
MRS ……………………………… 121
MST野 …………………………… 11
MT（V5）野 …………………… 11

N

N-methyl-D-aspartate受容体 … 255
n-バック課題 ………………… 104
N-メチルグリシン …………… 255
N170 …………………………… 92
nAch受容体 …………………… 279
NARI …………………………… 267
NART …………………………… 195
NDRI …………………………… 267
NEAR …………………………… 307
near-infrared spectroscopy …… 121
nicotinic acetylcholine受容体 … 279
NIRS ……………………… 121, 126
NMDA受容体 ………………… 255
NMDA受容体拮抗薬 ………… 255
NMDA受容体阻害薬 ………… 272
nonaphasic misnaming ………… 67
nonverbal memory …………… 196
NPMD …………………………… 196

O

oddball課題 …………………… 90
olanzapine …………………… 251
over-attribution ……………… 189

P

P300 ……………… 89, 125, 236
P300成分 ……………………… 129
P300潜時 ……………………… 262
P3a ……………………………… 90
P3b ……………………………… 90
P50 ……………………… 59, 256
PA ……………………………… 69
Papez回路 …………………… 5, 24
parallel neural network ……… 16
parametric design …………… 118
PCP ……………………………… 255
perception ……………………… 2
Perospirone …………………… 253
Pessoa, L ……………………… 247
PET ……………………… 116, 146
planning能力 ………………… 196
PMD …………………………… 196
Polygala tenuifolia …………… 280
positron emission tomography
　………………………… 116, 146
post stroke depression ……… 293
PPA ……………………………… 68
PPI ……………………………… 59
primary progressive aphasia … 68
processing speed ……………… 196
progressive non-fluent aphasia … 69

Q

QLS ·································· 164
QOL ······························ 164, 264
quetiapine ··························· 253

R

R-OCFT ··························· 221
random effect analysis ··········· 119
RAVLT ·························· 131, 196
RBMT ·························· 133, 134
region of interest（ROI）法 ····· 120
responsive search score ·········· 113
Rey Auditory Verbal Learning Test
································ 131
Rey-Osterrieth Complex Figure
Test ······························ 131
RIMA ······························ 267
risperidone ·························· 251
rivastigmine ··················· 272, 273
Rivermead Behavioural Memory
Test ······························ 133
ROCFT ·························· 131, 196
RSS ·································· 113
rTMS ································ 148

S

Salvia miltiorrhiza ················· 280
Salvia officinalis ··················· 280
Schneider の一級症状 ·········· 189
SCIT ································· 287
SCoRS ······························ 165
SCWT ······························ 195
SD ······································ 69
second level analysis ·············· 119
semantic dementia ········· 49, 52, 69
sense of agency ···················· 189
sense of ownership ················ 189

serotonin ··························· 278
SF-36 ································ 164
Shy-Drager 症候群 ················ 240
SIB ·································· 273
single photon emission computed
tomography ····················· 116
smooth pursuit eye movement ·· 111
sMRI ································ 116
SNRI ································ 267
Soon, CS ··························· 248
SPAN ································ 195
spatial normalization ·············· 120
SPECT ······························ 116
SPM ································· 117
SSRI ································· 267
SST ·································· 304
statistical parametric mapping ·· 117
STDP ································· 35
Stern の公式 ······················ 274
stroop test ·························· 218
Strub と Black ···················· 245
structural magnetic resonance
imaging ·························· 116
subtraction 法 ······················ 118

T

tacrine ······························ 272
Tau 蛋白 ···························· 275
TCI ·································· 259
temporal coding ···················· 35
TMT ································· 196
TOL ································· 196
ToM ································· 286
Tulving ································ 48
T 型 ··································· 36

U

UCSD ······························· 165
under-attribution ··················· 189
UPSA ······························· 165

V

V1 野（17 野）······················ 11
V2 野（18 野）······················ 11
V4 野 ································· 12
VBM ·························· 120, 180
verbal fluency test ················· 196
verbal memory ···················· 196
viewpoint-dependent ············· 153
viewpoint-independent ·········· 153
vigilance ····························· 74
VIP 野 ································ 11
visual perception test for agnosia
································ 154
voxel-based morphometry
·························· 120, 180
VPTA ······························· 154

W

WAIS ································ 195
WAIS-Ⅲ ···························· 209
WAIS-R ······················ 130, 195
WCST ······························ 219
Wechsler Memory Scale-Revised
··························· 131, 133
"what" way ························· 11
where/how ··························· 9
Withania Somnifera ············· 280
WMS-R ················ 131, 133, 221

Y

Yakovlev 回路 ······················ 24
Yerkes-Dodson's law ·············· 75

精神疾患と認知機能研究会 業績集

■**代表幹事**　山内俊雄（埼玉医科大学）
■**幹　　事**　小山　司（北海道大学）
　　　　　　　松岡洋夫（東北大学）
　　　　　　　丹羽真一（福島県立医科大学）
　　　　　　　鹿島晴雄（慶應義塾大学）
　　　　　　　小島卓也（大宮厚生病院）
　　　　　　　倉知正佳（富山大学）
　　　　　　　林　拓二（京都大学）
　　　　　　　武田雅俊（大阪大学）
　　　　　　　前田久雄（若久病院）
　　　　　　　小澤寛樹（長崎大学）

第1回　精神疾患と認知機能研究会

期　　日：2001 年 11 月 10 日（土）　10：30～16：00
会　　場：東京パレスホテル
当番世話人：前田久雄（久留米大学）

一般演題：統合失調症と認知機能
1．分裂病型障害患者と統合失調症患者の神経心理学的プロフィールの比較　　（精神医学, 44, 845-851, 2002）
　　　　山下委希子[1]　　松井三枝[2]　　加藤奏[1,2]　　野原茂[1]　　高橋努[1]　　米山英一[1]
　　　　倉知正佳[1]
　　　　　1）富山医科薬科大学医学部精神神経医学教室
　　　　　2）富山医科薬科大学医学部心理学教室

2．健常者と統合失調症患者の認知機能に対する表情の影響：事象関連電位と探索眼球運動を用いて
　　　　　　　　　　　　　　　　　　　　　　　　　　　　　　　　　　（臨床脳波, 48, 535-540, 2006）
　　　　森田喜一郎　　小路純央　　富田克　　平井聡　　早稲田芳史　　前田久雄
　　　　久留米大学医学部神経精神医学講座

3．反応的検索時の運動数の臨床的意義
　　　　福良洋一　　高橋栄　　田辺英一　　屋良一夫　　大久保博美　　大久保起延　　松浦雅人
　　　　小島卓也
　　　　日本大学医学部精神神経科学教室

4．統合失調症患者の加齢、罹病期間と P300 の性差に関する検討　　（精神医学, 44, 853-860, 2002）
　　　　森由紀子[1,2]　　黒須貞利[1,3]　　廣山祐治[1,4]　　林田征起[1]　　丹羽真一[1]
　　　　　1）福島県立医科大学医学部神経精神医学講座
　　　　　2）あさかホスピタル
　　　　　3）長橋病院
　　　　　4）いわき市立常磐病院

5．統合失調症の認知障害と覚醒水準との関係について　　（精神医学, 44, 861-865, 2002）
　　　　相川博　　豊嶋良一　　太田敏男　　飯田英晴　　岡島宏明　　松岡孝裕　　中西正人
　　　　井上清子　　中江雅人　　古田龍太郎　　奥山有里子　　山内俊雄
　　　　埼玉医科大学精神医学教室

シンポジウム：認知機能とは
1．認知機能とは何か　　（精神医学, 44, 818-820, 2002）
　　　　山内俊雄　埼玉医科大学精神医学教室

2．認知機能の測定―心理テストと機能的 MRI を中心に―　　（精神医学, 44, 821-824, 2002）
　　　　杉下守弘　東京大学大学院医学系研究科　認知・言語神経科学

3．認知機能と情動機能の関連―視覚系と聴覚系の比較―　　（精神医学, 44, 827-837, 2002）

川村光毅　慶應義塾大学

4．統合失調症の視知覚について　　　　　　　　　　　　　　　　　　　　（精神医学, 44, 839-844, 2002)
　　鹿島晴雄　慶應義塾大学医学部精神神経科学教室

第2回　精神疾患と認知機能研究会

期　　日：2002年11月16日（土）　9：30～17：00
会　　場：大手町サンケイプラザ（東京）4階ホール
当番世話人：倉知正佳（富山医科薬科大学）

一般演題

1．統合失調症障害期にある人の体力変化
　　　菅原道哉
　　　　東邦大学医学部精神神経学教室

2．統合失調症における感覚・運動障害について―神経学的徴候の研究―　　（精神医学, 45, 1271-1277, 2003)
　　　森本一成[1]　　岡村武彦[2]　　豊田裕敬[3]　　水野貴史[1]　　花岡忠人[1]　　菊山裕貴[1]　　坂田勝則[1]
　　　川野　涼[1]　　太田宗寛[1]　　米田　博[1]
　　　1）大阪医科大学神経精神医学教室
　　　2）大阪精神医学研究所新阿武山病院
　　　3）大阪医科大学中央検査部

3．選択的前頭葉機能低下をきたした強迫性障害の一例
　　　足立耕平[1,2]　　高橋克朗[2]　　菊池妙子[3]　　嶋長正樹[2]　　小池　敦[4]　　中根允文[5]
　　　1）上智大学文学研究科心理学専攻
　　　2）国立病院長崎医療センター精神科
　　　3）長崎県立大村病院
　　　4）長崎純心大学人間心理学科
　　　5）長崎大学医学部精神神経科学教室

4．Advanced Trail Making Test（ATMT）によるVisuospatial Working Memoryの測定
　　―精神疾患における応用可能性について―　　　　　　　　　　　　　（精神医学, 45, 1291-1296, 2003)
　　　岩瀬真生[1]　　高橋秀俊[1]　　中鉢貴行[1]　　梶本修身[2]　　武田雅俊[1]
　　　1）大阪大学大学院医学系研究科精神医学教室
　　　2）大阪外国語大学保健管理センター

5．統合失調症患者における長期意味記憶機能と精神症状との関連：Category Fluency Testに基づく検討
　　　住吉チカ[1]　　住吉太幹[2]　　野原　茂[2]　　松井三枝[3]　　山下委希子[2]　　倉知正佳[2]　　丹羽真一[4]
　　　1）福島大学教育学部
　　　2）富山医科薬科大学医学部精神神経医学教室
　　　3）富山医科薬科大学医学部心理学教室

4）福島県立医科大学医学部神経精神医学講座

6．ペロスピロンの認知機能におよぼす影響　　　　　　　　　　　　　（精神医学, 45, 1297-1303, 2003）
　　　森田喜一郎[1]　　富田　克[2]　　早稲田芳史[2]　　山本寛子[2]　　前田久雄[2]
　　　1）久留米大学高次脳疾患研究所
　　　2）久留米大学医学部神経精神医学講座

7．非定型抗精神病薬 melperone の統合失調症患者の認知機能に対する効果
　　　　　　　　　　　　　　　　　　　　　　　　　　　　　　　　（精神医学, 45, 1279-1284, 2003）
　　　住吉太幹[1,2]　　Karu Jayathilake[1]　　Herbert Y. Meltzer[1]
　　　1）Department of Psychiatry, Vanderbilt University School of Medicine
　　　2）富山医科薬科大学医学部精神神経医学教室

8．統合失調症患者の記憶機能に対する短期間のリスペリドンの影響（ハロペリドールとの比較検討試験）
　　　泉千穂子[1]　　高野佳寿子[2]　　佐久間寛之[2]　　丹羽真一[2]
　　　1）飯塚病院
　　　2）福島県立医科大学医学部神経精神医学講座

9．アルツハイマー型痴呆における塩酸ドネペジルの反応性と神経心理学的プロフィール
　　　宮川正治[1,2]　　宿南浩司[1,3]　　村下　淳[4]　　濱川　浩[1,2]　　青木直亮[2]　　青木泰亮[2]
　　　山田尚登[1]　　大川匡子[1]
　　　1）滋賀医科大学精神医学講座
　　　2）瀬田川病院
　　　3）西山病院
　　　4）滋賀医科大学保健管理センター

10．自閉症における共同注意の障害とその生物学的基盤
　　　岡田　俊[1]　　佐藤　弥[2]　　村井俊哉[1]　　十一元三[3]　　石坂好樹[1]
　　　1）京都大学医学部精神医学教室
　　　2）京都大学教育学部教育認知心理学講座
　　　3）Division of Child & Adolescent Psychiatry, Case Western Reserve University/University Hospitals of Cleveland

11．探索眼球運動の神経機構─統合失調症における視覚再生に関する脳賦活部位─
　　　　　　　　　　　　　　　　　　　　　　　　　　　　　　　　（精神医学, 45, 1285-1290, 2003）
　　　大久保起延[1]　　松田哲也[1,2]　　大久保博美[1]　　松浦雅人[1]　　松田玲子[1]　　鹿中紀子[1]
　　　根本安人[1]　　松島英介[2]　　泰羅雅登[3]　　小島卓也[1]
　　　1）日本大学医学部精神神経科学教室
　　　2）東京医科歯科大学大学院心療・ターミナル医学分野
　　　3）日本大学医学部生理学教室

12．Response inhibition に関連した脳活動と衝動性との相関─fMRI を用いた検討
　　　旭　修司[1,2]　　岡本泰昌[1,2]　　岡田　剛[1,2]　　森信　繁[1,2]　　山脇成人[1,2]

1) 広島大学大学院医歯薬総合研究科精神医科学
2) CREST, Japan Science and Technology Corporation

13. 統合失調症患者における音韻処理の精神生理学的検討：高解像度 ERP と MEG を用いて
笠井清登　岩波　明　神尾　聡　加藤正人　工藤紀子　荒木　剛　山末英典
加藤進昌
東京大学医学部精神医学教室

14. Cloninger のパーソナリティ理論からみた P300 とセロトニントランスポーター (5-HTT) 遺伝子多型の関係
奥村匡敏[1,2]　志波　充[1]　松本真紀[1]　郭　哲次[1]　吉益文夫[1]
1) 和歌山県立医科大学神経精神医学教室
2) 国保日高総合病院精神神経科

15. 反復プライミングからみた統合失調症の認知障害
中村真樹[1]　酒井広隆[2]　松本和紀[2]　上埜高志[4]　斉藤秀光[3]　松岡洋夫[1]
1) 東北大学大学院医学系研究科精神神経学分野
2) 東北大学医学部附属病院精神科
3) 東北大学保健管理センター
4) 東北大学大学院教育学研究科コミュニティ心理学分野

教育講演
Ⅰ. 統合失調症と記憶　　　　　　　　　　　　　　　　　　　　　　　　（精神医学, 45, 1254-1262, 2003）
松井三枝　富山医科薬科大学医学部心理学教室

Ⅱ. 統合失調症の認知機能異常と神経画像所見　　　　　　　　　　　　　（精神医学, 45, 1263-1269, 2003）
平安良雄　杏林大学医学部精神神経科学教室

第3回　精神疾患と認知機能研究会

期　　日：2003 年 11 月 15 日（土）　10：15～17：30
会　　場：日本海運倶楽部（東京）2 階　国際会議場
当番世話人：武田雅俊（大阪大学）

一般演題
1. 各種眼球運動課題を用いた統合失調症とてんかん性精神病の fMRI 研究
福本眞依[1,2]　松田哲也[1,2]　大久保博美[1]　大久保起延[1]　松浦雅人[1]　松田玲子[1]
鹿中紀子[1]　根本安人[1]　松島英介[2]　泰羅雅登[3]　小島卓也[1]
1) 日本大学医学部精神神経科学教室
2) 東京医科歯科大学大学院心療・ターミナル医学分野
3) 日本大学医学部応用システム神経科学教室

2．ヒステリー発作と診断されていた前頭葉てんかんの一症例―運動関連電位、fMRIによる検討―
　　　五十嵐雅文[1]　羽場篤嗣[1]　菅原道哉[1]　麓　正樹[2]　有田秀穂[1]　西村千秋[3]　黒木貴紘[4]
　　　斎藤正男[4]　王　力群[5]
　　　1) 東邦大学医学部精神神経医学講座
　　　2) 東邦大学医学部第一生理学講座
　　　3) 東邦大学医学部医学情報学研究室
　　　4) 東京電機大学情報通信工学科
　　　5) 東京電機大学超電導応用研究所

3．左側に人の気配を感じた両側後頭～頭頂葉萎縮例について
　　　足立耕平[1)3)]　高橋克朗[2]　下村　洋[2]　三宅　通[3]　小池　敦[4]
　　　1) 上智大学文学研究科心理学専攻
　　　2) 長崎県立大村病院
　　　3) 国立病院長崎医療センター精神科
　　　4) 長崎純心大学人間心理学科

4．高機能自閉症において語の性質が前頭前野の記銘処理に及ぼす影響
　　　十一元三[1]　岡田　俊[2]
　　　1) 滋賀大学保健管理センター
　　　2) 京都大学医学部精神医学教室

5．刺激不一致と誤答認知に惹起する事象関連電位―精神疾患における応用可能性について―
　　　豊巻敦人[1]　諸冨　隆[2]　室橋春光[3]　小山　司[1]
　　　1) 北海道大学大学院医学研究科精神医学分野
　　　2) 作新学院大学人間文化部
　　　3) 北海道大学大学院教育学研究科

6．聴覚性P300に関連した律動的脳磁場活動の領域的可視化
　　　　　　　　　　　　　　　　　　　（Proceedings of ISBET 2004, pp205-208, Elsevier, Amsterdam, 2004）
　　　石井良平[1]　鵜飼　聡[1]　篠崎和弘[2]　軍司敦子[3]　山本雅清[1]　川口俊介[1]　小川朝生[1]
　　　Wilkin Chau[4]　Christo Pantev[5]　武田雅俊[1]
　　　1) 大阪大学大学院医学系研究科精神医学教室
　　　2) 和歌山県立医科大学神経精神医学教室
　　　3) 岡崎国立共同研究機構生理学研究所・統合生理
　　　4) The Rotman Research Institute, Baycrest Centre for Geriatric Care, University of Toronto
　　　5) Institute of Biomagnetism and Biosignal Analysis, University of Munster

7．MEGの高時間分解能を生かした統合失調症の脳機能画像　　　（Neuropsychobiology 51, 191-203, 2005）
　　　鵜飼　聡[1]　川口俊介[1]　篠崎和弘[2]　山本雅清[1]　小川朝生[1]　石井良平[1]　武田雅俊[1]
　　　1) 大阪大学大学院医学系研究科精神医学教室
　　　2) 和歌山県立医科大学神経精神医学教室

8．ハノイの塔課題を用いた統合失調症患者の問題解決能力の検討

高木美和　　　片山征爾　　　小嶋和重　　　川原隆造
　　　鳥取大学精神行動医学教室

9．長期治療の統合失調症の SPEM 障害に対する認知行動療法の効果の持続性の検討
　　　神山峰由[1]　　情野武志[2]　　丹羽真一[1]　　松江克彦[3]
　　　1）福島県立医科大学医学部神経精神医学講座
　　　2）舞子浜病院
　　　3）東北福祉大学感性福祉研究所

10．統合失調症におけるペロスピロンへの置換による認知機能の変化
　　　笠井清登[1]　荒木　剛[1]　山末英典[1,2]　桑原　斉[1,2]　管　心[2,3]　岩波　明[4]　加藤進昌[1]
　　　1）東京大学大学院医学系研究科・精神医学
　　　2）海上寮療養所
　　　3）都立墨東病院
　　　4）藍野大学医療保健学部

11．統合失調症治療における精神症状とハロペリドールの自律神経機能に及ぼす影響
　　　岡田　俊[1]　　十一元三[2]
　　　1）京都大学医学部精神医学教室
　　　2）滋賀大学保健管理センター

12．Mini-Neuropsychological Scale の初期痴呆患者への適用について　　　（精神医学 48, 1301-1307, 2006）
　　　加藤　奏[1,2]　　松井三枝[2]　　鈴木道雄[1]　　結城博実[1,2]　　倉知正佳[1]
　　　1）富山医科薬科大学医学部精神神経医学教室
　　　2）富山医科薬科大学医学部心理学教室

13．前頭葉簡易機能検査（FAB）を用いたアルツハイマー型痴呆と血管性痴呆の鑑別
　　　宮川正治[1,2]　　宿南浩司[1,3]　　青木直亮[2]　　青木泰亮[2]　　村下　淳[4]　　山田尚登　　大川匡子[1]
　　　1）滋賀医科大学精神医学講座
　　　2）瀬田川病院
　　　3）八幡青樹会病院
　　　4）滋賀医科大学保健管理センター

14．対人関係に関連した不快な言語刺激に対する脳の反応性の性差：fMRI 研究
　　　白尾直子　　岡本泰昌　　岡田　剛　　上田一貴　　山脇成人
　　　広島大学大学院医歯薬学総合研究科先進医療開発科学講座精神神経医科学
　　　科学技術振興事業団戦略的創造研究推進事業（CREST）

15．脳外傷後高次機能障害者の認知機能の特徴―健常者・精神障害者との比較検討―
　　　　　　　　　　　　　　　　　　　　　　　　　　　（International Congress Series, 1278, 352-355, 2005）
　　　小路純央[1]　　森田喜一郎[2]　　西浦佐知子[1]　　上野雄文[1]　　山本寛子[1]　　前田久雄[1]
　　　1）久留米大学医学部神経精神医学講座
　　　2）久留米大学高次脳疾患研究所

特別講演
Ⅰ．神経変性疾患における認知障害―パーキンソン病を中心に―
　　　　福山秀直　京都大学医学研究科附属高次脳機能総合研究センター　脳機能イメージング領域

Ⅱ．小脳内部モデルと認知機能
　　　　川人光男　ATR脳情報研究所

第4回　精神疾患と認知機能研究会

期　　日：2004年10月30日（土）　9：45～17：30
会　　場：JAビル（東京）　8階　国際会議場
当番世話人：小島卓也（日本大学）

一般演題Ⅰ
1．年次変化に対する注意機能の発達―CPT課題を用いて―
　　　　鹿中紀子[1,2]　　松田哲也[2,3]　　野田雄二[1]　　松島英介[4]　　松浦雅人[5]　　小島卓也[2]
　　　　1）玉川大学体育スポーツ科学センター
　　　　2）日本大学医学部精神神経科学教室
　　　　3）玉川大学学術研究所脳活動イメージングセンター
　　　　4）東京医科歯科大学大学院心療緩和医療学分野
　　　　5）東京医科歯科大学大学院生命機能情報解析学

2．統合失調症群における注意機能の特徴―CPT、WCSTを用いて―
　　　　舳松克代　　高橋克昌　　赤本知康　　畑　俊彰　　山口大樹　　菅原道哉
　　　　東邦大学医学部精神神経医学講座

3．高機能自閉症において精神作業負荷が心自律神経機能と脳血行動態に及ぼす影響
　　　　岡田　俊[1]　　十一元三[2]
　　　　1）京都大学医学部精神医学教室
　　　　2）京都大学医学部保健学科

4．アスペルガー症候群におけるemotional wordを用いたfMRI研究
　　　　西向浩隆[1,3]　　田中　究[1]　　河内　崇[1]　　小西淳也[2]　　岩本直子[1]　　長岡研太郎[1]
　　　　川光秀昭[2]　　藤井正彦[2]　　杉村和朗[2]　　前田　潔[1]
　　　　1）神戸大学大学院医学系研究科精神神経科学分野
　　　　2）神戸大学医学部放射線科
　　　　3）姫路北病院

一般演題Ⅱ
1．統合失調症におけるTheory of Mind（ToM）障害
　　　　中村真樹　　三浦伸義　　伊藤文晃　　藤山　航　　刑部和仁　　松岡洋夫
　　　　東北大学大学院医学系研究科精神神経学分野

2．近赤外光スペクトロスコピーによる前頭葉機能評価の予備的研究
　　　─認知障害プロフィールとの相関分析─
　　　　本田　潤[1]　　北村秀明[1,2]　　塩入俊樹[1,2]　　坂戸美和子[1,3]　　染矢俊幸[1,2]
　　　　1）新潟大学医歯学総合病院精神科
　　　　2）新潟大学大学院医歯学総合研究科精神医学分野
　　　　3）水明会佐潟荘精神科

3．皮質再構成と体感幻覚〜MEGを用いた口腔内セネストパチー症例での検討〜
　　　　加藤　隆[1,2,3]　　村松太郎[2]　　加藤元一郎[2]　　新谷益朗[3]
　　　　1）井之頭病院
　　　　2）慶應義塾大学医学部精神神経科学教室
　　　　3）東京歯科大学口腔科学研究施設

4．Parkinson病定位脳手術前後での精神症状の変化についての検討
　　　　青野成孝[1,2]　　宋　鴻偉[2]　　山内　健[2]　　伊賀淳一[2]　　上野修一[2]　　大森哲郎[2]　　阿川昌仁[3]
　　　　津田敏雄[3]
　　　　1）城南病院
　　　　2）徳島大学医学部情報統合医学精神医学
　　　　3）健康保険鳴門病院脳神経外科

一般演題Ⅲ
1．統合失調症患者の手続き記憶と言語性ワーキングメモリーの関連
　　　─鏡映文字読字課題とDigit Span Distractibility Test（DSDT）を用いた検討─
　　　　高野佳寿子　　泉千穂子　　丹羽真一　　佐久間寛之　　宮本保久　　山本佳子
　　　　福島県立医科大学神経精神医学講座

2．統合失調症患者と統合失調型障害患者の神経心理学的機能
　　　　結城博実[1]　　松井三枝[1]　　加藤　奏[1]　　竹内　愛[2]　　倉知正佳[1]
　　　　1）富山医科薬科大学医学部
　　　　2）東京医科歯科大学医歯学総合研究科

3．統合失調症において自己準拠処理がエピソード記憶に及ぼす影響
　　　　十一元三[1]　　岡田　俊[2]
　　　　1）京都大学医学部保健学科
　　　　2）京都大学医学部精神医学教室

4．Advanced Trail Making Testによる統合失調症のSpatial working memory
　　　および反応時間の測定：精神症状、知的機能、社会生活機能との関連
　　　　　　　　　　　　　　　　　　　　　　　（Psychiatry and Clinical Neurosciences, 59, 453-460, 2005）
　　　　高橋秀俊[1]　　中鉢貴行[1]　　岩瀬真生[1]　　石井良平[1]　　鵜飼　聡[1]　　梶本修身[2,3]　　志水　彰[4]
　　　　武田雅俊[1]
　　　　1）大阪大学大学院・医学系研究科・精神医学教室
　　　　2）大阪外国語大学・保健管理センター

3) 総合医科学研究所
4) 関西福祉科学大学・社会福祉学部

一般演題Ⅳ
1. 統合失調症における perospirone 置換前後の事象関連電位と精神症状—予備的検討—

(精神医学, 48, 23-27, 2006)

　　荒木　剛[1]　　笠井清登[1]　　岩波　明[2]　　加藤進昌[1]
　　1) 東京大学大学院医学系研究科・精神医学
　　2) 藍野大学医療保健学部

2. 気分障害患者の認知機能検査について
　　豊巻敦人　　久住一郎　　小山　司
　　北海道大学大学院医学研究科精神医学分野

3. Clozapine が治療抵抗性の統合失調症/統合失調感情障害患者の認知機能と就労に及ぼす影響
　　兼田康宏[1]　　M. A. Lee[2]　　K. Jayathilake[2]　　H. Y. Meltzer[2]
　　1) 徳島大学医学部・歯学部附属病院　脳・神経・精神科
　　2) Vanderbilt 大学医学部　精神科

4. 探索眼球運動と fMRI を用いた、感情負荷による認知機能の特徴
　　〜健常者と統合失調症者との比較検討〜
　　西浦佐知子[1]　森田喜一郎[2]　小路純央[1]　上野雄文[1]　山本寛子[1]　前田久雄[1]
　　1) 久留米大学医学部　神経精神医学講座
　　2) 久留米大学高次脳疾患研究所

5. 統合失調症患者におけるコンピュータ自動問診システムを用いた顔動画研究
　　中根秀之[1]　田中瑞来[2]　小林　宏[2]　田崎美弥子[4]　木下裕久[3]　石崎裕香[3]　中根允文[5]
　　小澤寛樹[1]
　　1) 長崎大学大学院医歯薬学総合研究科　病態解析制御学講座　精神病態制御学
　　2) 東京理科大学　工学部機械工学科
　　3) 長崎大学医学部・歯学部附属病院　精神神経科
　　4) 東京理科大学　理学部
　　5) 長崎国際大学　人間社会学部　社会福祉学科

特別講演
Ⅰ. 情動とストレス
　　西条寿夫　富山医科薬科大学医学部　システム情動科学

Ⅱ. 情動の障害とニューロイメージング
　　大久保善朗　日本医科大学　精神医学教室

第 5 回　精神疾患と認知機能研究会

期　　日：2005 年 11 月 5 日（土）　10：00〜17：10
会　　場：海運クラブ（東京）　2 階　国際会議場
当番世話人：小山　司（北海道大学）、丹羽真一（福島県立医科大学）

パネルディスカッション I：認知機能障害の探索が明らかにする脳病態
1．統合失調症の認知機能障害を脳機能と脳画像から観る
　　　笠井清登　東京大学大学院医学系研究科・精神医学

2．統合失調症の認知機能障害を神経心理検査から観る
　　　松井三枝　富山大学医学部心理学教室

3．広汎性発達障害の認知機能障害を情報処理から観る
　　　岡田　俊　京都大学大学院医学研究科脳病態生理学講座〈精神医学〉

4．総合討論

ポスターセッション I
1．統合失調症群における注意機能の特徴　第 2 報—DS-CPT を用いて—
　　　舳松克代　髙橋克昌　菅原道哉
　　　東邦大学医学部精神神経医学講座

2．統合失調症における認知機能障害の経時的変化に関する検討
　　　小木原弘晃　久住一郎　豊巻敦人　松山哲晃　伊藤侯輝　小山　司
　　　北海道大学大学院医学研究科精神医学分野

3．統合失調症における duration ミスマッチネガティヴィティと認知機能障害との相関
　　　豊巻敦人　久住一郎　松山哲晃　伊藤侯輝　小山　司
　　　北海道大学大学院医学研究科精神医学分野

4．機能的 MRI を用いた統合失調症の言語課題による神経回路障害の研究
　　　大久保博美[1]　大久保起延[1]　福本真衣[2]　松田哲也[3]　鹿中紀子[1]　松浦雅人[4]
　　　小島卓也[1]
　　　1）日本大学医学部精神医学講座
　　　2）東京医科歯科大学大学院心療緩和医療学分野
　　　3）玉川大学学術研究所脳活動イメージングセンター
　　　4）東京医科歯科大学大学院保健衛生学研究科生命機能情報解析学分野

5．簡易精神生理テストによる統合失調症の機能障害の評価と生活障害の関係
　　　廣山祐治[1,2]　森由紀子[1,2]　丹羽真一[1]
　　　1）福島県立医科大学医学部神経精神医学講座
　　　2）あさかホスピタル

6．未治療統合失調症におけるペロスピロンの作用：P300 を指標にして 2 年の経過

(精神医学 49, 355-360, 2007)

  松岡稔昌[1] 森田喜一郎[2] 西浦佐知子[1] 小路純央[1] 前田久雄[1]
  1) 久留米大学医学部精神神経学教室
  2) 久留米大学高次脳疾患研究所

7．近赤外線スペクトロスコピーによる統合失調症患者の「Theory of Mind（ToM）」障害の検討
  伊藤文晃 中村真樹 三浦伸義 藤山 航 松本和紀 刑部和仁 松岡洋夫
  東北大学大学院医学系研究科精神神経学分野

ポスターセッションⅡ

1．近赤外光スペクトロスコピー測定において観察される前頭前野賦活の馴化について
  北村秀明 本田 潤 塩入俊樹 染矢俊幸
  新潟大学大学院医歯学総合研究科精神医学分野

2．広汎性発達障害の作業記憶
 ―記憶表象の"不確実さ"が課題遂行を妨げるか否かで課題間の成績は乖離する―
  中鉢貴行[1] 岩瀬真生[1] 高橋秀俊[1)2] 補永栄子[1] 関山隆史[1] 鵜飼 聡[1] 石井良平[1]
  石神 亙[3] 梶本修身[4)5] 橋本亮太[6] 山下 仰[7] 志水 彰[8] 武田雅俊[1]
  1) 大阪大学大学院医学系研究科精神医学
  2) 大阪第二警察病院
  3) 大阪府衛生会附属診療所
  4) 大阪外国語大学保健管理センター
  5) 総合医科学研究所
  6) 国立精神・神経センター神経研究所
  7) 山本クリニック
  8) 関西福祉科学大学

3．発語の神経基盤～MEG を用いた発語想起関連脳磁場応答
  加藤 隆[1)3] 村松太郎[2] 加藤元一郎[2] 新谷益朗[3] 鹿島晴雄[2]
  1) 財団法人井之頭病院
  2) 慶應義塾大学医学部精神・神経科学教室
  3) 東京歯科大学口腔科学研究施設

4．fMRI を用いた「乳児の顔」におけるアスペルガー症候群の認知の検討
  河内 崇[1] 田中 究[2] 岩本直子[2] 植月 静[2] 西向浩隆[2] 小西淳也[3] 川光秀昭[3]
  藤井正彦[3] 杉村和朗[3] 前田 潔[2]
  1) 先端医療センター　分子イメージング研究グループ
  2) 神戸大学大学院医学系研究科精神神経科学分野
  3) 神戸大学大学院医学系研究科放射線科学分野

5．強迫性障害患者の行動療法前後における神経心理機能の変化の検討
  吉岡和子[1] 中尾智博[2] 鍋山麻衣子[2] 中谷江利子[2] 河本 緑[3] 富田真弓[1]

中川彰子[2,3]
　　1) 九州大学大学院人間環境学府
　　2) 九州大学大学院医学研究院精神病態医学
　　3) 川崎医科大学精神科学

6. アルツハイマー病患者と健常高齢者の神経心理学的機能における差異
　～1年後のフォローアップ検査から～
　　水上祐子[1]　松井三枝[2]　加藤奏[2]　結城博実[2]　葛野洋一[1]　鈴木道雄[2]　倉知正佳[2]
　　1) 富山大学医学系研究科
　　2) 富山大学医学部

パネルディスカッションⅡ：新規抗精神病薬は認知機能を改善するか
1. 神経心理学的検査による評価
　　　三村　將　昭和大学医学部精神医学教室

2. 事象関連電位等を用いた表情認知による評価
　　　森田喜一郎　久留米大学高次脳疾患研究所

3. 広認知機能とQOL・社会機能による評価
　　　兼田康宏　徳島大学病院　脳・神経・精神科

4. 総合討論

第6回　精神疾患と認知機能研究会

期　日：2006年11月4日（土）　10：00～16：50
会　場：海運クラブ（東京）　2階　国際会議場
当番世話人：丹羽真一（福島県立医科大学）

一般演題Ⅰ
1. 大うつ病性障害患者の寛解期における「心の理論（ToM）」能力の欠損と、1年後の再発率・社会機能との関連
　　　　　　　　　　　　　　　　　　　　　　　　(Journal of Affective Disorders 95, 125-127, 2006)
　　井上由美子[1]　山田和男[2]　浅井昌弘[1]　本橋伸高[3]　石郷岡純[4]　神庭重信[5]
　　1) 財団法人井之頭病院
　　2) 東京女子医科大学東医療センター心の医療科
　　3) 山梨大学大学院医学工学総合研究部精神神経医学
　　4) 東京女子医科大学精神医学教室
　　5) 九州大学大学院医学研究院精神病態医学

2. 統合失調症患者における神経心理学的機能の縦断的検討
　　松井三枝[1,2]　西山志満子[2,3]　加藤奏[1]　結城博実[4]　倉知正佳[1,2]
　　1) 富山大学大学院医学薬学研究部

2) 科学技術振興機構
3) 富山大学大学院医学薬学教育部
4) 谷野呉山病院

3．統合失調症認知機能簡易評価尺度（BACS）日本語版

(Psychiatry and Clinical Neurosciences 61, 602-609, 2007)

兼田康宏[1]　　住吉太幹[2]　　Richard Keefe[3]　　大森哲郎[4]
1) 岩城クリニック心療内科
2) 富山大学医学部精神科
3) Department of Psychiatry and Behavioral Sciences, Duke University Medical Center
4) 徳島大学大学院ヘルスバイオサイエンス研究部精神医学

4．統合失調症の受信技能の評価と送信技能や認知機能との関連について　　(精神医学, 49, 293-300, 2007)

宮本保久[1]　　池淵恵美[2]　　佐々木隆[2]　　根本隆洋[3]　　佐久間寛之[1]　　山本佳子[1]
高野佳寿子[1]　　伊藤光宏[4]　　丹羽真一[1]　　DYCSS3 グループ
1) 福島県立医科大学医学部神経精神医学講座
2) 帝京大学医学部精神科学講座
3) 慶應義塾大学医学部精神神経科学教室
4) 一陽会病院

5．慢性期統合失調症患者における情動顔および中性顔の認知の特徴、その社会機能との関連

(精神医学, 50, 337-344, 2008)

関山隆史　　岩瀬真生　　高橋秀俊　　中鉢貴行　　高橋清武　　池澤浩二　　栗本　龍
補永栄子　　カヌエト・レオニデス　　石井良平　　武田雅俊
大阪大学大学院医学系研究科精神医学教室

一般演題Ⅱ

1．統合失調症の認知機能の推移：非定型抗精神病薬を4年服用して
五十君啓泰[1]　　森田喜一郎[2]　　小路純央[1,2]　　松岡稔昌[1]　　前田久雄[1]
1) 久留米大学医学部精神神経科学教室
2) 久留米大学高次脳疾患研究所

2．統合失調症の認知機能障害を反映する事象関連電位 P3a・P3b 成分の機能的相違
豊巻敦人　　橋本直樹　　久住一郎　　小山　司
北海道大学大学院医学研究科精神医学分野

3．統合失調症の神経ネットワーク異常と認知機能障害の関連：拡散テンソル画像（DTI）を用いた検討
武井邦夫[1]　　山末英典[1]　　阿部　修[2]　　山田晴耕[2]　　井上秀之[1]　　管　心[1]　　関田佳代子[2]
佐々木弘喜[2]　　植月美希[1]　　前田恵子[1]　　室井みや[3]　　青木茂樹[2]　　加藤進昌[1]　　笠井清登[1]
1) 東京大学医学部精神医学教室
2) 東京大学医学部放射線医学教室
3) 近畿福祉大学社会福祉学部

4. 統合失調症患者の脳梁における、拡散テンソル tractography による分割法を用いた解析

(Schizophrenia Research 95, 215-222, 2007)

宮田　淳[1]　　平尾和之[1]　　並木千尋[1)2)]　　福山秀直[2]　　岡田　務[3]　　三木幸雄[3]　　林　拓二[1]
村井俊哉[1]
1) 京都大学大学院医学研究科精神医学教室
2) 京都大学大学院医学研究科高次脳機能総合研究センター
3) 京都大学大学院医学研究科放射線医学講座（画像診断学・核医学）

一般演題Ⅲ

1. 「こころの理論」課題における神経活動と年齢相関について：fMRI を用いた予備的検討

河内　崇[1]　　田中　究[2]　　岩本直子[2]　　小西淳也[3]　　北村恵理[3]　　西向浩隆[2]　　川光秀昭[3]
藤井正彦[3]　　杉村和朗[3]　　前田　潔[2]
1) 先端医療センター分子イメージング研究グループ
2) 神戸大学大学院医学系研究科精神神経科学分野
3) 神戸大学大学院医学系研究科放射線科学分野

2. 近赤外線スペクトロスコピーを用いた Trail Making Test による前頭葉賦活の検討

(Psychiatry and Clinical Neurosciences 61, 616-621, 2007)

田吉純子[1]　　住谷さつき[1]　　菊地久美子[1]　　田中恒彦[1]　　田吉伸哉[1]　　上野修一[1)2)]
大森哲郎[1]
1) 徳島大学大学院ヘルスバイオサイエンス研究部精神医学
2) 徳島大学医学部保健学科地域精神看護学

3. 語流暢課題実施中の前頭前野賦活とその馴化に対する不安と努力性の影響について

長谷川直哉[1)2)]　　北村秀明[1]　　本田　潤[1)3)]　　塩入俊樹[1]　　染矢俊幸[1]
1) 新潟大学大学院医歯学総合研究科精神医学分野
2) 国立病院機構西新潟中央病院
3) 厚生連中条第二病院

4. 統合失調症における言語性記憶の検討

(精神医学, 49, 1005-1012, 2007)

伊藤文晃　　中村真樹　　三浦伸義　　藤山　航　　刑部和仁　　松本和紀　　松岡洋夫
東北大学大学院医学系研究科精神神経学分野

教育講演
PET を用いた脳賦活脳循環測定にみる脳の可塑性
　　長田　乾　秋田県立脳血管研究センター　神経内科学研究部

特別講演
高次脳機能障害の治療と脳の可塑性
　　久保田競　日本福祉大学大学院　情報・経営開発研究科

第7回　精神疾患と認知機能研究会

期　　日：2007年11月3日（土）　10：00～17：00
会　　場：海運クラブ（東京）　2階　国際会議場
当番世話人：鹿島晴雄（慶應義塾大学）

一般演題 I

1．統合失調症群における Mirror Neuron System 異常についての検討
　　―特に右頭頂・側頭領域における高周波応答異常について―
　　　　加藤　隆[1,2]　　村松太郎[1]　　加藤元一郎[1,2]　　新谷益朗[1]　　鹿島晴雄[1]
　　　1）慶應義塾大学医学部精神・神経科学教室
　　　2）東京歯科大学口腔科学研究センター・脳科学研究施設

2．統合失調症の声に対する感覚フィルタリング機能障害：MEG を用いた検討（臨床脳波, 49, 56-64, 2007）
　　　　平野羊嗣　　平野昭吾　　大林長二　　前川敏彦　　鬼塚俊明　　神庭重信
　　　　九州大学大学院医学研究院精神病態医学

3．統合失調症の発症形成過程の異なる神経基盤に感度のある事象関連電位 P3a・P3b 成分
　　　　豊巻敦人　　久住一郎　　橋本直樹　　安部川智浩　　松山哲晃　　伊藤侯輝　　小山　司
　　　　北海道大学大学院医学研究科神経病態学講座精神医学分野

4．統合失調症者の情動関連 P300 成分の特徴：LORETA 解析による健常者との比較検討
　　　　森圭一郎[1]　　森田喜一郎[2]　　小路純央[1,2]　　松岡稔昌[1]　　内村直尚[1]
　　　1）久留米大学医学部精神神経科学教室
　　　2）久留米大学高次脳疾患研究所

一般演題 II

1．発散的思考課題施行中の統合失調症患者の脳血流変化について
　　　　武士清昭[1]　　根本隆洋[2]　　片桐直之[1]　　辻野尚久[1]　　麓　正樹[3]　　有田秀穂[3]　　水野雅文[1]
　　　1）東邦大学医学部精神神経医学講座
　　　2）慶應義塾大学医学部精神・神経科学教室
　　　3）東邦大学医学部統合生理学教室

2．近赤外線スペクトロスコピーを用いた統合失調症患者における前頭葉機能障害と局所脳血液量変化の検討
　　　　池澤浩二[1]　　岩瀬真生[1]　　石井良平[1]　　疇地道代[1]　　栗本　龍[1]　　高橋秀俊[1]　　中鉢貴行[1]
　　　　関山隆史[2]　　レオニデスカヌエト[1]　　吉田哲彦[1]　　数井裕光[1]　　井池直美[1]　　大井一高[1]
　　　　安田由華[1]　　橋本亮太[1]　　武田雅俊[1]
　　　1）大阪大学大学院医学系研究科精神医学教室
　　　2）国立病院機構大阪医療センター精神神経科

3．統合失調症における前部帯状回と社会認知：灰白質・白質・脳溝の形態学的異常
　　　　藤原広臨[1]　　平尾和之[1]　　並木千尋[1]　　宮田　淳[1]　　清水光明[1]　　福山秀直[2]　　林　拓二[1]

村井俊哉[1]
　　1) 京都大学大学院医学研究科精神医学教室
　　2) 京都大学大学院医学研究科高次脳機能総合研究センター

4．統合失調症の脳局所体積異常への COMT 遺伝子 val158met 多型の関与：Voxel Based Morphometry を用いた検討
　　管　心[1]　　山末英典[1]　　栃木　衛[1]　　井上秀之[1]　　阿部　修[2]　　山田晴耕[2]　　青木茂樹[2]
　　佐々木司[3]　笠井清登[1]
　　1) 東京大学大学院医学系研究科精神医学分野
　　2) 東京大学大学院医学系研究科放射線医学分野
　　3) 東京大学保健センター

5．統合失調症における Perospirone 単剤投与の有用性─薬物血中濃度と認知機能からの評価─
　　武内克也　　酒井明夫　　三條克巳　　大塚耕太郎　　星　克仁　　藤原恵真　　佐々木千尋
　　岩手医科大学神経精神科

一般演題Ⅲ
1．統合失調症認知評価尺度（SCoRS）日本語版
　　上岡義典[1]　　兼田康宏[2]　　住吉太幹[3]　　Richard Keefe[4]　　河村一郎[5]　　大森哲郎[1]
　　1) 徳島大学大学院ヘルスバイオサイエンス研究部神経情報医学部門情報統合医学講座精神医学
　　2) 岩城クリニック心療内科
　　3) 富山大学大学院医学薬学研究部神経精神医学講座
　　4) Department of Psychiatry and Behavioral Sciences, Duke University Medical Center
　　5) 藤井病院精神科神経科

2．統合失調症認知機能簡易評価尺度（BACS）による統合失調症の認知機能評価
　　　　　　　　　　　　　　　　　　　　　　　　　　　　　　　　　　　　（精神医学, 50, 913-917, 2008）
　　兼田康宏[1]　　住吉太幹[2]　　中込和幸[3]　　沼田周助[4]　　田中恒彦[4]　　上岡義典[4]　　大森哲郎[4]
　　1) 岩城クリニック心療内科
　　2) 富山大学大学院医学薬学研究部神経精神医学講座
　　3) 鳥取大学医学部統合内科医学講座精神行動医学分野
　　4) 徳島大学大学院ヘルスバイオサイエンス研究部神経情報医学部門情報統合医学講座精神医学

3．初回エピソード統合失調症患者、寛解期における「心の理論（ToM）」能力の欠損
　　井上由美子[1]　山田和男[2]　　浅井昌弘[1]　本橋伸高[3]　　石郷岡純[4]　　神庭重信[5]
　　1) 財団法人井之頭病院
　　2) 東京女子医科大学東医療センター心の医療科
　　3) 山梨大学大学院医学工学総合研究部精神神経医学
　　4) 東京女子医科大学精神医学教室
　　5) 九州大学大学院医学研究院精神病態医学

4．神経心理検査成績と社会認知機能の関係
　　山本佳子[1]　　佐久間寛之[1]　宮本保久[1]　　高野佳寿子[1]　木村美枝子[2]　池淵恵美[3]

DYCSS3 グループ　　丹羽真一[1]
  1) 福島県立医科大学医学部神経精神医学講座
  2) 東京大学大学院
  3) 帝京大学

5．統合失調症患者の認知機能と QOL の関連
　　松井三枝[1)2)]　　住吉太幹[2)3)]　　荒井宏文[1)2)4)]　　樋口悠子[3)]　　倉知正佳[2)4)]
  1) 富山大学大学院医学薬学研究部心理学教室
  2) 科学技術振興機構
  3) 富山大学大学院医学薬学研究部神経精神医学講座
  4) 富山大学大学院医学薬学研究部精神科早期治療開発講座

特別講演 I
感情と社会性の認知神経科学：脳-心-身体の調和
　　梅田　聡　慶應義塾大学　文学部　心理学研究室

特別講演 II
自己と他者の発達認知神経科学
　　開　一夫　東京大学大学院情報学環/大学院総合文化研究科広域システム科学系

第 8 回　精神疾患と認知機能研究会

期　　日：2008 年 11 月 8 日（土）10：00〜17：30
会　　場：大手町サンケイプラザ（東京）4 階「ホール」
当番世話人：松岡洋夫（東北大学）

一般演題 I
1．強迫的信念と関連する脳領域；脳血流 SPECT を用いた検討
　　中前　貴[1)]　　成本　迅[1)]　　吉田卓史[1)2)]　　北林百合之介[1)3)]　　正木大貴[1)]　　山本春香[1)]
　　松本良平[4)]　　福居顯二[1)]
  1) 京都府立医科大学大学院医学研究科精神機能病態学
  2) 醍醐病院
  3) 五条山病院
  4) 日本医科大学解剖学（生体構造学）

2．PTSD における症状改善の神経基盤
　　正木慶大[1)2)]　　徳永博正[1)]　　ドロンベコフ・タラント[1)]　　数井裕光[1)]　　西川　隆[1)3)]
　　武田雅俊[1)]
  1) 大阪大学大学院医学系研究科精神医学
  2) 医療法人達磨会東加古川病院精神科
  3) 大阪府立大学総合リハビリテーション学部総合リハビリテーション学科

3．前頭側頭型認知症（FTD）患者における定量脳波解析
　　西田圭一郎[1]　吉村匡史[1]　北浦祐一[1]　磯谷俊明[2]　入澤　聡[3]　木下利彦[1]
　　1）関西医科大学精神神経科学教室
　　2）仁康会小泉病院
　　3）爽神堂七山病院

4．MCIおよび軽度アルツハイマー型認知症（AD）における認知機能障害の評価
　　田中恒彦[1]　宮内吉男[2]　上野修一[3]　和泉唯信[1]　大森哲郎[1]
　　1）徳島大学大学院ヘルスバイオサイエンス研究部
　　2）医療法人医生会宮内クリニック
　　3）徳島大学医学部看護学科地域精神医学講座

一般演題Ⅱ
1．統合失調症の補助診断法としての神経心理学的評価の有用性
　　松井三枝[1,4]　荒木宏文[1]　西山志満子[1]　古市厚志[2]　高橋　努[2]　川﨑康弘[2]
　　住吉太幹[2]　鈴木道雄[2,4]　倉知正佳[3,4]
　　1）富山大学大学院医学薬学研究部心理学教室
　　2）富山大学大学院医学薬学研究部神経精神医学教室
　　3）富山大学大学院医学薬学研究部精神科早期治療開発教室
　　4）JST-CREST

2．統合失調症における前頭葉機能に関する行動障害と脳体積
　　川田良作[1]　吉住美穂[1]　平尾和之[1]　藤原広臨[1]　宮田　淳[1]　清水光明[1]　並木千尋[1]
　　澤本伸克[2]　福山秀直[2]　林　拓二[1]　村井俊哉[1]
　　1）京都大学大学院医学研究科脳病態生理学講座精神医学教室
　　2）京都大学大学院医学研究科高次脳機能総合研究センター

3．事象関連電位（ミスマッチ陰性電位とP300）を用いた双極性障害の認知機能の検討
　　前川敏彦[1]　織部直弥[1]　鬼塚俊明[1]　平野羊嗣[1]　平野昭吾[1]　大林長二[1]
　　飛松省三[2]　神庭重信[1]
　　1）九州大学大学院医学研究院精神病態医学
　　2）九州大学大学院医学研究院脳研臨床神経生理

4．統合失調症者と健常者における近赤外線スペクトロスコピーを用いた
　　TMT課題中の脳酸素ヘモグロビンの動態
　　山本寛子[1]　森田喜一郎[1,2]　石井洋平[2]　山本　篤[2]　森圭一郎[1]　小路純央[1]
　　松岡稔昌[1]　内村直尚[1]
　　1）久留米大学医学部精神神経科学教室
　　2）久留米大学高次脳疾患研究所

一般演題Ⅲ
1．Brief Assessment of Cognition in Schizophrenia（BACS）と従来型の認知機能検査の比較検討
　　橋本直樹　豊巻敦人　久住一郎　伊藤侯輝　安部川智浩　小山　司

北海道大学大学院医学研究科神経病態学講座精神医学分野

2．統合失調症の認知機能リハビリテーション NEAR による介入研究
　　　渡辺由香子　　木村美枝子　　袖山明日香　　池淵恵美　　DYCSS3 グループ
　　　帝京大学医学部精神神経科学教室

3．統合失調症認知機能簡易評価尺度-日本語版（BACS-J）による統合失調症の認知機能評価（続報）
　　　兼田康宏[1]　　住吉太幹[2]　　中込和幸[3]　　沼田周助[4]　　古郡規雄[5]　　橋本直樹[6]　　佐久間寛之[7]
　　　大下隆司[8]　　船橋英樹[9]　　功刀浩[10]　　原田俊樹[11]　　田中恒彦[4]　　上岡義典[4]　　伊東徹[2]
　　　樋口悠子[2]　　池澤聰[3]　　長田泉美[12]　　加藤淳一[13]　　吉田悟己[13]　　羽下路子[14]
　　　芳賀大輔[15]　　小林清香[8]　　中谷真樹[16]　　鈴木道雄[2]　　久住一郎[6]　　石郷岡純[8]　　大森哲郎[4]
　　　1）岩城クリニック
　　　2）富山大学
　　　3）鳥取大学
　　　4）徳島大学
　　　5）弘前大学
　　　6）北海道大学
　　　7）福島県立医科大学
　　　8）東京女子医科大学
　　　9）宮崎大学
　　　10）国立精神・神経センター神経研究所
　　　11）高梁病院
　　　12）養和病院
　　　13）秋田県立リハビリテーション・精神医療センター
　　　14）桜ヶ丘記念病院
　　　15）さわ病院
　　　16）住吉病院

4．統合失調症認知評価尺度-日本語版（SCoRS-J）による認知機能測定の妥当性の検討
　　　兼田康宏[1]　　上岡義典[2]　　住吉太幹[3]　　古郡規雄[4]　　伊東徹[3]　　樋口悠子[3]　　河村一郎[5]
　　　鈴木道雄[3]　　大森哲郎[2]
　　　1）岩城クリニック心療内科
　　　2）徳島大学大学院ヘルスバイオサイエンス研究部神経情報医学部門情報統合医学講座精神医学
　　　3）富山大学大学院医学薬学研究部神経精神医学
　　　4）弘前大学医学部神経精神医学講座
　　　5）藤井病院精神科神経科

一般演題Ⅳ
1．統合失調症と発達障害の局所脳血流
　　　宮下伯容　　石川大道　　板垣俊太郎　　高梨靖子　　丹羽真一
　　　福島県立医科大学医学部神経精神医学講座

2．成人期の広汎性発達障害群と注意欠陥/多動性障害（AD/HD）群、統合失調症群の事象関連電位（ERPs）

の各群間の比較検討
　　　板垣俊太郎　　石川大道　　高梨靖子　　宮下伯容　　丹羽真一
　　　　福島県立医科大学医学部神経精神医学講座

3．東大精神科における統合失調症の早期発見・早期治療研究
　　　小池進介　　管　心　　荒木　剛　　笠井清登
　　　　東京大学大学院医学系研究科精神医学

4．初発統合失調症における脳形態異常についてのMRI研究
　　　細川大雅　　山末英典　　笠井清登
　　　　東京大学大学院医学系研究科精神医学

特別講演
1．統合失調症の認知機能障害と治療薬に関する研究
　　　橋本謙二　千葉大学社会精神保健教育研究センター
　　　　千葉大学社会精神保健教育研究センター・病態解析研究部門

2．頭部外傷後精神病性障害（PDFTBI）と側頭極損傷
　　―妄想知覚の発現機序仮説にむけて―
　　　大東祥孝　京都大学国際交流センター
　　　　京都大学大学院人間・環境学研究科

© 2009　　　　　　　　　　　　　　　　　　　　　第1版発行　2009年11月7日

精神疾患と認知機能

（定価はカバーに表示してあります）

|検印省略|

精神疾患と認知機能研究会 編
編集統括　　山　内　俊　雄

発行者　　　服　部　治　夫
発行所　　　株式会社 新興医学出版社
〒113-0033　東京都文京区本郷6丁目26番8号
電話　03(3816)2853　　FAX　03(3816)2895

印刷　三報社印刷株式会社　　ISBN978-4-88002-693-0　　郵便振替　00120-8-191625

- ・本書の複製権・上映権・譲渡権・公衆送信権（送信可能化権を含む）は株式会社新興医学出版社が保有します。
- ・JCOPY〈(社)出版者著作権管理機構 委託出版物〉
  本書の無断複写は著作権法上での例外を除き禁じられています。複写される場合は、そのつど事前に（社）出版者著作権管理機構（電話 03-3513-6969、FAX03-3513-6979、e-mail：info@jcopy.or.jp）の許諾を得てください。